COVID-19

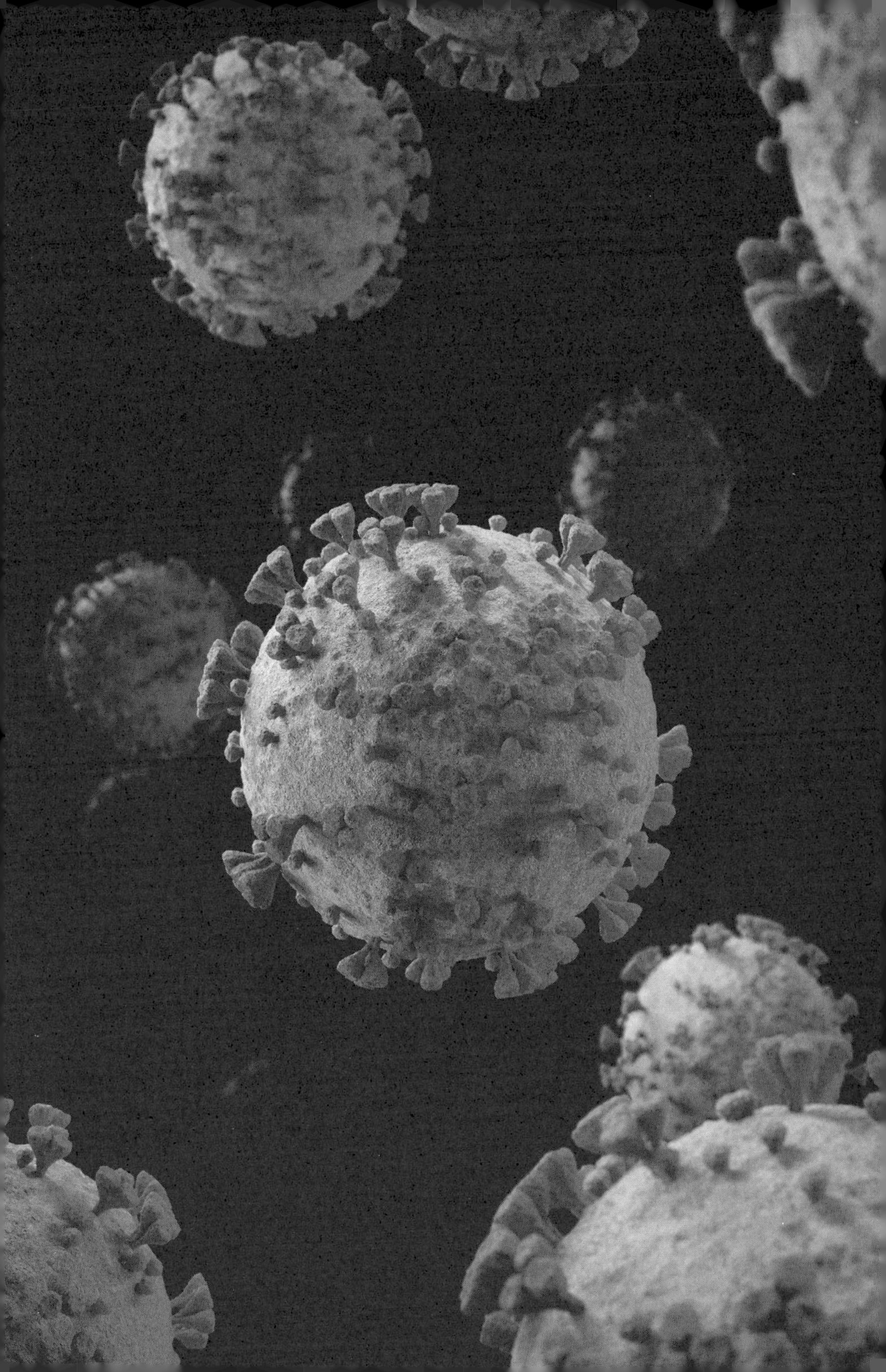

メディアが報じない「不都合な真実」

日本における「新型コロナウイルス」と「季節性インフルエンザ」の感染者数と死者数

【新型コロナウイルス】

COVID-19

2020年（令和2年）7月2日現在

感染者数	18,874人
死亡者数	975人

※厚生労働省「新型コロナウイルス感染症の現在の状況」より

【季節性インフルエンザ】

SEASONAL INFLUENZA

2017〜2018年（平成29〜30年）シーズン

感染者数	約14,580,000人（推計）
死亡者数	3,325人
間接死	約10,000人（推計）
肺炎による死亡者数	94,661人

※2017〜2018年（平成29〜30年）シーズンの期間は、2017年第36週〜2018年第17週
※インフルエンザならびに、肺炎の死亡者数は、厚生労働省「平成30年（2018）人口動態統計（確定数）の概況」による
※感染者数（全罹患者数）は、国立感染症研究所「今冬のインフルエンザについて（2017/18シーズン）」による
※インフルエンザ関連死亡者数については、厚生労働省のホームページにある「新型インフルエンザに関するQ&A」のうち「Q10.通常の季節性インフルエンザでは、感染者数と死亡者数はどのくらいですか」の問いに「直接的及び間接的にインフルエンザの流行によって生じた死亡を推計する超過死亡概念というものがあり、この推計によりインフルエンザによる年間死亡者数は、世界で約25〜50万人、日本で約1万人と推計されています」とあるため

ゴーマニズム宣言 SPECIAL
コロナ論
【目次】

ブックデザイン
松坂 健［TwoThree］
構成
岸端みな［よしりん企画］
作画
広井英雄・岡田征司・宇都聡一・時浦 兼［よしりん企画］
編集
山崎 元［扶桑社］
カバー写真
sdecoret（Sébastien Decoret）
帯写真
八尋研吾

ゴーマニズム宣言 SPECIAL

コロナ論

第1章 | 新型インフルの顚末

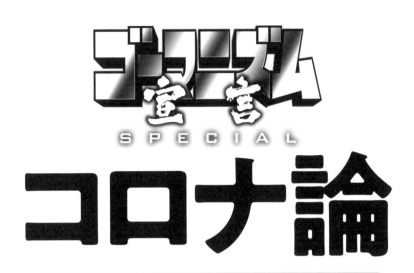

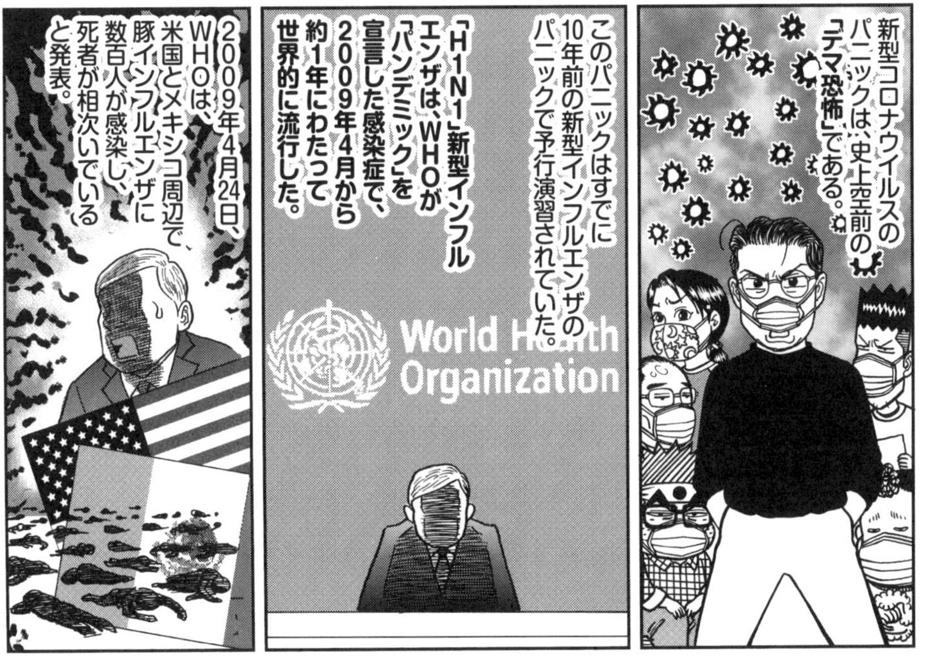
新型コロナウイルスのパニックは、史上空前の「デマ恐怖」である。
このパニックはすでに10年前の新型インフルエンザのパニックで予行演習されていた。
「H1N1」新型インフルエンザは、WHOが「パンデミック」を宣言した感染症で、2009年4月から約1年にわたって世界的に流行した。
World
Organization
2009年4月24日、WHOは、米国とメキシコ周辺で豚インフルエンザに数百人が感染し、死者が相次いでいると発表。

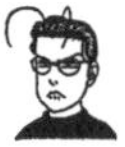

政府はいいかげんに「緩和政策」に転じて、経済活動を再開させ、「集団免疫」を作ることを目指さねばならない。コロナの根絶なんかできるわけがない。

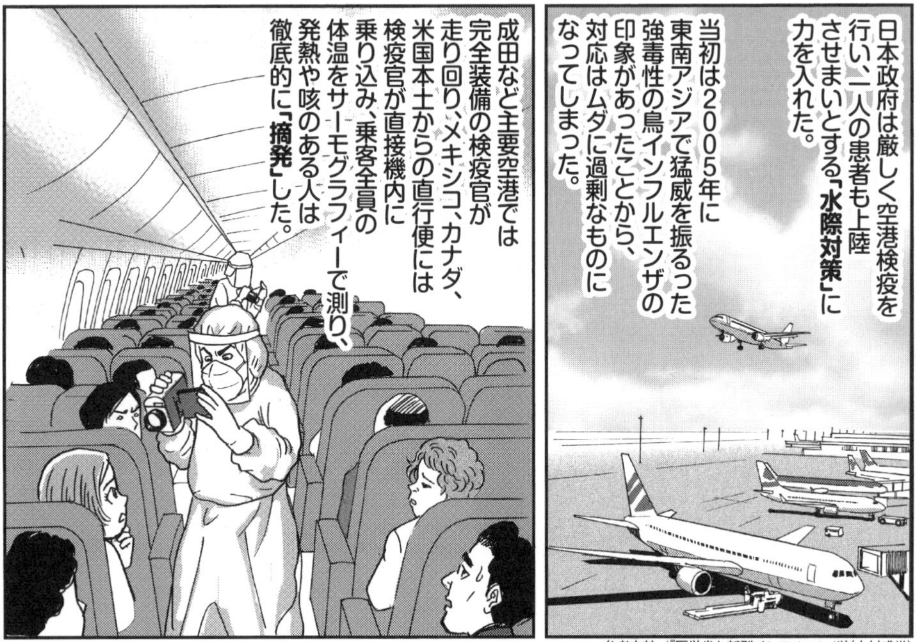
日本政府は厳しく空港検疫を行い、一人の患者も上陸させまいとする「水際対策」に力を入れた。
当初は2005年に東南アジアで猛威を振るった強毒性の鳥インフルエンザの印象があったことから、対応はムダに過剰なものになってしまった。
成田など主要空港では完全装備の検疫官が走り回り、メキシコ、カナダ、米国本土からの直行便には検疫官が直接機内に乗り込み、乗客全員の体温をサーモグラフィーで測り、発熱や咳のある人は徹底的に「摘発」した。

参考文献／『厚労省と新型インフルエンザ』（木村盛世）

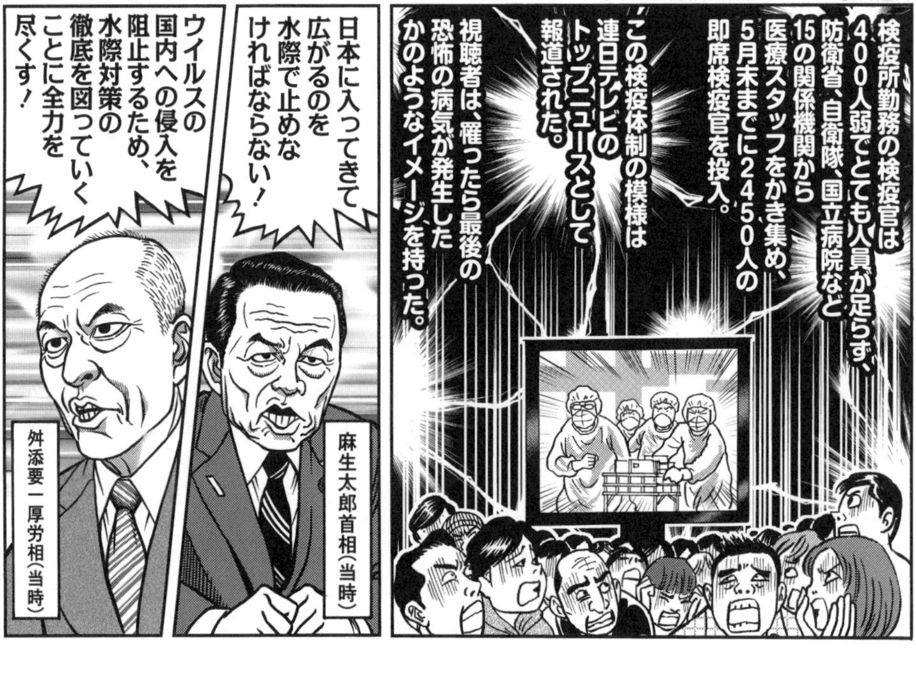
検疫所勤務の検疫官は400人弱でとても人員が足らず、防衛省、自衛隊、国立病院など15の関係機関から医療スタッフをかき集め、5月末までに2450人の即席検疫官を投入。
この検疫体制の模様は連日テレビのトップニュースとして報道された。
視聴者は、罹ったら最後の恐怖の病気が発生したかのようなイメージを持った。
日本に入ってきて広がるのを水際で止めなければならない！
麻生太郎首相（当時）
ウイルスの国内への侵入を阻止するため、水際対策の徹底を図っていくことに全力を尽くす！
舛添要一厚労相（当時）

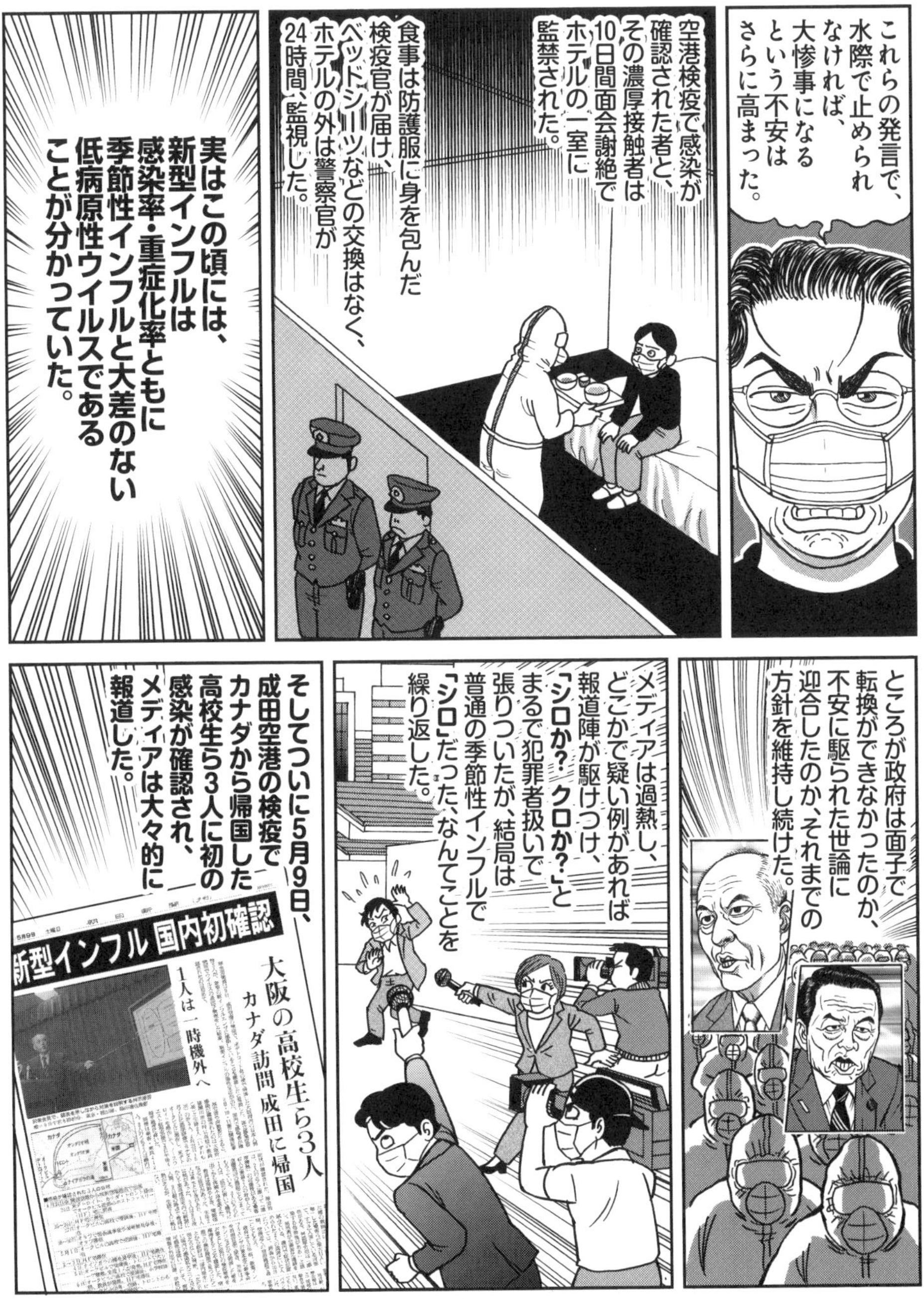
これらの発言で、水際で止められなければ、大惨事になるという不安はさらに高まった。
空港検疫で感染が確認された者と、その濃厚接触者は10日間面会謝絶でホテルの一室に監禁された。
食事は防護服に身を包んだ検疫官が届け、ベッドシーツなどの交換はなく、ホテルの外は警察官が24時間、監視した。
実はこの頃には、新型インフルは感染率・重症化率ともに季節性インフルと大差のない低病原性ウイルスであることが分かっていた。
ところが政府は面子で転換ができなかったのか、不安に駆られた世論に迎合したのか、それまでの方針を維持し続けた。
メディアは過熱し、どこかで疑い例があれば報道陣が駆けつけ、「シロか？クロか？」とまるで犯罪者扱いで張りついたが、結局は普通の季節性インフルで「シロ」だった、なんてことを繰り返した。
そしてついに5月9日、成田空港の検疫でカナダから帰国した高校生ら3人に初の感染が確認され、メディアは大々的に報道した。
新型インフル 国内初確認
大阪の高校生ら3人
カナダ訪問 成田に帰国
1人は一時機外へ

マスコミ、とりわけ「羽鳥モーニングショー」の玉川徹と岡田晴恵は、大衆に恐怖を植えつけて、「欲しがりません、勝つまでは」の自粛願望者を増やし、経済と文化を崩壊させた極悪人である。

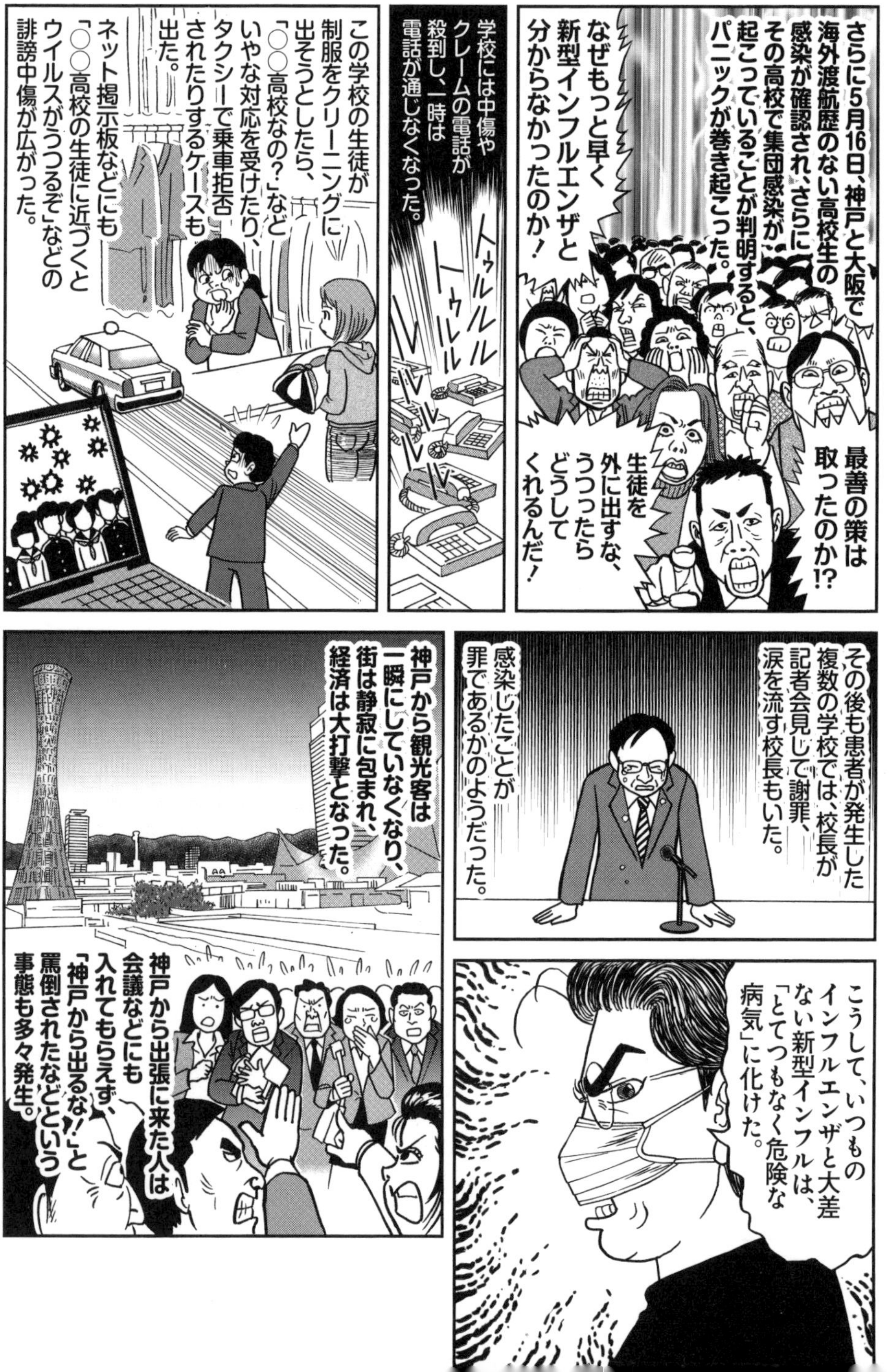
さらに5月16日、神戸と大阪で海外渡航歴のない高校生の感染が確認され、さらにその高校で集団感染が起こっていることが判明すると、パニックが巻き起こった。
なぜもっと早く新型インフルエンザと分からなかったのか！
最善の策は取ったのか!?
生徒を外に出すな、うつったらどうしてくれるんだ！
学校には中傷やクレームの電話が殺到し、一時は電話が通じなくなった。
トゥルルル
トゥルルル
この学校の生徒が制服をクリーニングに出そうとしたら、「○○高校なの?」などいやな対応を受けたり、タクシーで乗車拒否されたりするケースも出た。
ネット掲示板などにも「○○高校の生徒に近づくとウイルスがうつるぞ」などの誹謗中傷が広がった。
その後も患者が発生した複数の学校では、校長が記者会見して謝罪、涙を流す校長もいた。
感染じたことが罪であるかのようだった。
神戸から観光客は一瞬にしていなくなり、街は静寂に包まれ、経済は大打撃となった。
こうして、いつものインフルエンザと大差ない新型インフルは、「とてつもなく危険な病気」に化けた。
神戸から出張に来た人は会議などにも入れてもらえず、「神戸から出るな！」と罵倒されたなどという事態も多々発生。

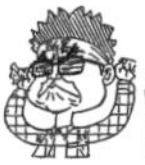

総理になる気満々で立ち上げた「希望の党」を「排除します」の一言で潰してから「死んだふり」状態だった小池百合子。新型コロナでも最初はおとなしかったはずなのに、東京五輪延期が決まるやたちまち出しゃばり強権アピール！このあざとさ、おぞましさ。これに騙されて支持する都民の愚かしさ！webマガジン「小林よしのりライジング」は見逃しません！！

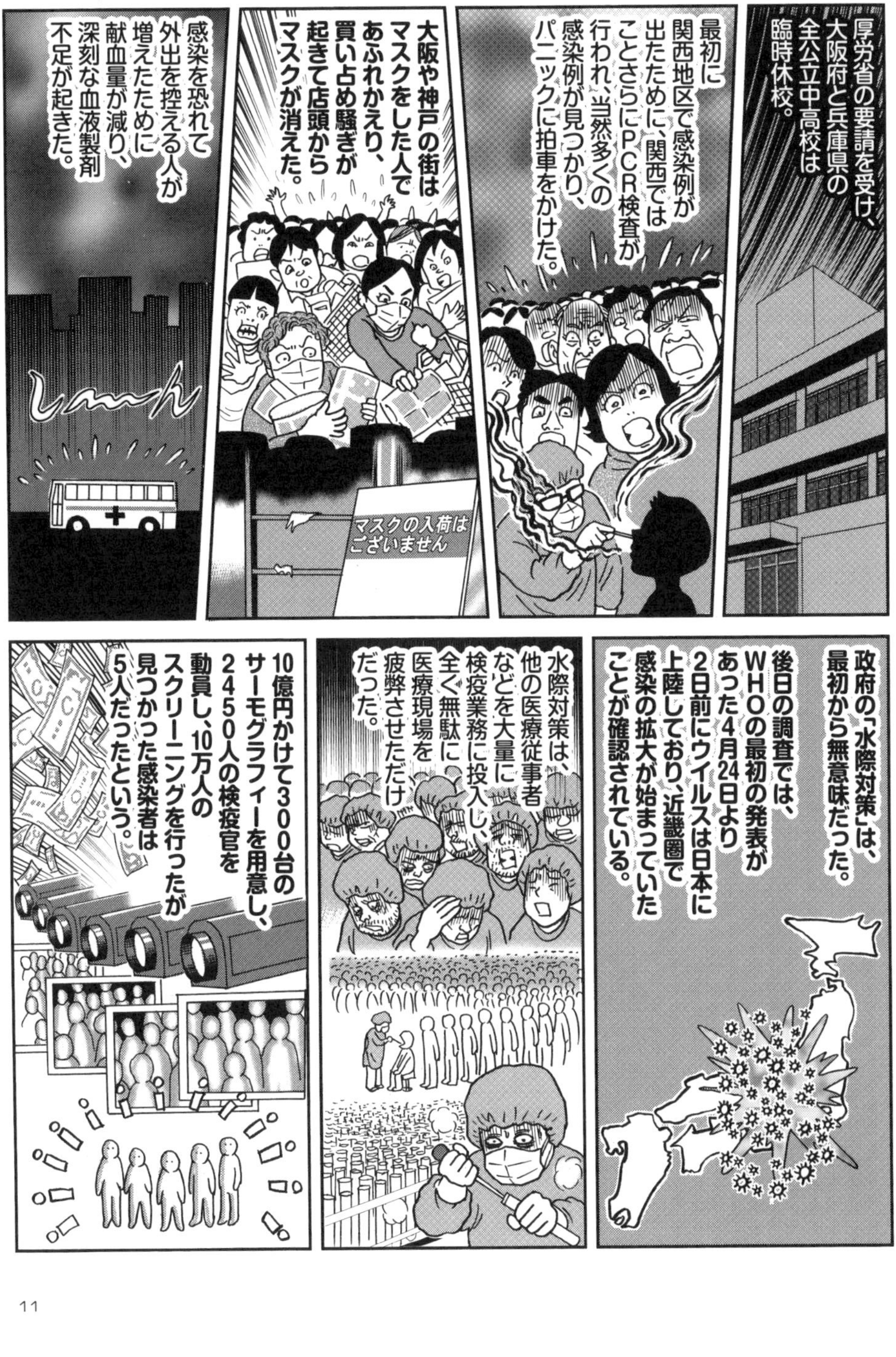
厚労省の要請を受け、大阪府と兵庫県の全公立中高校は臨時休校。
最初に関西地区で感染例が出たために、関西ではことさらにPCR検査が行われ、当然多くの感染例が見つかり、パニックに拍車をかけた。
大阪や神戸の街はマスクをした人であふれかえり、買い占め騒ぎが起きて店頭からマスクが消えた。
マスクの入荷はございません
感染を恐れて外出を控える人が増えたために献血量が減り、深刻な血液製剤不足が起きた。
しーん
政府の「水際対策」は、最初から無意味だった。
後日の調査では、WHOの最初の発表があった4月24日より2日前にウイルスは日本に上陸しており、近畿圏で感染の拡大が始まっていたことが確認されている。
水際対策は、他の医療従事者などを大量に検疫業務に投入し、全く無駄に医療現場を疲弊させただけだった。
10億円かけて300台のサーモグラフィーを用意し、2450人の検疫官を動員し、10万人のスクリーニングを行ったが見つかった感染者は5人だったという。

緊急事態宣言で集会等の自粛要請が出ていることにより、「ゴー宣道場」の開催もお休み…楽しみが減ってツライよ！という方もたくさんいらっしゃることでしょう。「ゴー宣道場webサイト（https://www.gosen-dojo.com/）」では師範方のブログが毎日更新され、面白くて勉強になる動画もたくさん配信されてます。ぜひご覧くださいねー！♪

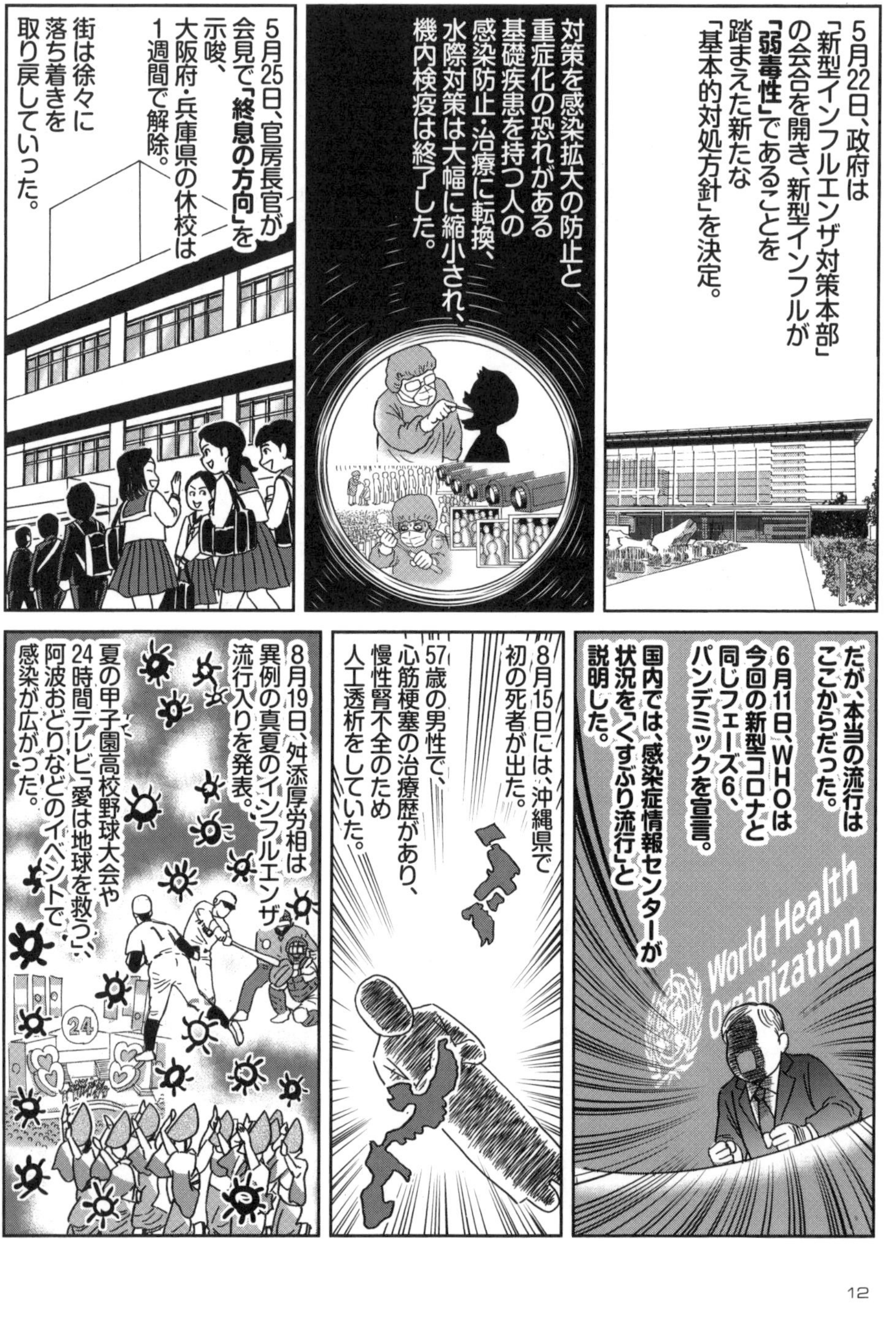
5月22日、政府は「新型インフルエンザ対策本部」の会合を開き、新型インフルが「弱毒性」であることを踏まえた新たな「基本的対処方針」を決定。
対策を感染拡大の防止と重症化の恐れがある基礎疾患を持つ人の感染防止・治療に転換、水際対策は大幅に縮小され、機内検疫は終了した。
5月25日、官房長官が会見で「終息の方向」を示唆、大阪府・兵庫県の休校は1週間で解除。街は徐々に落ち着きを取り戻していった。
だが、本当の流行はここからだった。6月11日、WHOは今回の新型コロナと同じフェーズ6、パンデミックを宣言。国内では、感染症情報センターが状況を「くすぶり流行」と説明した。
World Health Organization
8月15日には、沖縄県で初の死者が出た。57歳の男性で、心筋梗塞の治療歴があり、慢性腎不全のため人工透析をしていた。
8月19日、舛添厚労相は異例の真夏のインフルエンザ流行入りを発表。夏の甲子園高校野球大会や24時間テレビ「愛は地球を救う」、阿波おどりなどのイベントで感染が広がった。
24

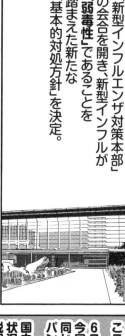

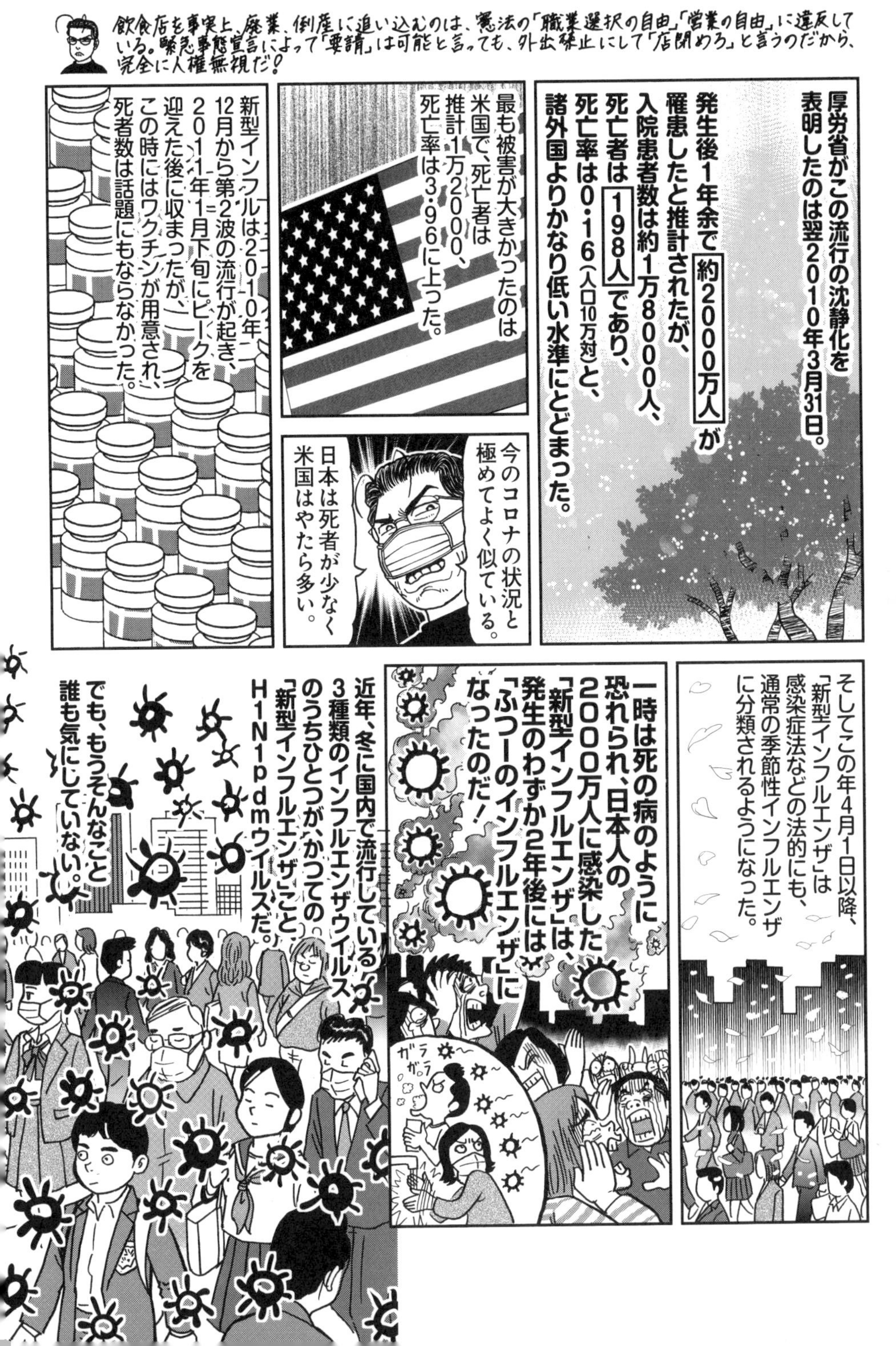
飲食店を事実上、廃業、倒産に追い込むのは、憲法の「職業選択の自由」「営業の自由」に違反している。緊急事態宣言によって「要請」は可能と言っても、外出禁止にして「店閉めろ」と言うのだから、完全に人権無視だ！
厚労省がこの流行の沈静化を表明したのは翌2010年3月31日。
発生後1年余で約2000万人が罹患したと推計されたが、入院患者数は約1万8000人、死亡者は198人であり、死亡率は0・16（人口10万対）と、諸外国よりかなり低い水準にとどまった。
最も被害が大きかったのは米国で、死亡者は推計1万2000、死亡率は3・96に上った。
今のコロナの状況と極めてよく似ている。
日本は死者が少なく米国はやたら多い。
新型インフルは2010年12月から第2波の流行が起き、2011年1月下旬にピークを迎えた後に収まったが、この時にはワクチンが用意され、死者数は話題にもならなかった。
そしてこの年4月1日以降、「新型インフルエンザ」は感染症法などの法的にも、通常の季節性インフルエンザに分類されるようになった。
一時は死の病のように恐れられ、日本人の2000万人に感染した「新型インフルエンザ」は、発生のわずか2年後には「ふつーのインフルエンザ」になったのだ！
ガラ
ガラ
近年、冬に国内で流行している3種類のインフルエンザウイルスのうちひとつが、かつての「新型インフルエンザ」こと、H1N1pdmウイルスだ。
でも、もうそんなこと誰も気にしていない。

すでに大金持ちのミュージシャンは他人事だろうが、ライブをやらなければ、収入0で、解散しなきゃならなくなるグループは多い。オーケストラは解散したら、再結成するのは難しいだろう。文化破壊が進んでいる。

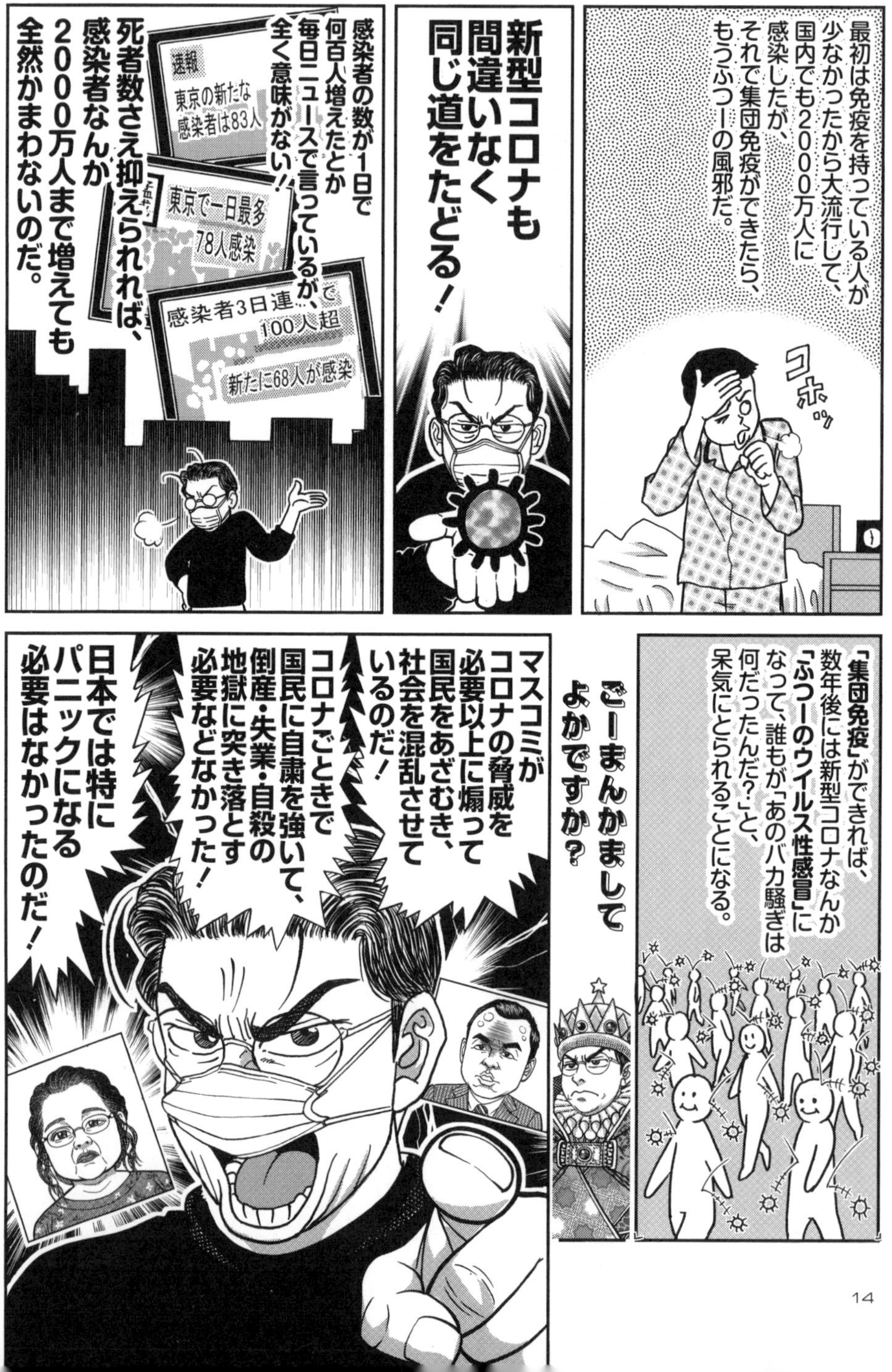

最初は免疫を持っている人が少なかったから大流行して、国内でも2000万人に感染したが、それで集団免疫ができたら、もうふつーの風邪だ。
コホッ
新型コロナも間違いなく同じ道をたどる!
感染者の数が1日で何百人増えたとか毎日ニュースで言っているが、全く意味がない!
速報
東京の新たな感染者は83人
東京で一日最多 78人感染
感染者3日連 で 100人超
新たに68人が感染
死者数さえ抑えられれば、感染者なんか2000万人まで増えても全然かまわないのだ。
「集団免疫」ができれば、数年後には新型コロナなんか「ふつーのウイルス性感冒」になって、誰もが「あのバカ騒ぎは何だったんだ?」と、呆気にとられることになる。
ごーまんかましてよかですか?
マスコミがコロナの脅威を必要以上に煽って国民をあざむき、社会を混乱させているのだ!
コロナごときで国民に自粛を強いて、倒産・失業・自殺の地獄に突き落とす必要などなかった!
日本では特にパニックになる必要はなかったのだ!

ゴーマニズム宣言SPECIAL

コロナ論

第2章｜日本ではコロナは恐くない

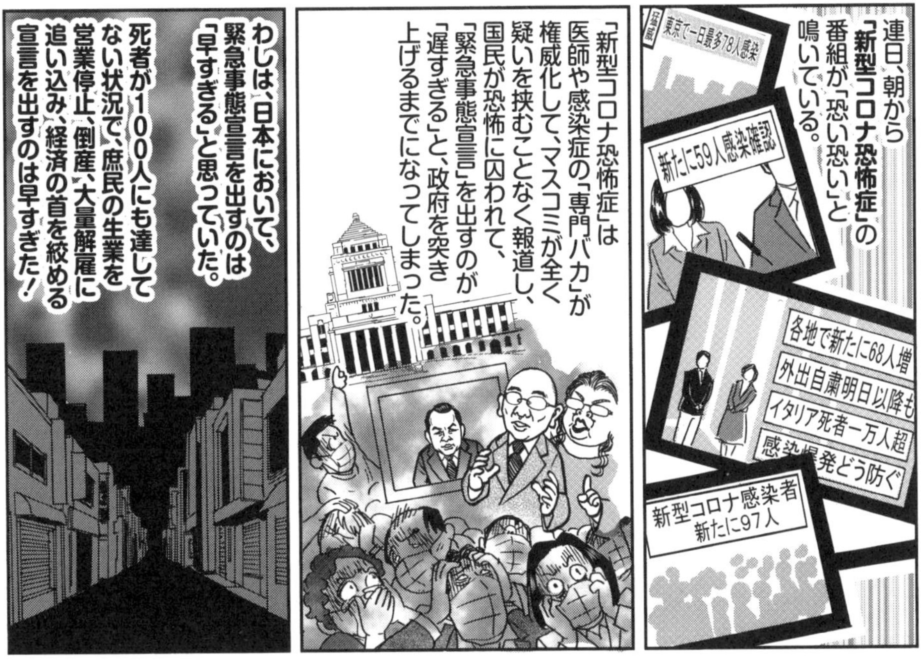

連日、朝から「新型コロナ恐怖症」の番組が「恐い恐い」と鳴いている。
東京で一日最多78人感染
新たに59人感染確認
各地で新たに68人増
外出自粛明日以降も
イタリア死者一万人超
感染爆発どう防ぐ
新型コロナ感染者 新たに97人
「新型コロナ恐怖症」は医師や感染症の「専門バカ」が権威化して、マスコミが全く疑いを挟むことなく報道し、国民が恐怖に囚われて、「緊急事態宣言」を出すのが「遅すぎる」と、政府を突き上げるまでになってしまった。
わしは、日本において、緊急事態宣言を出すのは「早すぎる」と思っていた。
死者が100人にも達してない状況で、庶民の生業を営業停止、倒産、大量解雇に追い込み、経済の首を絞める宣言を出すのは早すぎた！

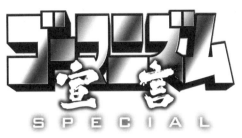

新コロは「日本では」恐くない。「日本では」というところが大事で、海外では死亡者が多すぎるから恐いだろう。だが「日本では」死亡者が圧倒的に少ないから恐くない。

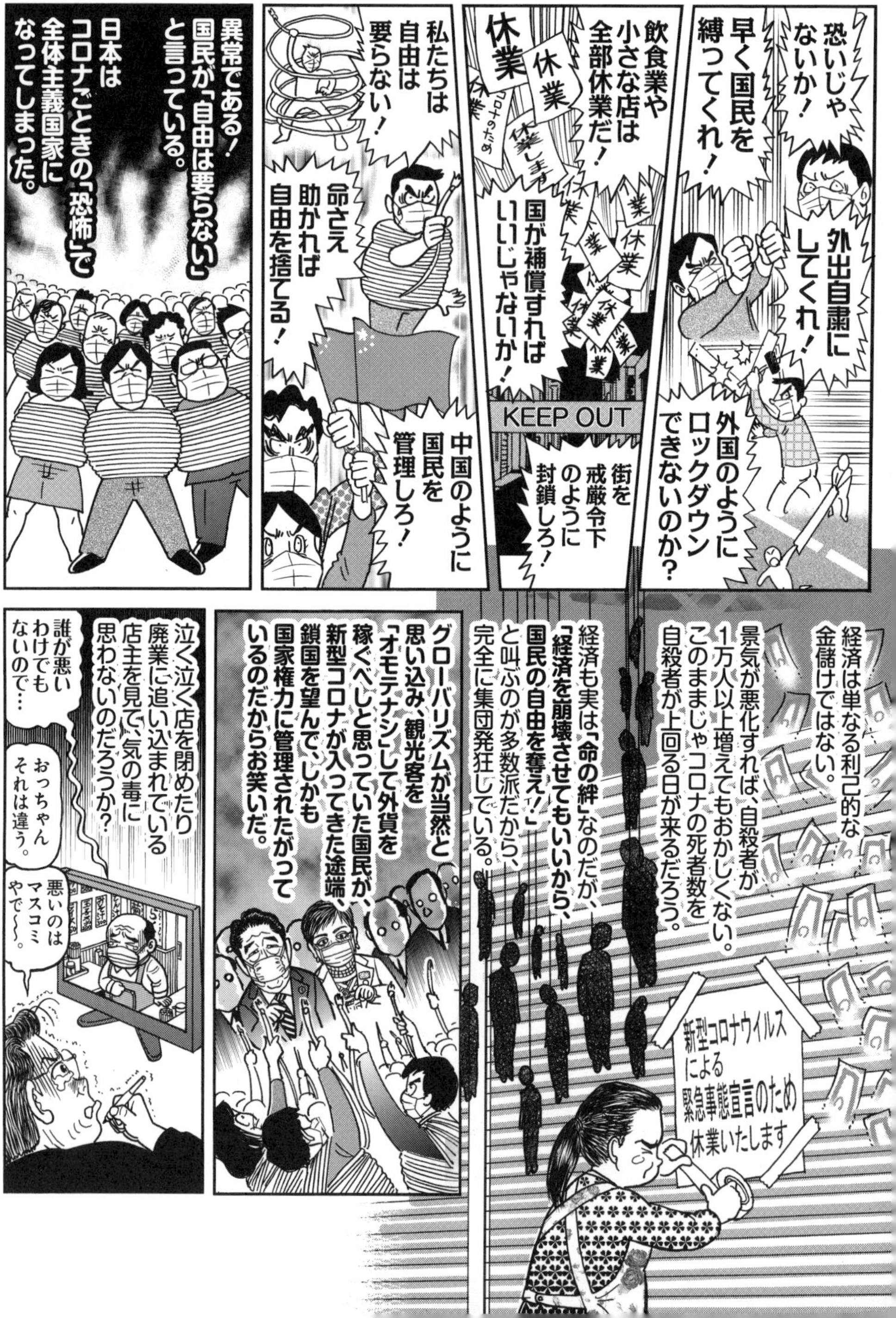
恐いじゃないか！
早く国民を縛ってくれ！
外出自粛にしてくれ！
外国のようにロックダウンできないのか？
飲食業や小さな店は全部休業だ！
休業
コロナのため
休業します
国が補償すればいいじゃないか！
KEEP OUT
街を戒厳令下のように封鎖しろ！
私たちは自由は要らない！
命さえ助かれば自由を捨てる！
中国のように国民を管理しろ！
異常である！国民が「自由は要らない」と言っている。
日本はコロナごときの「恐怖」で全体主義国家になってしまった。
経済は単なる利己的な金儲けではない。
景気が悪化すれば、自殺者が1万人以上増えてもおかしくない。このままじゃコロナの死者数を自殺者が上回る日が来るだろう。
経済も実は「命の絆」なのだが、「経済を崩壊させてもいいから、国民の自由を奪え！」と叫ぶのが多数派だから、完全に集団発狂している。
新型コロナウイルスによる緊急事態宣言のため休業いたします
グローバリズムが当然と思い込み、観光客を「オモテナシ」して外貨を稼ぐべしと思っていた国民が、新型コロナが入ってきた途端、鎖国を望んで、しかも国家権力に管理されたがっているのだからお笑いだ。
泣く泣く店を閉めたり廃業に追い込まれている店主を見て、気の毒に思わないのだろうか？
誰が悪いわけでもないので…
おっちゃんそれは違う。
悪いのはマスコミやで～。

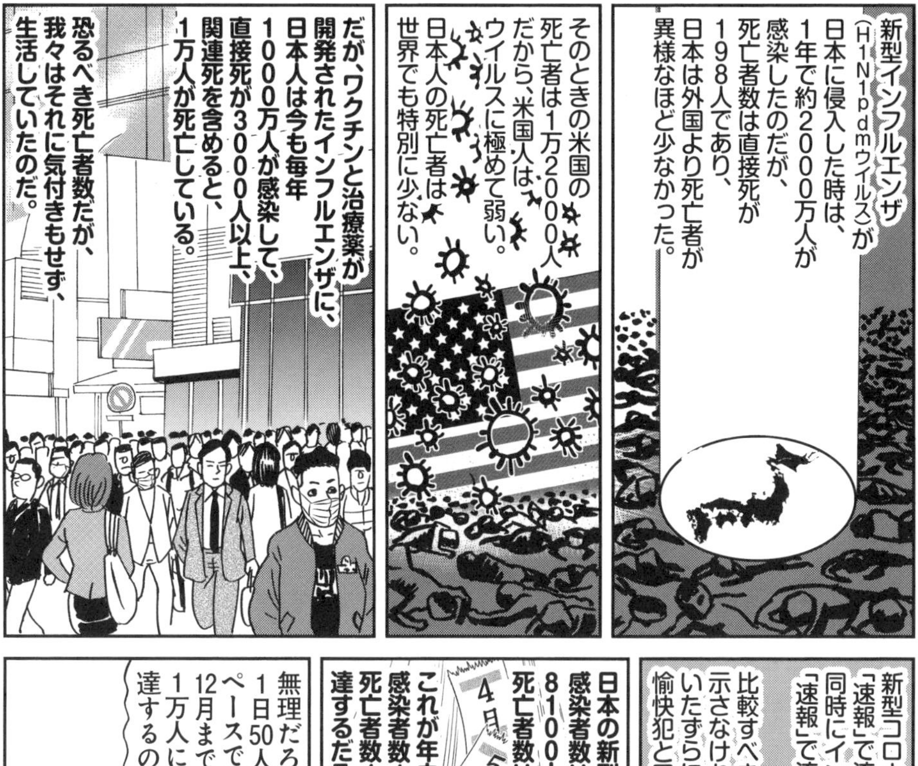
新型インフルエンザ（H1N1pdmウイルス）が日本に侵入した時は、1年で約2000万人が感染したのだが、死亡者数は直接死が198人であり、日本は外国より死亡者が異様なほど少なかった。
そのときの米国の死亡者は1万2000人だから、米国人はウイルスに極めて弱い。日本人の死亡者は世界でも特別に少ない。
だが、ワクチンと治療薬が開発されたインフルエンザに、日本人は今も毎年1000万人が感染して、直接死が3000人以上、関連死を含めると、1万人が死亡している。
恐るべき死亡者数だが、我々はそれに気付きもせず、生活していたのだ。
新型コロナの感染者数を「速報」で流すなら、同時にインフルの感染者数も「速報」で流せばいい。
比較すべきものを示さなければ、いたずらに恐怖を煽る愉快犯と同じである。
速報コロナ感染者 300人
速報 インフルエンザ 感染者 25000人
日本の新型コロナの感染者数は（4月15日現在）8100人、死亡者数は119人。
これが年内にインフル並みの感染者数1000万人、死亡者数1万人に達するだろうか？
4月
5月
6月
7月
8月
9月
10月
11月
12月
無理だろう。1日50人のペースで死ななきゃ、12月までに1万人に達するのは無理。

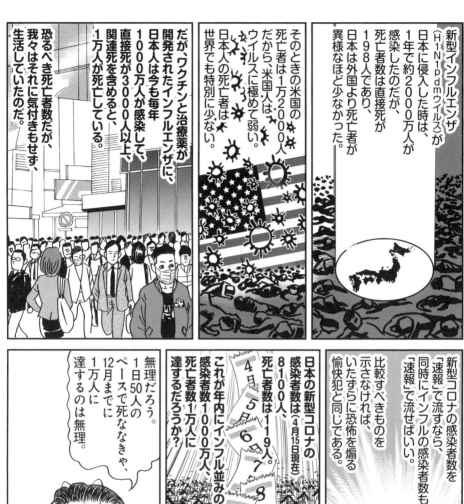

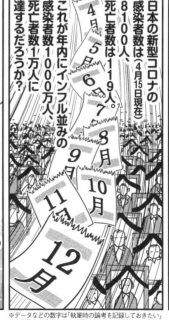

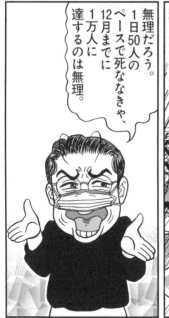

※データなどの数字は「執筆時の論考を記録しておきたい」という著者の意向により、4月15日のものを掲載しています

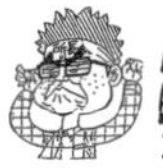

PCR！PCR！日本はPCR検査数が少ない！全国民にPCR検査を〜〜!!とテレビは絶叫しているが、欧米は日本よりはるかにPCR検査数が多いにもかかわらず、死亡者が日本よりケタ違いに多い。PCR検査数をむやみに増やすことに意味はない！Webマガジン「小林よしのりライジング」も毎週総力を挙げて新コロの虚構性を暴く特集を配信中！

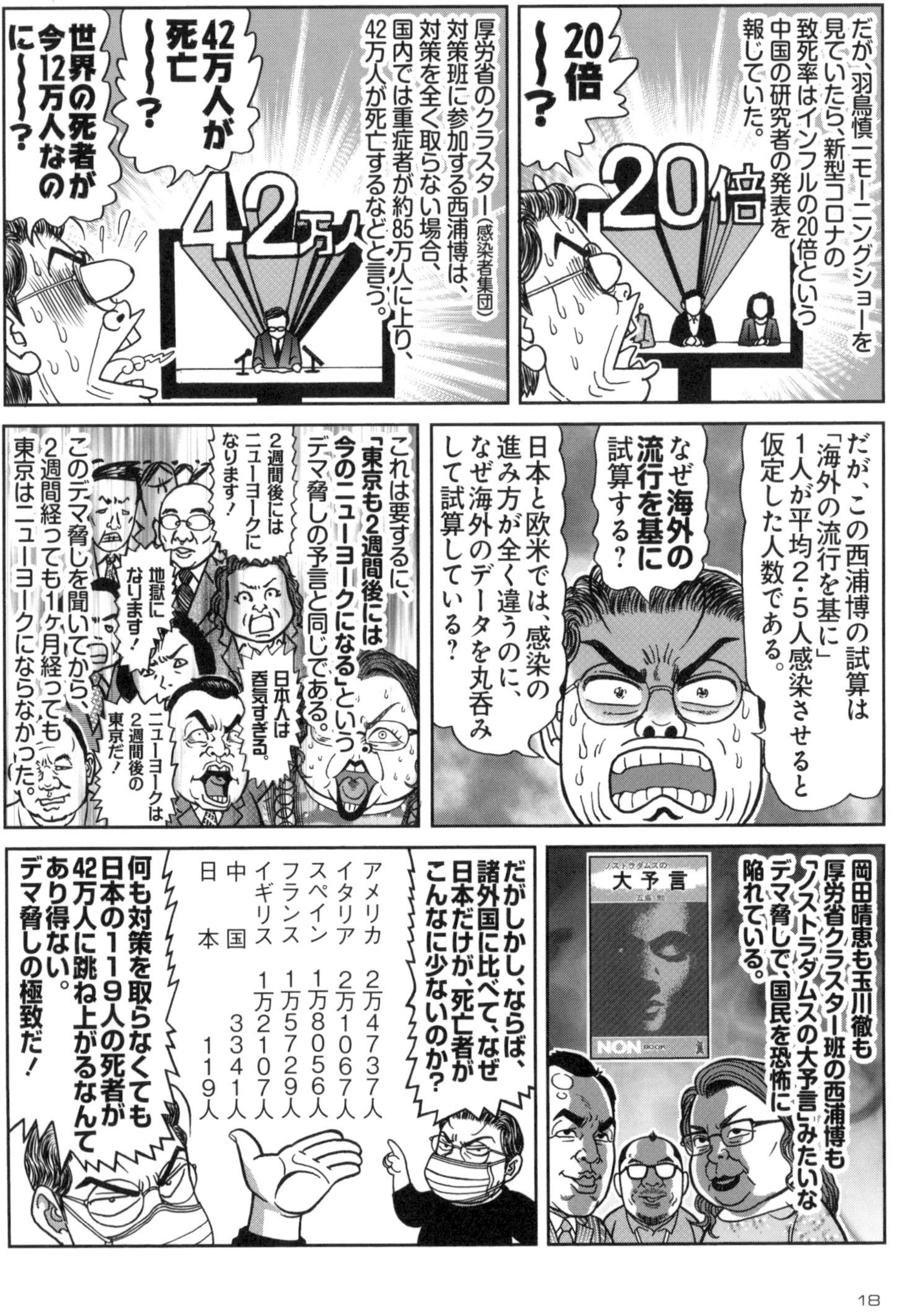

だが、羽鳥慎一モーニングショーを見ていたら、新型コロナの致死率はインフルの20倍という中国の研究者の発表を報じていた。
20倍〜〜？
20倍
厚労省のクラスター（感染者集団）対策班に参加する西浦博は、対策を全く取らない場合、国内では重症者が約85万人に上り、42万人が死亡するなどと言う。
42万人が死亡〜〜〜？
世界の死者が今12万人なのに〜〜〜？
42万人
だが、この西浦博の試算は「海外の流行を基に」1人が平均2・5人感染させると仮定した人数である。
なぜ海外の流行を基に試算する？
日本と欧米では、感染の進み方が全く違うのに、なぜ海外のデータを丸呑みして試算している？
これは要するに、「東京も2週間後には今のニューヨークになる」というデマ脅しの予言と同じである。
2週間後にはニューヨークになります！
地獄になります！
日本人は呑気すぎる。
ニューヨークは2週間後の東京だ！
このデマ脅しを聞いてから、2週間経っても1ヶ月経っても東京はニューヨークにならなかった。
岡田晴恵も玉川徹も厚労省クラスター班の西浦博も「ノストラダムスの大予言」みたいなデマ脅しで、国民を恐怖に陥れている。
ノストラダムスの大予言
五島勉
NON BOOK
だがしかし、ならば、諸外国に比べて、なぜ日本だけが、死亡者がこんなに少ないのか？
アメリカ　2万4737人
イタリア　2万1067人
スペイン　1万8056人
フランス　1万5729人
イギリス　1万2107人
中国　3341人
日本　119人
何も対策を取らなくても日本の119人の死者が42万人に跳ね上がるなんてあり得ない。デマ脅しの極致だ！

緊急事態宣言の延長で陰鬱な日々が続きますが、「ゴー宣道場」は世間の同調圧力に屈せず、パワフルで重大な闘いを日々続けています！なんと門下生有志によって『愛子さま 皇太子への道』というサイト(https://aiko-sama.com/)がオープン!!愛子皇太子殿下誕生の願いを込めたサイトです！ぜひご覧下さい！

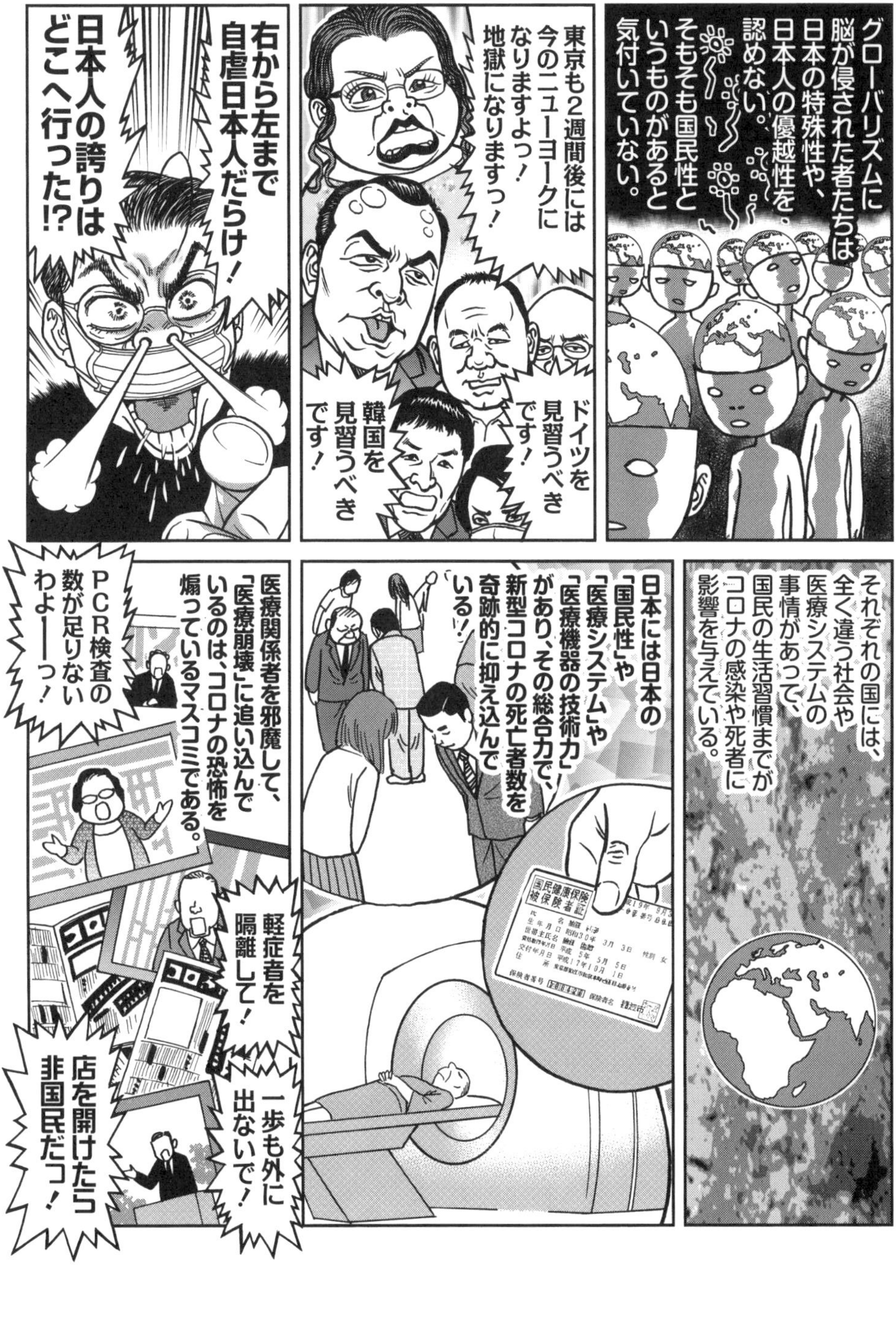
グローバリズムに脳が侵された者たちは日本の特殊性や、日本人の優越性を、認めない。
そもそも国民性というものがあると気付いていない。
東京も2週間後には今のニューヨークになりますよっ！地獄になりますっ！
ドイツを見習うべきです！
韓国を見習うべきです！
右から左まで自虐日本人だらけ！
日本人の誇りはどこへ行った!?
それぞれの国には、全く違う社会や医療システムの事情があって、国民の生活習慣までがコロナの感染や死者に影響を与えている。
日本には日本の「国民性」や「医療システム」や「医療機器の技術力」があり、その総合力で、新型コロナの死亡者数を奇跡的に抑え込んでいる！
国民健康保険
被保険者証
医療関係者を邪魔して、「医療崩壊」に追い込んでいるのは、コロナの恐怖を煽っているマスコミである。
PCR検査の数が足りないわよーーっ！
軽症者を隔離して！
一歩も外に出ないで！
店を開けたら非国民だコ！

恐怖を撒き散らすコロナ真理教の教祖・岡田晴恵＝麻原彰晃、玉川徹＝上祐史浩、このカルト教団を崩壊させねばならない。

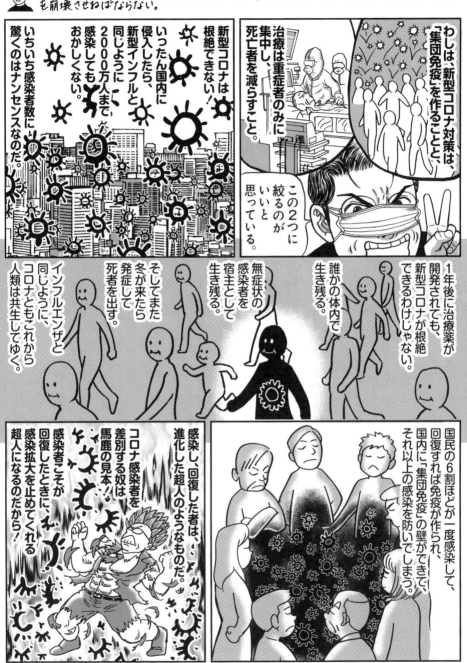

自宅療養させたら無症状者でも「突然死」になることがあるから全員「隔離」すると言うが、「突然死」ってコロナだけか？コロナの死だけを特別扱いしてゼロにするというのは奇妙だろう。

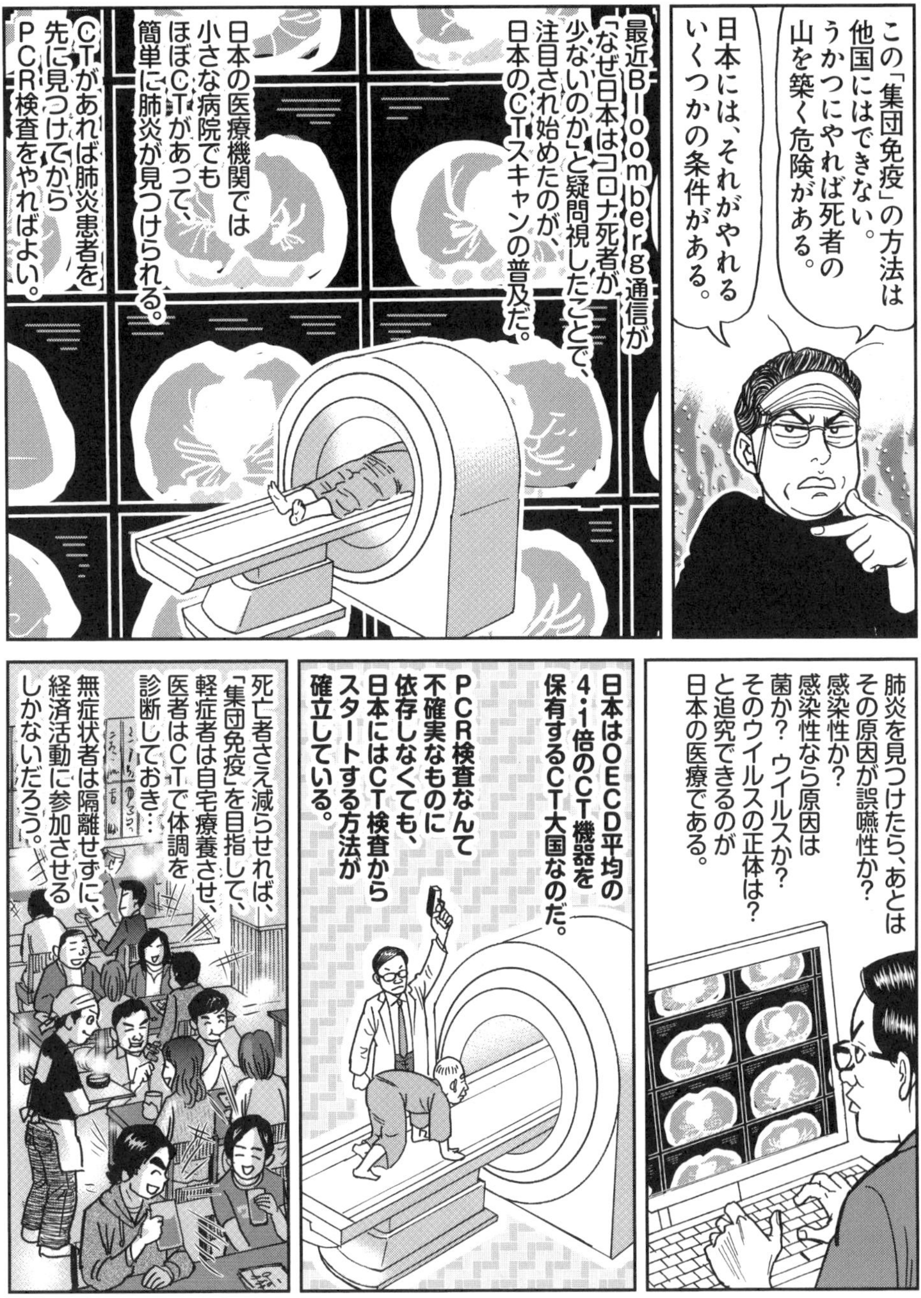

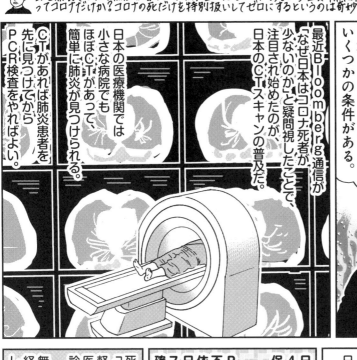

この「集団免疫」の方法は他国にはできない。うかつにやれば死者の山を築く危険がある。
日本には、それがやれるいくつかの条件がある。
最近Bloomberg通信が「なぜ日本はコロナ死者が少ないのか」と疑問視したことで、注目され始めたのが、日本のCTスキャンの普及だ。
日本の医療機関では小さな病院でもほぼCTがあって、簡単に肺炎が見つけられる。
CTがあれば肺炎患者を先に見つけてからPCR検査をやればよい。
肺炎を見つけたら、あとはその原因が誤嚥性か？感染性か？感染性なら原因は菌か？ウイルスか？そのウイルスの正体は？と追究できるのが日本の医療である。
日本はOECD平均の4・1倍のCT機器を保有するCT大国なのだ。
PCR検査なんて不確実なものに依存しなくても、日本にはCT検査からスタートする方法が確立している。
死亡者さえ減らせれば、「集団免疫」を目指して、軽症者は自宅療養させ、医者はCTで体調を診断しておき…
無症状者は隔離せずに、経済活動に参加させるしかないだろう。

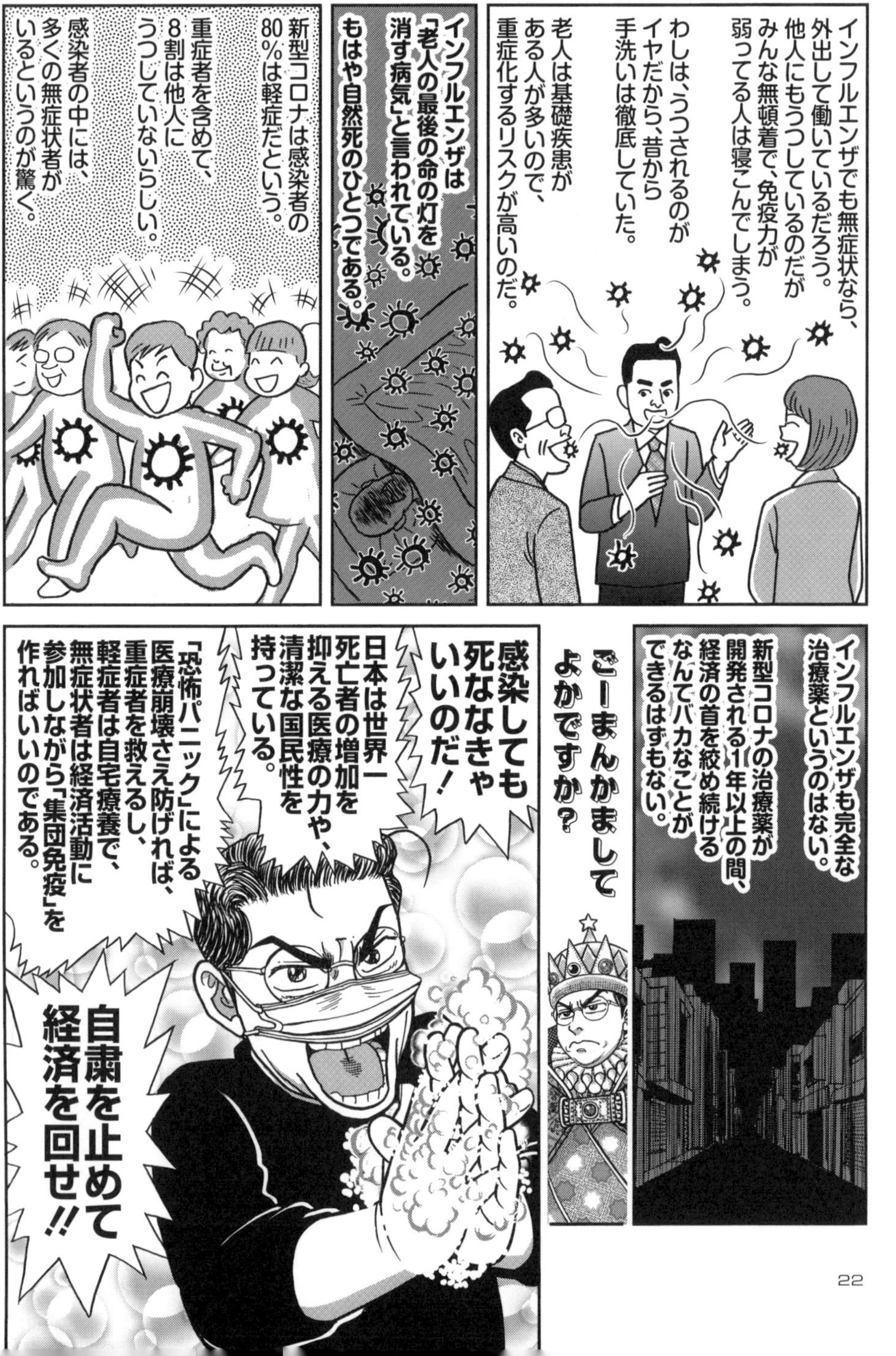
インフルエンザでも無症状なら、外出して働いているだろう。他人にもうつしているのだがみんな無頓着で、免疫力が弱ってる人は寝こんでしまう。
わしは、うつされるのがイヤだから、昔から手洗いは徹底していた。
老人は基礎疾患がある人が多いので、重症化するリスクが高いのだ。
インフルエンザは「老人の最後の命の灯を消す病気」と言われている。もはや自然死のひとつである。
新型コロナは感染者の80%は軽症だという。
重症者を含めて、8割は他人にうつしていないらしい。
感染者の中には、多くの無症状者がいるというのが驚く。
インフルエンザも完全な治療薬というのはない。
新型コロナの治療薬が開発される1年以上の間、経済の首を絞め続けるなんてバカなことができるはずもない。
ごーまんかましてよかですか?
感染しても死ななきゃいいのだ!
日本は世界一死亡者の増加を抑える医療の力や、清潔な国民性を持っている。
「恐怖パニック」による医療崩壊さえ防げれば、重症者を救えるし、軽症者は自宅療養で、無症状者は経済活動に参加しながら「集団免疫」を作ればいいのである。
自粛を止めて経済を回せ!!

ゴーマニズム宣言 SPECIAL

コロナ論

第3章 | 抑圧策から緩和策に転じよ

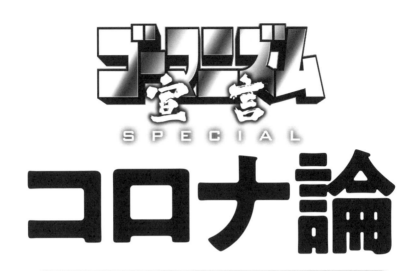

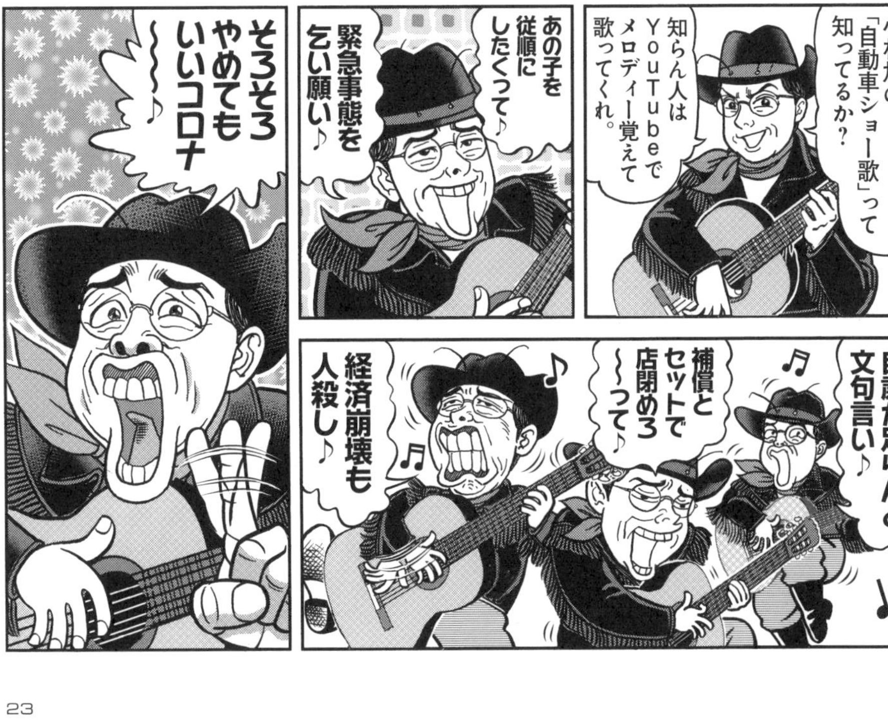

小林旭の「自動車ショー歌」って知ってるか？
知らん人はYouTubeでメロディー覚えて歌ってくれ。
あの子を従順にしたくって♪
緊急事態を乞い願い♪
自粛が足らんと文句言い♪
補償とセットで店閉めろ〜って♪
経済崩壊も人殺し♪
♪
♪
そろそろやめてもいいコロナ〜〜〜♪

もういいだろう。これ以上、お上に従わなくていい。飲食店や高級レストランや映画館は早く営業再開してくれ。外出する場所がない。

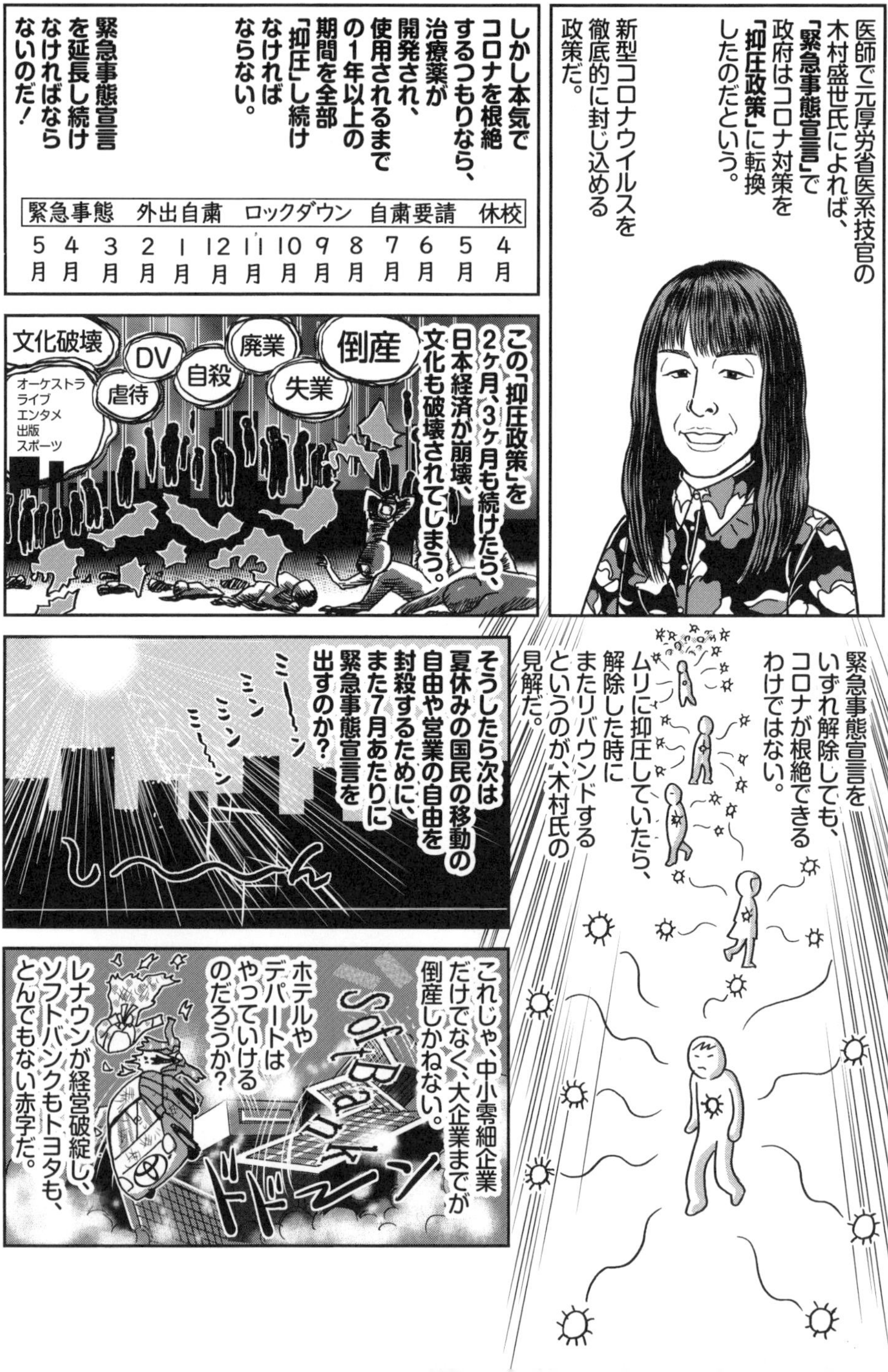

医師で元厚労省医系技官の木村盛世氏によれば、「緊急事態宣言」で政府はコロナ対策を「抑圧政策」に転換したのだという。
新型コロナウイルスを徹底的に封じ込める政策だ。
しかし本気でコロナを根絶するつもりなら、治療薬が開発され、使用されるまでの1年以上の期間を全部「抑圧」し続けなければならない。
緊急事態宣言を延長し続けなければならないのだ！
緊急事態　外出自粛　ロックダウン　自粛要請　休校
5月 4月 3月 2月 1月 12月 11月 10月 9月 8月 7月 6月 5月 4月
この「抑圧政策」を2ヶ月、3ヶ月も続けたら、日本経済が崩壊、文化も破壊されてしまう。
倒産
廃業
失業
自殺
DV
虐待
文化破壊
オーケストラ
ライブ
エンタメ
出版
スポーツ
緊急事態宣言をいずれ解除しても、コロナが根絶できるわけではない。
ムリに抑圧していたら、解除した時にまたリバウンドするというのが、木村氏の見解だ。
そうしたら次は夏休みの国民の移動の自由や営業の自由を封殺するために、また7月あたりに緊急事態宣言を出すのか？
ミーーン
ミン
ミン
ミーーン
しーーーん
これじゃ、中小零細企業だけでなく、大企業までが倒産しかねない。
ホテルやデパートはやっていけるのだろうか？
レナウンが経営破綻し、ソフトバンクもトヨタも、とんでもない赤字だ。
SoftBank
ドドーン

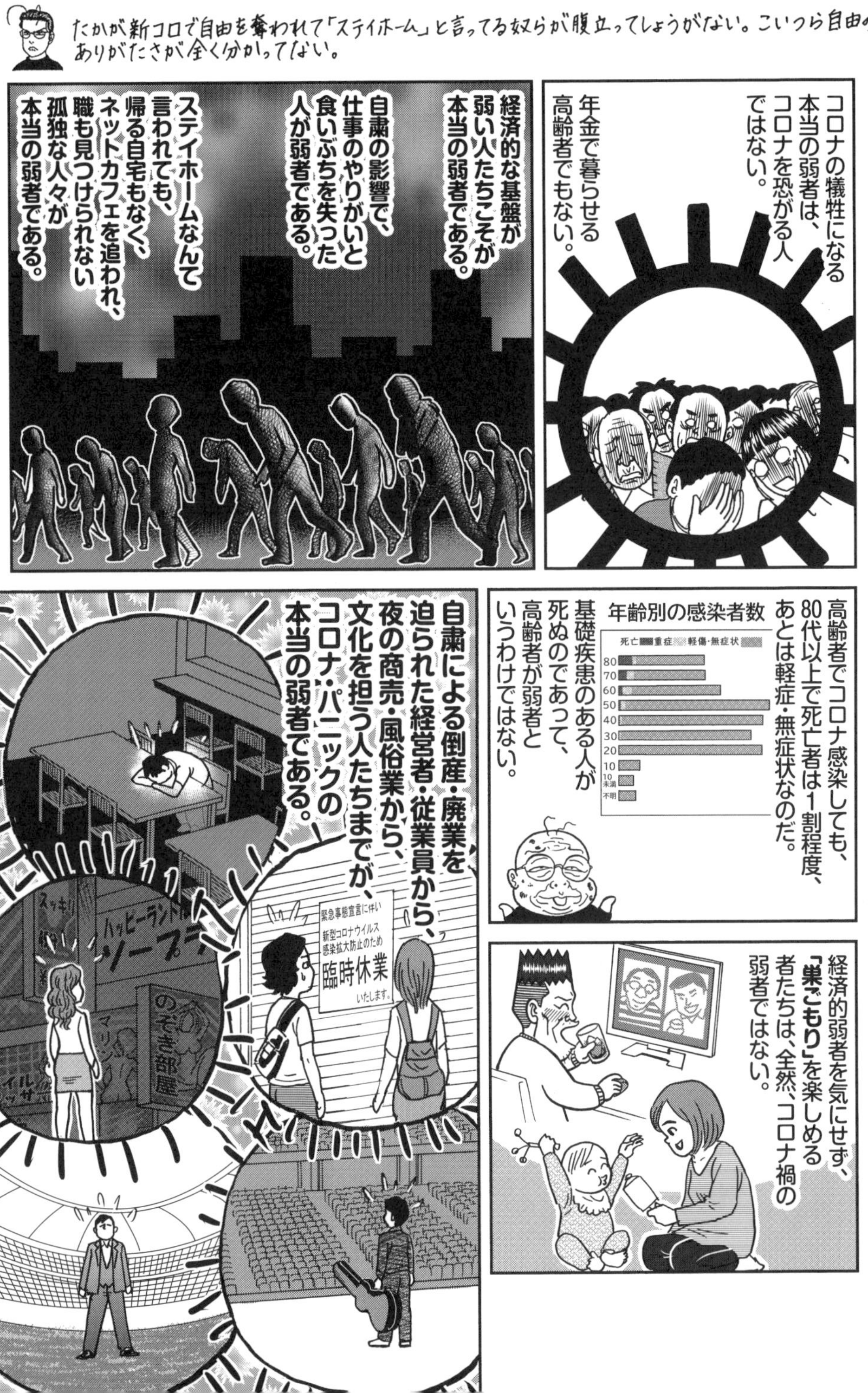

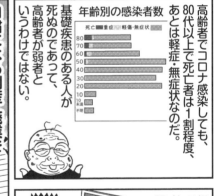

たかが新コロで自由を奪われて「ステイホーム」と言ってる奴らが腹立ってしょうがない。こいつら自由のありがたさが全く分かってない。
コロナの犠牲になる本当の弱者は、コロナを恐がる人ではない。
年金で暮らせる高齢者でもない。
経済的な基盤が弱い人たちこそが本当の弱者である。
自粛の影響で、仕事のやりがいと食いぶちを失った人が弱者である。
ステイホームなんて言われても、帰る自宅もなく、ネットカフェを追われ、職も見つけられない孤独な人々が本当の弱者である。
高齢者でコロナ感染しても、80代以上で死亡者は1割程度、あとは軽症・無症状なのだ。
年齢別の感染者数
死亡 重症 軽傷・無症状
80
70
60
50
40
30
20
10
10未満
不明
基礎疾患のある人が死ぬのであって、高齢者が弱者というわけではない。
経済的弱者を気にせず、「巣ごもり」を楽しめる者たちは、全然、コロナ禍の弱者ではない。
自粛による倒産・廃業を迫られた経営者・従業員から、夜の商売・風俗業から、文化を担う人たちまでが、コロナ・パニックの本当の弱者である。
ハッピーランド
ソープ
のぞき部屋
緊急事態宣言に伴い
新型コロナウイルス
感染拡大防止のため
臨時休業
いたします。

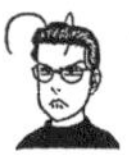

インフルエンザはワクチンや治療薬があっても、日本で毎年1000万人が感染して、1万人が死んでいる。こうして日本人は「集団免疫」を獲得していくのだ。それに対して、マスコミも国民も黙認しているということを忘れるな！

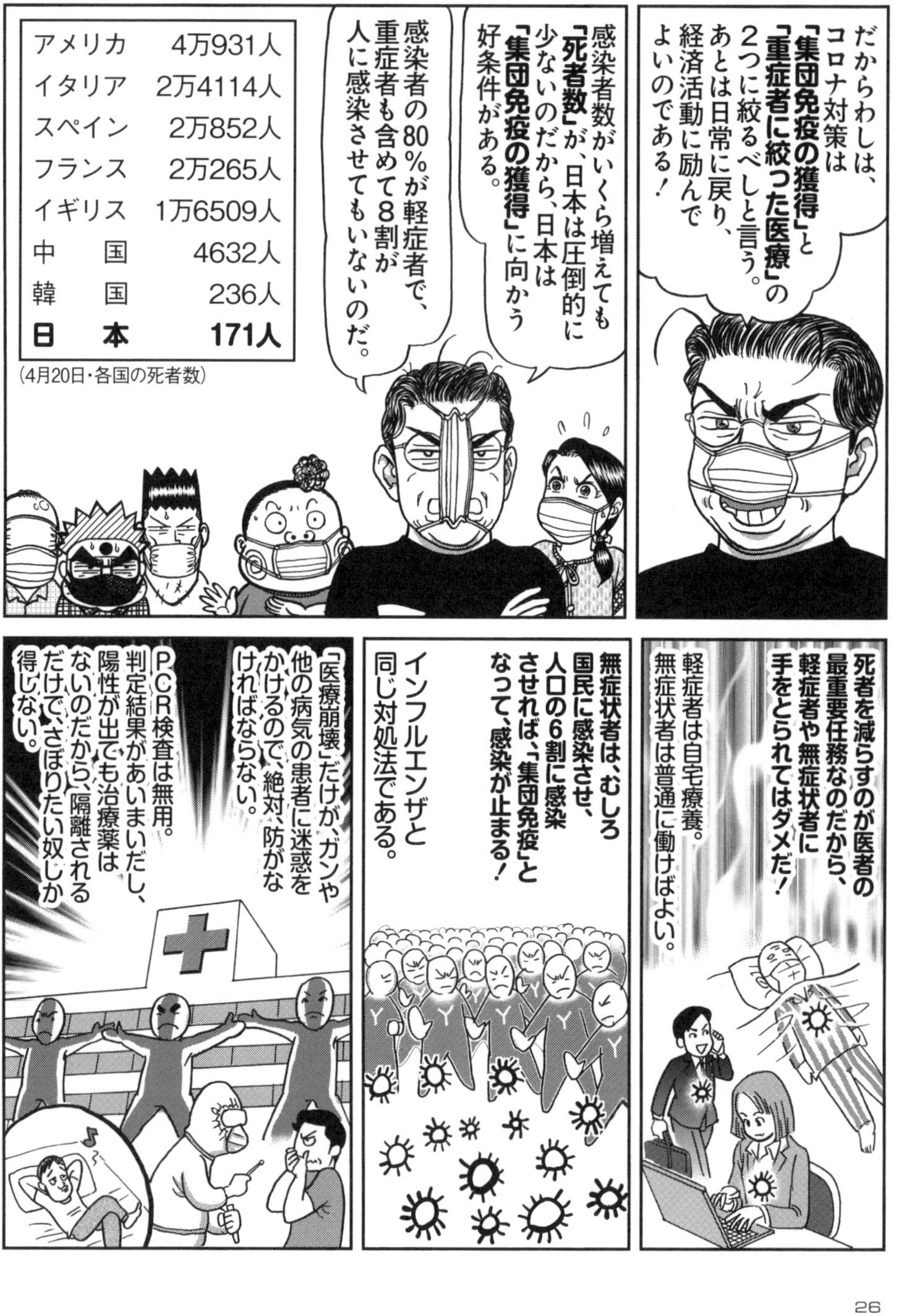
だからわしは、コロナ対策は「集団免疫の獲得」と「重症者に絞った医療」の2つに絞るべしと言う。あとは日常に戻り、経済活動に励んでよいのである！
感染者数がいくら増えても「死者数」が、日本は圧倒的に少ないのだから、日本は「集団免疫の獲得」に向かう好条件がある。
感染者の80%が軽症者で、重症者も含めて8割が人に感染させてもいないのだ。
アメリカ 4万931人
イタリア 2万4114人
スペイン 2万852人
フランス 2万265人
イギリス 1万6509人
中国 4632人
韓国 236人
日本 171人
（4月20日・各国の死者数）
死者を減らすのが医者の最重要任務なのだから、軽症者や無症状者に手をとられてはダメだ！
軽症者は自宅療養。無症状者は普通に働けばよい。
無症状者は、むしろ国民に感染させ、人口の6割に感染させれば、「集団免疫」となって、感染が止まる！
インフルエンザと同じ対処法である。
「医療崩壊」だけが、ガンや他の病気の患者に迷惑をかけるので、絶対、防がなければならない。
PCR検査は無用。判定結果があいまいだし、陽性が出ても治療薬はないのだから、隔離されるだけで、さぼりたい奴しか得しない。

新型コロナウイルスは「珍コロ」だ。わしが全然恐れていないのはおかしいと、バッシングしていた奴はいずれ掃討戦を始めるからな。

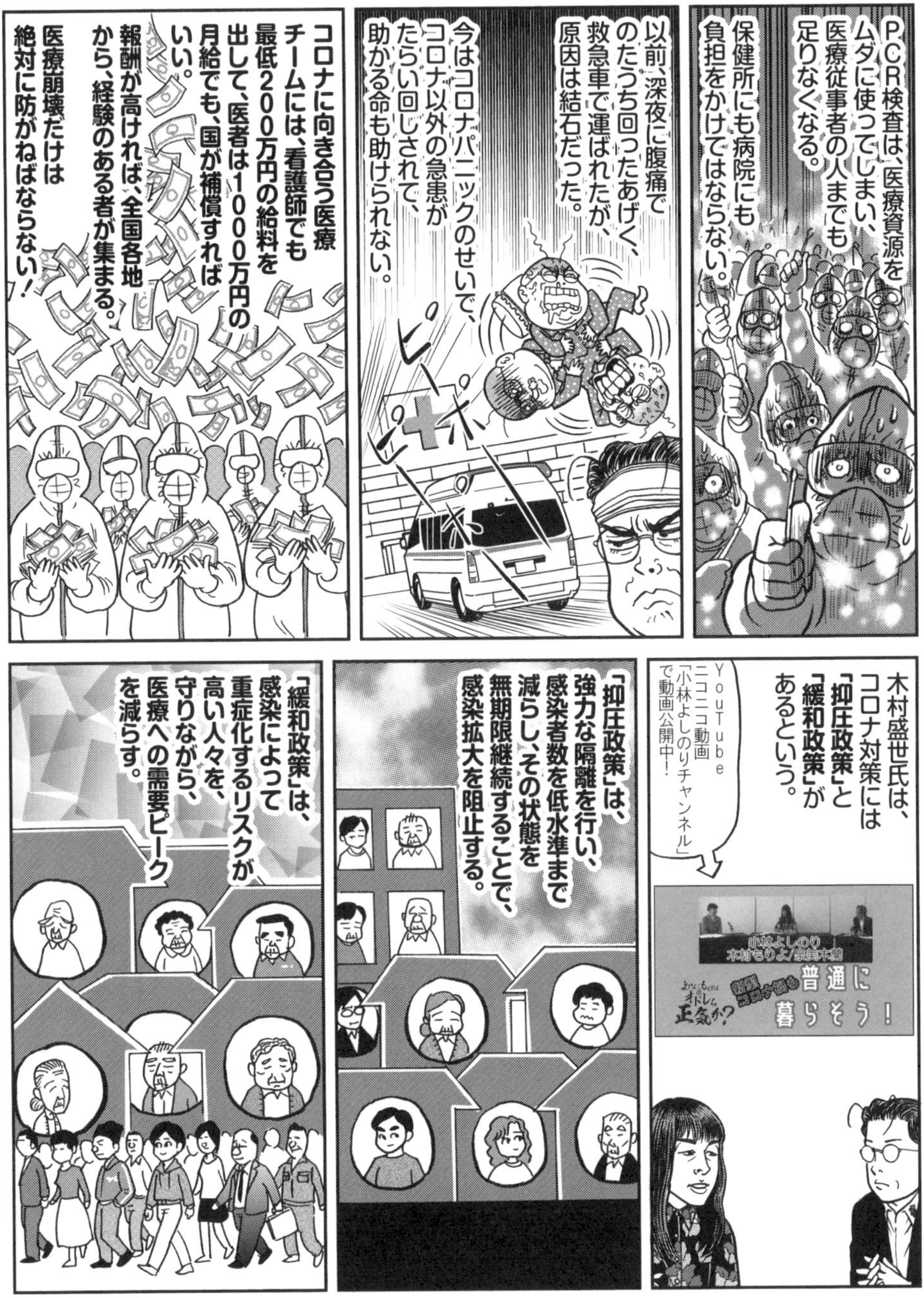
PCR検査は、医療資源を
ムダに使ってしまい、
医療従事者の人までも
足りなくなる。
保健所にも病院にも
負担をかけてはならない。
以前、深夜に腹痛で
のたうち回ったあげく、
救急車で運ばれたが、
原因は結石だった。
今はコロナパニックのせいで、
コロナ以外の急患が
たらい回しされて、
助かる命も助けられない。
ピーポー
ピーポー
コロナに向き合う医療
チームには、看護師でも
最低200万円の給料を
出して、医者は1000万円の
月給でも、国が補償すれば
いい。
報酬が高ければ、全国各地
から、経験のある者が集まる。
医療崩壊だけは
絶対に防がねばならない!
木村盛世氏は、
コロナ対策には
「抑圧政策」と
「緩和政策」が
あるという。
YouTube
ニコニコ動画
「小林よしのりチャンネル」
で動画公開中!
小林よしのり
木村もりよ/泉美木蘭
オドレら正気か?
普通に
暮らそう!
「抑圧政策」は、
強力な隔離を行い、
感染者数を低水準まで
減らし、その状態を
無期限継続することで、
感染拡大を阻止する。
「緩和政策」は、
感染によって
重症化するリスクが
高い人々を、
守りながら、
医療への需要ピーク
を減らす。

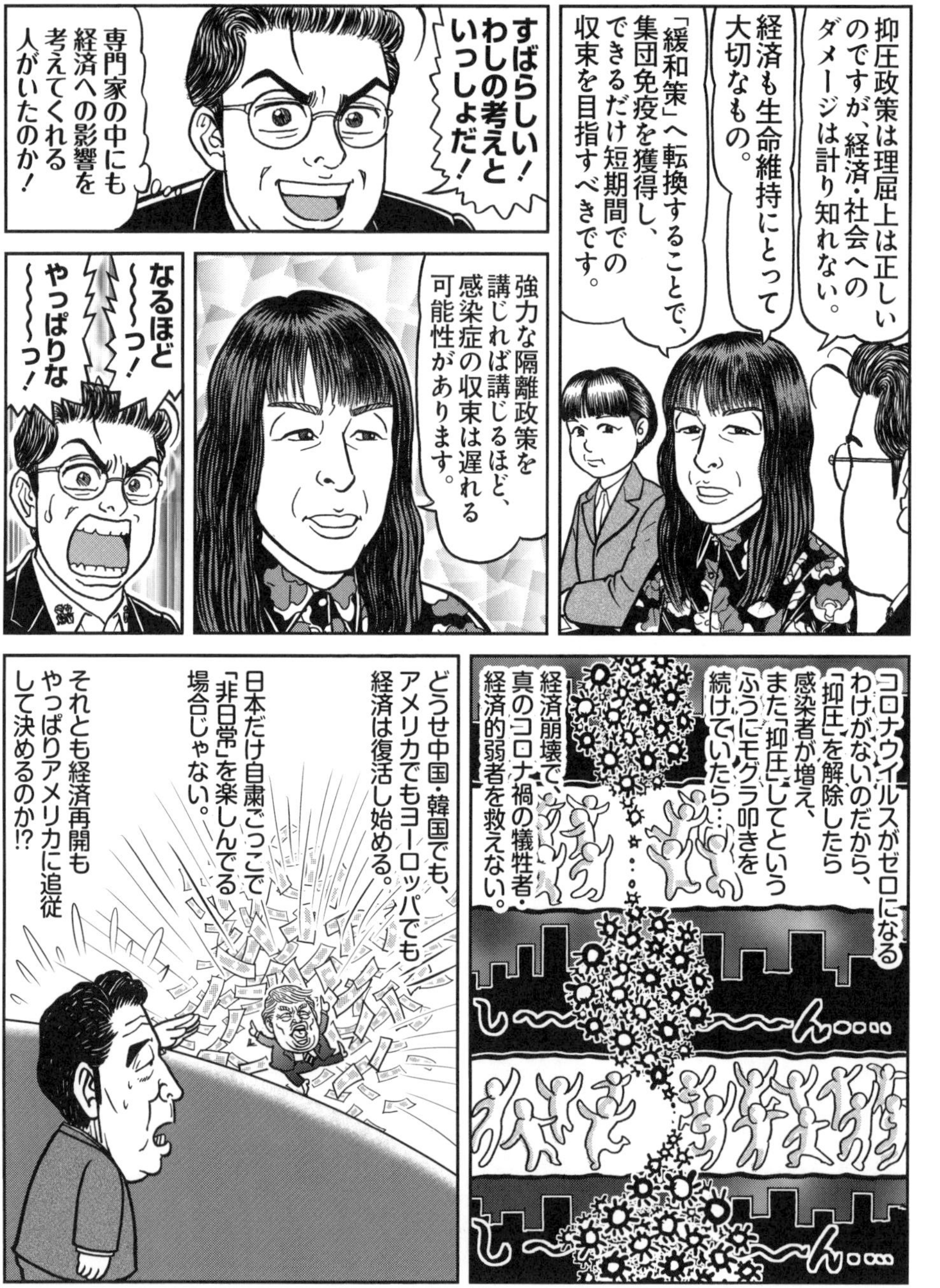
抑圧政策は理屈上は正しいのですが、経済・社会へのダメージは計り知れない。
経済も生命維持にとって大切なもの。
「緩和策」へ転換することで、集団免疫を獲得し、できるだけ短期間での収束を目指すべきです。
すばらしい！わしの考えといっしょだ！
専門家の中にも経済への影響を考えてくれる人がいたのか！
強力な隔離政策を講じれば講じるほど、感染症の収束は遅れる可能性があります。
なるほど〜〜っ！やっぱりな〜〜〜っ！
コロナウイルスがゼロになるわけがないのだから、「抑圧」を解除したら感染者が増え、また「抑圧」してというふうにモグラ叩きを続けていたら…
経済崩壊で、真のコロナ禍の犠牲者・経済的弱者を救えない。
し〜〜〜〜〜ん……
し〜〜〜〜〜ん……
どうせ中国・韓国でも、アメリカでもヨーロッパでも経済は復活し始める。
日本だけ自粛ごっこで「非日常」を楽しんでる場合じゃない。
それとも経済再開もやっぱりアメリカに追従して決めるのか!?

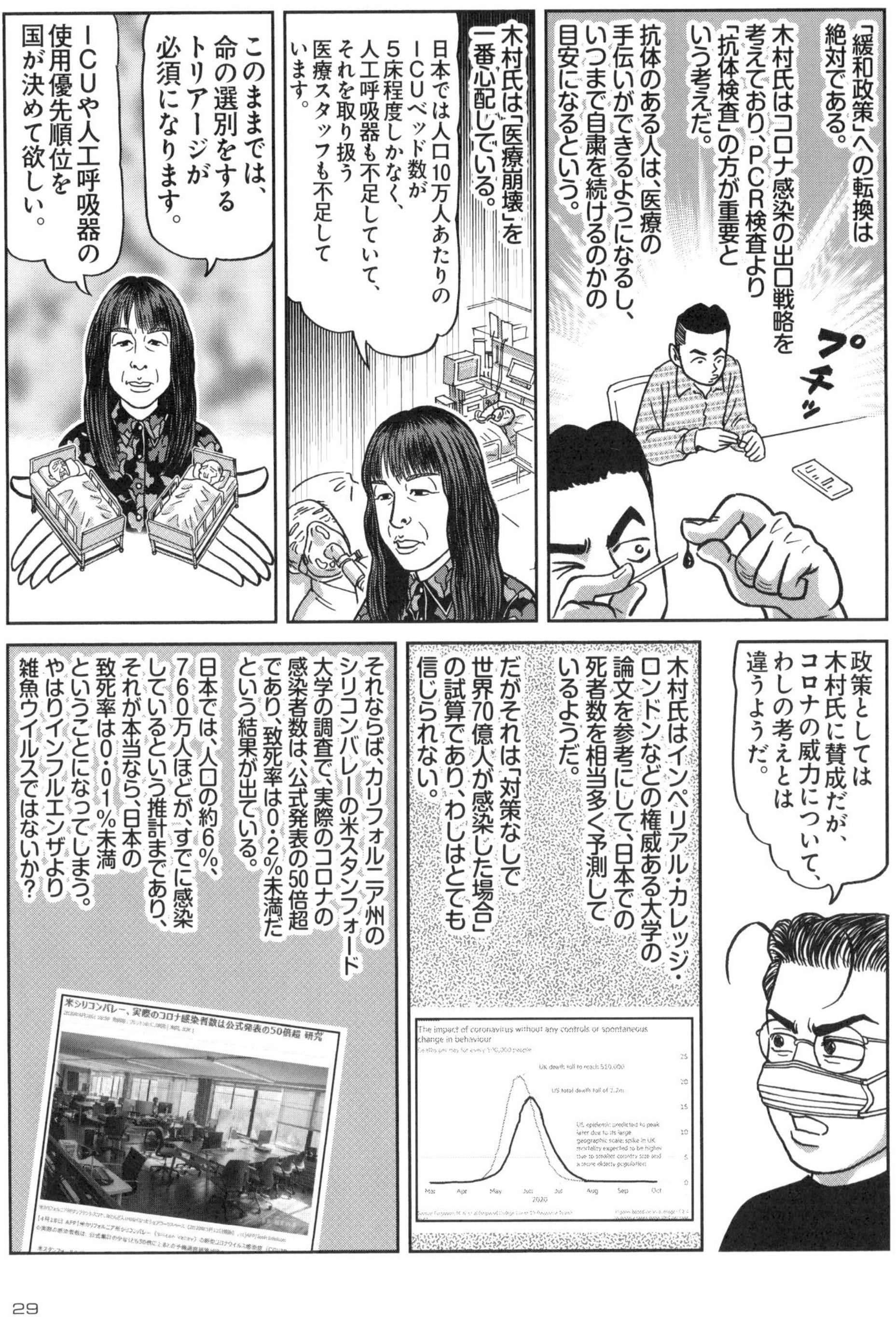
「緩和政策」への転換は絶対である。
木村氏はコロナ感染の出口戦略を考えており、PCR検査より「抗体検査」の方が重要という考えだ。
抗体のある人は、医療の手伝いができるようになるし、いつまで自粛を続けるのかの目安になるという。
プスッ
木村氏は「医療崩壊」を一番心配している。
日本では人口10万人あたりのICUベッド数が5床程度しかなく、人工呼吸器も不足していて、それを取り扱う医療スタッフも不足しています。
このままでは、命の選別をするトリアージが必須になります。
ICUや人工呼吸器の使用優先順位を国が決めて欲しい。
政策としては木村氏に賛成だが、コロナの威力について、わしの考えとは違うようだ。
木村氏はインペリアル・カレッジ・ロンドンなどの権威ある大学の論文を参考にして、日本での死者数を相当多く予測しているようだ。
だがそれは「対策なしで世界70億人が感染した場合」の試算であり、わしはとても信じられない。
The impact of coronavirus without any controls or spontaneous change in behaviour
UK death toll to reach 510,000
US total death toll of 2.2m
Mar Apr May Jun Jul Aug Sep Oct
2020
それならば、カリフォルニア州のシリコンバレーの米スタンフォード大学の調査で、実際のコロナ感染者数は、公式発表の50倍超であり、致死率は0・2%未満だという結果が出ている。
日本では、人口の約6%、760万人ほどが、すでに感染しているという推計まであり、それが本当なら、日本の致死率は0・01%未満ということになってしまう。
やはりインフルエンザより雑魚ウイルスではないか？
米シリコンバレー、実際のコロナ感染者数は公式発表の50倍超 研究発売中の『ゴーマニズム宣言2nd』4巻は、珍コロ騒動を斬る章は当然必読！人間は歴史から何も学びはしないということがわかる「アフガニスタン・ペーパーズ」問題、日本大使館前の定例集会中止を元慰安婦が求めても、正義連は強行開催！という本末転倒な展開を見せている慰安婦問題など、他にも重要な問題を取り上げています！

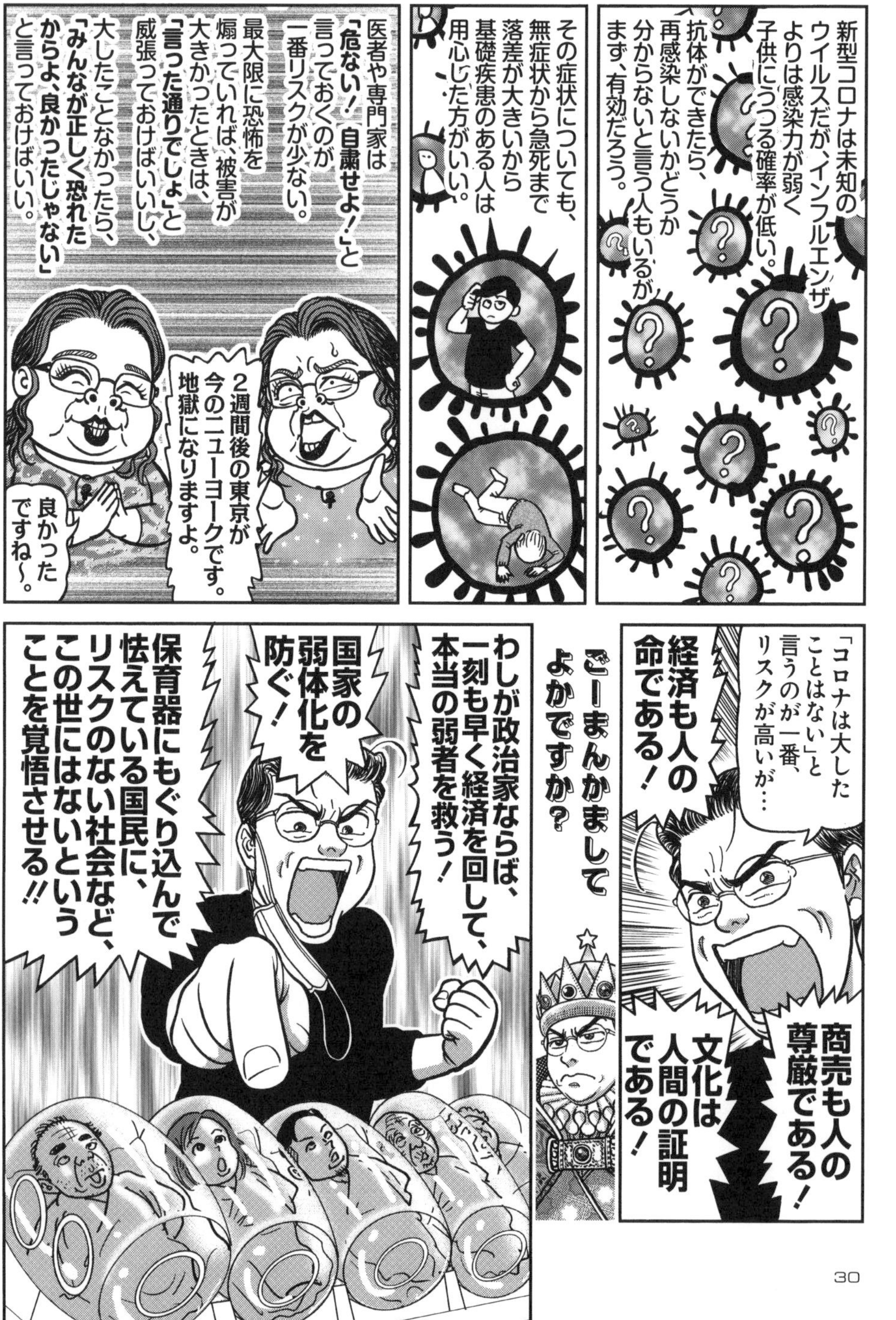

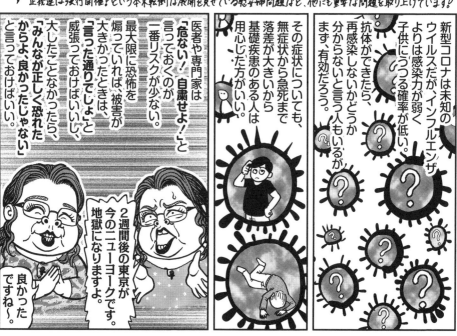

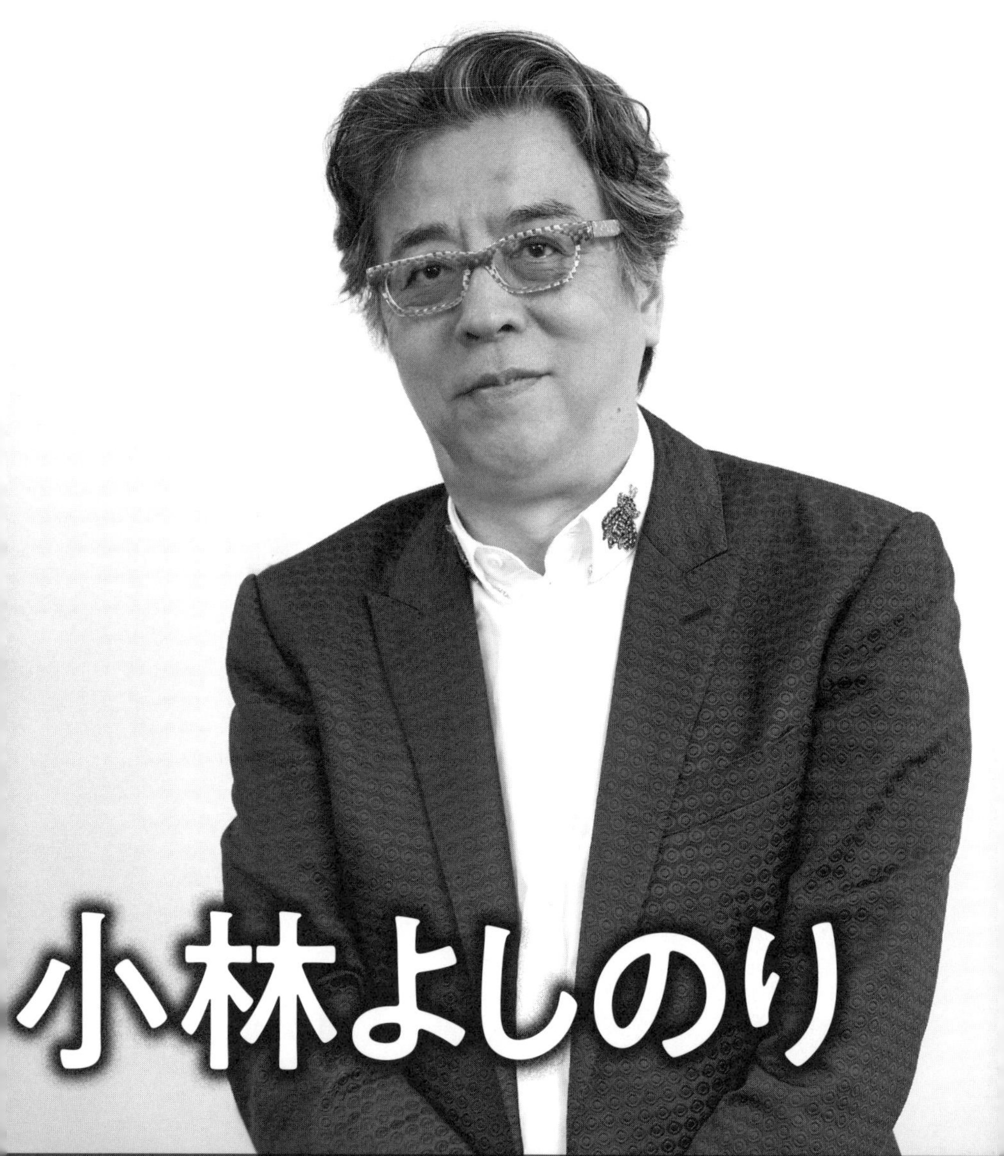

小林よしのり

新型コロナウイルスの感染拡大が続いていた4月17日、niconico小林よしのりチャンネル「よしりん・もくれんのオドレら正気か?」に、元・厚生労働省医系技官で医師の木村盛世氏をゲストとして招いた。政府の専門家会議が木で鼻を括ったような説明を繰り返し、テレビのコメンテーターらがワイドショーを通じてパンデミックの恐怖を煽り続けていた中、ただ一人、異論を唱えていた木村氏の真意を直接本人から聞きたかったからだ。番組スタッフから冷ややかな視線を浴びようとも、彼女が真に伝えたかったのは何だったのか?　よしりんとの間で交わされたコロナ対策を巡る激論を完全収録する。

（4月17日配信niconico小林よしのりチャンネル「よしりん・もくれんのオドレら正気か?」より）

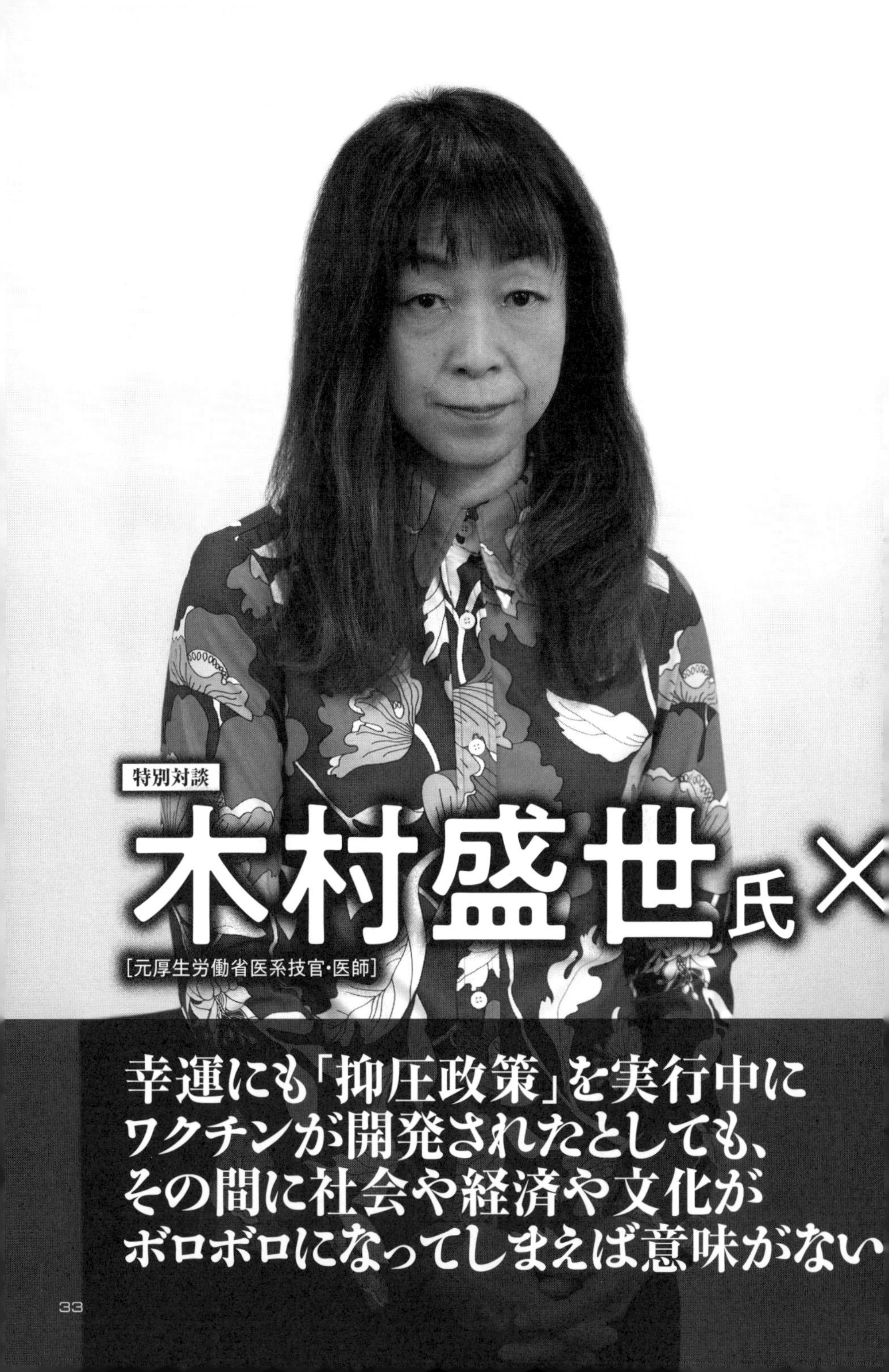

特別対談

木村盛世氏×

［元厚生労働省医系技官・医師］

幸運にも「抑圧政策」を実行中にワクチンが開発されたとしても、その間に社会や経済や文化がボロボロになってしまえば意味がない

小林　今のテレビは手っ取り早く視聴率を稼ぐために、新型コロナウイルスの恐怖を煽ることに躍起になっている。ワイドショーなどはヒドい有様で、その筆頭がテレビ朝日系『羽鳥慎一モーニングショー』だ。何でもかんでも安倍政権批判に結びつける玉川徹（テレビ朝日報道局員）と、「コロナの女王」こと岡田晴恵（白鴎大学教授）が、毎日のように「コロナは恐い！　コロナは恐い!!」と繰り返しまくし立てている。時には〝デマまがい〟の情報まで垂れ流しているのに、視聴率は「好調」というから、この国はいったいどうなってしまったんだ……と目の前が暗くなるが、そんな無責任なコメンテーターたちが「緊急事態宣言の発出が遅すぎる！」と口を揃えて政府を批判する中、ただ一人「（緊急事態宣言は）早すぎる！」と言っていたのが、木村盛世さんだった（笑）。木村さんの発言に、生放送のスタジオは凍りついていたけど、わしは「ズバズバ本当のことを言う貴重な人だな」と感心して見ていました。

木村　実は、あの発言はしない方がよかったかな……と、後で振り返って、一応、自分なりに反省はしていたんですよ（苦笑）。私が何を言っても彼らと建設的な議論になりそうになかったし、ましてや、自分が国の政策を変えられるわけでもないですから。

小林　わしは、厚労省が発表する感染者数と死者数のグラフをずーーーっと見ていて、日本は諸外国に比べて圧倒的に死者数が少ないと思っていた。ところが、マスコミに煽られ、恐怖でパニックに陥った一部の国民が「緊急事態宣言を早く出せ！」と声を上げ始め、こうした世論に引っ張られるかたちで、政府は宣言を出してしまった……。これは、ある種のポピュリズムであり、極めて危険なことだと思いますよ。

木村　私は緊急事態宣言云々というより、宣言を出すことで、新たな方向に舵を切るような政策転換を行うことが、果たして日本にとってハッピーなのか？　とずっと考えていました。というのは、新

スペイン風邪による経済損失は当時の戦争特需に救われたが、コロナ後は特需など期待できない

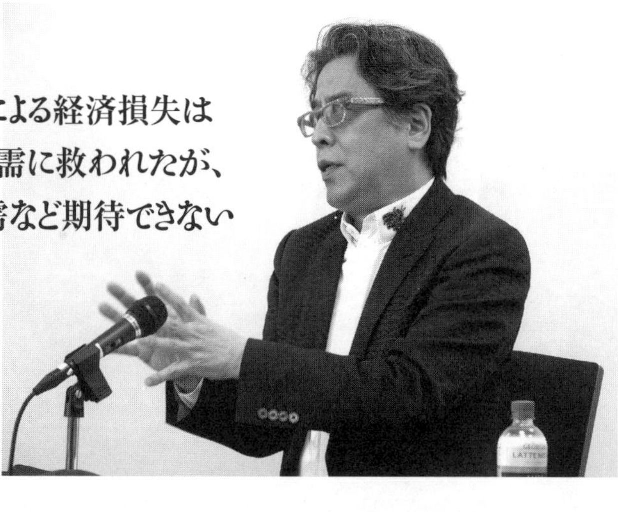

型コロナが未知のウイルスである以上、どんな政策をもってしても「正解」はないからです。ただ、100年に一度の感染症であることはすでに明らかになって、経済的、社会的インパクトは1918年に世界的大流行となったスペイン風邪と同程度か、それ以上になる可能性が高いと考えるべきでしょうね。

小林　1918年から2年にわたって世界中で猛威を振るったスペイン風邪は、患者数が当時の世界人口の30％に当たる5億人以上、死者は2000万人とも4000万人とも言われている。世界経済は大きなダメージを被ったが、パンデミックが始まったのが第1次世界大戦中であり、戦争の特需がダメージを上回ったので、経済的インパクトは軽微だった。だが、コロナが感染爆発を起こしている今、ここまで大きく膨らんだ損失をカバーする特需など世界のどこにも見当たらない。今回、コロナがもたらした経済的ダメージがスペイン風邪以上となることは避けられないだろう。

「抑圧政策」と「緩和政策」コロナ対策は二つに一つ

木村　「人類の歴史は、感染症との戦いの歴史」とも言われますが、過去の歴史を学んでわかるのは、人は嫌なことから逃げたがるということ。でも、人が感染症から完全に逃げ切ることは不可能なのです……。この〝原則〟を踏まえて、もっとも嫌なことから逃げなかったのがイギリスです。まずはデータに向き合い、そこから算出された数字に基づいて政策を打ち出した。

小林　イギリスは3月23日にロックダウン（都市封鎖）に踏み切ったが、感染拡大は止まらず、ボリス・ジョンソン首相までコロナに感染して入院する事態となった。今の時点（4月17日現在）で、感染者数は10万8692人、死亡者の数は1万4576人になっている。

木村　新型コロナに対する政策は、大きく二つに分けることができます。その一つが「抑圧政策」。日本が水際作戦の後に採用したのも典型的な「抑圧政策」で、外出の自粛、ソーシャルディスタンス、経済・社会・文化活動の停止……といった、人々の幸福をある程度犠牲にしてでも、徹底的にウイルスを封じ込めようとするものです。アメリカ、イギリス、フランス、イタリアなど、多くの先進国が足並みを揃えるように行ったロックダウンも「抑圧政策」の大きな柱です。これに対して「緩和政策」は、多少の自粛はするけど、ユル～くやっていこうというもの。日本はおそらく、政府の意図しないところで、実は、何となく「緩和政策」を続けてきたのです。政策としては実質的に何もやってこなかっただけではあるけれど、欧米に比べて死者数が突出して少ないのは、挨拶でもハグやキスをしないなど日本人独特の行動様式や、職業意識が非常に高い医療機関の頑張りがあったからでしょう。日本はイタリアより1000人当たりの病床数は多いけれど、人工呼吸器、ICU（集中治療室）、それに医師の数も少ない。それなのに、奇跡的に感染者数、死者数が少ないのは、感染拡大当初に政府の「意図せざる緩和政策」がうまくいっていたからに他ならない。

小林　その後、欧米のような法的に強制力を伴ったロックダウンはできないものの、日本は実質的なロックダウンにシフトしました。

木村　現在、「緩和政策」を行っているのはスウェーデンだけです。実は、イギリスは世界で最初に「緩和政策」を始めたのですが、多くのデータから医療崩壊を起こしてしまうことが判明し、開始からわずか5日後に「抑圧政策」に転換せざるを得なくなった……。今現在も続けているスウェーデンの「緩和政策」の柱は、75歳以上の高齢者だけを対象に外出の自粛を求めるというもの。新型コロナは若年層の致死率が低い半面、高齢者は高いことがわかっているからです。また、50人以上の集まりも禁止しています。ただ、根底にあるのは、基本的に国民の自己責任に任せるという考え方。先日、アメリカのトランプ大統領が「スウェーデンのやり方は手ぬる過ぎる！」と激しく批判したのですが、スウェーデン政府は完全に無視しています（笑）。

小林　アメリカは、イデオロギー以前に、自分たちの考え方を他国に押し付ける国だからね。しかし、トランプの発言を国としてスルーするとは天晴《あっぱれ》だな（笑）。そもそも、スウェーデンが続けている「緩和政策」は何を目指しているんですか？

木村　先ほど申し上げたように、「人は嫌なことから逃げたがる」という〝習性〟があります。当然ですが、誰だって病気には罹りたくない。例えば、がんになりたくないから、早期予防に努めるわけです。でも、感染症はどんな人にも平等にやってくるし、早期予防なんてできない。収束させるには、一定数が感染して集団免疫を獲得するか、有効なワクチンを接種する以外に道はありません。集団免疫ができるには、すべての人が感染する必要はないが、大多数の人が感染しなくてはならない。どんな感染症でも、感染者数は増加してピークを迎え、やがてなだらかに下降していく。つまり、相当数の人の感染を経る以外、収束しないのです。ただ、ピークに向かうとき、感染者数が坂を駆け上るように急増すると、医療崩壊を引き起こしてしまう。そうならないように、ゆっくりと感染者が増えていくようにコントロールしたうえで、集団免疫の獲得を目指しているのが、スウェーデンの「緩和政策」なのです。

小林　世界では「抑圧政策」を採用している国が大多数で、「緩和政策」は少数派にとどまるという話ですが、実際のところ、どちらがいいんだろうか……。アメリカのトランプ大統領が早い段階で経済活動の再開を主張したように、経済へのダメージが大きい「抑圧政策」は、世界一の経済大国・アメリカでさえ耐えられないということでしょう？

ロックダウンは一度始めたら やり続けないと効果はない

木村　「抑圧政策」にも「緩和政策」にも一長一短があり、どちらがいいとは一概

特別対談

木村盛世氏×小林よしのり

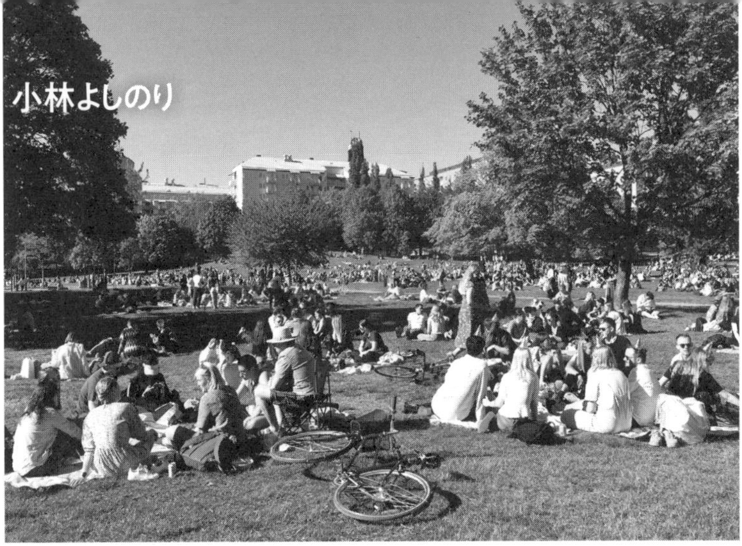

新型コロナウイルスの感染拡大が続いていた5月30日、スウェーデンの首都・ストックホルム中心部に位置する公園には、市民が集い、思い思いにくつろぐ姿が見られた　写真／EPA＝時事

には言えません。ただ、「抑圧政策」を採った以上は、効果的なワクチンが開発されるまで続けなければならない。欧米諸国は軒並み「緩和政策」にシフトしつつありますが、そもそも「抑圧政策」は1、2か月で済むものではありません。ところが、多数の死者を出したイタリアのように、徹底的に「抑圧政策」を行っていた国でも、市場には多くの人出がありました。つまり、人は長期間の行動制限に耐えられないのです。「抑圧政策」の利点は、やればやるほど感染者数は抑えられるという点。ただ、一度緩めるとリバウンドで感染爆発を引き起こしてしまう……。だから、やると決めたらやり続けなければ効果がない。また、「抑圧政策」を実行中に、幸運にもワクチンが開発されたとしても、その間に社会や経済がボロボロになってしまうという大きなデメリットがある。さらに、人が人と会ったり、集まったりするというのは人間の大きな幸福ですが、こうしたものすべてを失う前提でやり続けない限り、「抑圧政策」で効果を得ることはできないのです。

小林　そう！　わしも人に会いたい！（笑）

木村　一方、「緩和政策」にも欠点があります。今は、感染がそれほど広がっていない日本にも、今後ある程度のピークが必ずやってくる。日本が集団免疫を獲得するためには、少なくとも国民の6、7割が感染しなければならない。ただ、それだけの人が感染すれば、当然、亡くなる人も出てくる。トランプ大統領も引用したイギリスの試算によれば、アメリカで220万人、イギリスで51万人の死者が出る……。日本の人口はイギリスのほぼ2倍なので、推計で100万人がコロナで死ななければ、集団免疫をつくることはできない。

小林　日本の死者数が1000人にも達していない現状からは、にわかには信じられない数字です。

木村　数字だけを見れば、多くの人が驚くのも理解できます。ただ、流行当初はコロナの致死率は1％と言われていたが、おそらくもう少し低い。また、若年層に無症状感染者が多いこともわかってきたので、致死率はさらに低くなるでしょう。それでも、死者は世界規模で何十万人に達するのは明らかです。そして、仮にこうしたことが現実になれば、日本でも医療崩壊を引き起こす……。というのも、日本は医療への依存度が非常に高いからです。ただの風邪でも病院で面倒を見てくれるのは、世界でも日本くらいのもの。今も、PCR検査を引き受けたり、ウイルスに感染した軽症者は外来で診療することになっていますが、心配だからと感染者本人が入院を希望してこれに応じれば、医療資源を消耗し、キャパシティを超えてしまう。コロナで重症化するのは2割と言われていますが、それでも人工呼吸器の数は足りない。また、重症患者に効果的とされるECMO（体外式膜型人工肺）を使うには、1台当たり医師や技師など20人程度のスタッフが24時間体制で対応する必要がある。

小林　「医療ツーリズム」で訪れる外国人が多いように、日本の医療レベルは高いが、そんなに弱点があったのか。

木村　ECMOはようやく日本でも普及してきましたが、実は51歳以上の患者に使用したデータはありません。ECMOを使った場合、4人に1人が助かるのに対して、人工呼吸器は4人に3人が助かる。つまり、ECMOは必ずしも助かる治療法ではないのです。そのうえ、医療スタッフという人的資源を多く消費してしまう欠点もあるため、国民の依存度が高い医療体制の日本では、現場に大きな負担を強いることになる。ただ、「緩和政策」でも「抑圧政策」でも、長期的には起きる結果は同じです。日本の場合、想像以上に医療制度のキャパシティが限界ギリギリであったことが明らかになったので、緊急事態宣言を出さざるを得なくなったのでしょう。

小林　保健所の電話が鳴りっぱなしなのを聞けばわかるように、あまりにもみんなが恐怖を感じ過ぎている。とてもじゃないが、保健所で患者を振り分けるなんて不可能だよ。もっともわしが心配して

想像以上に医療制度のキャパが限界ギリギリとなったために、緊急事態宣言を出したのでしょう

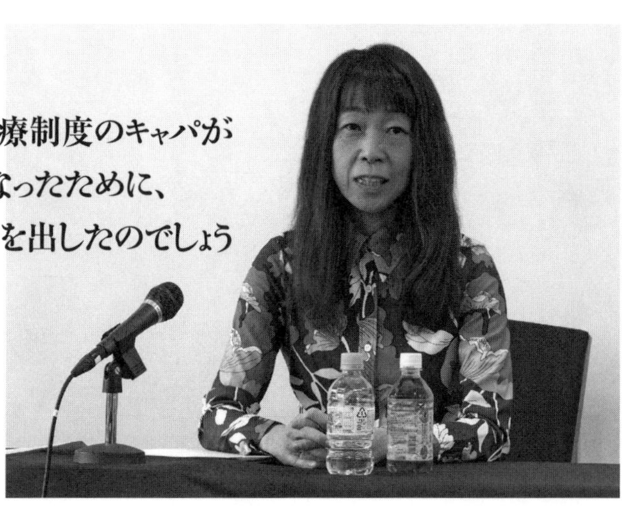

いるのは医療崩壊です。昔、突然、結石の激痛に襲われ、救急車に乗ったことがあるからわかるが、今だったらタライ回しにされることがわかり切っとる……。今は絶対に病気できない！っていう恐怖はあるよね。コロナ以外にも病気はあるのに、まるでコロナが最優先であるかのように扱われている現状は本当に恐ろしい。がん患者まで病棟から追いやられるような医療で、果たしていいのか？　恐怖を抑え込まなくてはいけないから、「コロナなんてインフルエンザより弱い」と、わしは楽観的なことばかり発信している。一方、専門家はリスクマネジメントを考えないといけないだろうが、自粛じゃなく、経済を回しながら、それを考えてくれる数少ない専門家が、木村さんだとわしは思っているんです。

木村　日本に限らず、どの国でも人は嫌なものから逃げる……。でも、現実に向き合わない限り、効果的な政策を打つことはできない。最悪のケースを想定するのも大事ですが、まずは現実を見ることです。今回、政府が繰り返してきた「2か月間、自粛を頑張れば感染を収束できる」という見通しは、明らかにウソです。海外に目を向けても、「今は頑張って、感染者や死者数が減ってきたら緩めて……」と同じことを多くの国がやっている。でも、緩めたら再び感染者数は増える。とりあえずの先延ばしを、各国がこぞって行っているわけです。ただし、先延ばしの弊害が必ず起きることを忘れてはならない。大多数の人が感染しなければ収束しないのだから、重症化しやすい高齢者や基礎疾患を持っている人たちだけにターゲットを絞り、他の人たちは集団免疫の獲得を目指す以外ありません。

国民が集中して自粛したら短期間で収束するというウソ

小林　わしもずっとそれを言っている。お医者さんには重症患者の治療だけ頑張ってもらい、死者数の増加を防ぐ。軽傷者や無症状の人は経済活動を再開してもいいじゃないか。そうしないと、医療従事者の労力が重症者以外にも割かれてしまうわけだが、現時点でそんな余裕はないはずです。ところが、テレビのコメンテーターはみんな、「今、集中的に頑張れば、短期間で自粛は終わる」「ダラダラと長期間、自粛するより、一気に集中してやるべき！」などと根拠なしに呼びかけ、ノーベル賞を受賞した学者までがこれに加わっている……。木村さんが言うように、現実をまるで見ていない。

木村　自粛はそんなに甘いものではありません。トランプ大統領が言っているように、来年までやり続けなければならないのが現実であり、ワクチンが開発できるまで終止符を打つことはできない。ところが、さらに悪いことに、免疫を獲得した人の割合を調べる抗体検査もうまくいっていない。イギリスのリポートがパンデミック当初から指摘しているように、収束まで少なくとも1年くらいはかかるだろうし、全世界で7億人程度は感染するとの試算もある。日本だけコロナが短期間で収まるなどということはあり得ません。先ほど小林さんは医療の在り方について重要な指摘をなさっていましたが、どんな感染症でも、リスクの大きな人たちに対策を講じることが重要で、高齢者がソーシャルディスタンスを保つように徹底するべきです。若者に行動自粛を促しても、そもそも危険因子がほとんどないので意味がない。結局、今の日本の政策はフォーカスが合っていないのです。

小林　ほかの病気の患者がいる病棟に、同じ重症者であってもコロナの陽性患者を入院させている現状だって、本当はダメでしょう?

木村　もちろん危険です。本来ならコロナの患者だけを受け入れるべきだが、医療のキャパが足りず、方々から医療従事者をかき集めているのが現状です。現在、「PCR検査を増やせ!」と叫ばれていますが、やればやるほど医療現場を圧迫するのは明らか。日本では、検査が「犯人探し」の様相を呈しているけれど、海外ではPCR検査の結果が陽性でも、軽症なら働けます。なぜ、こうした違いが生じるかといえば、集団免疫を獲得するには国民の大多数が感染する必要があり、海外ではこちらに舵を切っているからです。一方、日本では、医療従事者が感染した場合でさえすべて自宅待機となっており、感染した医療従事者の濃厚接触者までが同様に自宅待機させられている。これでは、ただでさえ不足している医療資源をどんどん削っているに等しい。日本のPCR検査が、「犯人探し」が目的になっているのは、「嫌なことから逃げたい」という感染症の〝原則〟が強く働いているからでしょう……非常に危険です。

小林　今、「とにかく検査数を増やせ!」「ドライブスルー方式を導入しろ」といった声がどんどん大きくなっているが、陽性なら隔離されるので、隔離先で院内感染が起きる可能性が高まってしまう。政府は隔離施設をつくると言うが、検査数を増やせば当然、感染者数も増える。急増する患者を捌くだけの施設の建設が間に合うんだろうか。

木村　新型コロナウイルスに日本人の7、8割が感染するとすれば、数千万人という単位になる。ただ、検査結果が陽性だからと、軽症にもかかわらず隔離すれば、日本の人口の大多数が働けなくなってしまいます(苦笑)。

コロナのピークとインフルの流行が重なれば最悪の事態に……

小林　そうでしょ!　政府や自治体がホテルなどを隔離施設に用立てているけど、検査数を増やせばあっという間にキャパシティを超えてしまう。仮に季節性インフルエンザと同程度の感染力だとしても、年間の感染者は1000万人ですよ。これだけの数を隔離するのは不可能です。

木村　今、本当にやらなければならないのは、とにかく医療崩壊を防ぐため、第1に人工呼吸器とこれを扱える医療スタッフを増やすこと。ただ今後、十分な数が足りていない人工呼吸器をどの患者に使うかという問題が必ず持ち上がる。ただでさえ消耗、疲弊しており、そのうえ患医療現場は人工呼吸器を回すのに、ただでさえ消耗、疲弊しており、そのうえ患

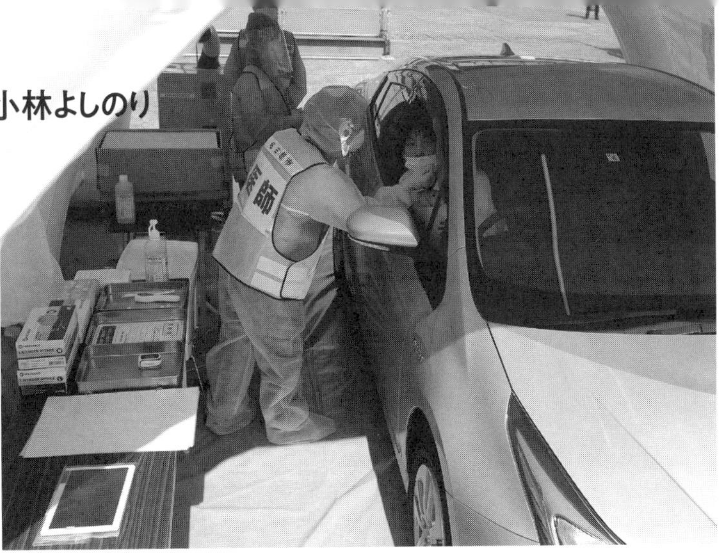

政府が目標を掲げるも、検査数が増えないことで批判の声が渦巻くPCR検査。5月20日、開設前にメディアに公開された名古屋市PCR検査所ではウイルス検査をドライブスルー方式で行える　写真／時事通信社

者の「命の選別」（トリアージ）を迫るのはあまりに酷です。だから、第2に、国が命の選別のガイドラインをつくるしかないでしょう。そして第3には、重症化しやすい高齢者にソーシャルディスタンスの維持を徹底してもらうよう、国が呼びかけること。これら3点を政策として徹底しなければ、緊急事態宣言は単なる一時しのぎになってしまう。一度封じ込めに成功したとしても、緩めれば必ず感染のピークはやってくる。その時期が、インフルエンザが流行する秋から冬に重なれば、目も当てられない状況になってしまう……。本来、肺炎の患者は6、7月には減少していくので、このタイミングに感染のピークを合わせたほうが、コロナとインフルエンザが同時に流行する最悪の事態を避けることができる。だから、私は「緊急事態宣言の発令が早い」と言ったんです。ところが、6、7月まで医療のキャパシティがもたないことが明らかになり、緊急事態宣言を出さざるを得なくなってしまった。

小林　なるほど！　あの発言の裏には、そんな戦略があったのか⁉　一方で、医療現場の疲弊が心配です。マスクを全戸に2枚ずつ配ったり、10万円の一律給付を決めたりしたけど、こうした予算はすべて医療に注ぎ込んだほうが遥かによかった。医療従事者の中には、家族に感染するのを避けるため何か月も家に帰れず、自費でホテルに泊まっている人もいると聞きます。宿泊費くらい国が賄うべきだし、医療現場の最前線でコロナと戦っている人たちには、看護師を含めて月200万円くらいのお金を出してあげるべきですよ。マスクや給付金の予算が組めるなら、こうした支援は十分可能だったはず。

木村　医療資源の確保を徹底しなければならないが、人工呼吸器を扱える医師の数は限られており、現時点でも感染症の医師だけでは現場は回っていない状態です……。例えば、今、比較的手が空いている地方の開業医の手を借りたり、地方の病院のベテラン医師なら人口呼吸器の管理ができるだろうし、こうした人材を全国から集めるべきでしょう。日本医師会も、動線の分離や陰圧室などの設備を拡充するなど、緊急時の医療体制を維持するための基金設置を国に要望しています。開業医や看護師にも生活があるし、彼らが安心して医療に従事できるような態勢を構築しなければならない。

小林　研修医でさえ現場に駆り出されていると聞くけれど、報酬があまりに安過ぎる。生命の危険を冒しているのに、まったくリスクに見合っていない。無茶くちゃですよ。

木村　物理的なマンパワーももちろん必要ですが、イタリアやフランスの医師がもっとも疲弊しているのは、大事故や災害などで同時に多数の患者が出た時に、手当ての緊急度に従って優先順をつける「命のトリアージ」をしなければいけないからです。患者の家族に説明するのが、非常に大きなストレスになっている。平時でさえ、患者の延命措置をどうするか家族に説明するのは大きな精神的負担なのに、非常時である今、こうしたことを医療現場にすべて丸投げしている現状はあまりに酷です。

小林　国民一人ひとりが死生観を持っていなければいけないと思う。ただ命を生き永らえさせる〝生命至上主義〟のような考えには反対です。いい加減歳をとったら命を捨てなさいと、本当は言いたいんだけどね。わしは、その程度の覚悟はできている。

木村　独特の死生観を持つスウェーデンでは、自然なかたちで死を迎えるのが人

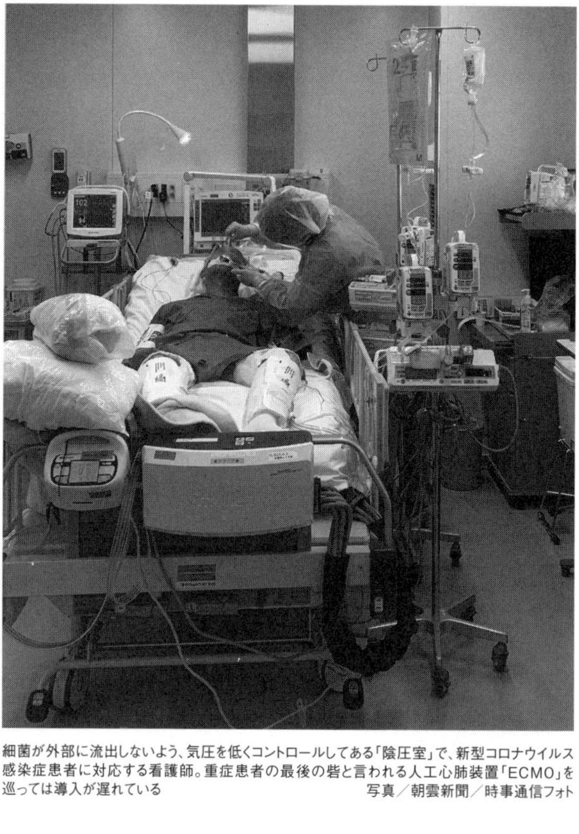

細菌が外部に流出しないよう、気圧を低くコントロールしてある「陰圧室」で、新型コロナウイルス感染症患者に対応する看護師。重症患者の最後の砦と言われる人工心肺装置「ECMO」を巡っては導入が遅れている

写真／朝雲新聞／時事通信フォト

間らしい最期だと考えられており、日本のような延命治療は行っていません。現在、スウェーデンでは、80歳以上の高齢者や60歳以上の基礎疾患のある患者は、ＩＣＵに収容しないという病院もあるくらいです。さらに、医療従事者以外の人たちが医療現場をサポートしている。つまり、感染症から逃げるのではなく受け入れている。スウェーデンでは一病院が「命のトリアージ」やどんな患者を受け入れるか、基準を決めていますが、日本にはそうしたカルチャーはないので国が決めるしかないでしょうね。

小林　でも、現実には日本政府も決められないでしょう？　「営業自粛」の要請など、矛盾したことを平気でやる政府ですよ。そもそも、コロナの感染拡大以前に、日本では高齢者介護の現場で胃瘻《いろう》のような延命措置が行われてきたが、少しでも異を唱えると「年寄りは死ねと言うのか！」と激しく批判されてきたわけだ。コロナの死亡者の内訳を見ると、70～80代が圧倒的に多く、高齢者が人工呼吸器を占領してしまうと若者が助からないことになりかねん。こうした問題提起をしようにも、ワイドショーを筆頭にメディアのコロナ報道が過熱・偏向しており、「命のトリアージ」などと言おうものなら、集中砲火を浴びることになる。本当にメディアは罪深い。

木村　確かに問題です。ただ、繰り返しになりますが、データに基づいた現実に向き合うことが国を救う。だから、国は絶対に逃げてはいけない。高齢者の問題についても、感染しなければ「命のトリアージ」はしなくていいわけです。集団免疫をつくるには全国民が感染する必要はないので、高齢者の感染を防げばいい。

小林　わしは重症者に医療を集中すべきと考えているが、別に「年寄りは死ね！」とは言っていない。むしろ、この方法は重症化リスクの大きい高齢者にも優しい（笑）。

医療が崩壊寸前に陥ったら「わしはいつでも死にます」

木村　高齢者自身が自分を守るという考え方は、国連も理解しています。新型コロナの流行が10年、20年続くことはないだろうし、一定期間は我慢して頂く。一方、国はオンライン診療を拡大していく必要がある。ただ、スマホやＰＣでは現実的に無理でしょうから、電話での診療、ファックスでの処方箋、さらに薬の宅配を進めていく。宅配は、コロナ禍で客が減っているタクシー会社に委託すれば、経済や雇用の対策にもなります。今回のコロナ禍で明らかになったのは、日本で大多数を占める中小企業のダメージが非常に大きいこと。国はもっと中小企業に手を差し伸べるべきです。

小林　ただ、本当に医療が崩壊寸前となり、命の選別をしなければならないときはどうするのか？　わしは楽観的で、コロナなんて大したことないから、みんな外に出て経済を回せと主張しているんだけど、「オマエだって高齢者だろ！」と言われる（苦笑）。そんなこと、わかってますよ！　「高齢者だから、わしはいつでも死にます！」と言っているし（笑）。わしは喘息持ちなので、コロナに感染したらどうなるかわかったもんじゃない。でも、自分が「トリアージ」されるなら、若者に医療を譲り、経済を回していってほしい。そのくらいの覚悟はできているから言っているんですよ。お年寄りもそういうふうに考えておいたほうがいいと言っているのは、高齢者の枠に入ったわしには言う資格があると思っているから。医療を重症者に集中するためには、医師や病院の邪魔をしない！　軽症者が自宅療養するのも大事。わしはインフルエンザに何度も罹ったけど、医者には行かず、自宅療養していましたよ。家に籠って布団をかぶり、40度の熱を出して……ウチの奥さん厳しいから、解熱剤はおろか、何の薬も飲ませてくれない（苦笑）。自分の免疫で戦え！　って。

木村　私もインフルエンザのときは、自宅に籠ってポカリスウェットで戦っています（笑）。

小林　今、コロナに罹った人が、ずるずると感染が長引いているのは、インフルエンザに罹った人が薬を飲んだのに、その後ぶり返すのに似ている。徹底的に自分の免疫で戦えば、3日程度で熱は下がる。1週間あれば全快しますよ。

木村　ただ、コロナに感染した知人の若いアメリカ人は「思ったよりつらかった」とこぼしていました。毎日走ったり、体力には自信があったようですが、結局、人工呼吸器のお世話になりました。当然ながら、若者でも重症化することはある。ある臨床医は、「コロナに感染した高齢者はあっという間に重症化するので、何か決めておきたいことがある人はあらかじめ家族と相談しておいたほうがいい」と言っていた。現実的だし、こうしたことは情報として伝えるべきでしょう。

小林　つらいというのが、いまひとつピンと来ないんだよなぁ。わしは風邪でもインフルエンザでも、罹ればいつも喘息が出るので、ほとんど息ができない。それを子供の頃からずっと体験しているから、ある意味、慣れているんだよね。

木村　どの程度つらいと感じるかは個人差ですからね。アメリカ人はみんな「つらい、つらい」と言うけれど（苦笑）、何とも言えませんね。ただ、症状が表れない不顕性感染（症状の出ない感染）は思った以上に多いので、抗体検査をどんどん増やして、陽性証明書を出して、検査の有効性が示されればいい。イタリアのある都市は、不顕性感染が50～75％、武漢では30％、また、ダイヤモンド・プリンセス号は18％、そしてアイスランドは50％と言われている。どの程度信頼できる数字なのかはわかりませんが、これまで考えられていた以上に、高齢者に症状が出やすい半面、若者は知らないうちに治っているケースが多いことが窺えます。にもかかわらず、PCR検査で陽性の若者が自宅待機を命じられているのは、どう考えてもおかしい。

今後、感染者が多くなれば、PCR検査の意味はなくなる

小林　同感だな。なぜ、自宅待機や隔離しなければいかんのかがわからん。ちょっ

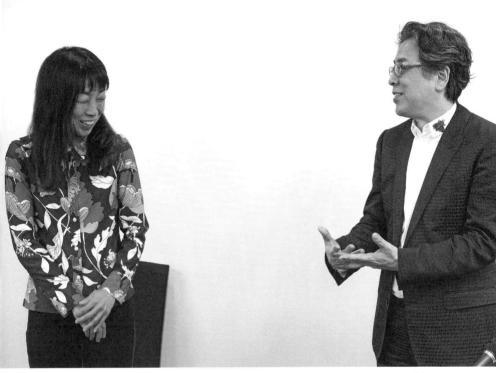

中国・武漢から邦人が帰国した1月下旬時点で、木村氏は「空港でサーモグラフィを使って体温を測ったり、まったく意味のないことを“水際作戦”と称してやっている」と厚労省の防疫態勢を厳しく批判。当時から事あるごとに警鐘を鳴らしていた

とズルいとさえ思うよ。だって、ホテルの一室でずっとサボっていられるんだから（笑）。そもそも、ＰＣＲ検査をやる意味がずっとよくわからんのだよ。

木村　今後、感染者が多くなれば、確定診断の意味はあまりない。感染の広がり度合いは把握しなければなりませんが、ＰＣＲ検査は適していません。罹ったらできる抗体を調べれば、どの程度感染が広がっているのかを推測できます。ＰＣＲやほかの検査と組み合わせれば、感染者数を客観的に把握できるので、「これだけの数が罹っているのだから、もう対策はやめよう」「まだ感染の初期だから、気をつけよう」と具体的な目安を出せるようになる。現在、感染者数も誰が感染したかもわからないまま、政策が実行されているが、これをクリアにできるのはＰＣＲ検査ではなく、簡易にスクリーニングができる抗体検査なのです。

小林　ただ、一般人からすれば、どれだけ信頼していいものか、判断できないでしょう。ドライブスルーでＰＣＲ検査をやるようになったら、わしなら絶対そこを通らないようにするけどな（笑）。

木村　仮に、そうした考えが拭われて、PCR検査が極めて簡単にできるようになったなら、検査をする意味は出てくると思います。でも、現状のPCR検査は結局、「犯人探し」。今のままでは確定診断をすればするほど、多くの人が隔離されてしまう。

小林　検査されて陽性の結果が出るとしょっぴかれるなんて、冗談じゃないよ！　まるでユダヤ人を強制収容所送りにするホロコーストじゃないか。恐ろしい話だ。

木村　現行のPCR検査は無駄以外の何物でもないばかりか、経済的にはホロコーストのようなものです。確かに、疫学的には検査数を増やしたいのは理解できますが、研究者の欲望を叶えるためにPCR検査をするべきではない。CDC（アメリカ疾病予防管理センター）がPCR検査を増やせと主張しているのは、自分たちの論文を増やしたいからだと、私は見ています。ただ、いずれにせよ確定診断の意味は、今後どんどんなくなっていく。重症化した人はコロナの疑いのタグを付けて、他の肺炎患者と一緒に治療していくしかない。コロナ肺炎と他の肺炎を区別する意味すらなくなっていくでしょう。そうならざるを得ないのです。

小林　コロナへの恐怖心がこびりついているから、「コロナと普通の肺炎を一緒にするのか！」という人が出てきそうだな。

木村　現時点で感染がそこまで広がっていないので、ソーシャルディスタンスに多少意味はあるかもしれない。でも、今後もっと蔓延するし、みんなが考えるより実際に感染している人は多いので、距離を取っても意味はないでしょうね。

小林　重症化リスクが高いのは高齢者であるはずなのに、ソーシャルディスタンスとか、年寄りにはわかりにくい言葉も多いよな……。

木村　「手が届くような距離まで人に近づくな」「散歩してもいいけど、世間話はするな」という言い方でしょうか。厚労省は若者への啓発のために、東京ガールズ

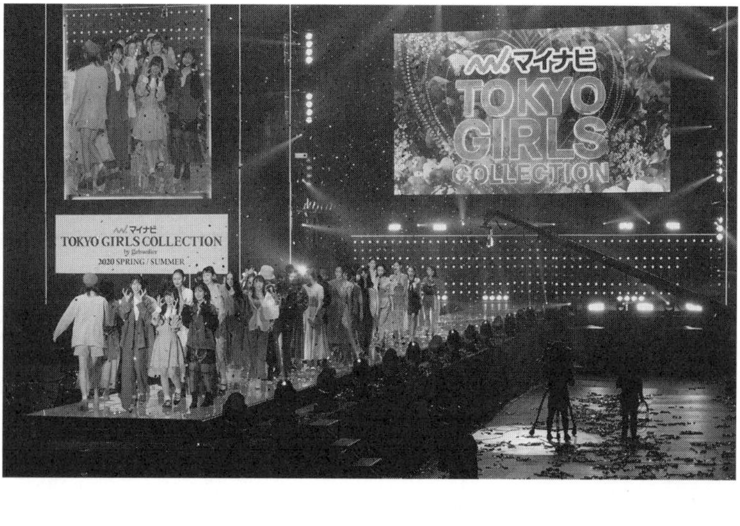

新型コロナウイルスの感染拡大を受けて、「無観客」で開催された東京ガールズコレクション。厚労省はイベントを通じて、出演モデルによる感染症予防の啓発メッセージ動画も公開した　写真／時事通信フォト

コレクションを使ったけれど、〝シニアコレクション〟もやったほうがいいと思いますよ（笑）。

小林　高齢者にターゲットを絞った有効な対策になりそうだな（笑）。

木村　現在はインフルエンザが流行っていないので、体調に異変を感じたら、コロナを疑ったほうがいい。そういう認識を持たないと、周囲が「え！　罹っちゃったの!?」と大袈裟に受け取ってしまう……。今後、何千万人が罹るのだから、感染することは珍しくもないのに、周囲が「死んでしまうんでしょ」「隔離ですよね」などと言い出したら、ほとんどの国民が隔離されることになってしまう。

小林　季節性インフルエンザにも不顕性感染はあるし、コロナに限らず、ウイルス感染症はそういうものだと認識すべきだよ。

木村　人類は現存するウイルスの総数さえわからず、知っているウイルスの方が少ないのが現実です。恐いのは、今後も未知のウイルスは必ず中国からやってくるということ。そのときに、同じことを繰り返してはいけない。もちろん、致死率が異常に高いウイルスなら、感染者を徹底的に隔離して、ワクチンができるのを待ち続けるしかない。でも、コロナのように比較的致死率が低いのに、「罹ったら大変！」と社会が過剰に反応したり、逆に「ふつうの人は罹らない」とデマが流布されたりする現状は非常に危険です。評論家の宮崎哲弥さんがよく引用する映画『コンテイジョン』（２０１１年公開　監督／スティーブン・ソダバーグ）は、未知のウイルスが流行したとき、情報の拡散が感染症の被害を大きくしてしまうことを描いている。デマではなかったとしても、一つの情報がクローズアップされると世論の過剰反応を引き起こす。

日本の「人工呼吸器」の数は死者3万人超の伊より少ない

小林　メディアがPCR検査の重要性を煽り、猫も杓子も「PCR検査を増やせ！」と叫んでいる日本の現状が、まさにそうだよね。

木村　確かに、PCR検査は確定診断としては必要ですが、情報戦のなかでPCR検査だけに注目が集まり、独り歩きを始めてしまう……。陽性患者の自宅待機措置にしても、「自宅待機しなければならない」と過度に受け取られ、行き過ぎた世論が醸成されてしまう。情報が錯綜する中で、コロナ特効薬と称する薬草も登場したりして、もちろんまったくデマなのですが、実際に全国に拡散してしまっている。こうした「インフォデミック」によって、国家も国民も疲弊していくのです。ウイルスには特効薬がなく、対症療法で乗り切るしかない。熱が出たら冷まし、脱水症状になったら水分を補給し、水分が摂れない人には点滴を打つ。コロナについても、アビガンなどが治療薬として注目を集めているが、効果は未知数で、重症化したら必ず人工呼吸器で治療することになる。だから、人工呼吸器の早急な手配が必要なのです。

小林　なぜ、日本では人工呼吸器が足りないんですか？

木村　もともと、日本には今回のような新型ウイルスの感染拡大に対処できるだけのキャパシティがなかった。現在、多少余裕が出てきた医療施設もある一方で、多くの病院では高齢者を大勢抱えている。敵に回したいわけではないのですが、高齢者は現実に合併症や慢性疾患のある人が多いので、大多数の病院では人工呼吸器が埋まってしまっている。こうした環境下で、新しい感染症が流行すれば、当然、キャパ・オーバーとなる……。日本はイタリアに比べて、そもそも人工呼吸器の数と、これを扱う医師の数も少ない。つまり、ずっとギリギリの状態でやってきたわけで、そう考えると医療現場は本当に頑張ってきたと言っていい。

小林　医師を増やすことは可能なんですか？　普段から医師数を十分な状態にしておくべきでしょ？

木村　もちろん数を増やすことは大事ですが、恒常的に医師数を用意しておくより、緊急時にいかに集められるかのプロセスのほうが重要です。医師数が増えると重症患者を診たがらないなど、楽をしたがる医師が増える。駅近のクリニックなどは9～5時勤務で、緊急性の高い重症者は来ないから患者は自ずと健常人ばかり。また、皮膚科や眼科など、生命のリスクがない診療科に医師が集中するでしょうね。米国で皮膚科、整形外科、泌尿器科の人気が高いのは、クリニックとして仕事が割と楽なうえ、とても儲かるから。実は、日本の専門医制度も確実にそちらに向かっています。もちろん、アメリカでも外科医などはステータスが高いので、目指す人は多いけれど、面倒な仕事を嫌う人も多い。だから、小児科は一番人気がない。手間が掛かり、家族への説明の必要も多く、モンスター・ペアレンツのクレームに晒されるうえ、訴訟リスクも高く儲かりませんから。

金儲けが嫌悪される日本では、医師は事実上ボランティア!?

小林　それは国民皆保険の日本でも同じなんですか？

木村　日本は国民皆保険制度なので、アメリカのようにドクター・フィー（医師に直接支払う診療報酬）はありません。皮膚科や眼科のクリニックや医師が増えても、コロナの感染拡大で明らかになった日本の医療問題は解決しない。皮膚科や眼科医がいらないとは言わないが、これらの専門医は人工呼吸器を日常的に扱うことはないですから。

小林　そうなると、コロナ対策にはやっぱりカネで医師を釣るしかない。国家が高額な報酬を補償しなければムリでしょうね。

木村　医者がお金の話をすると、特に日本では嫌がられるけれど、今の医療現場には〝ほぼボランティア〟のようなかたちで働いている人が多い。彼らにも家族がいるし生活がある。こうした医療従事者に対して、「生活を犠牲にしても、コロナと戦え！」と言うのは非常に酷です。

小林　手塚治虫の漫画『ブラックジャック』（秋田書店／1973年連載開始）は、

腕は超一流だけどモグリの医師が、高額な報酬を要求するが、家族や周囲の人間が支払うかどうかで患者のことを大事にしているかを推し量っていた。お金と命を天秤にかけているわけだけど、こういう問題は現実にあるわけです。

木村　実は、政策もまさに同じなのです。医療と経済の問題は相反し、トレードオフ（二律背反）の関係にあり、医療崩壊を防ぐために自粛を要請すれば経済は回らなくなる。そして、経済が落ち込めば、困窮して自殺する人も多数出てくる……。

小林　実際、今、自殺相談ダイヤルの電話は鳴りっぱなしと聞きます。借金を抱えて店をたたまざるを得なくなった自営業者だけでなく、学生の相談も増えている。入試に合格したのに、学校に全然通えないのでは、鬱になるのも無理はない……。今後、自殺者は再び2万人を超えることが予想されているのに、政府はまったく想像力が働いていない。居酒屋などの飲食店は、自転車操業の店も多いのに、補償はまったく足りず、家賃の支払いだけで首が絞まっている。わしは生まれて初めて、（居酒屋を経営する）オッチャンが泣いている姿に涙したくらいだよ。

木村　補償は必要ですが、経済的損失以上に精神的ダメージが大きい。しかも、コロナには他にも多種多様な「つらさ」が付きまとう。店の営業を再開しても、もし感染者が出たらどうしようとか、病院で感染者が出たら罪人扱いされたり……。4月に、複数の大学病院の研修医が飲食店で酒を飲んだ末、感染してしまい、メディアはこれを激しく叩きました。確かに、褒められたものではない浅はかな振る舞いですが、研修医もつらいなかで憂さ晴らししたかったんだろうな、と同情しました。叩くのはいいが、彼らが現場に出てこなくなったら医療資源がその分、失われることになります。だから、この件で週刊誌の取材を受けたときに「反省して速やかに現場に復帰してください」とコメントをしたんです。

小林　『週刊少年ジャンプ』（集英社）の編集者が1人感染したら、雑誌そのもの

わしは生まれて初めて
居酒屋のオッチャンが
泣いている姿を見て
涙したくらいだよ……

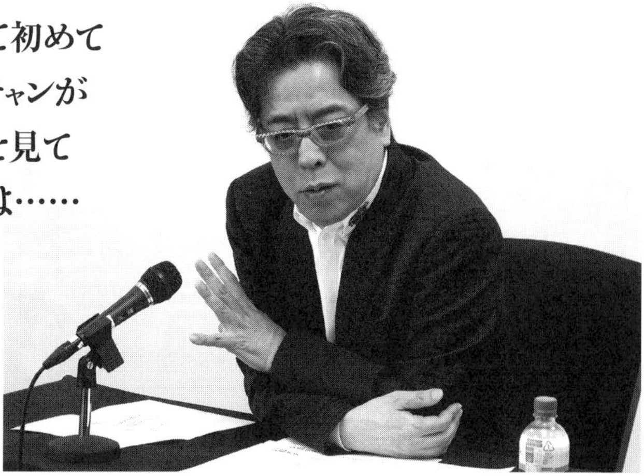

が発行されなくなった。感染者を出せば編集部がロックダウンされ、雑誌は出ない。原稿料が入ってこなくなれば、ウチにも従業員がいるし、仕事場の家賃も払わなければならないから他人事じゃない。

木村　経済活動が止まれば、最終的には資本主義が崩壊することになる。その恐しさを、安倍首相は多分よくわかっている。ただ、それでも逃げたいのでしょう。日本政府は、国民と医療従事者の努力によって、コロナ対策をどういうわけかうまくやってきたのに、国を不幸な方に導くのはいかがなものか。「緊急事態宣言が遅すぎた」という批判が燻っているけれど、実は、緊急事態宣言が「抑圧政策」への転換だと理解している識者はほとんどいない。国民全員が理解する必要はないが、政府は少なくともデータを出して説明するべきでしょう。感染拡大初期の段階で、米CDCは「医療のキャパシティは増える」が「ICUは破綻していく」とするリポートを公表したが、日本ではそうした報告は未だにない。海外のリポートを基に日本の死者数を推計で弾き出すことはできるのに、これまでどこにも出てきていない……。国は数字から逃げたがっており、数字と向き合おうとしていないのです。

小林　ただ、欧米諸国と日本は違う、という議論もあります。つまり、コロナウイルスはどの国の人間にも同じように感染するはずなのに、なぜ日本が感染を比較的抑えられているのか？　わしは日本人の国民性が影響していると思っている。

木村　それはあると思います。感染症に対しては、「抑圧政策」と「緩和政策」の2つの政策があるが、国によって政策は違っていい。ただ、日本ほど清潔な国はないし、自粛の要請にこれほど応じる国もないでしょう。

小林　そうそう。異常なまでに応じている（苦笑）。

木村　政府が強制的な命令を出さなくても、国民は十分過ぎるほど自粛する。医療従事者も愚痴の一つもこぼさずに仕事をこなしている。こうしたことは米国で

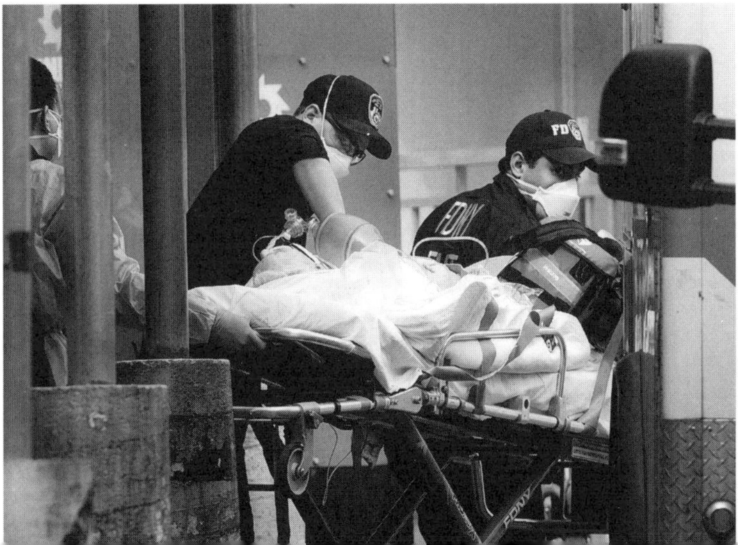

ニューヨークでは、医療従事者の精神疾患が増え、自殺者も急増。4月29日に自ら命を絶ったER（救命救急室）の医師は生前、「廊下で仮眠を取り、一日18時間も働き続けている」と話していた　写真／EPA＝時事

は絶対あり得ません。「日本は緊急事態宣言の発出が遅れたが、欧米はよくやっている」という意見もあるが、欧米は感染者数が激増したから、早期に強力な措置を打ったに過ぎない。日本がこれまでまったく上手くやってこなかったというのは間違いです。

小林　緊急事態宣言が出る前、「2週間後、東京は必ずニューヨークのようになる」とテレビで再三繰り返していたが、わしは絶対ないと確信していた。というのは、ニューヨークには低所得者層も多く、日本のような国民皆保険制度もないから、感染が爆発的に広がるのが目に見えていたからです。日本人の感覚からすれば、こうした層の不潔さは度を越えており、不衛生な環境がウイルスの絶好の遊び場になった。実際、2週間経っても、1ヶ月経ってもニューヨークのようにはならなかった。

木村　ただ、感染のピークは必ずやってくる。医療崩壊が具体的に意味するのは、風邪や花粉症で病院を受診できないのではなく、例えば交通事故で重傷を負っても、人工呼吸器の数が足りず、治療できないような状態なのです。感染がひとまず落ち着いている今、何もしなければこうした医療崩壊を引き起こすでしょう。ニューヨークとの直接比較は難しいけれど、救急医療の現場においてはかなり逼迫していたはずです。

小林　最悪の事態を想定して、今から準備をしておくしかないが、国がそうしている様子がまったく見えてこない。

「抑圧政策」の続行論は特攻や玉砕戦法と同工異曲

木村　もちろん、健常人の若者がコロナで死亡する例はあるでしょう。ただ、事故などほかの理由で死ぬことも当然ある。だから、若者の死者が出たときに、殊更大袈裟に騒ぐべきではない。確率論で考えれば、高齢者がもっとも注意を払うべきなのは明らかですから。

小林　でも、(4月の対談時点では) 感染者や死者が出るたび、すぐにニュース速報で報じられるでしょう。あれが許せん！

木村　感染者数や死者数は厚労省のホームページに出しておけばいい程度のことで、毎回ニュースで報じる必要などありません。最終的に日本国民のほぼ全員が罹ることを考えれば、日々の感染者数にはあまり意味がないのです。「抑圧政策」から「緩和政策」への方向転換はいつでも可能です。イギリスにしても、当初は「緩和政策」だったのが5日後に「抑圧政策」に転じたわけですから。抗体検査を行っているがあまり上手くいっていないので、イギリスは「抑圧政策」を続けています。これはデータから自らの政策が誤りだとわかったから「抑圧政策」に変えたのであり、仮に現行の「抑圧政策」が誤りなら当然、方向転換するでしょう。どの政策が間違っているということではなく、人は間違える生き物である以上、当然、政策を誤るということはある。危機管理の基本は融通性があることです。わかっていないことに関して、「これが正しい」などと言えるはずもない。わからないことが大前提だから、わかるために抗体検査を行うべきなのです。

小林　なるほど。

木村　イギリスに目を向ければ、国民の半数がコロナに罹っているとも言われている。ならば、「抑圧政策」を続ける意味はない。誤っていたら「すみません、間違えました」と、政策を転換すればいいだけの話です。政策を非難する人がいたとしても、非難するほうがおかしい。なぜなら、わかっていないことに対峙しているからです。「この政策はきっと正しい」「だから、ずっと続けよう」というほうが、よほど恐ろしいのです。最近では、先の戦争の特攻隊の話まで持ち出され、精神論が語られるようになっている。

小林　完全に負けるまでは、負けを認めず、戦争を遂行するという理屈ですね。

木村　コロナとの戦いの中で、妙な昂揚感を覚えている人もいるのでしょう。私が13歳の頃に父が亡くなり、葬儀には大勢の参列者が来て盛大に行われたのですが、その時の昂揚感に似ていた。飲めや歌えやの大騒ぎで、不謹慎だけど死者が出たことをみんなイベントとして捉えていた。コロナに対しても、一致団結して事に対峙する中で、現実離れした昂揚感に一種の陶酔を覚える人もいるのでしょう。非常に危険な空気が醸成されているように感じます。

小林　実は、日本人がどこか内面で非日常を楽しんでいる印象は否めない。一方で、緊急事態宣言が解除の見込みになっても「続けろ！」と声高に叫んだように、今のテレビのコメンテーターはもはや原理主義者ですよ。「もう解除の頃合いですか」と言い出せない空気になっている。先の大戦で旧日本軍が、補給が届かないところまで戦線を拡大していったのと一緒ですよ。「経済とのバランスもあるから、抑圧政策はもうやめておきましょう」と日本のテレビが言うとは、わしはとても思えない。問題は、緩めたときに政権支持率が落ちていることです。世論が強権発動を望み、政治家は支持率のために強硬策を取り続ける。

木村　小池百合子東京都知事もそうですね（苦笑）。

小林　そうそう！　あの人、完全にイカれてますよ。すっかりその気になっているけど、確かに、ああいった危機対応の振る舞いをすることで支持率は上がった。

政府は一部の専門家の意見で動いているとしか思えない

木村　日本が感染対策に掲げる「3密」の回避は、世界ではどの国も採用していません。あれは一研究者の意見に過ぎませんから。もう少しデータを精査したほうがいいし、今現在、「3密」回避が効果的なのかどうかもわかっていない。今後、感染がほぼ全国民に広がっていくことを考えれば、クラスター対策は意味がないばかりか、クラスターを追うことが感染の恐怖を煽ることになる。最初期の段階なら有効ですが、それに固執するのは問題です。感染経路にしても、今後は累計で感染者が数千万人に達するので、トレースなんて不可能です。こうした非現実的な対策が未だに続けられており、強硬策

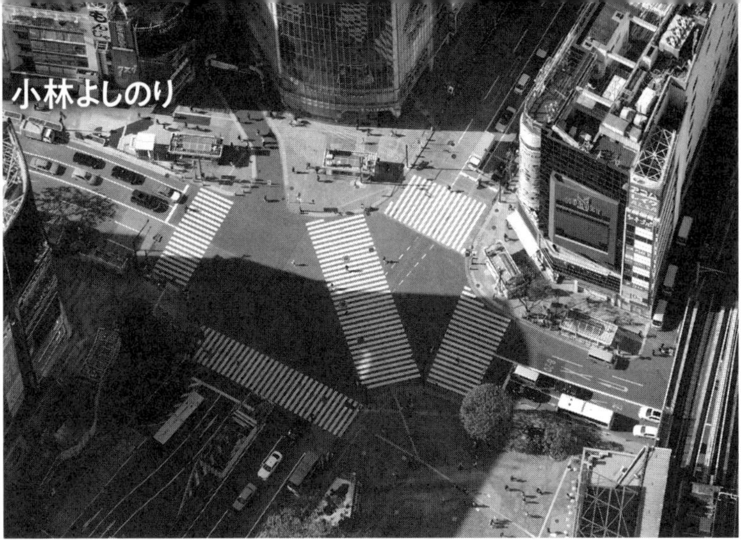

インバウンドの聖地にもなっていた東京・渋谷のスクランブル交差点。普段は1回の青信号で1000人以上の歩行者が行き交うが、緊急事態宣言が出されたのを機に、一斉に人影が消えた　写真／時事通信社

が支持に繋がるのかもしれないが、おそらく政府は現状を理解していない。端的に言えば、今の政府は一部の専門家の意見で動いている。危機管理には融通性が大事なのに、一度決めた政策を守ることが第一義になっている……。

小林　不思議なんだけど、さいたまスーパーアリーナで格闘技団体のK-1が試合を開催したとき知事が中止を要請したが、あれだけ大人数が集まったイベントなのに感染者が出ていない。一方、これも不思議なのは、愛知県の蒲郡市で「コロナをばら撒く」と公言した感染者が訪れたスナックでは、接客した従業員女性が、陽性患者の男が顔を拭いたおしぼりで手を拭いたのに感染していない。

木村　個人差があるということでしょう。PCR検査は万能ではなく、偽陰性も偽陽性のケースもある。また、無症状の人には当然、検査をしないので、感染がどれだけ広がっているのかもわからない。それにしても、偽陰性・偽陽性は恐い。通常の肺炎で亡くなった人ですら葬儀会社が嫌がってお葬式もできないなんて異常事態ですよ。PCR検査のような振り分け検査の恐さは、目的が「犯人探し」になってしまうところ。間違った検査結果でも、一度偽陽性と診断されたら、一生、コロナのレッテルを貼られてしまいかねない。こんなことが続けば、社会は崩壊してしまいます。

小林　死体から飛沫が出ることはないのに、遺体と対面することもできないなんて……。

木村　それは法律がそういう建て付けになっているからですが、こんな非情な措置は天然痘に際しても見られなかった。日本は世界でも珍しい火葬の国なので、もともとウイルス対策に非常に有効なのです。さらに言えば、今後、国民の大多数が罹っていくウイルスなのに、亡くなっても遺族が顔を見ることさえ叶わないのはヒド過ぎる。故人との別れは、一生に一度のことなのに……。

小林　そこまで恐れるほどに、コロナは実際よりも肥大化した恐怖となっているんだな。

木村　もちろん重症化リスクは気をつけなければならないが、個人的には普段通りに生活していいと考えています。

小林　緊急事態を解除してもコロナを根絶したわけじゃないので、また感染者数は増えていくわけでしょう。

コロナとインフルのピークをどう分散させるかがカギ

木村　感染者数は抑えられても、中途半端に抑圧するとピークは後にやってくる。もしかしたら、夏くらいに第2波が来て、また抑え込んでということになる。「抑圧政策」はワクチンが開発されるであろう来年まで続けなければ、感染者数の増加を抑えることはできないでしょうね。

小林　夏に緊急事態宣言が再び出されそうで、嫌な予感がするんだよな。また子供を外に出さないつもりなのか！　夏休みまで取り上げるのか！　大学生は授業数が圧倒的に足りず、今年は単位を取れないだろうし……。

木村　批判はありますが、スウェーデンと緊急事態宣言前の日本が、集団免疫を速やかに獲得し、かつ感染者数のピークをなだらかなカーブにする方法を採っていたのかもしれません。こうした方向性が正しいことがわかってきたのなら、日本政府はただちに政策転換をしなければいけない。今後、もっとも懸念されるのは、コロナの最大のピークが冬に来て、インフルエンザのピークと重なることです。医療は崩壊しても回復するでしょうけど、そのときの痛手は国民皆保険が整備されて以降、最大のものになるでしょう。過去に世界中で猛威を振るったスペイン風邪はインフルエンザです。コロナがインフルエンザより軽いとか、その逆とかいう問題ではなく、どちらの感染症のピークも冬に来ればかなりマズいことになる。

小林　政府にこういう大事なことはわかってもらわなきゃいけない。

木村　私も政府に進言していますが、一回言っただけでは、なかなか伝わらないのです……。

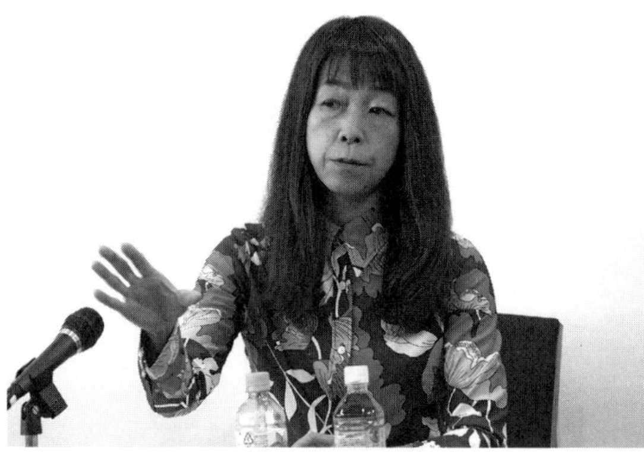

【PROFILE】
木村盛世（きむら・もりよ）
医師、作家。筑波大学医学群卒業。米ジョンズ・ホプキンス大学公衆衛生大学院疫学部修士課程修了。同大学でデルタオメガスカラーシップを受賞。米国CDC（疾病予防管理センター）プロジェクトコーディネーター、財団法人結核予防会、厚生労働省医系技官を経て、パブリックヘルス協議会理事長。主な著書に『厚労省と新型インフルエンザ 』（講談社現代新書）、『厚生労働省崩壊 「天然痘テロに日本が襲われる日」』（講談社）など

構成／齊藤武宏　撮影／八尋研吾　協力／niconico小林よしのりチャンネル「よしりん・もくれんのオドレら正気か？」

ゴーマニズム宣言 SPECIAL

コロナ論

第4章 データを無視する専門家

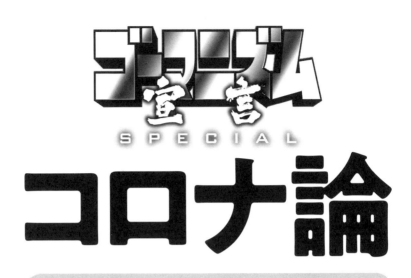

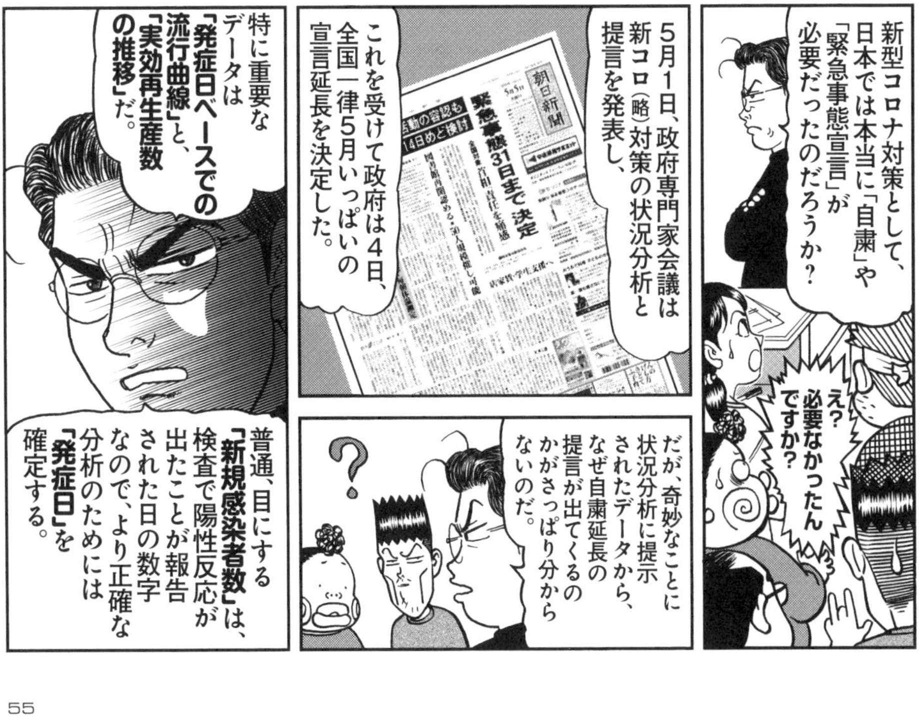
新型コロナ対策として、日本では本当に「自粛」や「緊急事態宣言」が必要だったのだろうか？
え？必要なかったんですか？
5月1日、政府専門家会議は新コロ(略)対策の状況分析と提言を発表し、
これを受けて政府は4日、全国一律5月いっぱいの宣言延長を決定した。
朝日新聞
緊急事態31日まで決定
だが、奇妙なことに状況分析に提示されたデータから、なぜ自粛延長の提言が出てくるのかがさっぱり分からないのだ。
？
特に重要なデータは「発症日ベースでの流行曲線」と、「実効再生産数の推移」だ。
普通、目にする「新規感染者数」は、検査で陽性反応が出たことが報告された日の数字なので、より正確な分析のためには「発症日」を確定する。

この新型コロナ騒動の狂いっぷりは必ず後世に残す!!その第一弾が『ゴーマニズム宣言2nd』第4巻です!そして女性への性暴力問題と慰安婦問題も本書の大事なテーマ。「この二つの問題に対するスタンスが矛盾している!」なんてことを言う左翼・リベラルもいますが、本書を普通の読解力で読めば矛盾などしていないことがわかるでしょう!

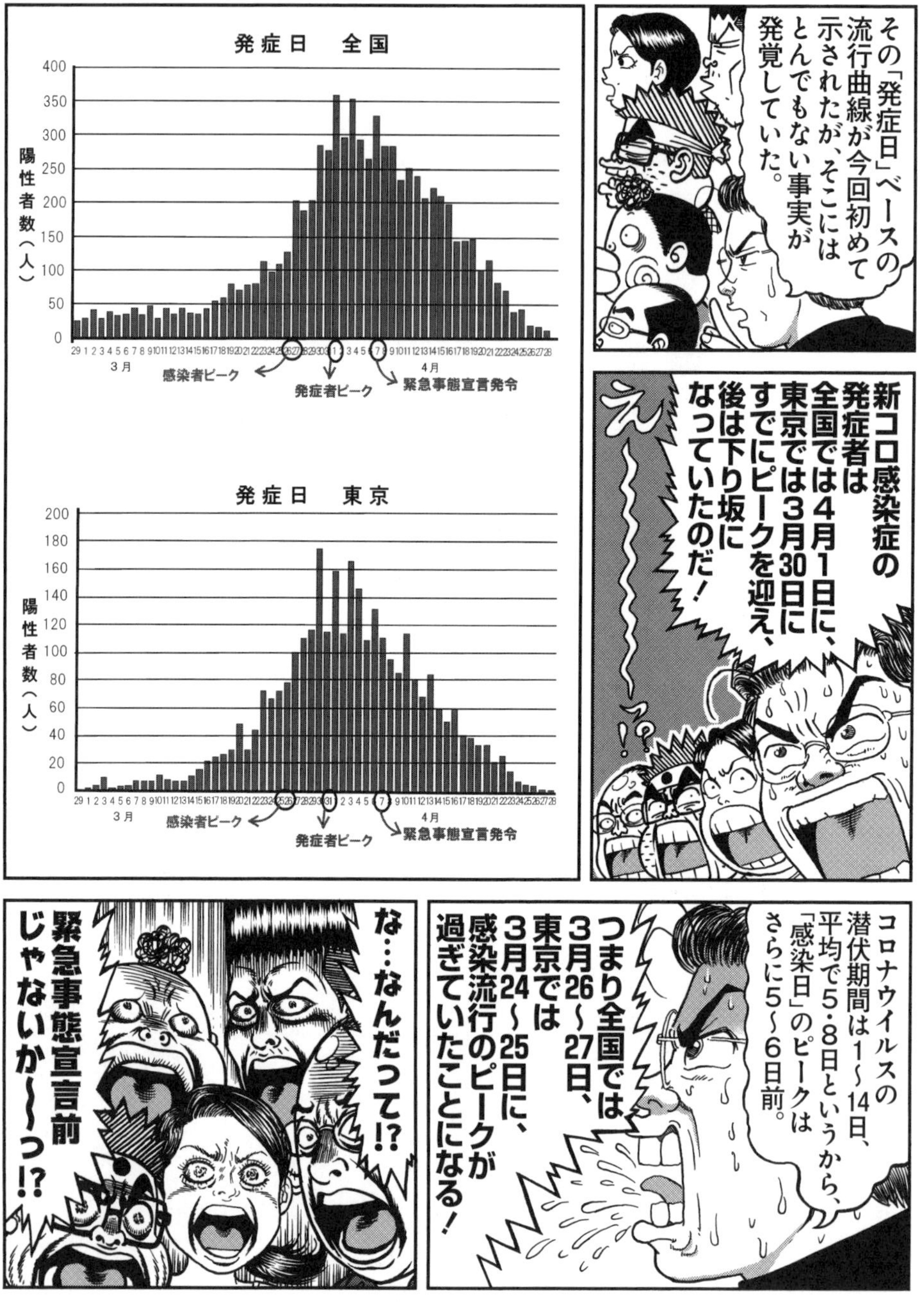
その「発症日」ベースの流行曲線が今回初めて示されたが、そこにはとんでもない事実が発覚していた。
発症日　全国
陽性者数（人）
400
350
300
250
200
150
100
50
0
3月
4月
感染者ピーク
発症者ピーク
緊急事態宣言発令
発症日　東京
陽性者数（人）
200
180
160
140
120
100
80
60
40
20
0
3月
4月
感染者ピーク
発症者ピーク
緊急事態宣言発令
新コロ感染症の発症者は全国では4月1日に、東京ではすでにピークを3月30日に迎え、後は下り坂になっていたのだ！
え～～～～～っ!?
コロナウイルスの潜伏期間は1～14日、平均で5・8日というから、「感染日」のピークはさらに5～6日前。
つまり全国では3月26～27日、東京では3月24～25日に、感染流行のピークが過ぎていたことになる！
な…なんだって!?
緊急事態宣言前じゃないか～～っ!?

4月1日にピークアウトしていたのに、なぜ緊急事態宣言なのか？なぜ自粛を強要したのか？壮大なペテンが行なわれたという疑念がある。

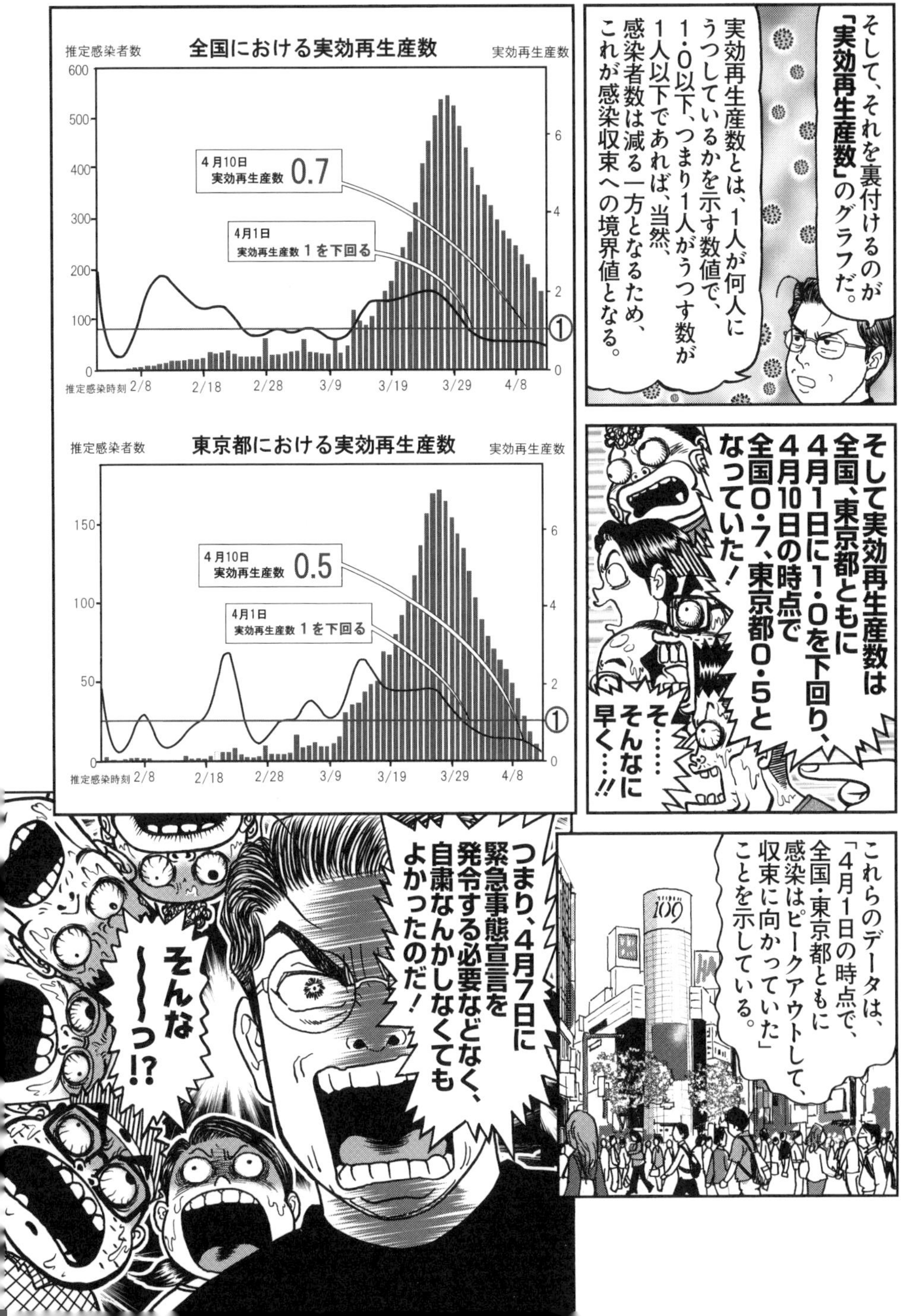
そして、それを裏付けるのが「実効再生産数」のグラフだ。
実効再生産数とは、1人が何人にうつしているかを示す数値で、1・0以下、つまり1人がうつす数が1人以下であれば、当然、感染者数は減る一方となるため、これが感染収束への境界値となる。
全国における実効再生産数
推定感染者数
実効再生産数
600
500
400
300
200
100
0
6
4
2
0
4月10日 実効再生産数 0.7
4月1日 実効再生産数 1 を下回る
①
推定感染時刻 2/8 2/18 2/28 3/9 3/19 3/29 4/8
東京都における実効再生産数
推定感染者数
実効再生産数
150
100
50
0
6
4
2
0
4月10日 実効再生産数 0.5
4月1日 実効再生産数 1 を下回る
①
推定感染時刻 2/8 2/18 2/28 3/9 3/19 3/29 4/8
そして実効再生産数は全国、東京都ともに4月1日に1・0を下回り、4月10日の時点で全国0・7、東京都0・5となっていた！
そ……そんなに早く……!!
これらのデータは、「4月1日の時点で、全国・東京都ともに感染はピークアウトして、収束に向かっていた」ことを示している。
109
つまり、4月7日に緊急事態宣言を発令する必要などなく、自粛なんかしなくてもよかったのだ！
そんな〜〜っ!?

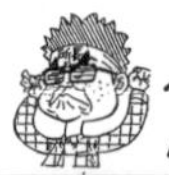

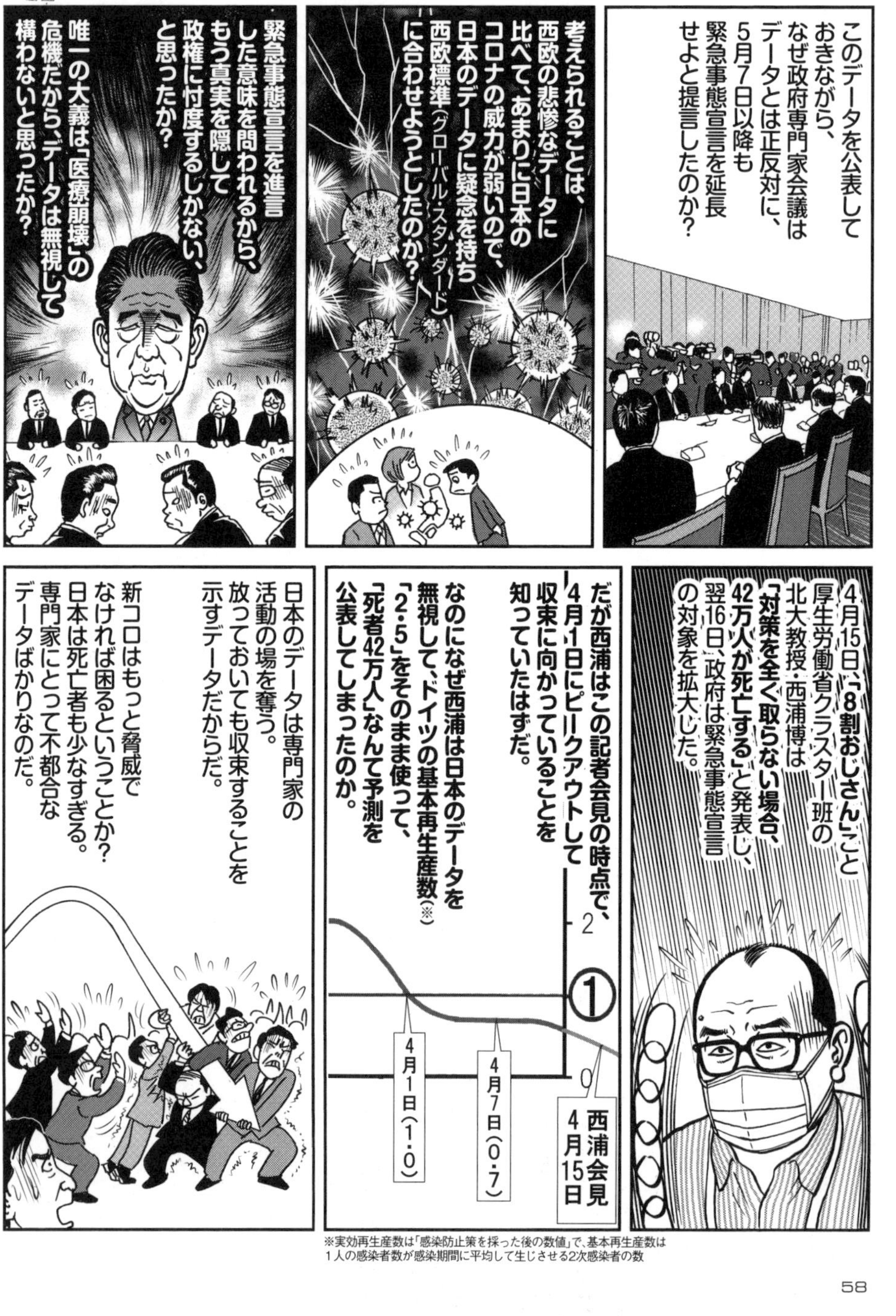
このデータを公表しておきながら、なぜ政府専門家会議はデータとは正反対に、5月7日以降も緊急事態宣言を延長せよと提言したのか？
考えられることは、西欧の悲惨なデータに比べて、あまりに日本のコロナの威力が弱いので、日本のデータに疑念を持ち西欧標準（グローバル・スタンダード）に合わせようとしたのか？
緊急事態宣言を進言した意味を問われるから、もう真実を隠して政権に忖度するしかない、と思ったたか？
唯一の大義は「医療崩壊」の危機だから、データは無視して構わないと思ったたか？
4月15日、「8割おじさん」こと厚生労働省クラスター班の北大教授・西浦博は「対策を全く取らない場合、42万人が死亡する」と発表し、翌16日、政府は緊急事態宣言の対象を拡大した。
だが西浦はこの記者会見の時点で、4月1日にピークアウトして収束に向かっていることを知っていたはずだ。
なのになぜ西浦は日本のデータを無視して、ドイツの基本再生産数（※）「2・5」をそのまま使って、「死者42万人」なんて予測を公表してしまったのか。
2
1
0
4月1日（1・0）
4月7日（0・7）
西浦会見 4月15日
日本のデータは専門家の活動の場を奪う。放っておいても収束することを示すデータだからだ。
新コロはもっと脅威でなければ困るということか？日本は死亡者も少なすぎる。専門家にとって不都合なデータばかりなのだ。

※実効再生産数は「感染防止策を採った後の数値」で、基本再生産数は
1人の感染者数が感染期間に平均して生じさせる2次感染者の数

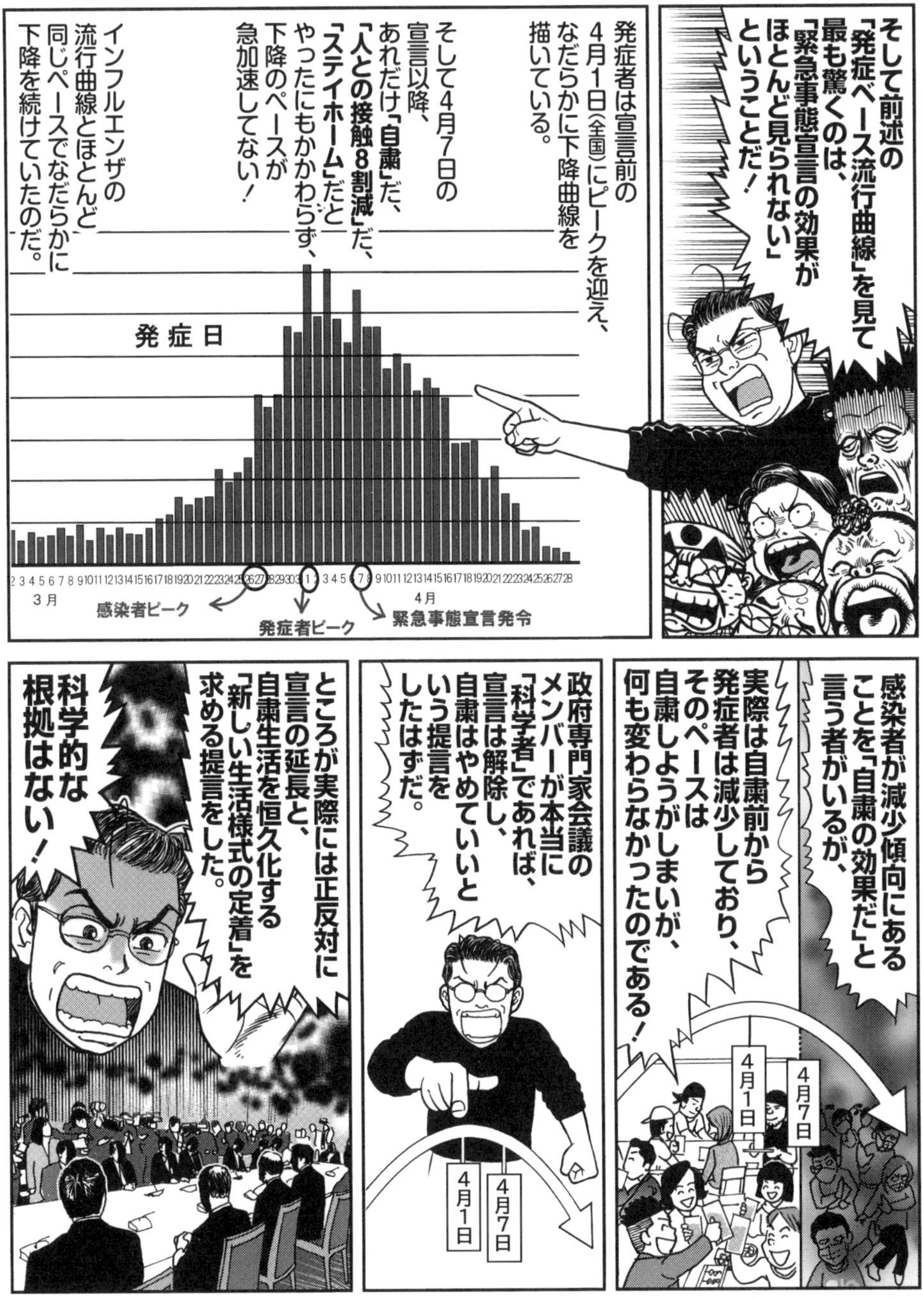

そして前述の「発症ベース流行曲線」を見て最も驚くのは、「緊急事態宣言の効果がほとんど見られない」ということだ！
発症者は宣言前の4月1日(全国)にピークを迎え、なだらかに下降曲線を描いている。
そして4月7日の宣言以降、あれだけ「自粛」だ、「人との接触8割減」だ、「ステイホーム」だとやったにもかかわらず、下降のペースが急加速してない！
インフルエンザの流行曲線とほとんど同じペースでなだらかに下降を続けていたのだ。
発症日
3月
4月
感染者ピーク
発症者ピーク
緊急事態宣言発令
感染者が減少傾向にあることを「自粛の効果だ」と言う者がいるが、
実際は自粛前から発症者は減少しており、そのペースは自粛しようがしまいが、何も変わらなかったのである！
4月7日
4月1日
政府専門家会議のメンバーが本当に「科学者」であれば、宣言は解除し、自粛はやめていいという提言をしたはずだ。
4月7日
4月1日
ところが実際には正反対に宣言の延長と、自粛生活を恒久化する「新しい生活様式の定着」を求める提言をした。
科学的な根拠はない！

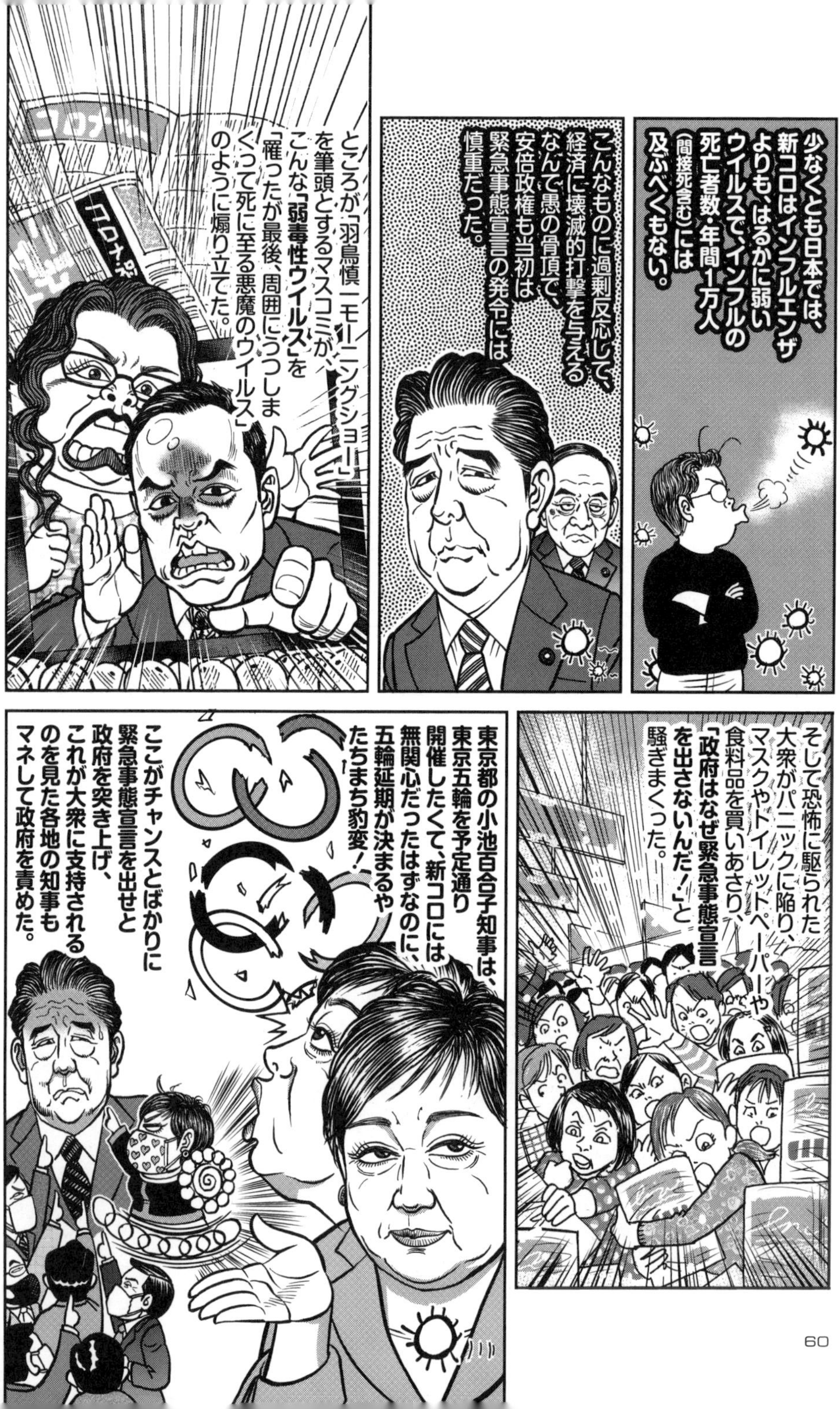
少なくとも日本では、
新コロはインフルエンザ
よりも、はるかに弱い
ウイルスで、インフルの
死亡者数・年間1万人
（間接死含む）には
及ぶべくもない。
こんなものに過剰反応して、
経済に壊滅的打撃を与える
なんて愚の骨頂で、
安倍政権も当初は
緊急事態宣言の発令には
慎重だった。
ところが「羽鳥慎一モーニングショー」
を筆頭とするマスコミが、
こんな「弱毒性ウイルス」を
「罹ったが最後、周囲にうつしま
くって死に至る悪魔のウイルス」
のように煽り立てた。
そして恐怖に駆られた
大衆がパニックに陥り、
マスクやトイレットペーパーや
食料品を買いあさり、
「政府はなぜ緊急事態宣言
を出さないんだ！」と
騒ぎまくった。
東京都の小池百合子知事は、
東京五輪を予定通り
開催したくて、新コロには
無関心だったはずなのに、
五輪延期が決まるや
たちまち豹変！
ここがチャンスとばかりに
緊急事態宣言を出せと
政府を突き上げ、
これが大衆に支持される
のを見た各地の知事も
マネして政府を責めた。

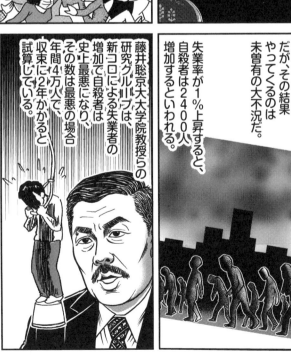

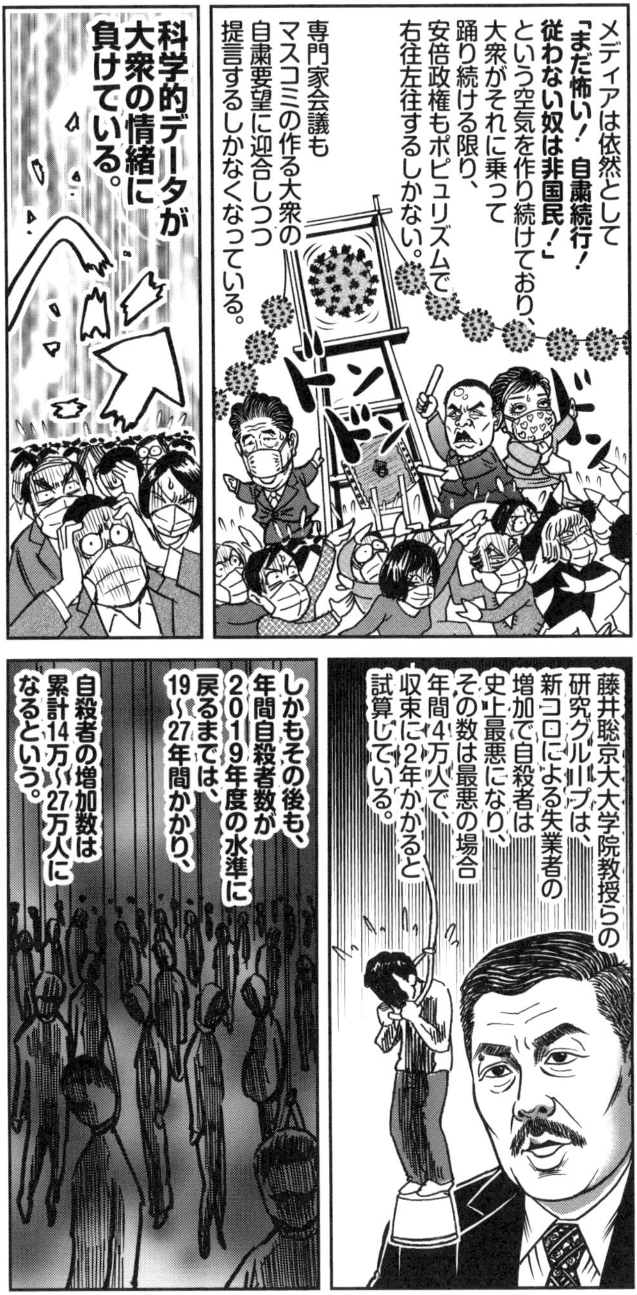
そしてついに、
このままでは政権が
揺らぐと判断した
安倍首相は方針を
抑圧策に転換。
緊急事態宣言を
発令したのだ。
メディアは依然として
「まだ怖い！ 自粛続行！
従わない奴は非国民！」
という空気を作り続けており、
大衆がそれに乗って
踊り続ける限り、
安倍政権もポピュリズムで
右往左往するしかない。
ドンドン
ドン
ドン
専門家会議も
マスコミの作る大衆の
自粛要望に迎合しつつ
提言するしかなくなっている。
科学的データが
大衆の情緒に
負けている。
だが、その結果
やってくるのは
未曽有の大不況だ。
失業率が1％上昇すると、
自殺者は2400人
増加するといわれる。
藤井聡京大大学院教授らの
研究グループは、
新コロによる失業者の
増加で自殺者は
史上最悪になり、
その数は最悪の場合
年間4万人で、
収束に2年かかると
試算している。
しかもその後も、
年間自殺者数が
2019年度の水準に
戻るまでは、
19～27年間かかり、
自殺者の増加数は
累計14万～27万人に
なるという。

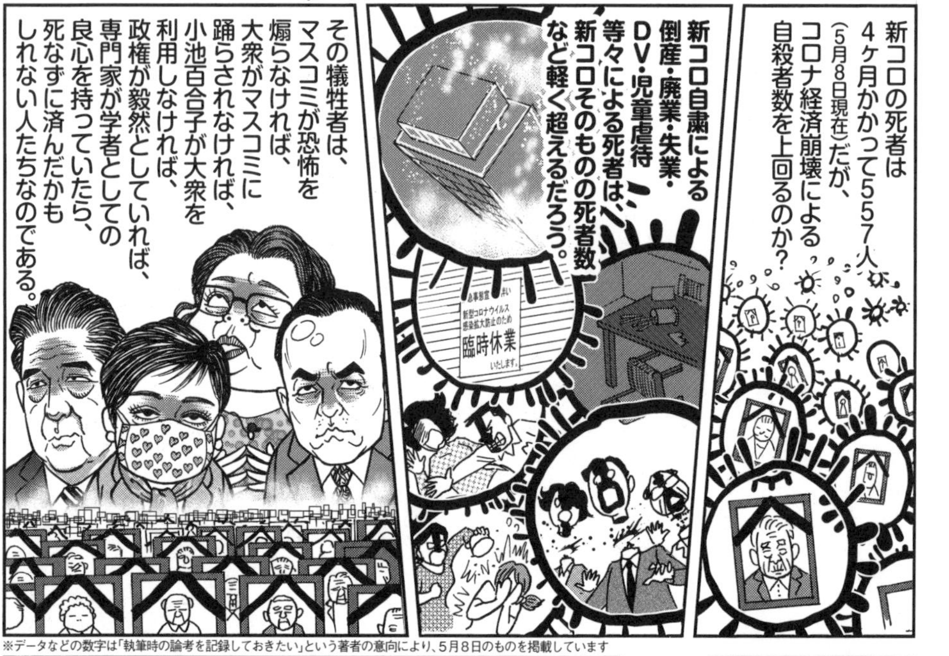
新コロの死者は4ケ月かかって557人（5月8日現在）だが、コロナ経済崩壊による自殺者数を上回るのか？
新コロ自粛による倒産・廃業・失業・DV・児童虐待等々による死者は、新コロそのものの死者数など軽く超えるだろう。
新型コロナウイルス
感染拡大防止のため
臨時休業
いたします。
その犠牲者は、マスコミが恐怖を煽らなければ、大衆がマスコミに踊らされなければ、小池百合子が大衆を利用しなければ、政権が毅然としていれば、専門家が学者としての良心を持っていたら、死なずに済んだかもしれない人たちなのである。

※データなどの数字は「執筆時の論考を記録しておきたい」という著者の意向により、5月8日のものを掲載しています

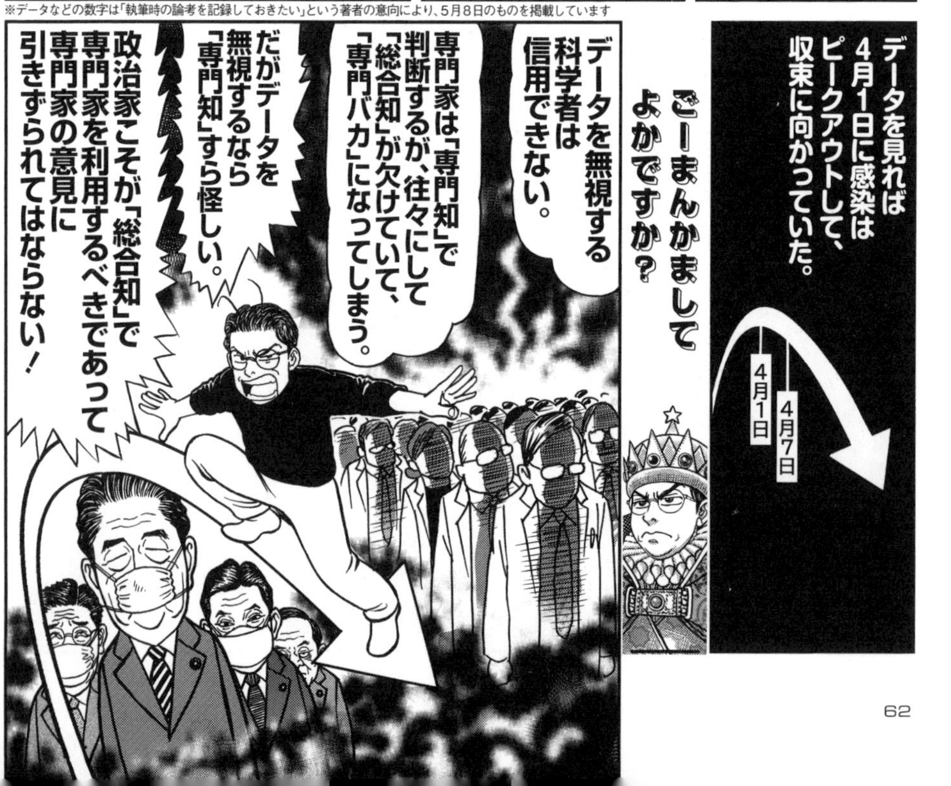
データを見れば4月1日に感染はピークアウトして、収束に向かっていた。
4月1日
4月7日
ごーまんかましてよかですか？
データを無視する科学者は信用できない。
専門家は「専門知」で判断するが、往々にして「総合知」が欠けていて、「専門バカ」になってしまう。
だがデータを無視するなら「専門知」すら怪しい。
政治家こそが「総合知」で専門家を利用するべきであって専門家の意見に引きずられてはならない！

ゴーマニズム宣言 SPECIAL

コロナ論

第5章　岡田・玉川、恐怖の伝導師

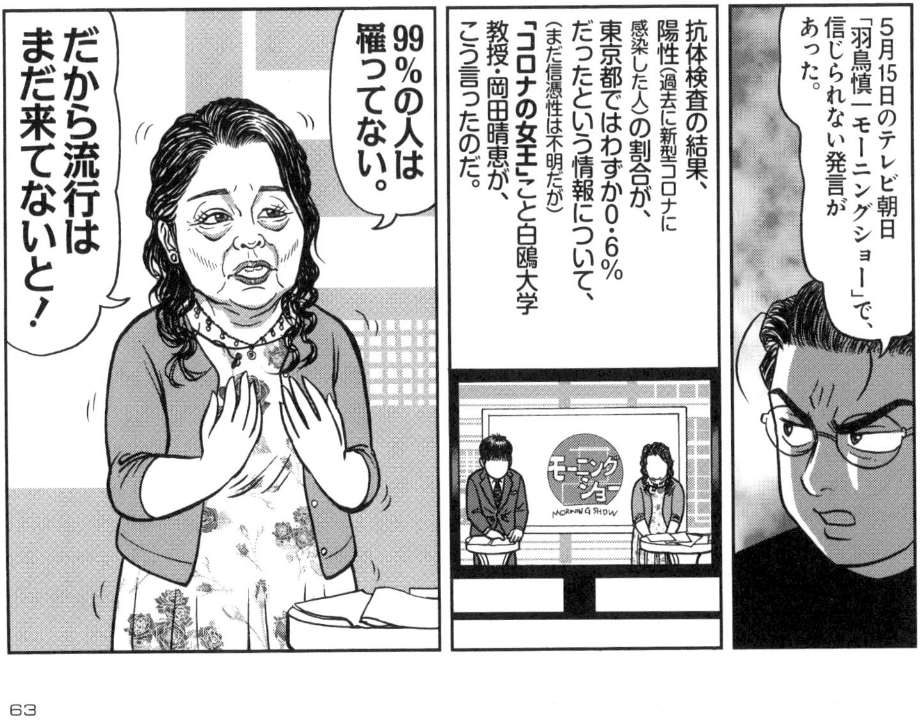
5月15日のテレビ朝日「羽鳥慎一モーニングショー」で、信じられない発言があった。
抗体検査の結果、陽性（過去に新型コロナに感染した人）の割合が、東京都ではわずか0・6％だったという情報について、
（まだ信憑性は不明だが）
「コロナの女王」こと白鴎大学教授・岡田晴恵が、こう言ったのだ。
モーニングショー
MORNING SHOW
99％の人は罹ってない。
だから流行はまだ来てないと！

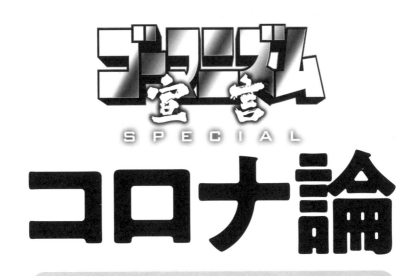

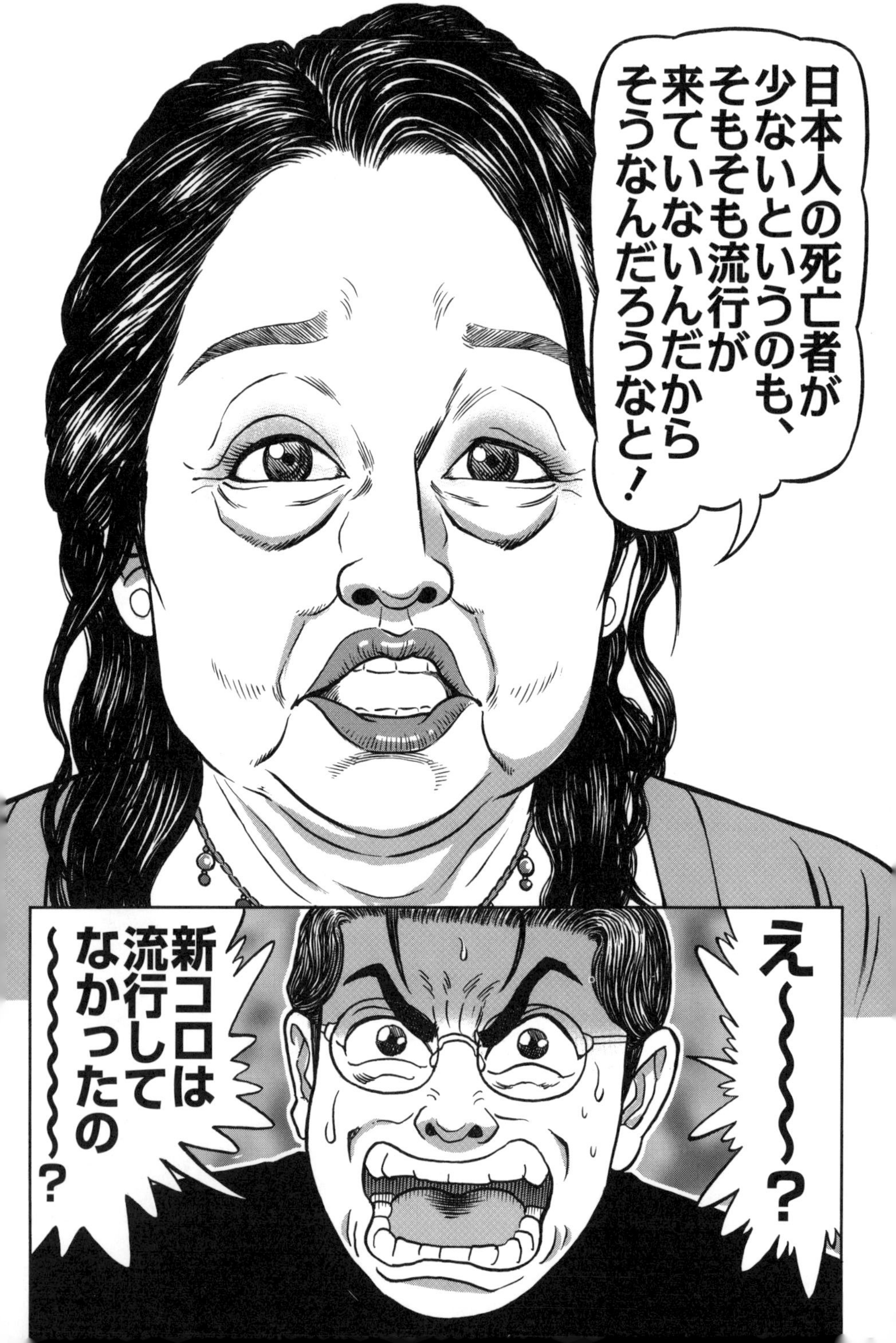
日本人の死亡者が少ないというのも、そもそも流行が来ていないんだからそうなんだろうなと！
え〜〜〜〜？
新コロは流行してなかったの〜〜〜〜？

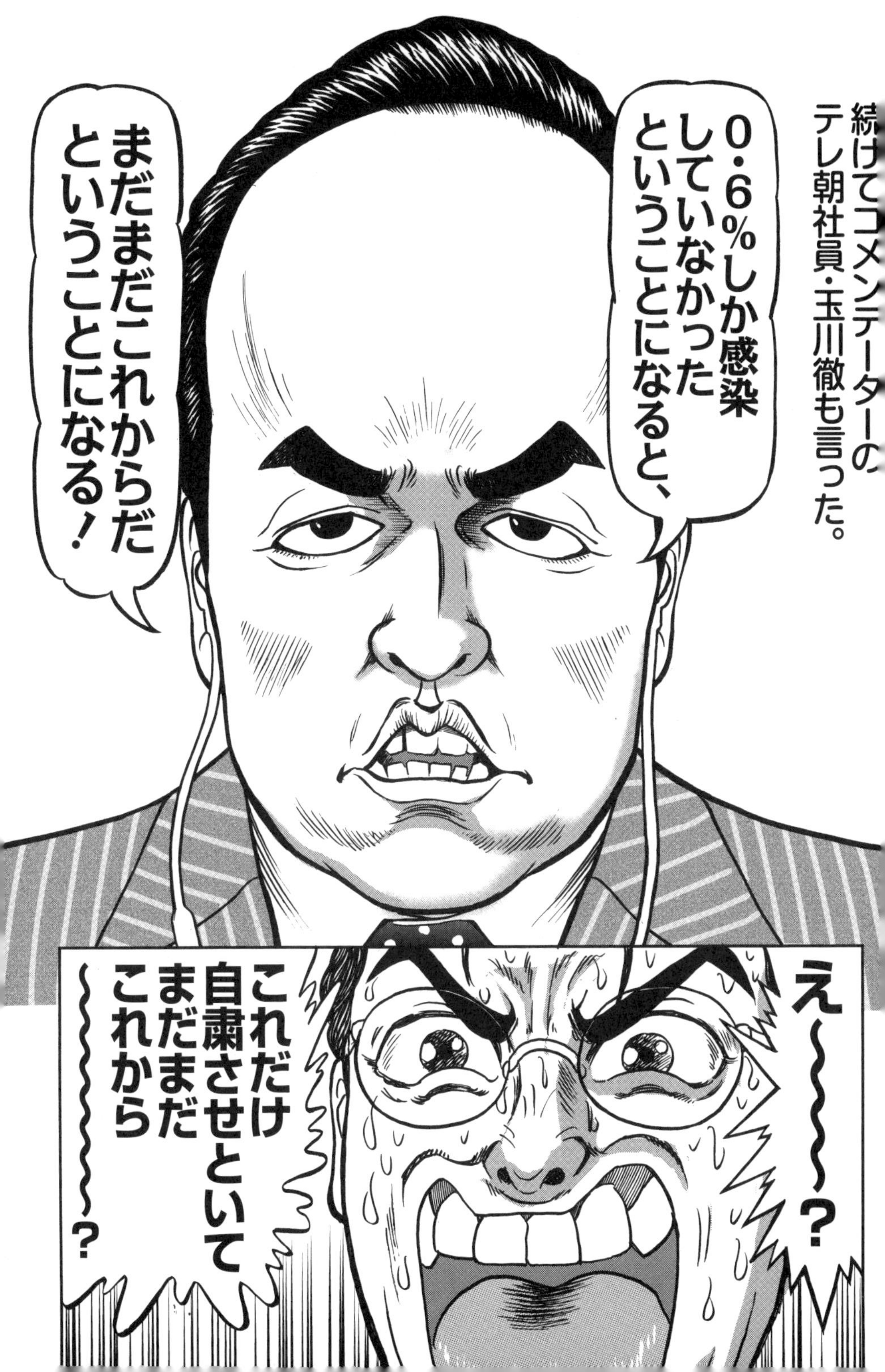
続けてコメンテーターのテレ朝社員・玉川徹も言った。
0・6%しか感染していなかったということになると、
まだまだこれからだということになる！
え〜〜〜〜？
これだけ自粛させといてまだまだこれから〜〜〜〜〜？

メディアが誤った情報を拡散し、恐怖に駆られた大衆が権力の強権発動を有難がる…今回の新型コロナ狂騒から日本人は何を学ぶべきなのか『ゴーマニズム宣言2nd』第4巻で考えましょう！そして女性への性暴力問題、混乱を極める慰安婦問題、皇統問題等々、コロナ騒動以外にも考えるべき問題は山積みです！

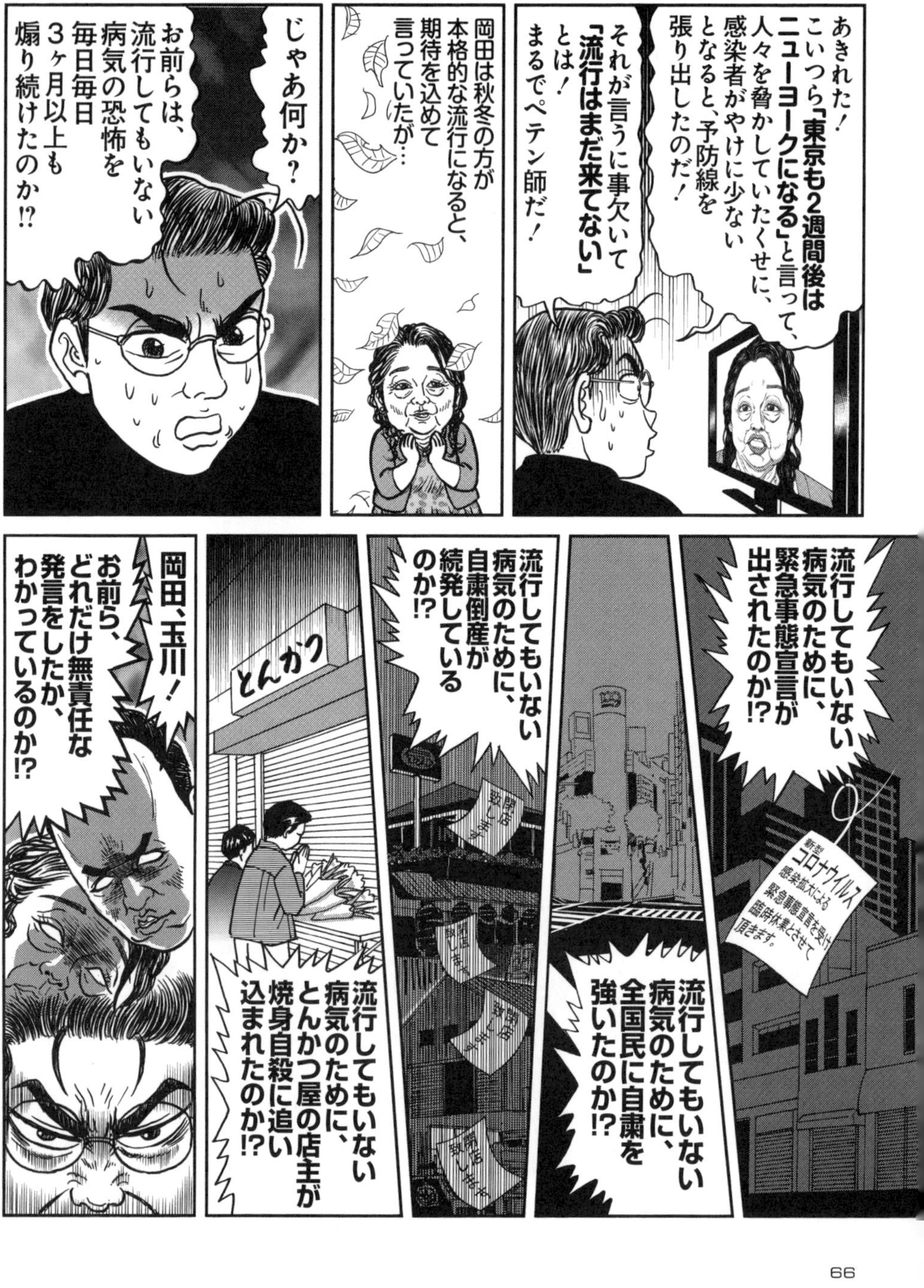
あきれた！
こいつら「東京も2週間後はニューヨークになる」と言って、人々を脅かしていたくせに、感染者がやけに少ないとなると、予防線を張り出したのだ！
それが言うに事欠いて「流行はまだ来てない」とは！
まるでペテン師だ！
岡田は秋冬の方が本格的な流行になると、期待を込めて言っていたが…
じゃあ何か？
お前らは、流行してもいない病気の恐怖を毎日毎日3ヶ月以上も煽り続けたのか⁉
流行してもいない病気のために、緊急事態宣言が出されたのか⁉
新型コロナウイルス感染拡大による緊急事態宣言を受け臨時休業とさせて頂きます。
流行してもいない病気のために、全国民に自粛を強いたのか⁉
流行してもいない病気のために、自粛倒産が続発しているのか⁉
閉店致します
とんかつ
流行してもいない病気のために、とんかつ屋の店主が焼身自殺に追い込まれたのか⁉
岡田、玉川！
お前ら、どれだけ無責任な発言をしたか、わかっているのか⁉

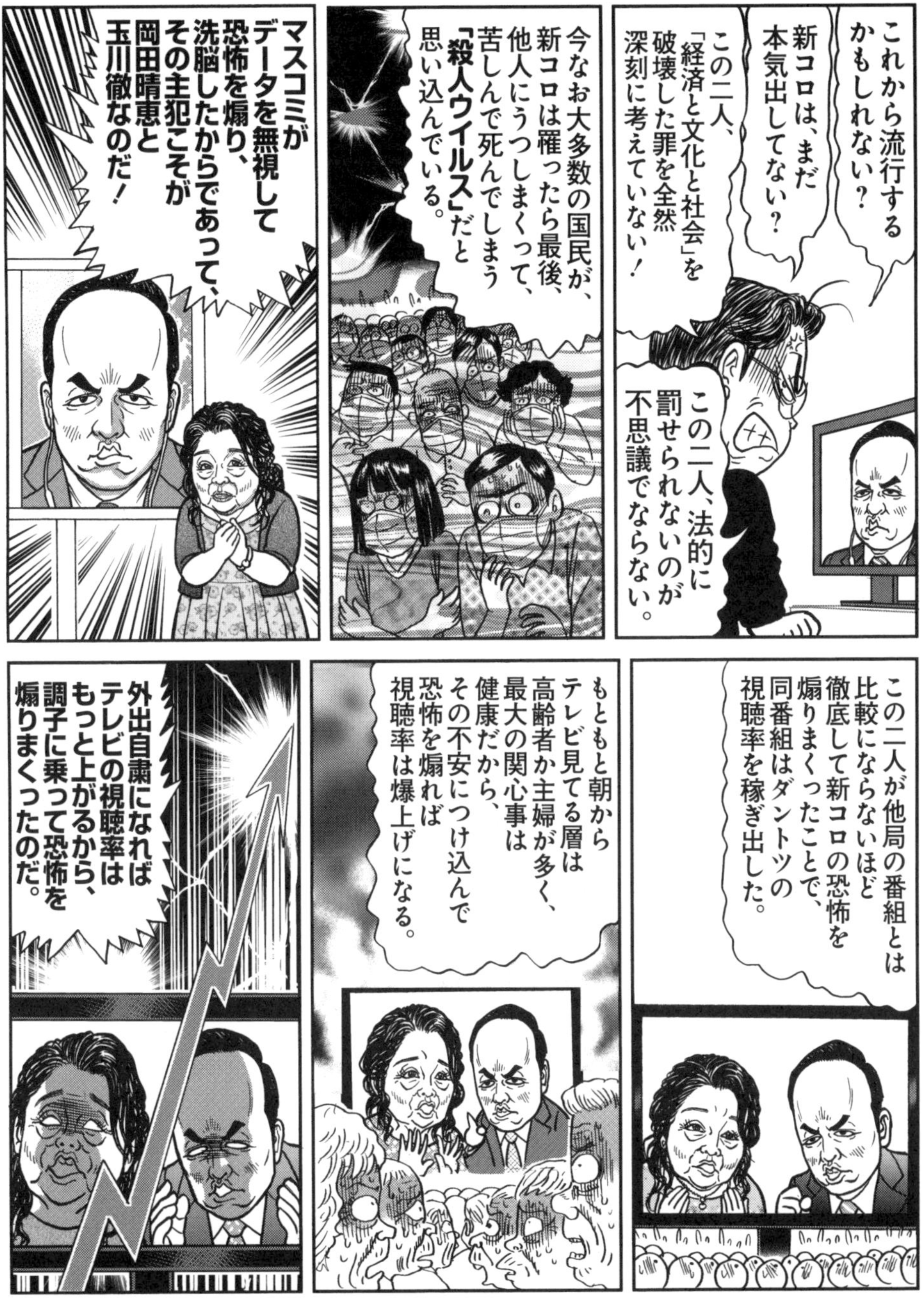

これから流行するかもしれない？
新コロは、まだ本気出してない？
この二人、「経済と文化と社会」を破壊した罪を全然深刻に考えていない！
この二人、法的に罰せられないのが不思議でならない。
今なお大多数の国民が、新コロは罹ったら最後、他人にうつしまくって、苦しんで死んでしまう「殺人ウイルス」だと思い込んでいる。
マスコミがデータを無視して恐怖を煽り、洗脳したからであって、その主犯こそが岡田晴恵と玉川徹なのだ！
この二人が他局の番組とは比較にならないほど徹底して新コロの恐怖を煽りまくったことで、同番組はダントツの視聴率を稼ぎ出した。
もともと朝からテレビ見てる層は高齢者か主婦が多く、最大の関心事は健康だから、その不安につけ込んで恐怖を煽れば視聴率は爆上げになる。
外出自粛になればテレビの視聴率はもっと上がるから、調子に乗って恐怖を煽りまくったのだ。

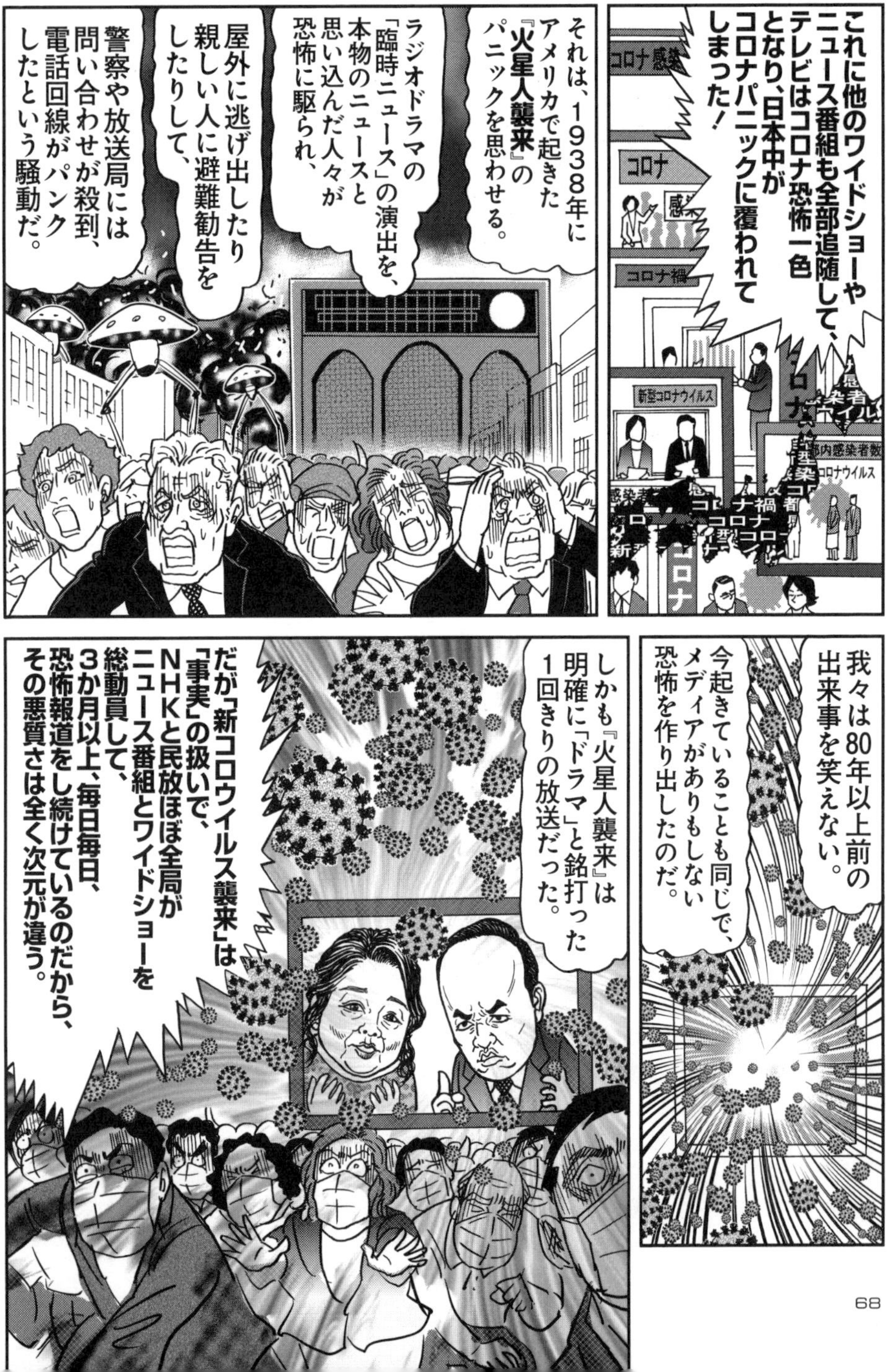
これに他のワイドショーやニュース番組も全部追随して、テレビはコロナ恐怖一色となり、日本中がコロナパニックに覆われてしまった！
コロナ感染
コロナ
感染
コロナ禍
新型コロナウイルス
都内感染者数
コロナウイルス
それは、1938年にアメリカで起きた『火星人襲来』のパニックを思わせる。
ラジオドラマの「臨時ニュース」の演出を、本物のニュースと思い込んだ人々が恐怖に駆られ、
屋外に逃げ出したり親しい人に避難勧告をしたりして、
警察や放送局には問い合わせが殺到、電話回線がパンクしたという騒動だ。
我々は80年以上前の出来事を笑えない。
今起きていることも同じで、メディアがありもしない恐怖を作り出したのだ。
しかも『火星人襲来』は明確に「ドラマ」と銘打った1回きりの放送だった。
だが「新コロウイルス襲来」は「事実」の扱いで、NHKと民放ほぼ全局がニュース番組とワイドショーを総動員して、3か月以上、毎日毎日、恐怖報道をし続けているのだから、その悪質さは全く次元が違う。

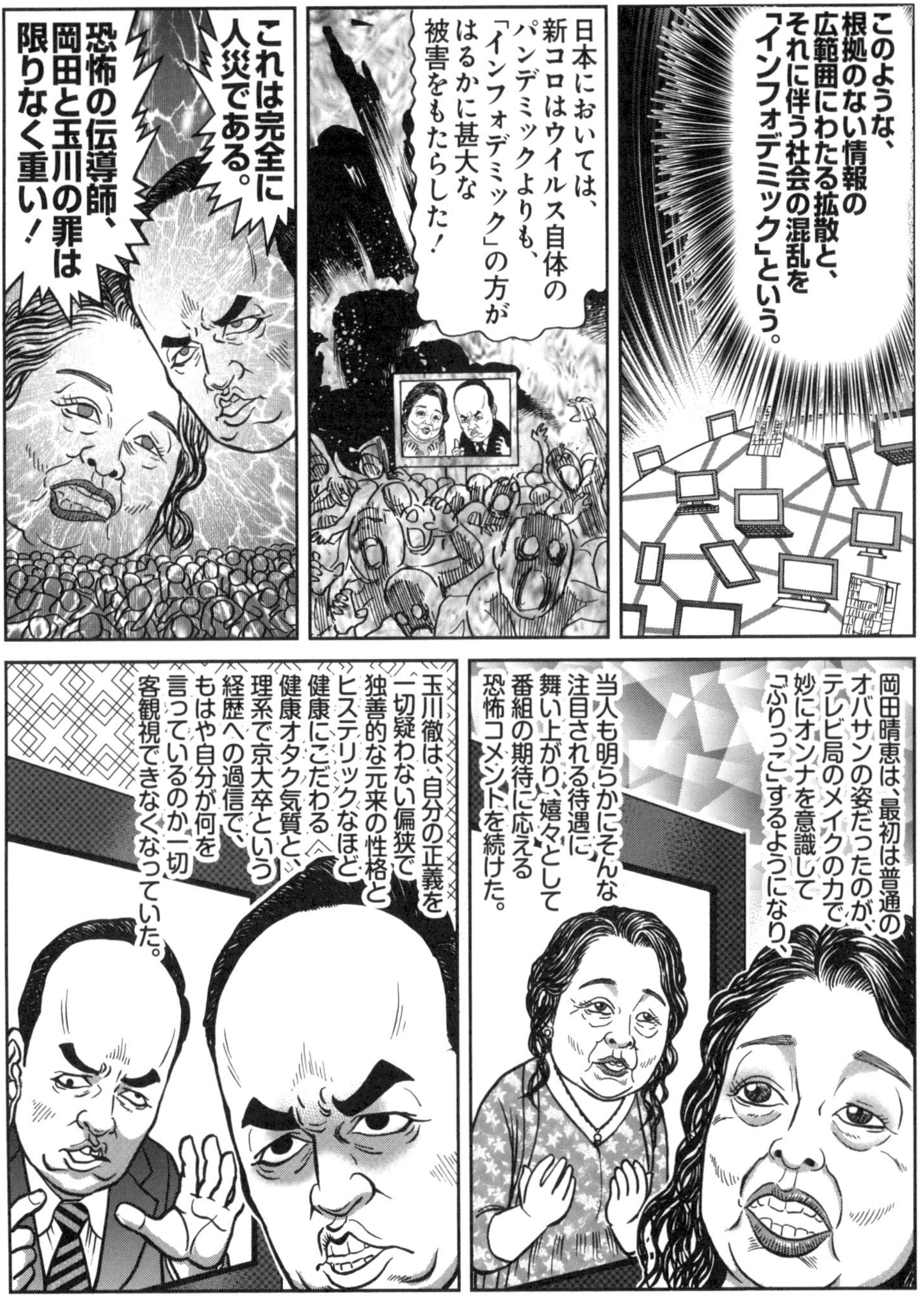

このような、根拠のない情報の広範囲にわたる拡散と、それに伴う社会の混乱を「インフォデミック」という。
日本においては、新コロはウイルス自体のパンデミックよりも、「インフォデミック」の方がはるかに甚大な被害をもたらした！
これは完全に人災である。
恐怖の伝導師、岡田と玉川の罪は限りなく重い！
岡田晴恵は、最初は普通のオバサンの姿だったのが、テレビ局のメイクの力で妙にオンナを意識して「ぶりっこ」するようになり、
当人も明らかにそんな注目される待遇に舞い上がり、嬉々として番組の期待に応える恐怖コメントを続けた。
玉川徹は、自分の正義を一切疑わない偏狭で独善的な元来の性格とヒステリックなほど健康にこだわる健康オタク気質と、理系で京大卒という経歴への過信で、もはや自分が何を言っているのか一切客観視できなくなっていた。

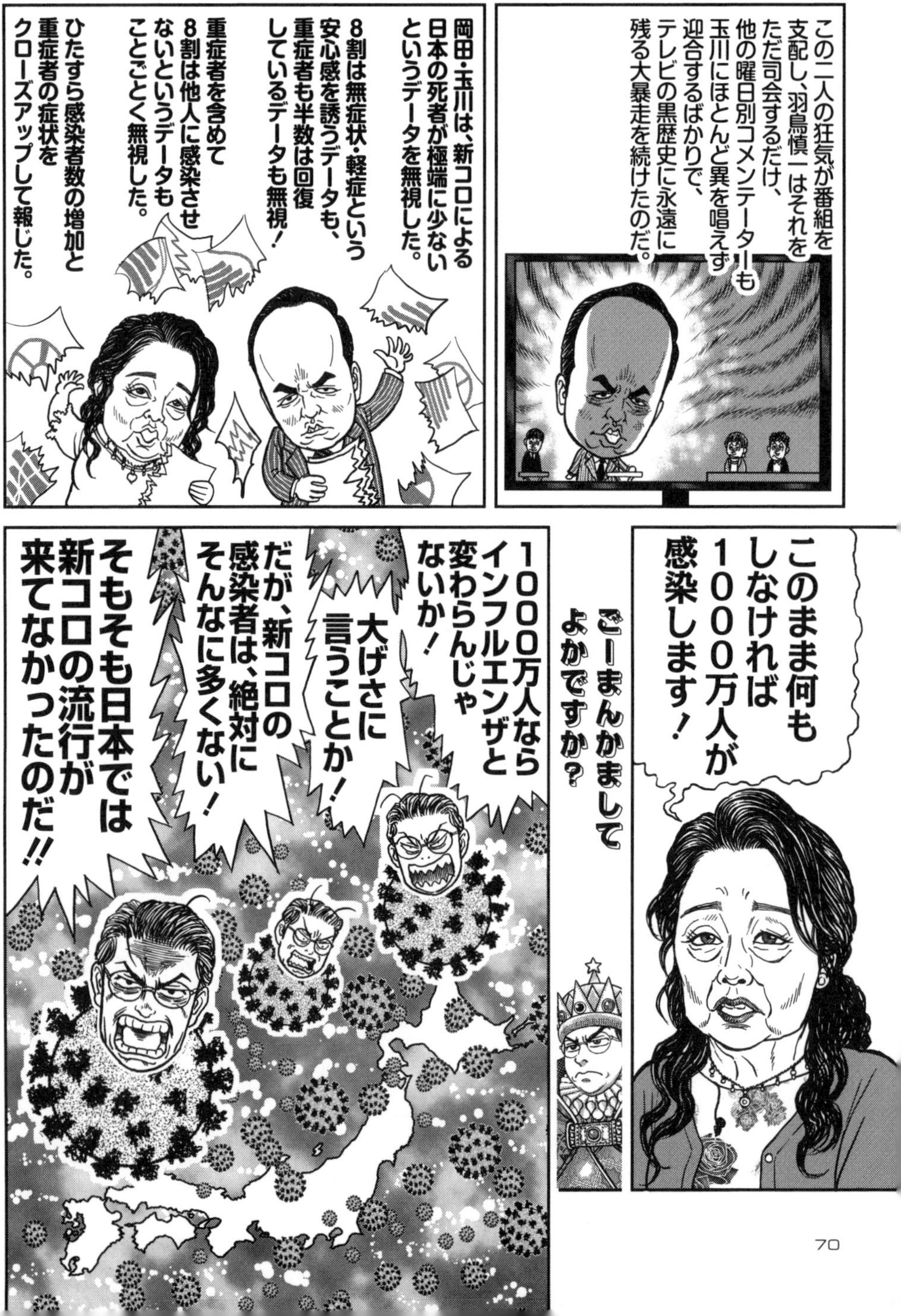
この二人の狂気が番組を支配し、羽鳥慎一はそれをただ司会するだけ、他の曜日別コメンテーターも玉川にほとんど異を唱えず迎合するばかりで、テレビの黒歴史に永遠に残る大暴走を続けたのだ。
岡田・玉川は、新コロによる日本の死者が極端に少ないというデータを無視した。
8割は無症状・軽症という安心感を誘うデータも、重症者も半数は回復しているデータも無視！
重症者を含めて8割は他人に感染させないというデータもことごとく無視した。
ひたすら感染者数の増加と重症者の症状をクローズアップして報じた。
このまま何もしなければ1000万人が感染します！
ごーまんかましてよかですか？
1000万人ならインフルエンザと変わらんじゃないか！
大げさに言うことか！
だが、新コロの感染者は、絶対にそんなに多くない！
そもそも日本では新コロの流行が来てなかったのだ!!

ゴーマニズム宣言 SPECIAL

コロナ論

第6章｜スウェーデンは成功している

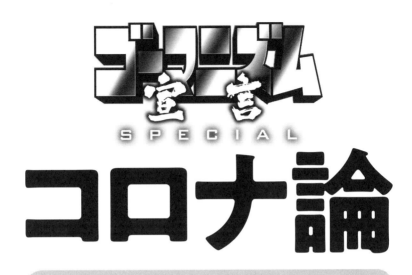

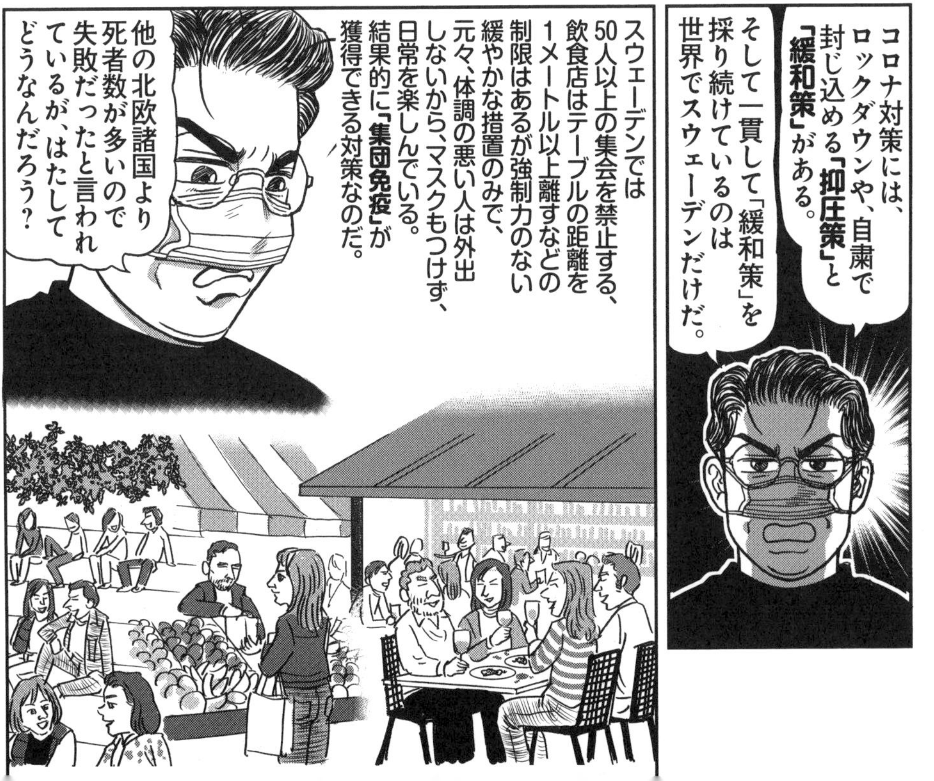
コロナ対策には、ロックダウンや、自粛で封じ込める「抑圧策」と「緩和策」がある。
そして一貫して「緩和策」を採り続けているのは世界でスウェーデンだけだ。
スウェーデンでは50人以上の集会を禁止する、飲食店はテーブルの距離を1メートル以上離すなどの制限はあるが強制力のない緩やかな措置のみで、元々、体調の悪い人は外出しないから、マスクもつけず、日常を楽しんでいる。結果的に「集団免疫」が獲得できる対策なのだ。
他の北欧諸国より死者数が多いので失敗だったと言われているが、はたしてどうなんだろう？

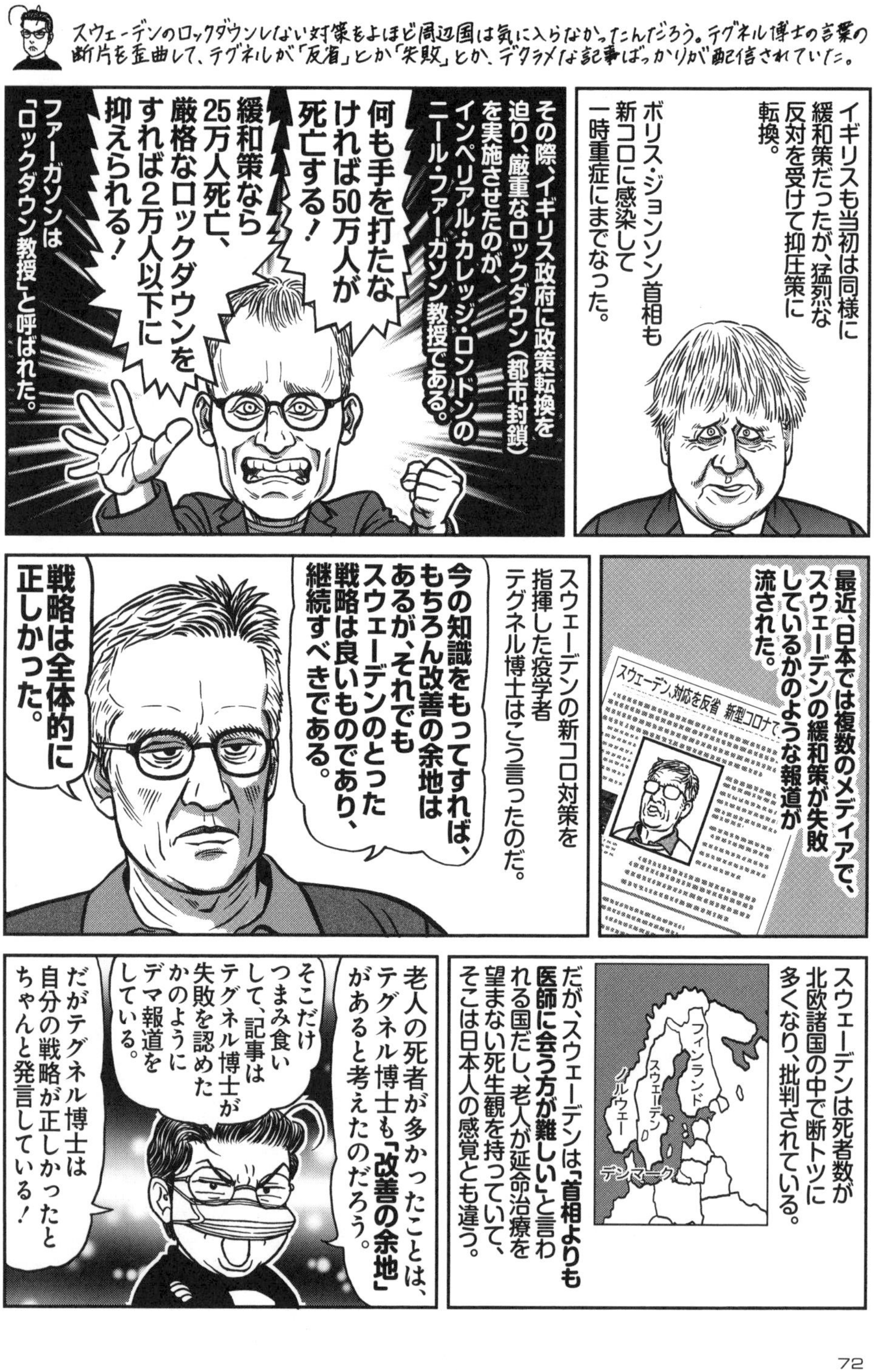
スウェーデンのロックダウンしない対策をよほど周辺国は気に入らなかったんだろう。テグネル博士の言葉の断片を歪曲して、テグネルが「反省」とか「失敗」とか、デタラメな記事ばっかりが配信されていた。
イギリスも当初は同様に緩和策だったが、猛烈な反対を受けて抑圧策に転換。
ボリス・ジョンソン首相も新コロに感染して一時重症にまでなった。
その際、イギリス政府に政策転換を迫り、厳重なロックダウン（都市封鎖）を実施させたのが、インペリアル・カレッジ・ロンドンのニール・ファーガソン教授である。
何も手を打たなければ50万人が死亡する！
緩和策なら25万人死亡、厳格なロックダウンをすれば2万人以下に抑えられる！
ファーガソンは「ロックダウン教授」と呼ばれた。
最近、日本では複数のメディアで、スウェーデンの緩和策が失敗しているかのような報道が流された。
スウェーデン、対応を反省　新型コロナで
スウェーデンの新コロ対策を指揮した疫学者テグネル博士はこう言ったのだ。
今の知識をもってすれば、もちろん改善の余地はあるが、それでもスウェーデンのとった戦略は良いものであり、継続すべきである。
戦略は全体的に正しかった。
スウェーデンは死者数が北欧諸国の中で断トツに多くなり、批判されている。
フィンランド
スウェーデン
ノルウェー
デンマーク
だが、スウェーデンは「首相よりも医師に会う方が難しい」と言われる国だし、老人が延命治療を望まない死生観を持っていて、そこは日本人の感覚とも違う。
老人の死者が多かったことは、テグネル博士も「改善の余地」があると考えたのだろう。
そこだけつまみ食いして、記事はテグネル博士が失敗を認めたかのようにデマ報道をしている。
だがテグネル博士は自分の戦略が正しかったとちゃんと発言している！

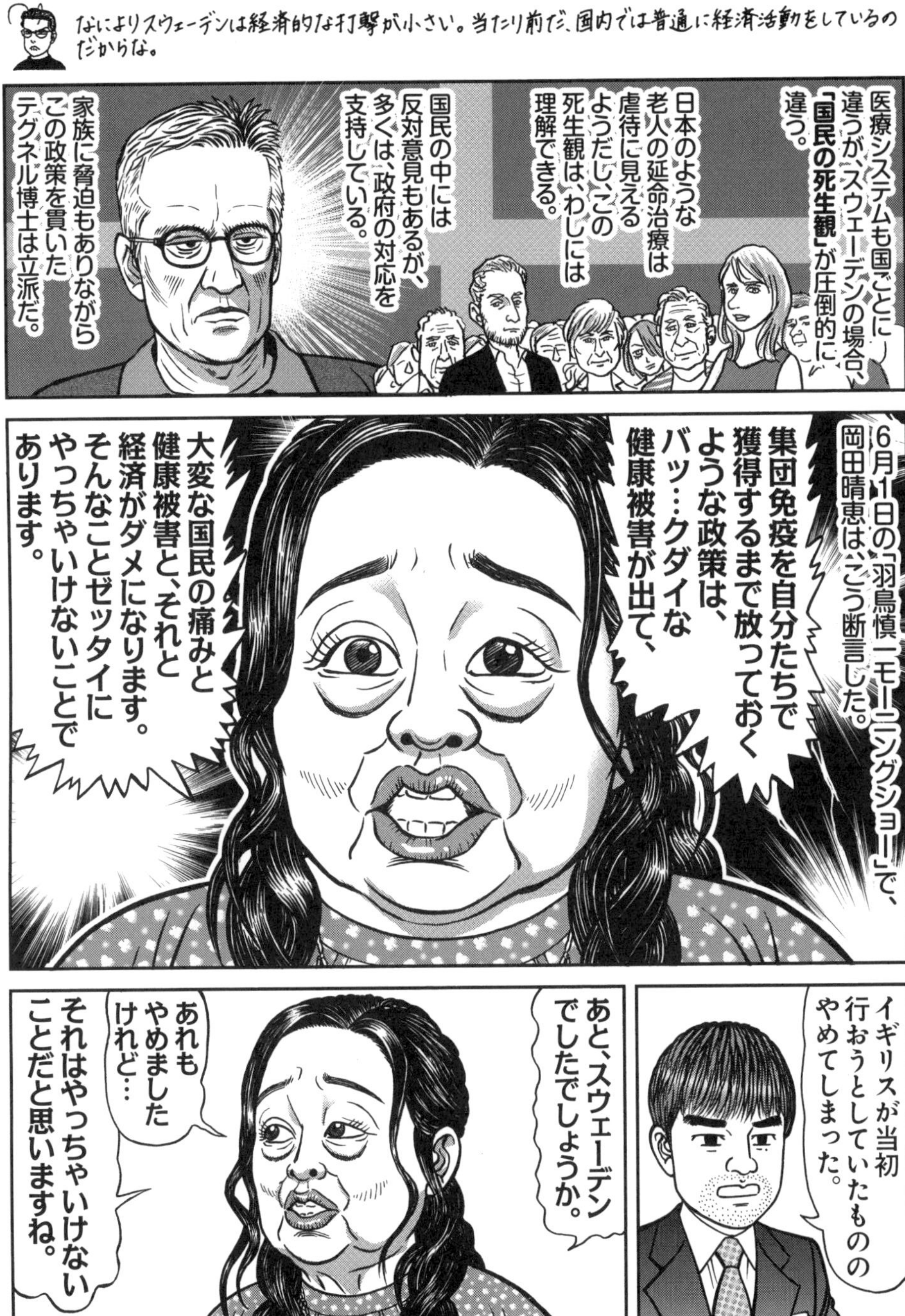
なによりスウェーデンは経済的な打撃が小さい。当たり前だ、国内では普通に経済活動をしているのだからな。
医療システムも国ごとに違うが、スウェーデンの場合、「国民の死生観」が圧倒的に違う。
日本のような老人の延命治療は虐待に見えるようだし、この死生観は、わしには理解できる。
国民の中には反対意見もあるが、多くは、政府の対応を支持している。
家族に脅迫もありながらこの政策を貫いたテグネル博士は立派だ。
6月1日の「羽鳥慎一モーニングショー」で、岡田晴恵は、こう断言した。
集団免疫を自分たちで獲得するまで放っておくような政策は、バッ…クダイな健康被害が出て、
大変な国民の痛みと健康被害と、それと経済がダメになります。そんなことゼッタイにやっちゃいけないことであります。
イギリスが当初行おうとしていたもののやめてしまった。
あと、スウェーデンでしたでしょうか。
あれもやめましたけれど…
それはやっちゃいけないことだと思いますね。

韓国・慰安婦支援団体の不正経理スキャンダルで「慰安婦ビジネス」の実態が明らかに！ 伊藤詩織さんがセカンドレイプに対して名誉毀損訴訟！ コロナの話題に埋もれさせてはならないことはまだまだある！ 『ゴーマニズム宣言2nd Season』4巻は、日本の重大問題を1冊に満載！ 日本の闇に光を当てる！

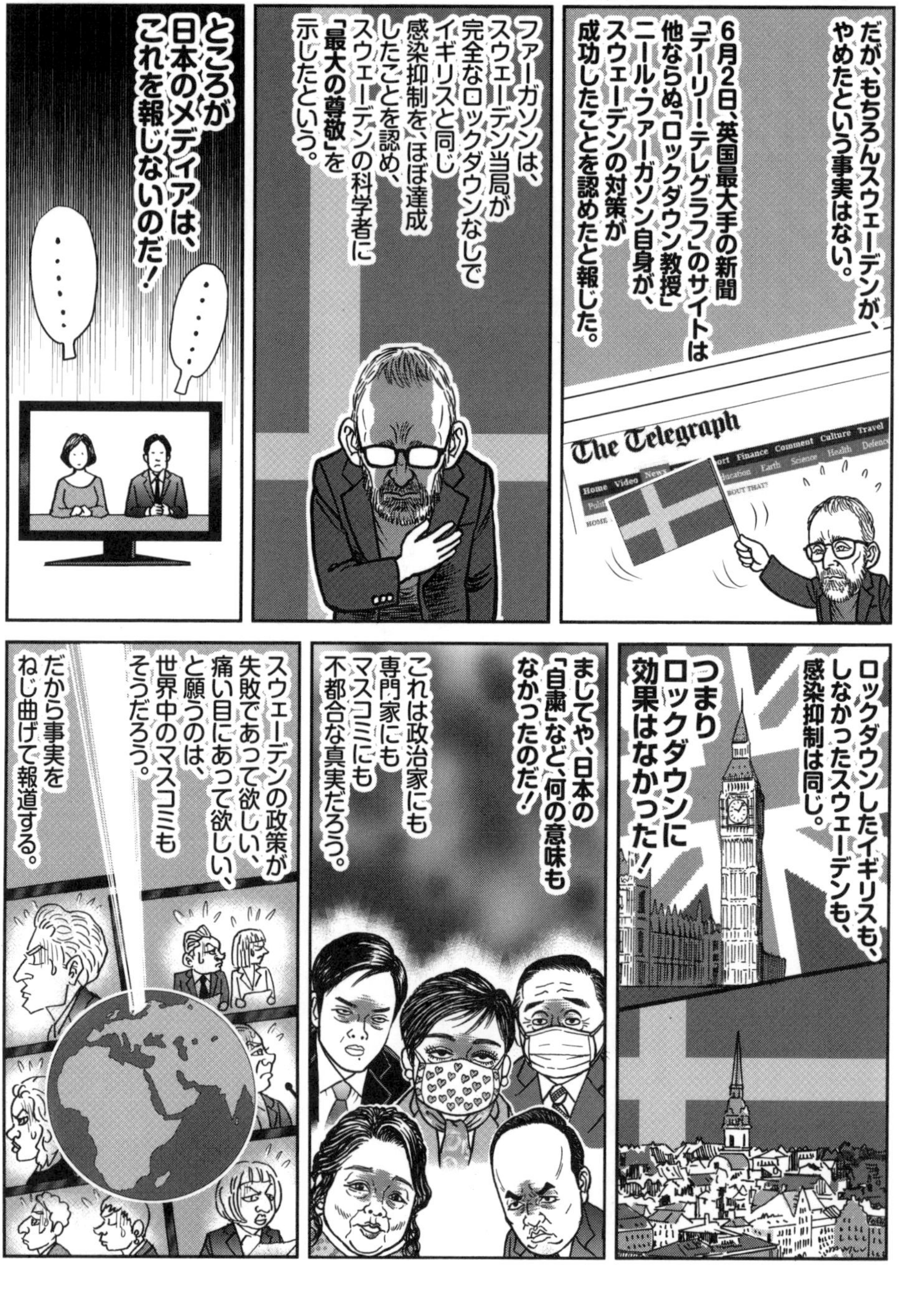
だが、もちろんスウェーデンが、やめたという事実はない。
6月2日、英国最大手の新聞「デーリー・テレグラフ」のサイトは他ならぬ「ロックダウン教授」ニール・ファーガソン自身が、スウェーデンの対策が成功したことを認めたと報じた。
The Telegraph
ファーガソンは、スウェーデン当局が完全なロックダウンなしでイギリスと同じ感染抑制を、ほぼ達成したことを認め、スウェーデンの科学者に「最大の尊敬」を示したという。
ところが日本のメディアは、これを報じないのだ！
………
………
ロックダウンしたイギリスも、しなかったスウェーデンも、感染抑制は同じ。
つまりロックダウンに効果はなかった！
ましてや、日本の「自粛」など、何の意味もなかったのだ！
これは政治家にも専門家にもマスコミにも不都合な真実だろう。
スウェーデンの政策が失敗であって欲しい、痛い目にあって欲しい、と願うのは、世界中のマスコミもそうだろう。
だから事実をねじ曲げて報道する。

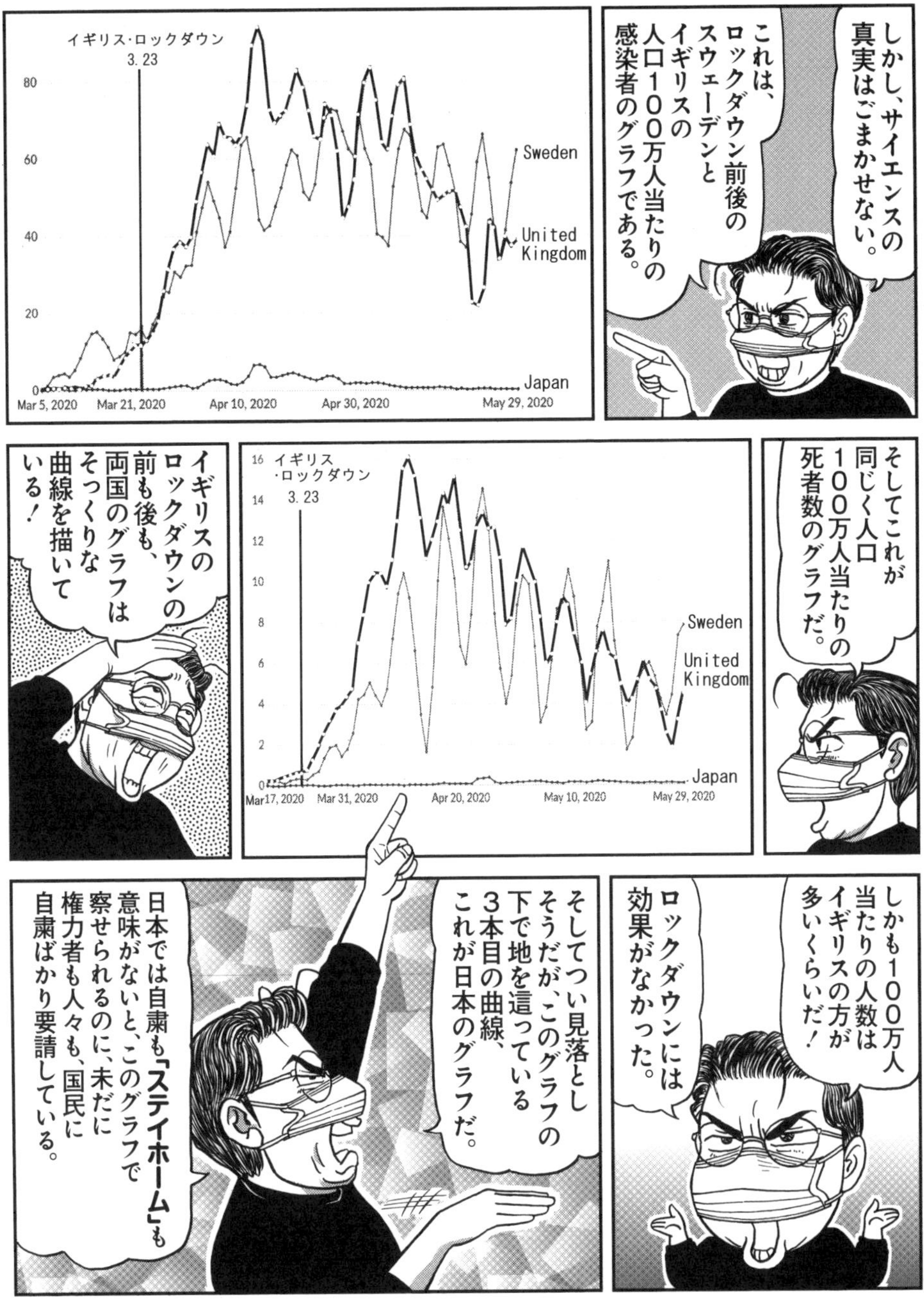
しかし、サイエンスの真実はごまかせない。
これは、ロックダウン前後のスウェーデンとイギリスの人口100万人当たりの感染者のグラフである。
イギリス・ロックダウン
3.23
80
60
40
20
0
Sweden
United Kingdom
Japan
Mar 5, 2020
Mar 21, 2020
Apr 10, 2020
Apr 30, 2020
May 29, 2020
そしてこれが同じく人口100万人当たりの死者数のグラフだ。
16
イギリス
・ロックダウン
3.23
14
12
10
8
6
4
2
0
Sweden
United Kingdom
Japan
Mar17, 2020
Mar 31, 2020
Apr 20, 2020
May 10, 2020
May 29, 2020
イギリスのロックダウンの前も後も、両国のグラフはそっくりな曲線を描いている！
しかも100万人当たりの人数はイギリスの方が多いくらいだ！
ロックダウンには効果がなかった。
そしてつい見落としそうだが、このグラフの下で地を這っている3本目の曲線、これが日本のグラフだ。
日本では自粛も「ステイホーム」も意味がないと、このグラフで察せられるのに、未だに権力者も人々も、国民に自粛ばかり要請している。

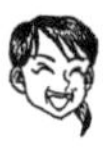

『よしりん辻説法』のLINEスタンプが発売されていること、ご存知ですか!? 可愛いハゲよしりんが動くアニメーションスタンプです!! 16種類すべてオモシロ可愛いのですが、私のお気に入りは「これにて安堵ーナツ♪」と「さよなら さよなら さよなら」と「シルクのトランクス」です。「シルクのトランクス」って、どういう時に使うべきかなぁ?

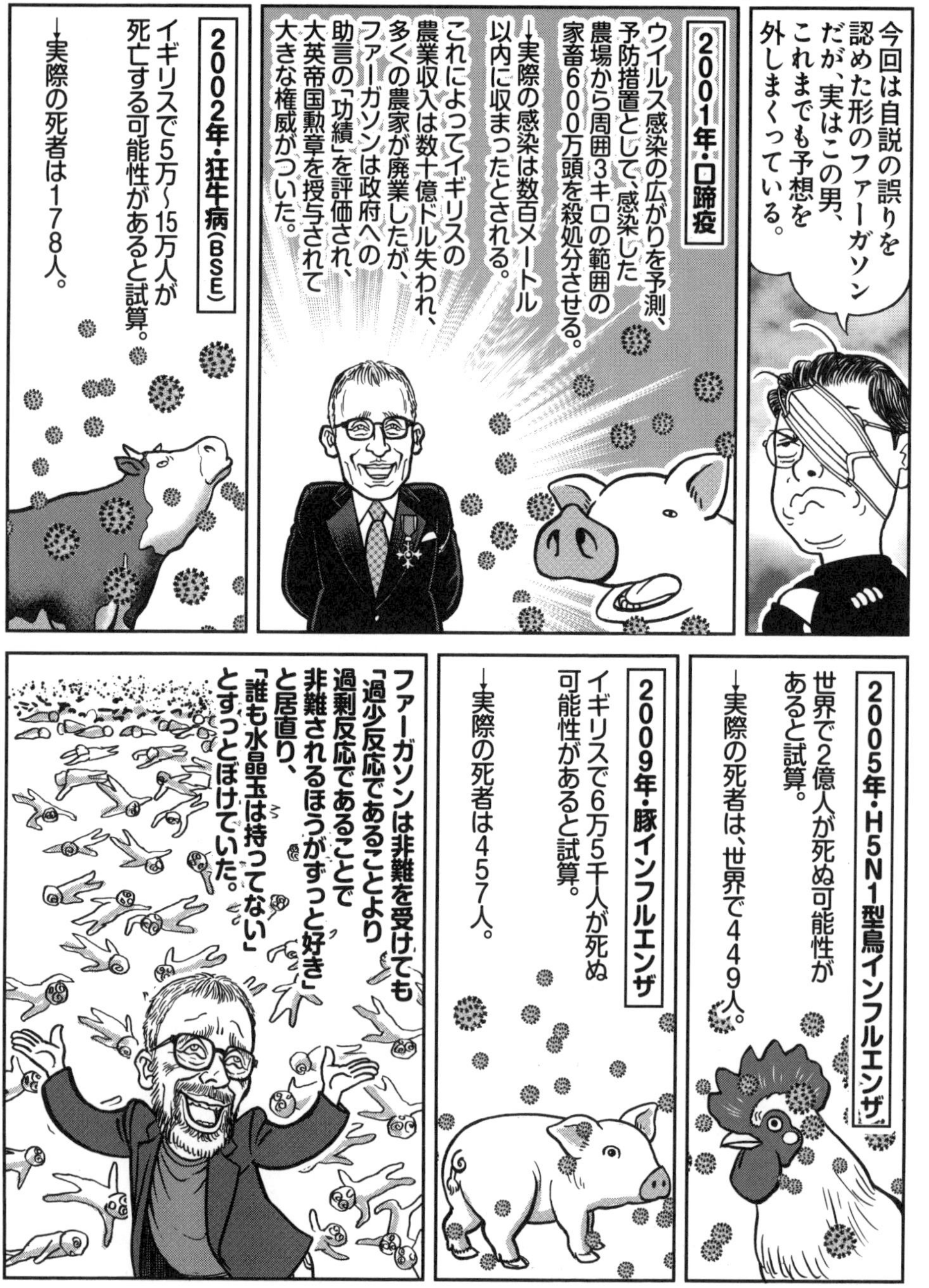

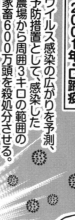

今回は自説の誤りを認めた形のファーガソンだが、実はこの男、これまでも予想を外しまくっている。
2001年・口蹄疫
ウイルス感染の広がりを予測、予防措置として、感染した農場から周囲3キロの範囲の家畜600万頭を殺処分させる。
→実際の感染は数百メートル以内に収まったとされる。
これによってイギリスの農業収入は数十億ドル失われ、多くの農家が廃業したが、ファーガソンは政府への助言の「功績」を評価され、大英帝国勲章を授与されて大きな権威がついた。
2002年・狂牛病(BSE)
イギリスで5万~15万人が死亡する可能性があると試算。
→実際の死者は178人。
2005年・H5N1型鳥インフルエンザ
世界で2億人が死ぬ可能性があると試算。
→実際の死者は、世界で449人。
2009年・豚インフルエンザ
イギリスで6万5千人が死ぬ可能性があると試算。
→実際の死者は457人。
ファーガソンは非難を受けても「過少反応であることより過剰反応であることで非難されるほうがずっと好き」と居直り、「誰も水晶玉は持ってない」とすっとぼけていた。

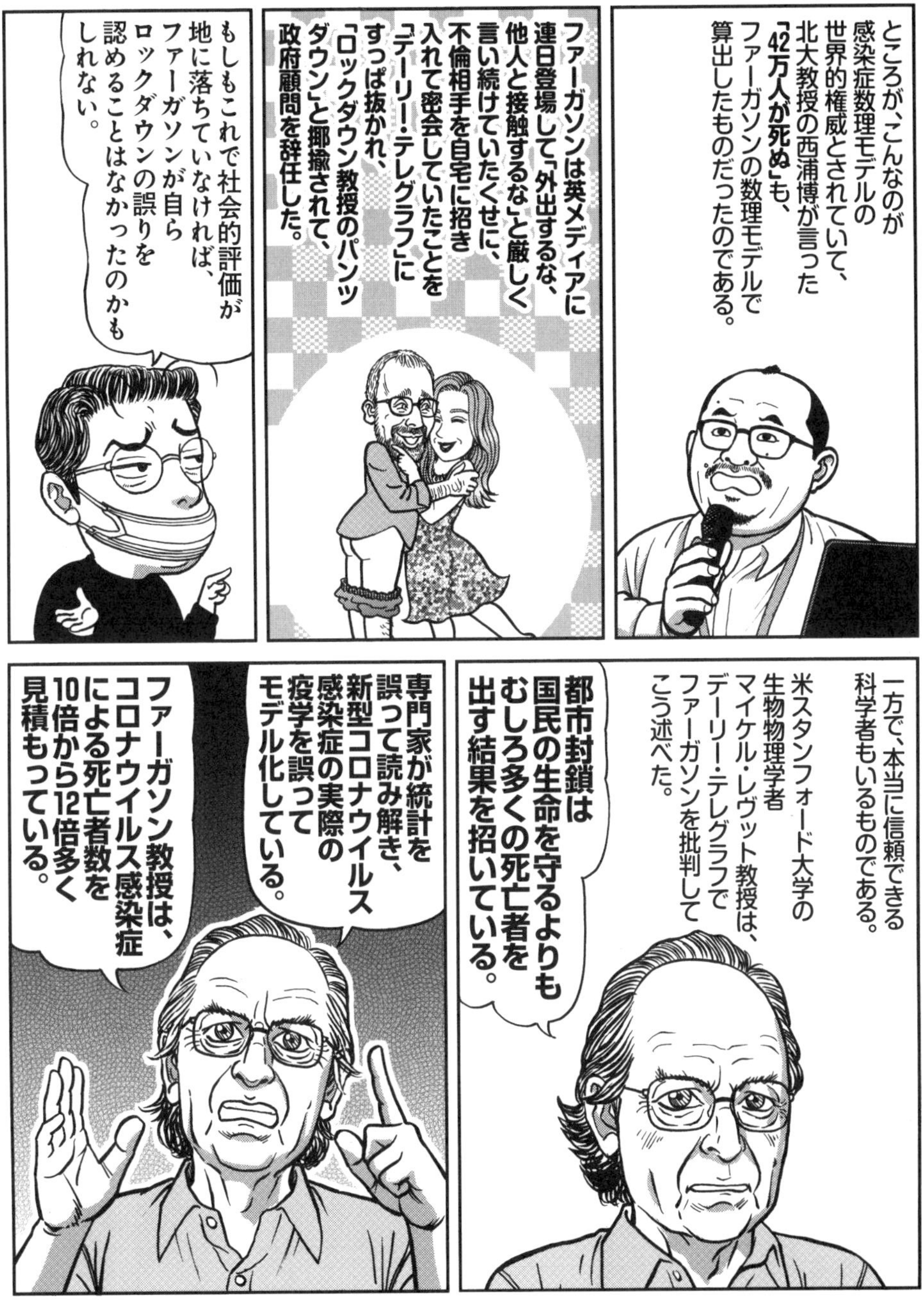

ところが、こんなのが感染症数理モデルの世界的権威とされていて、北大教授の西浦博が言った「42万人が死ぬ」も、ファーガソンの数理モデルで算出したものだったのである。
ファーガソンは英メディアに連日登場して「外出するな、他人と接触するな」と厳しく言い続けていたくせに、不倫相手を自宅に招き入れて密会していたことを「デーリー・テレグラフ」にすっぱ抜かれ、「ロックダウン教授のパンツダウン」と揶揄されて、政府顧問を辞任した。
もしもこれで社会的評価が地に落ちていなければ、ファーガソンが自らロックダウンの誤りを認めることはなかったのかもしれない。
一方で、本当に信頼できる科学者もいるものである。米スタンフォード大学の生物物理学者マイケル・レヴット教授は、デーリー・テレグラフでファーガソンを批判してこう述べた。
都市封鎖は国民の生命を守るよりもむしろ多くの死亡者を出す結果を招いている。
専門家が統計を誤って読み解き、新型コロナウイルス感染症の実際の疫学を誤ってモデル化している。
ファーガソン教授は、コロナウイルス感染症による死亡者数を10倍から12倍多く見積もっている。

「withコロナ」と言うなら、いちいち感染者数を気にしてはいけない。ウイルスは根絶できないのだから、感染者数の発表をもうやめるべきだろう。インフルエンザは毎日、発表してないじゃないか!

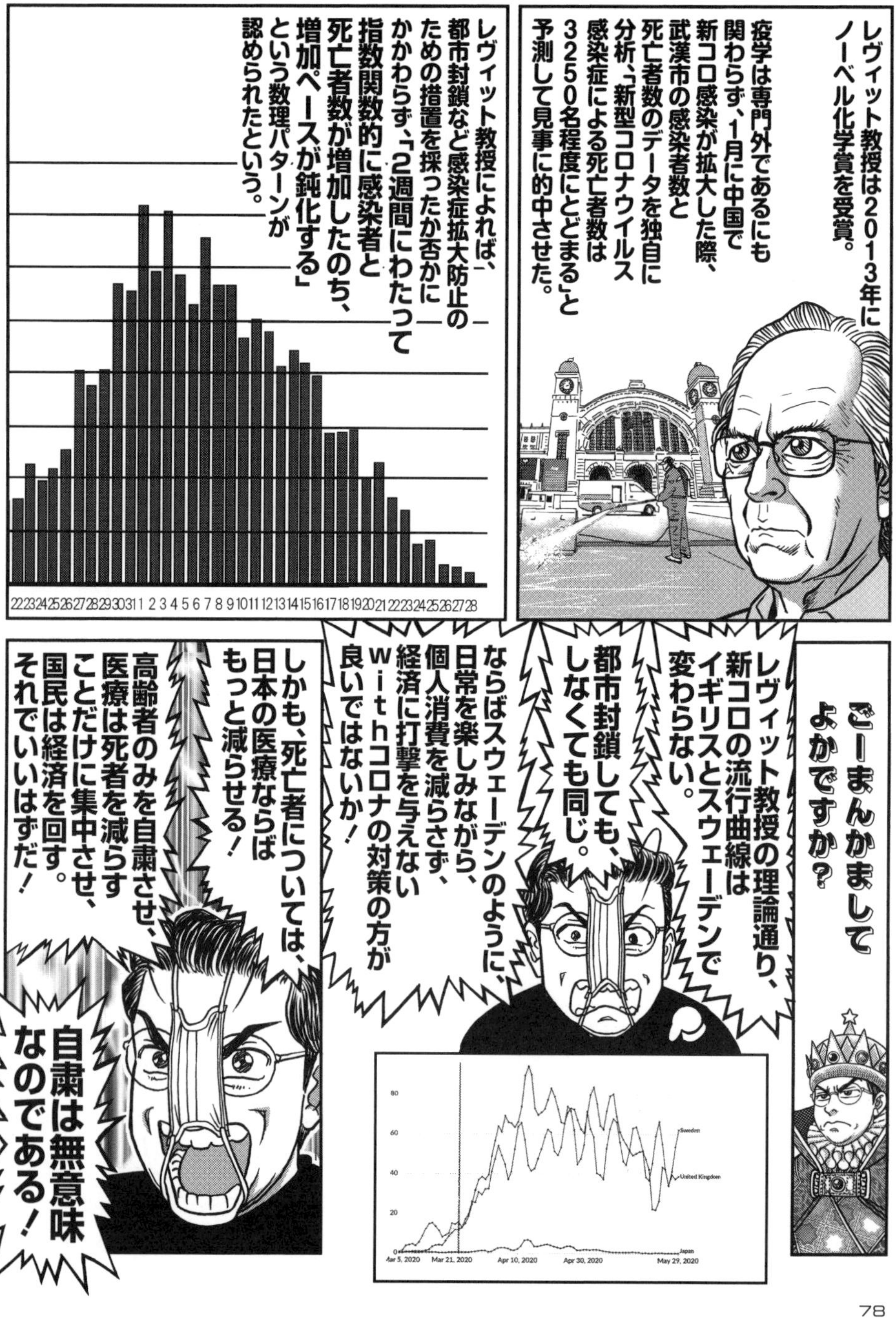

レヴィット教授は2013年にノーベル化学賞を受賞。
疫学は専門外であるにも関わらず、1月に中国で新コロ感染が拡大した際、武漢市の感染者数と死亡者数のデータを独自に分析、「新型コロナウイルス感染症による死亡者数は3250名程度にとどまる」と予測して見事に的中させた。
レヴィット教授によれば、都市封鎖など感染症拡大防止のための措置を採ったか否かにかかわらず、「2週間にわたって指数関数的に感染者と死亡者数が増加したのち、増加ペースが鈍化する」という数理パターンが認められたという。
22 23 24 25 26 27 28 29 30 31 1 2 3 4 5 6 7 8 9 10 11 12 13 14 15 16 17 18 19 20 21 22 23 24 25 26 27 28
ごーまんかましてよかですか?
レヴィット教授の理論通り、新コロの流行曲線はイギリスとスウェーデンで変わらない。
都市封鎖しても、しなくても同じ。
ならばスウェーデンのように、日常を楽しみながら、個人消費を減らさず、経済に打撃を与えないwithコロナの対策の方が良いではないか!
しかも、死亡者については、日本の医療ならばもっと減らせる!
高齢者のみを自粛させ、医療は死者を減らすことだけに集中させ、国民は経済を回す。それでいいはずだ!
自粛は無意味なのである!
80
60
40
20
0
Sweden
United Kingdom
Japan
Mar 5, 2020
Mar 21, 2020
Apr 10, 2020
Apr 30, 2020
May 29, 2020

ゴーマニズム宣言 SPECIAL

コロナ論

第7章 5密会談

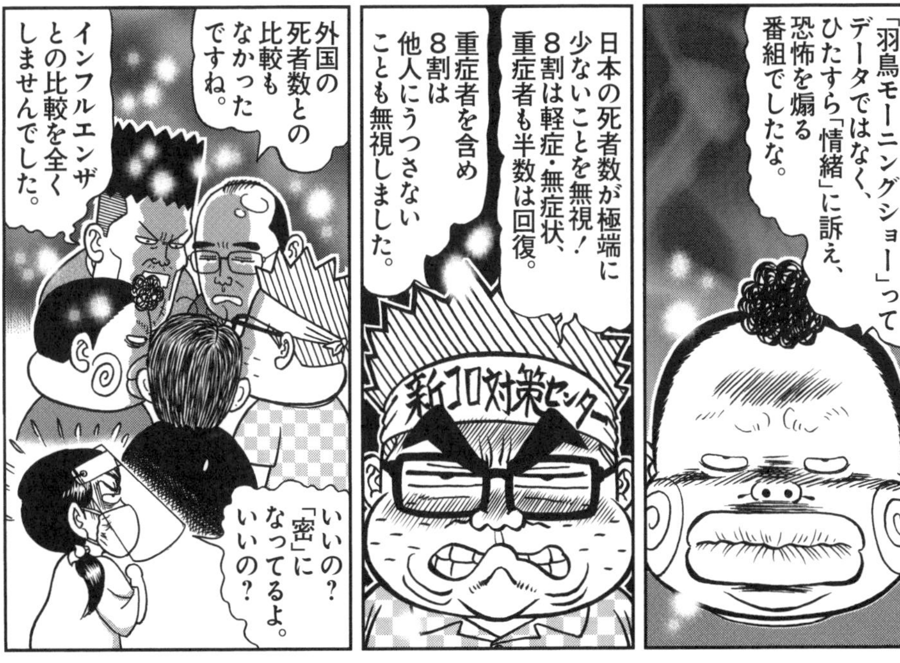

「羽鳥モーニングショー」ってデータではなく、ひたすら「情緒」に訴え、恐怖を煽る番組でしたな。
日本の死者数が極端に少ないことを無視！8割は軽症・無症状、重症者も半数は回復。
重症者を含め8割は他人にうつさないことも無視しました。
新コロ対策センター
外国の死者数との比較もなかったですね。
インフルエンザとの比較を全くしませんでした。
いいの？「密」になってるよ。いいの？

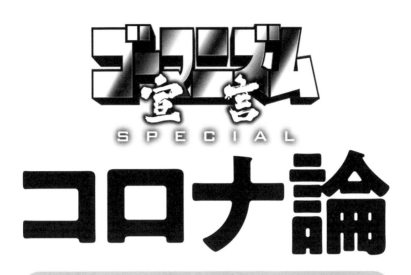

モーニングショーは緊急事態宣言が解除されてからも、渋谷の若者が泥酔して寝てるとか、外国人が集まって踊ってるとか、「法」に基づかない「道徳粛清」をやっている。自粛警察もそうだが、全く恣意的な「道徳粛清」で営業妨害を行なったが、日本は「法治国家」ではなかったのか？

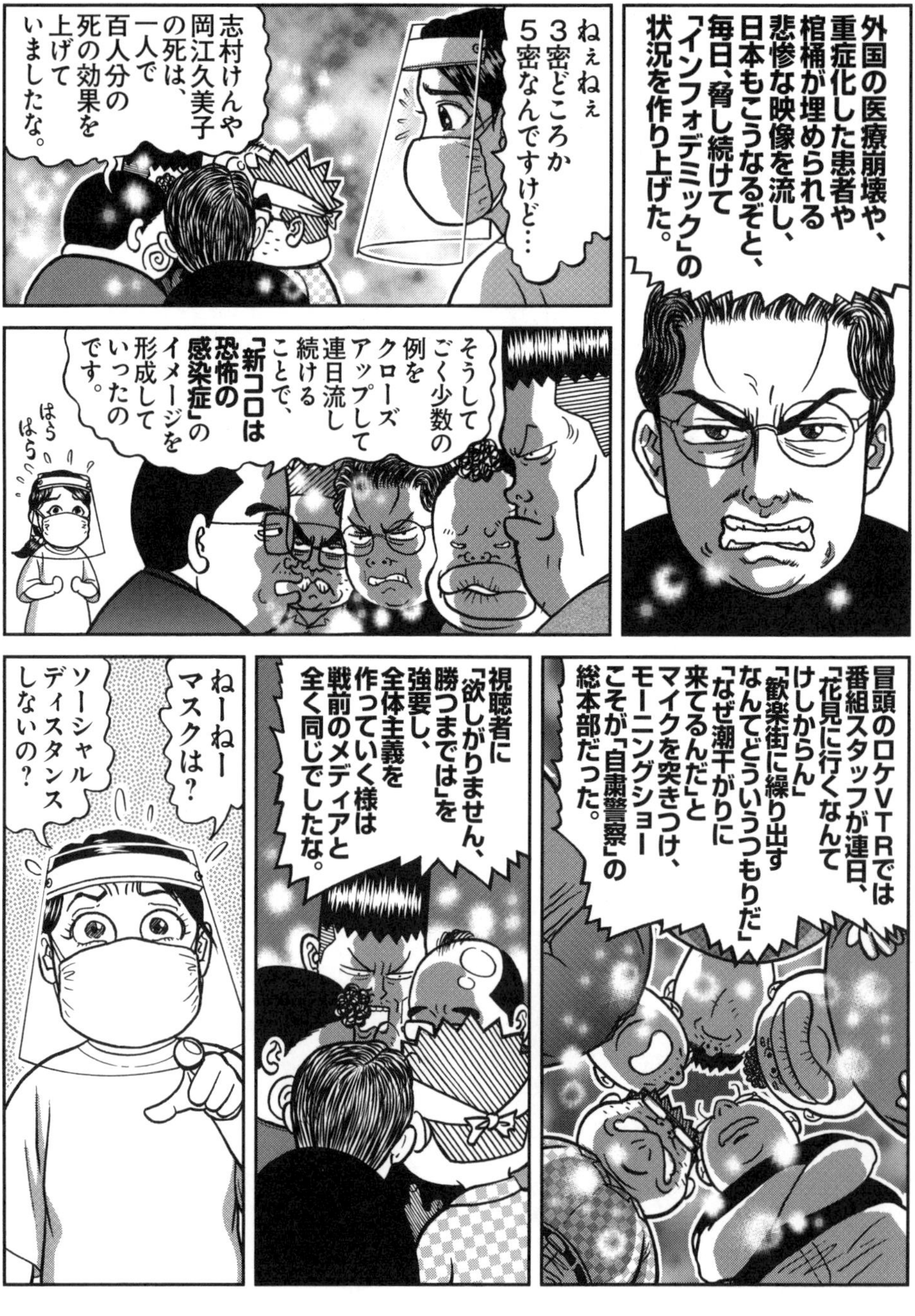

外国の医療崩壊や、重症化した患者や棺桶が埋められる悲惨な映像を流し、日本もこうなるぞと、毎日、脅し続けて「インフォデミック」の状況を作り上げた。
ねぇねぇ 3密どころか5密なんですけど…
志村けんや岡江久美子の死は、一人で百人分の死の効果を上げていましたな。
そうしてごく少数の例をクローズアップして連日流し続けることで、「新コロは恐怖の感染症」のイメージを形成していったのです。
はらはら
冒頭のロケVTRでは番組スタッフが連日、「花見に行くなんてけしからん」「歓楽街に繰り出すなんてどういうつもりだ」「なぜ潮干がりに来てるんだ」とマイクを突きつけ、モーニングショーこそが「自粛警察」の総本部だった。
視聴者に「欲しがりません、勝つまでは」を強要し、全体主義を作っていく様は戦前のメディアと全く同じでしたな。
ねーねーマスクは？ソーシャルディスタンスしないの？

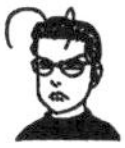

香港の若者はよく戦っている。日本人は「お上」に従う意識が強いから、香港のように戦えるかどうか？
しかし中国共産党は恐ろしい。人権意識など全くなくて、力づくで支配を拡大していく。恐ろしい。

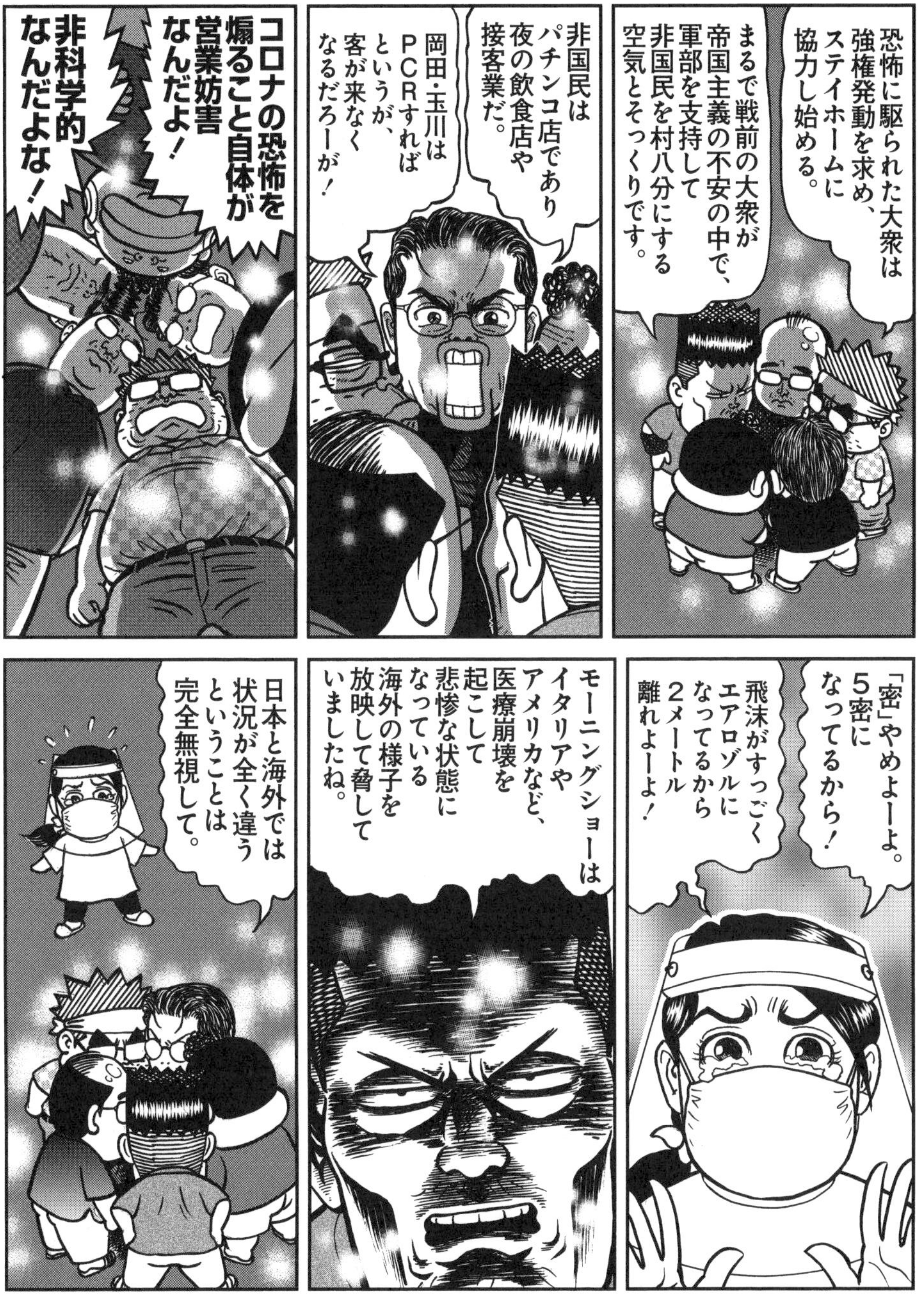

恐怖に駆られた大衆は強権発動を求め、ステイホームに協力し始める。
まるで戦前の大衆が帝国主義の不安の中で、軍部を支持して非国民を村八分にする空気とそっくりです。
非国民はパチンコ店であり夜の飲食店や接客業だ。
岡田・玉川はPCRすればというが、客が来なくなるだろーが！
コロナの恐怖を煽ること自体が営業妨害なんだよ！
非科学的なんだよな！
「密」やめよーよ。5密になってるから！
飛沫がすっごくエアロゾルになってるから2メートル離れよーよ！
モーニングショーはイタリアやアメリカなど、医療崩壊を起こして悲惨な状態になっている海外の様子を放映して脅していましたね。
日本と海外では状況が全く違うということは完全無視して。

言ったら言いっぱなしは卑劣である。視聴率1%＝100万人の影響力で、専門家の肩書きで発言したことには、責任を取ってもらう。

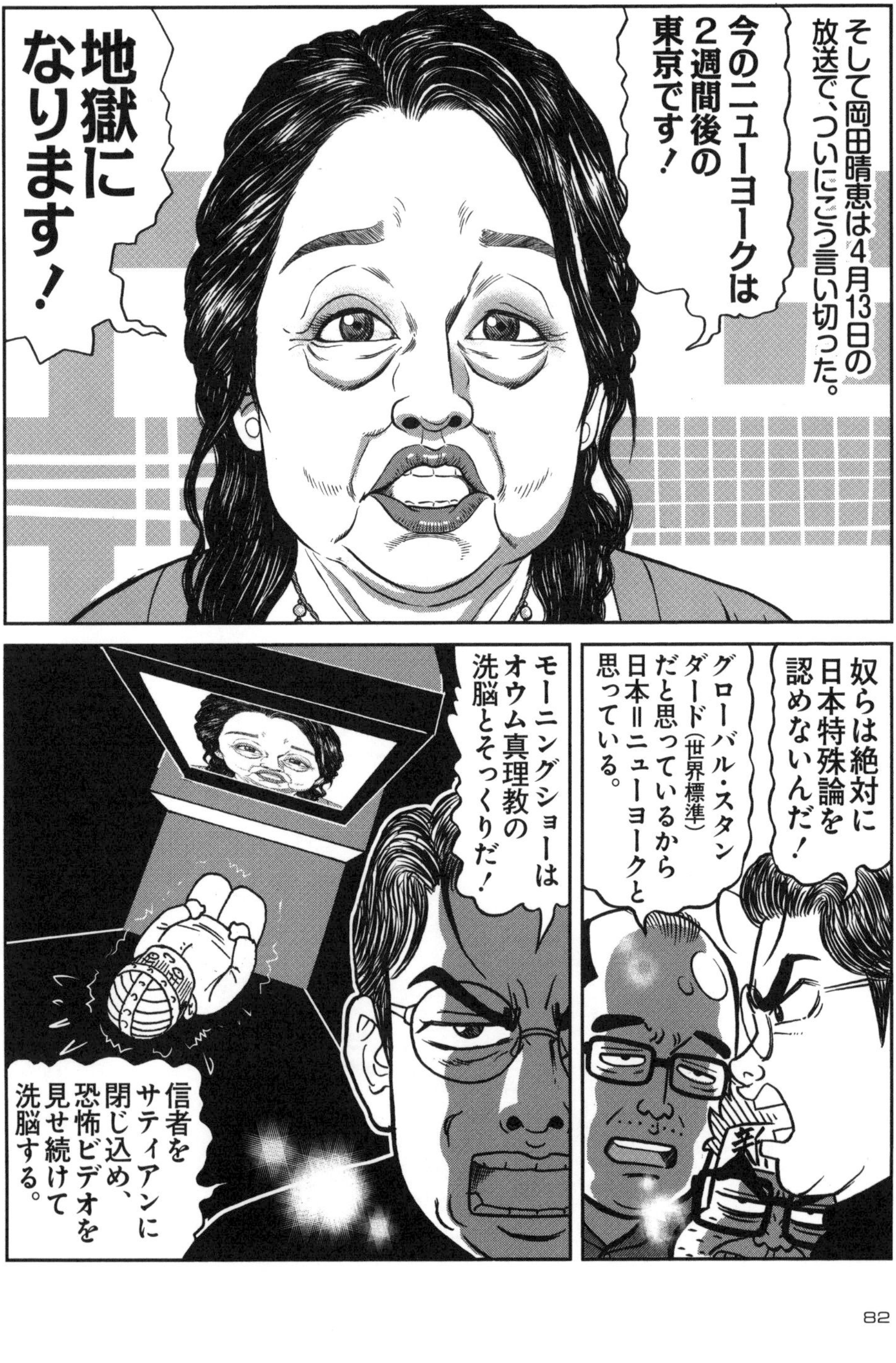
そして岡田晴恵は4月13日の放送で、ついにこう言い切った。
今のニューヨークは2週間後の東京です！
地獄になります！
奴らは絶対に日本特殊論を認めないんだ！
グローバル・スタンダード（世界標準）だと思っているから日本＝ニューヨークと思っている。
モーニングショーはオウム真理教の洗脳とそっくりだ！
信者をサティアンに閉じ込め、恐怖ビデオを見せ続けて洗脳する。

コロナ・インフォデミックショーと化した羽鳥慎一モーニングショーがやらかした日本の社会・経済・文化への破壊行為のすさまじさは、オウム真理教の比ではない！テレビの発言なんか言ったそばから消えていくと思ったら大間違い。webマガジン小林よしのりライジングでも徹底批判して記録に残します！

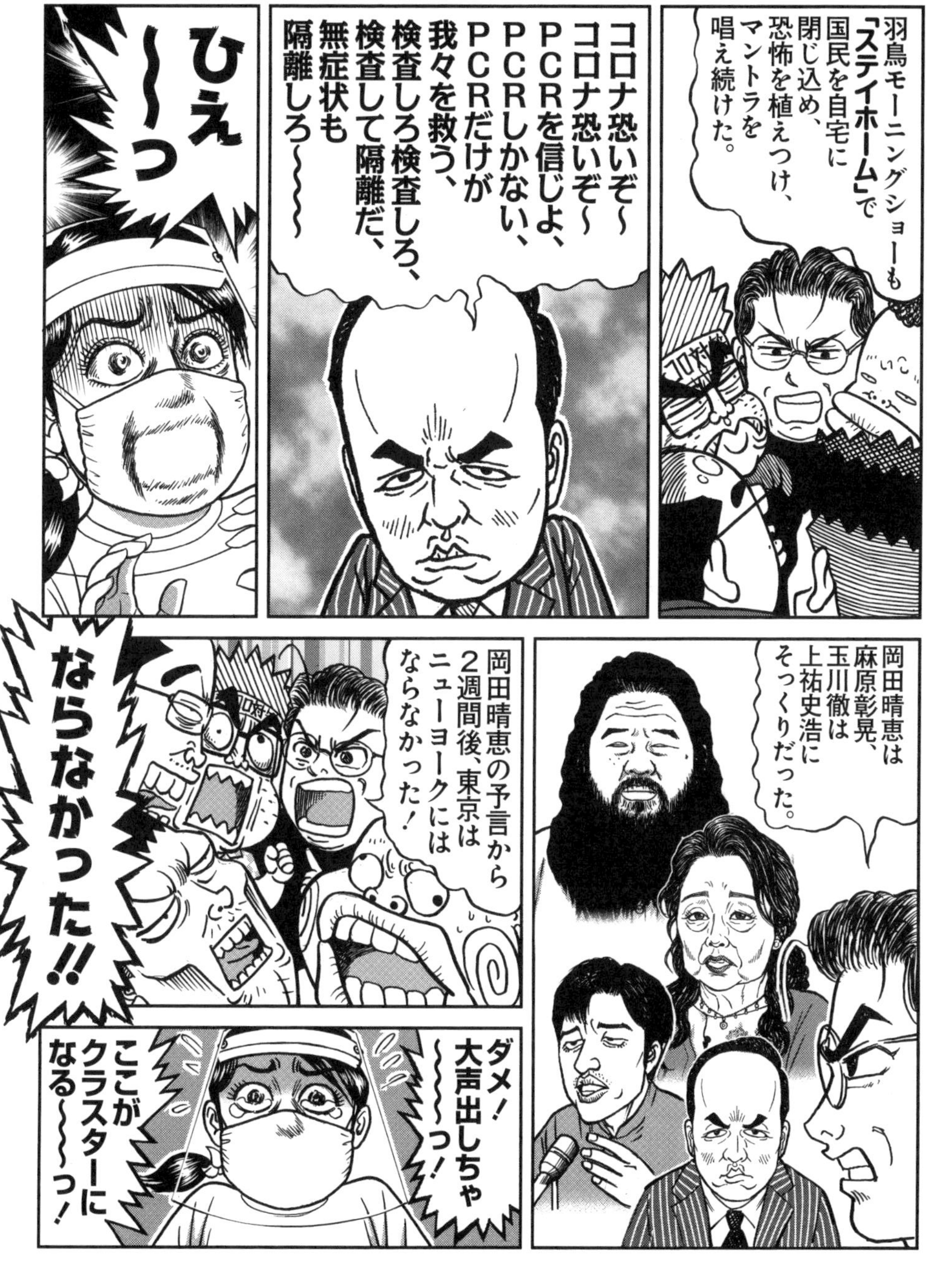

羽鳥モーニングショーも「ステイホーム」で国民を自宅に閉じ込め、恐怖を植えつけ、マントラを唱え続けた。
コロナ恐いぞ〜 コロナ恐いぞ〜 PCRを信じよ、PCRしかない、PCRだけが我々を救う、検査しろ検査しろ、検査して隔離だ、無症状も隔離しろ〜〜〜
ひえ〜っ
岡田晴恵は麻原彰晃、玉川徹は上祐史浩にそっくりだった。
岡田晴恵の予言から2週間後、東京はニューヨークにはならなかった！
ならなかった!!
ダメ！大声出しちゃ〜〜っ！
ここがクラスターになる〜〜っ！

次回のゴー宣道場は7/12(日)開催！ようやく一般参加者の応募も受けつけます。テーマは『コロナの正体』！医師で元厚労省医系技官の木村もりよ氏を特別ゲストにお迎えします！今回の緊急事態宣言、自粛の是非、そして今後もっと毒性の強いウイルスが侵入してきた場合の対処など、議論すべきことはたくさんあります！

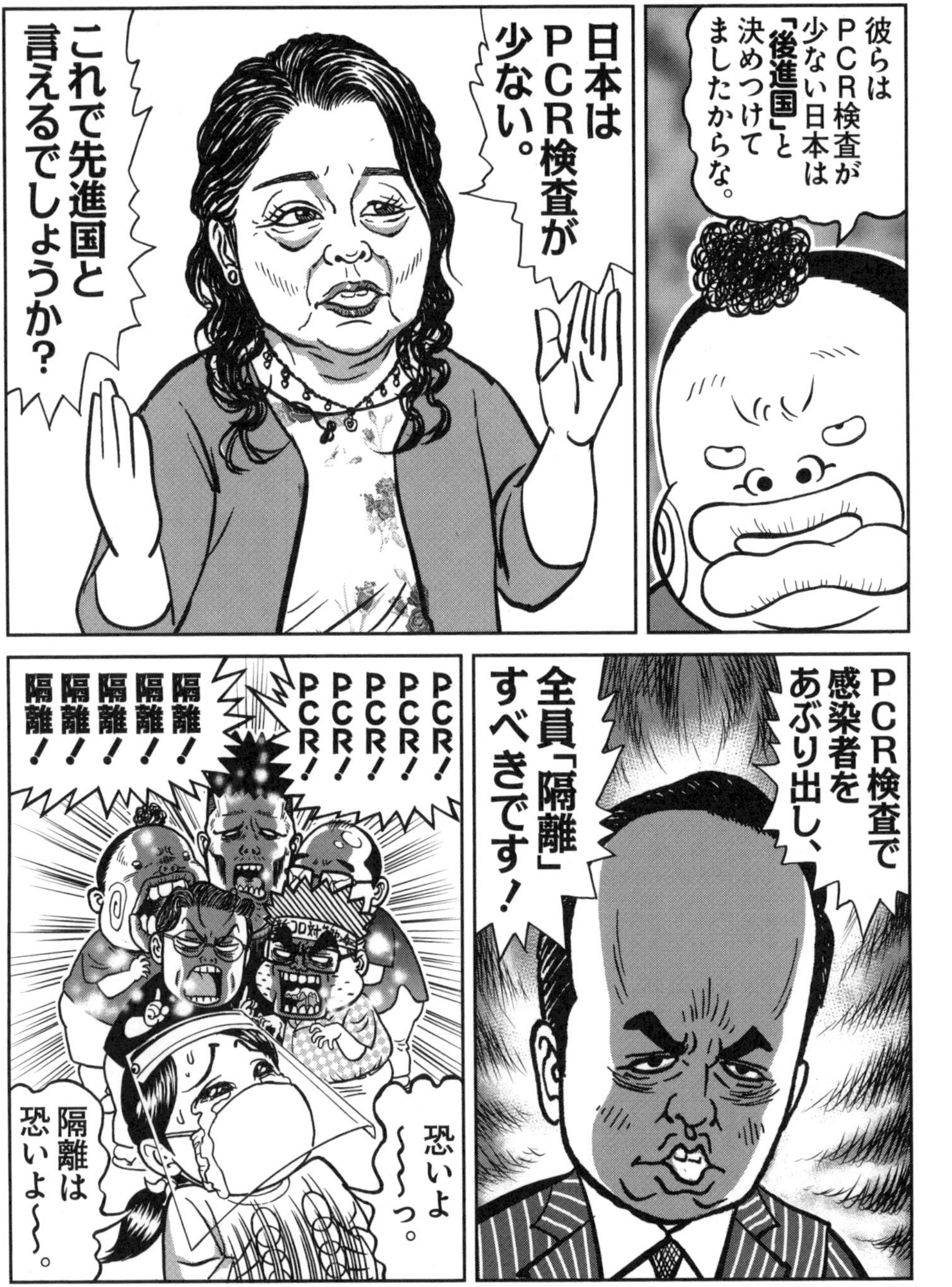

彼らはPCR検査が少ない日本は「後進国」と決めつけてましたからな。
日本はPCR検査が少ない。
これで先進国と言えるでしょうか？
PCR検査で感染者をあぶり出し、全員「隔離」すべきです！
PCR！
PCR！
PCR！
PCR！
PCR！
隔離！
隔離！
隔離！
隔離！
隔離！
恐いよ〜〜っ。
隔離は恐いよ〜〜。

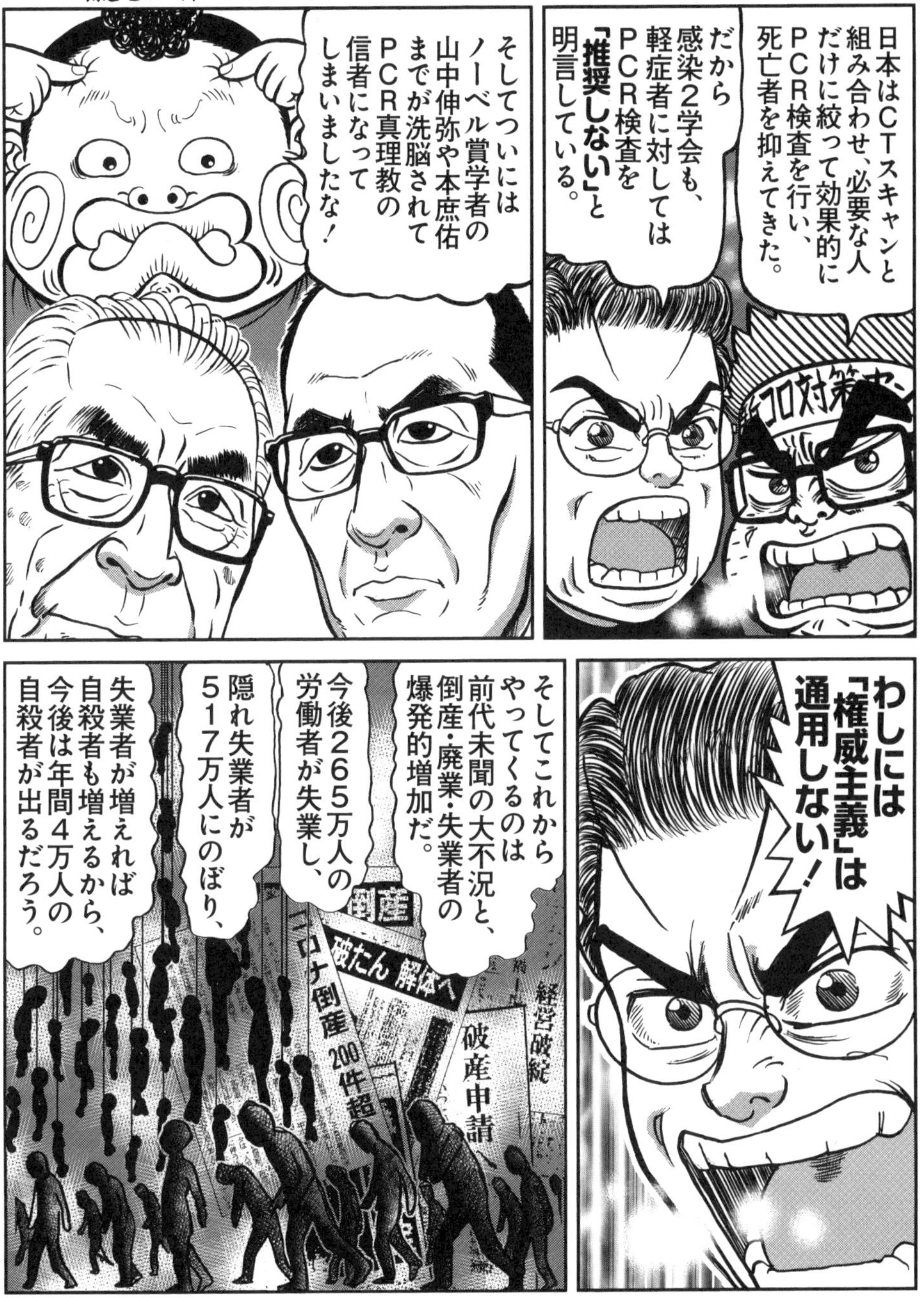
日本はCTスキャンと組み合わせ、必要な人だけに絞ってPCR検査を行い、効果的に死亡者を抑えてきた。
だから感染2学会も、軽症者に対してはPCR検査を「推奨しない」と明言している。
そしてついにはノーベル賞学者の山中伸弥や本庶佑までが洗脳されてPCR真理教の信者になってしまいましたな！
わしには「権威主義」は通用しない！
そしてこれからやってくるのは前代未聞の大不況と、倒産・廃業・失業者の爆発的増加だ。
今後265万人の労働者が失業し、
隠れ失業者が517万人にのぼり、
失業者が増えれば自殺者も増えるから、今後は年間4万人の自殺者が出るだろう。
倒産
破たん 解体へ
コロナ倒産200件超
経営破綻
破産申請

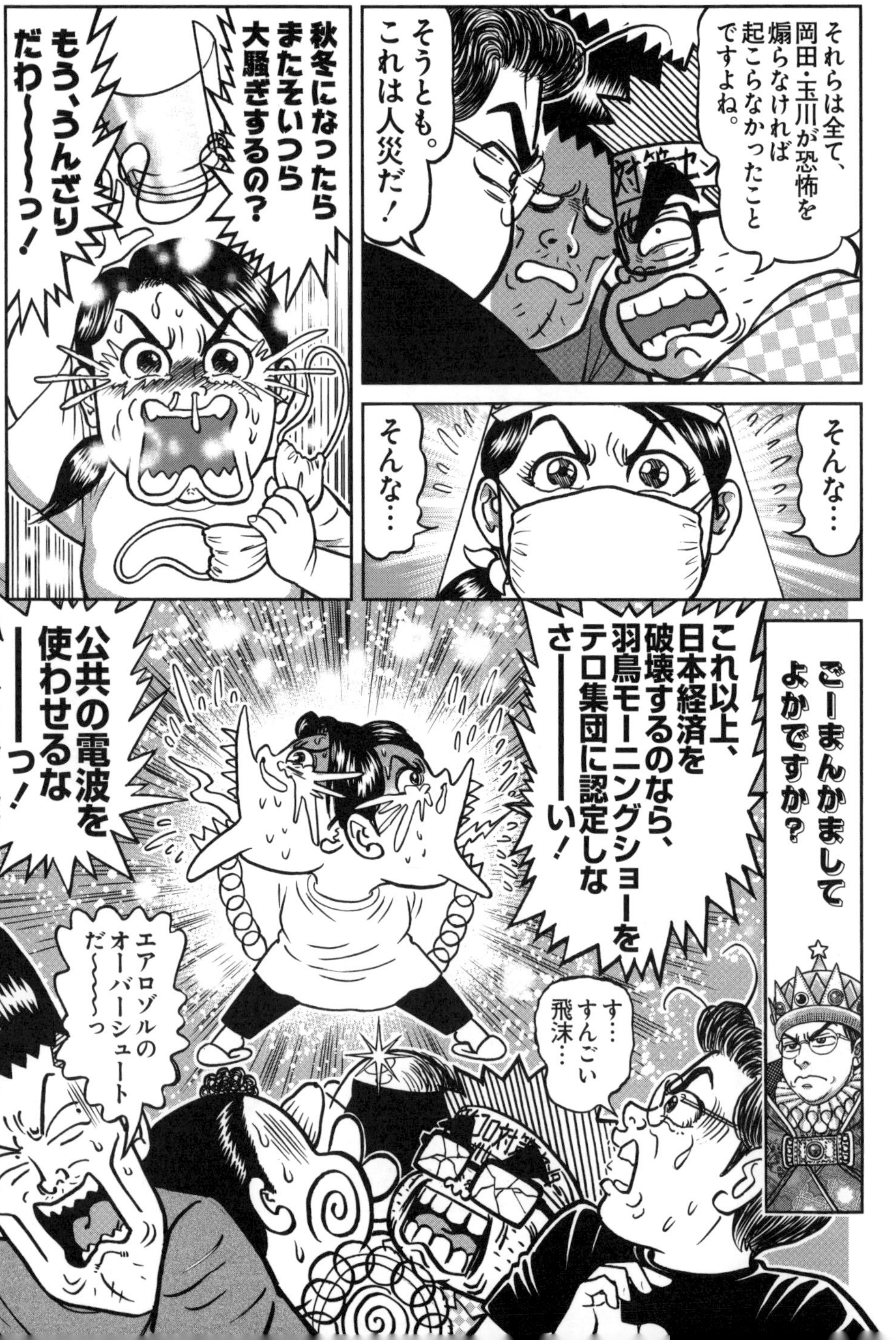
それらは全て、
岡田・玉川が恐怖を
煽らなければ
起こらなかったこと
ですよね。
そうとも。
これは人災だ！
そんな…
そんな…
秋冬になったら
またそいつら
大騒ぎするの？
もう、うんざり
だわ〜〜〜っ！
ごーまんかまして
よかですか？
これ以上、
日本経済を
破壊するのなら、
羽鳥モーニングショーを
テロ集団に認定しな
さ———い！
公共の電波を
使わせるな
——っ！
す…
すんごい
飛沫…
エアロゾルの
オーバーシュート
だ〜〜〜っ

ゴーマニズム宣言SPECIAL

コロナ論

第8章 東京の抗体保有率0・1%

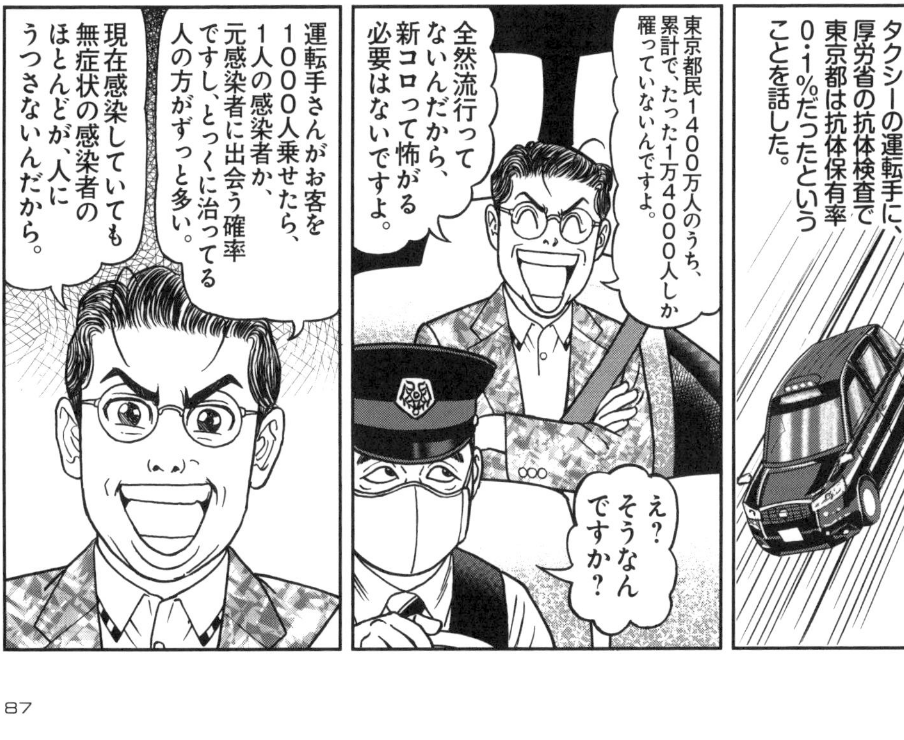

タクシーの運転手に、厚労省の抗体検査で東京都は抗体保有率0・1%だったということを話した。
東京都民1400万人のうち、累計で、たった1万4000人しか罹っていないんですよ。
全然流行ってないんだから、新コロって怖がる必要はないですよ。
え？そうなんですか？
運転手さんがお客を1000人乗せたら、1人の感染者か、元感染者に出会う確率ですし、とっくに治ってる人の方がずっと多い。
現在感染していても無症状の感染者のほとんどが、人にうつさないいんだから。

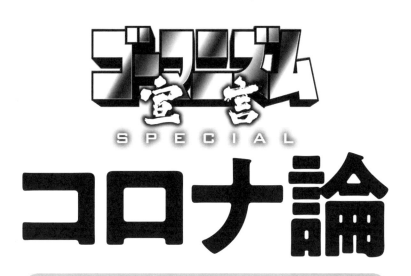

厚労省実施の新型コロナウイルス抗体検査では、東京都で陽性率0.1%、大阪府で0.17%、宮城県で0.03%だった。ぜんっぜん流行っていない!

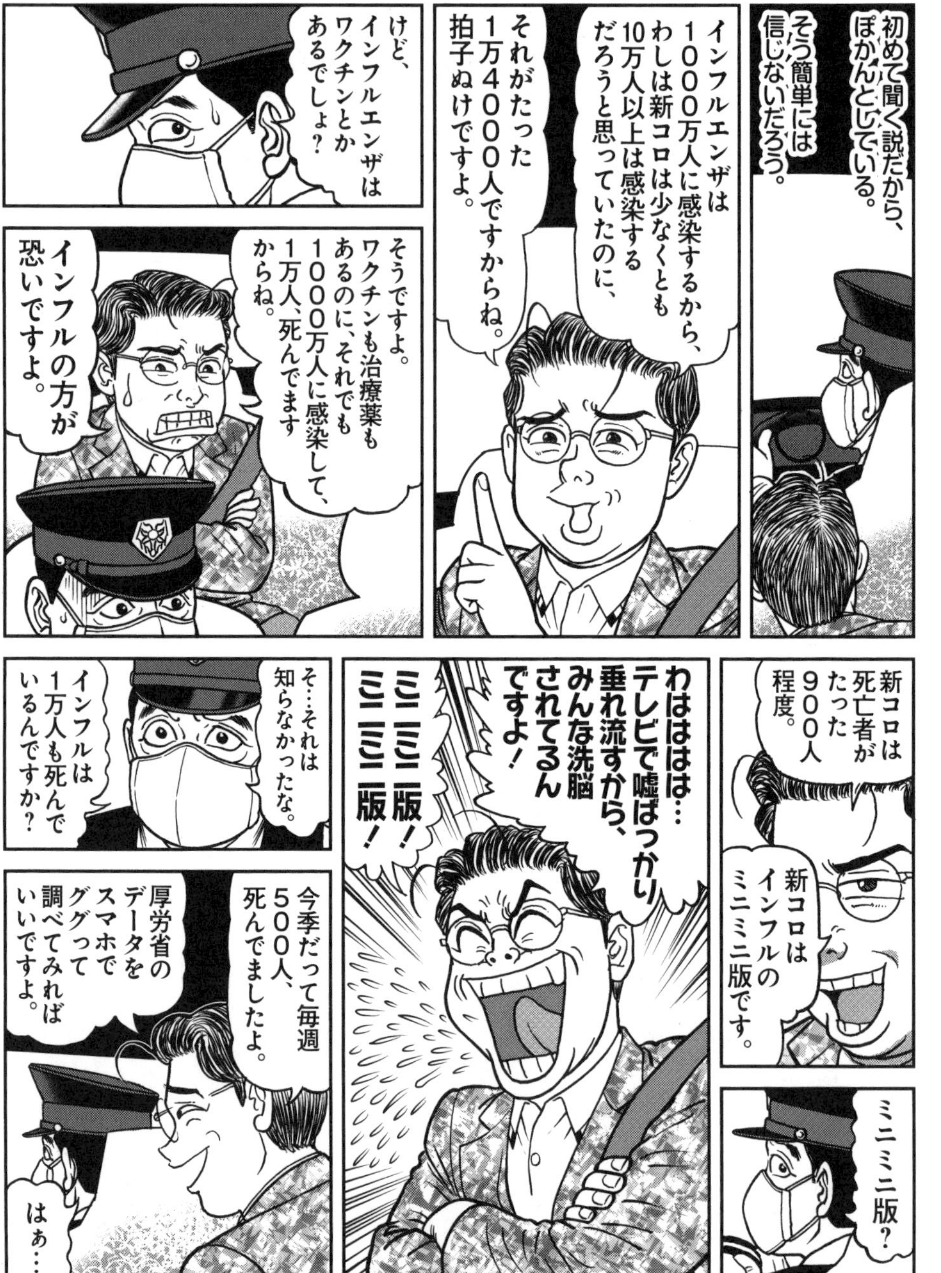
初めて聞く説だから、ぽかんとしている。
そう簡単には信じないだろう。
インフルエンザは1000万人に感染するから、わしは新コロは少なくとも10万人以上は感染するだろうと思っていたのに、
それがたった1万4000人ですからね。拍子ぬけですよ。
けど、インフルエンザはワクチンとかあるでしょ?
そうですよ。ワクチンも治療薬もあるのに、それでも1000万人に感染して、1万人、死んでますからね。
インフルの方が恐いですよ。
新コロは死亡者がたった900人程度。
新コロはインフルのミニミニ版です。
ミニミニ版?
わははは…テレビで嘘ばっかり垂れ流すから、みんな洗脳されてるんですよ!
ミニミニ版!ミニミニ版!
そ…それは知らなかったな。
インフルは1万人も死んでいるんですか?
今季だって毎週500人、死んでましたよ。
厚労省のデータをスマホでググって調べてみればいいですよ。
はぁ…

新コロが怖いのはあくまでも欧州や北米・南米でのこと。抗体反応0.1%と聞いて、まだ目が覚めないんだから日本人って全然「科学的」ではないね。怨霊を恐れていた平安時代から変わらない。陰陽師が必要かも。

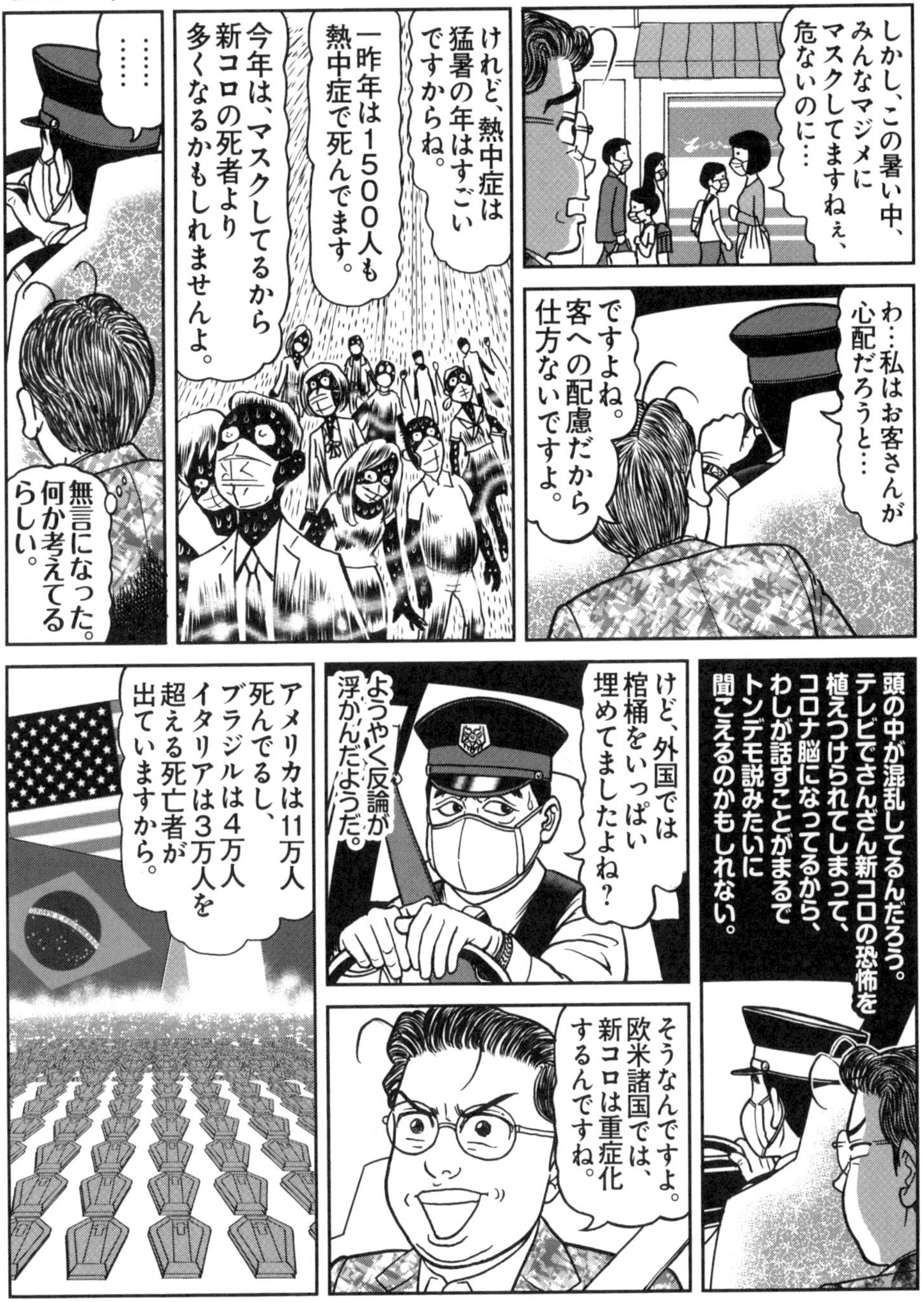

しかし、この暑い中、みんなマジメにマスクしてますねぇ、危ないのに…
わ…私はお客さんが心配だろうと…
ですよね。客への配慮だから仕方ないですよ。
けれど、熱中症は猛暑の年はすごいですからね。
一昨年は熱中症で死んでます。1500人も
今年は、マスクしてるから新コロの死者より多くなるかもしれませんよ。
……
無言になった。何か考えてるらしい。
頭の中が混乱してるんだろう。テレビでさんざん新コロの恐怖を植えつけられてしまって、コロナ脳になってるから、わしが話すことがまるでトンデモ説みたいに聞こえるのかもしれない。
けど、外国では棺桶をいっぱい埋めてましたよね？
ようやく反論が浮かんだようだ。
そうなんですよ。欧米諸国では、新コロは重症化するんですね。
アメリカは11万人死んでるし、ブラジルは4万人イタリアは3万人を超える死亡者が出ていますから。

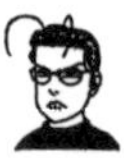

日本の死亡者数が「アジアの中では多い」と難癖つけてる者がいるが、「人口」とか「高齢者の人数」とか、比較したか？

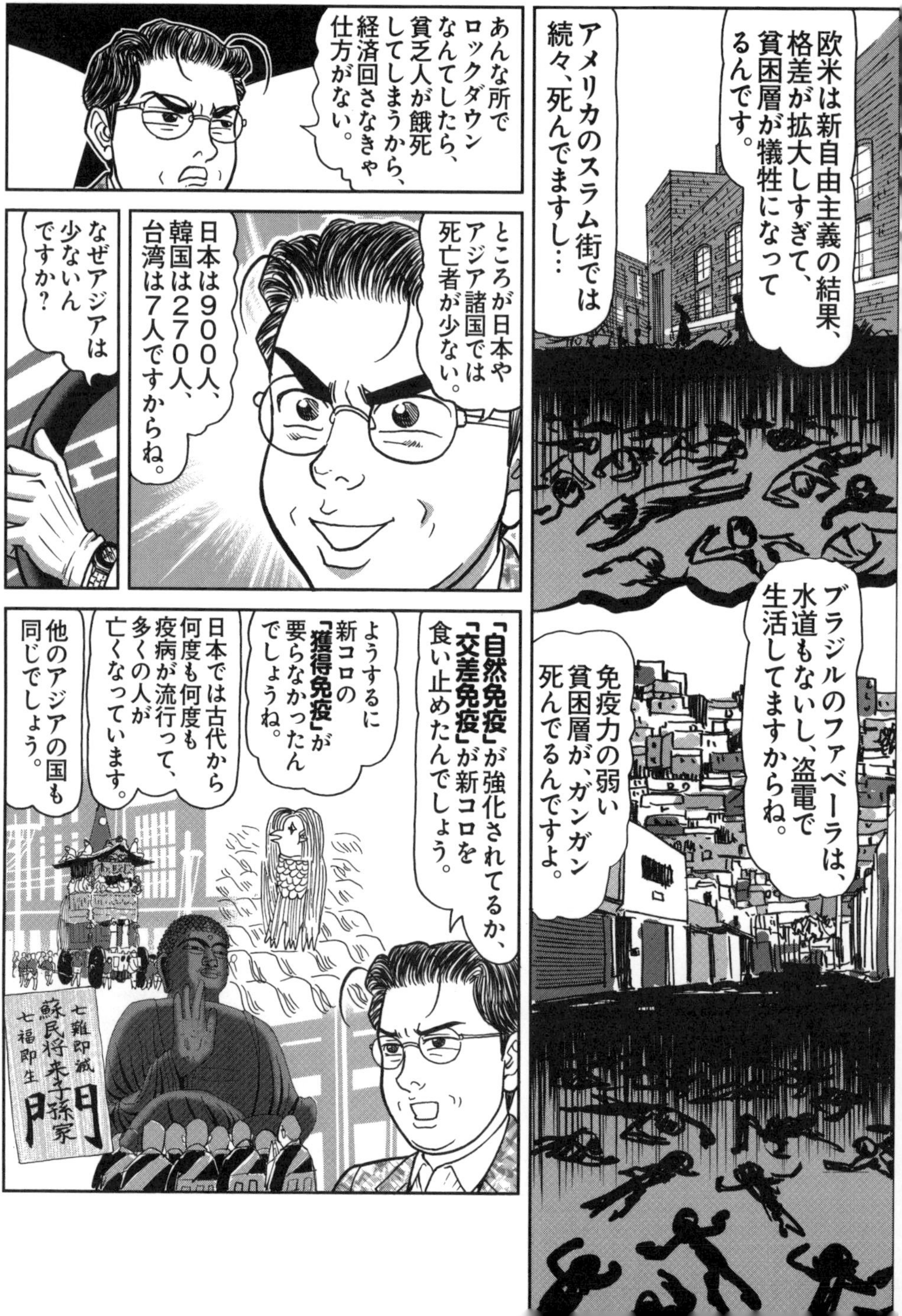

欧米は新自由主義の結果、格差が拡大しすぎて、貧困層が犠牲になってるんです。
アメリカのスラム街では続々、死んでますし…
ブラジルのファベーラは、水道もないし、盗電で生活してますからね。
免疫力の弱い貧困層が、ガンガン死んでるんですよ。
あんな所でロックダウンなんてしたら、貧乏人が餓死してしまうから、経済回さなきゃ仕方がない。
ところが日本やアジア諸国では死亡者が少ない。
日本は9000人、韓国は2700人、台湾は7人ですからね。
なぜアジアは少ないんですか？
「自然免疫」が強化されてるか、「交差免疫」が新コロを食い止めたんでしょう。
ようするに新コロの「獲得免疫」が要らなかったんでしょうね。
日本では古代から何度も何度も疫病が流行って、多くの人が亡くなっています。
他のアジアの国も同じでしょう。
蘇民将来子孫家門
七難即滅
七福即生

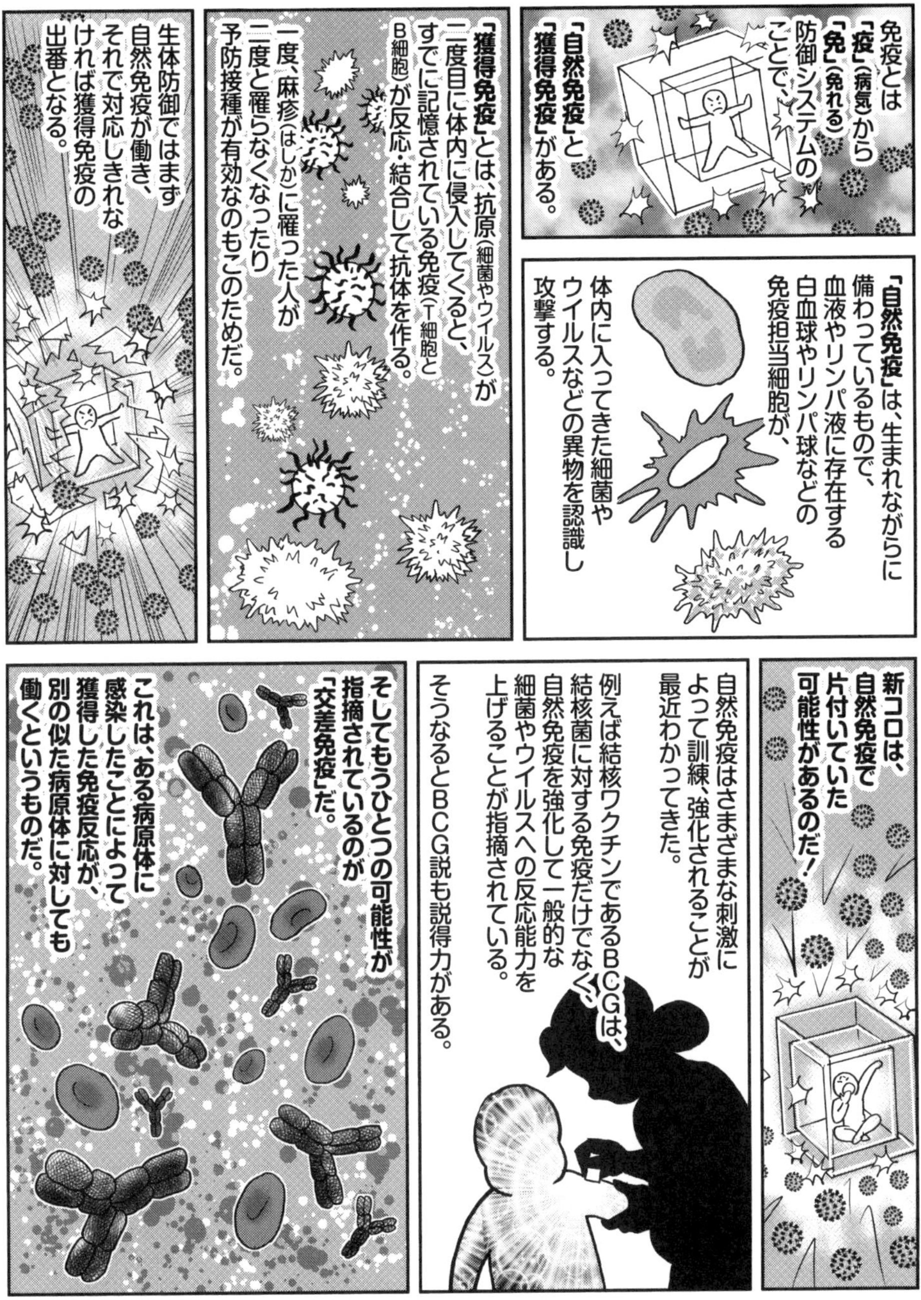

免疫とは「疫」(病気)から「免」(免れる)防御システムのことで、「自然免疫」と「獲得免疫」がある。
「自然免疫」は、生まれながらに備わっているもので、血液やリンパ液に存在する白血球やリンパ球などの免疫担当細胞が、
体内に入ってきた細菌やウイルスなどの異物を認識し攻撃する。
「獲得免疫」とは、抗原(細菌やウイルス)が二度目に体内に侵入してくると、すでに記憶されている免疫(T細胞とB細胞)が反応・結合して抗体を作る。
一度、麻疹(はしか)に罹った人が二度と罹らなくなったり予防接種が有効なのもこのためだ。
生体防御ではまず自然免疫が働き、それで対応しきれなければ獲得免疫の出番となる。
新コロは、自然免疫で片付いていた可能性があるのだ!
自然免疫はさまざまな刺激によって訓練、強化されることが最近わかってきた。
例えば結核ワクチンであるBCGは、結核菌に対する免疫だけでなく、自然免疫を強化して一般的な細菌やウイルスへの反応能力を上げることが指摘されている。
そうなるとBCG説も説得力がある。
そしてもうひとつの可能性が指摘されているのが「交差免疫」だ。
これは、ある病原体に感染したことによって獲得した免疫反応が、別の似た病原体に対しても働くというものだ。

羽鳥慎一モーニングショーで、玉川徹や岡田晴恵らは、「PCR検査して陽性者を隔離！」「検査して隔離！」と毎日繰り返した。「隔離」が何をもたらすのかも知らない。人権感覚ゼロの連中がテレビに出るのは恐ろしい！ webマガジン小林よしのりライジングではハンセン病者隔離の苦い歴史についても詳述。今こそ歴史に学ぼう！

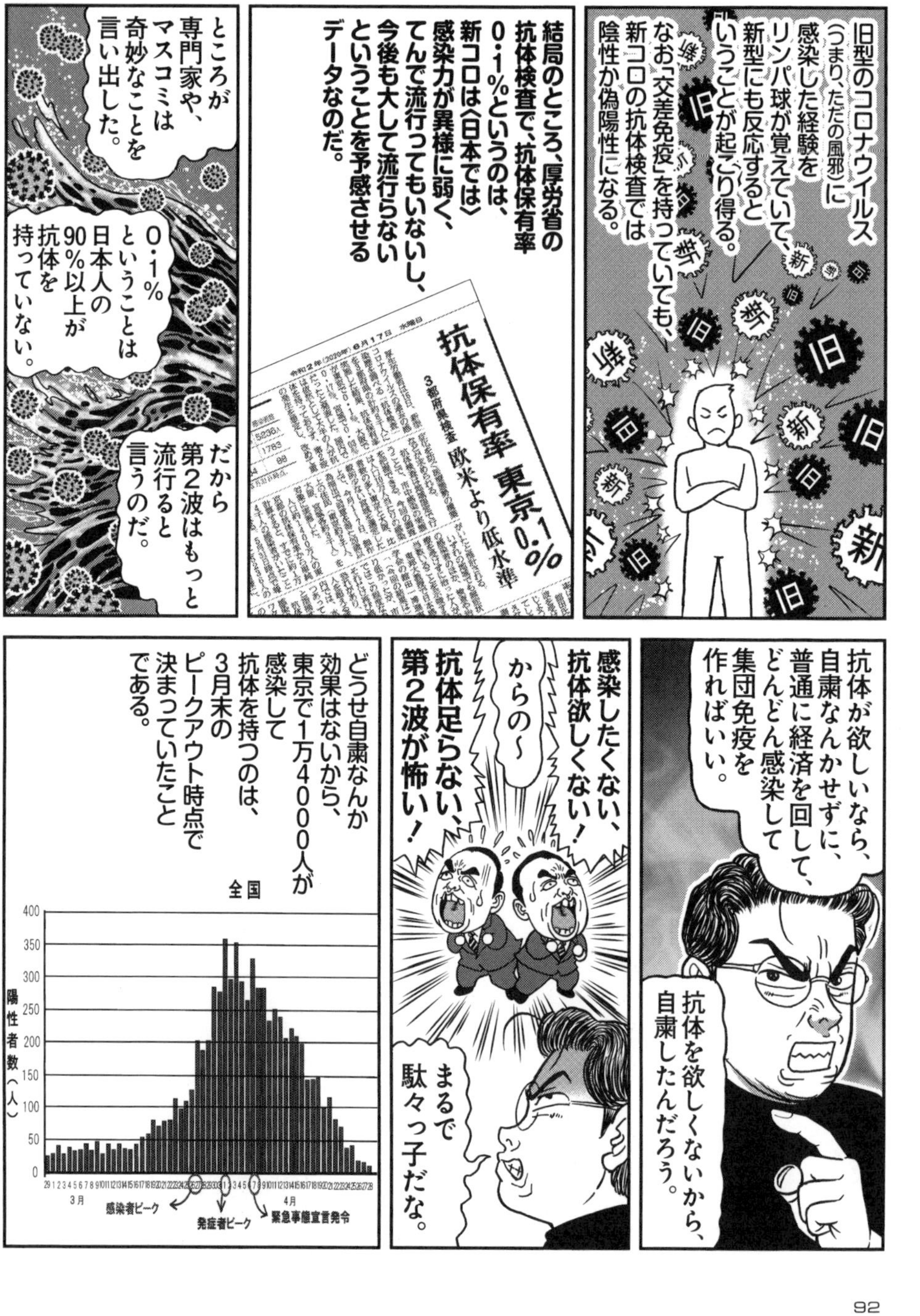
旧型のコロナウイルス（つまり、ただの風邪）に感染した経験をリンパ球が覚えていて、新型にも反応するということが起こり得る。
なお「交差免疫」を持っていても、新コロの抗体検査では陰性か偽陽性になる。
旧
新
結局のところ、厚労省の抗体検査で、抗体保有率0・1％というのは、新コロは〈日本では〉感染力が異様に弱く、てんで流行ってもいないし、今後も大して流行らないということを予感させるデータなのだ。
令和2年（2020年）6月17日 水曜日
抗体保有率 東京0.1％
3都府県検査 欧米より低水準
ところが専門家や、マスコミは奇妙なことを言い出した。
0・1％ということは日本人の90％以上が抗体を持っていない。
だから第2波はもっと流行ると言うのだ。
抗体が欲しいなら、自粛なんかせずに、普通に経済を回して、どんどん感染して集団免疫を作ればいい。
抗体を欲しくないから、自粛したんだろう。
感染したくない、抗体欲しくない！
からの〜
抗体足らない、第2波が怖い！
まるで駄々っ子だな。
どうせ自粛なんか効果はないから、東京で1万4000人が感染して抗体を持つのは、3月末のピークアウト時点で決まっていたことである。
全国
陽性者数（人）
400
350
300
250
200
150
100
50
0
3月
4月
感染者ピーク
発症者ピーク
緊急事態宣言発令

風邪に罹ることも、インフルエンザに罹ることも、悪ではないし、後ろめたいことでもない。新コロも同じだ。マスコミが新コロの感染者を危険視するから「差別」が生まれる。マスコミこそが悪である！

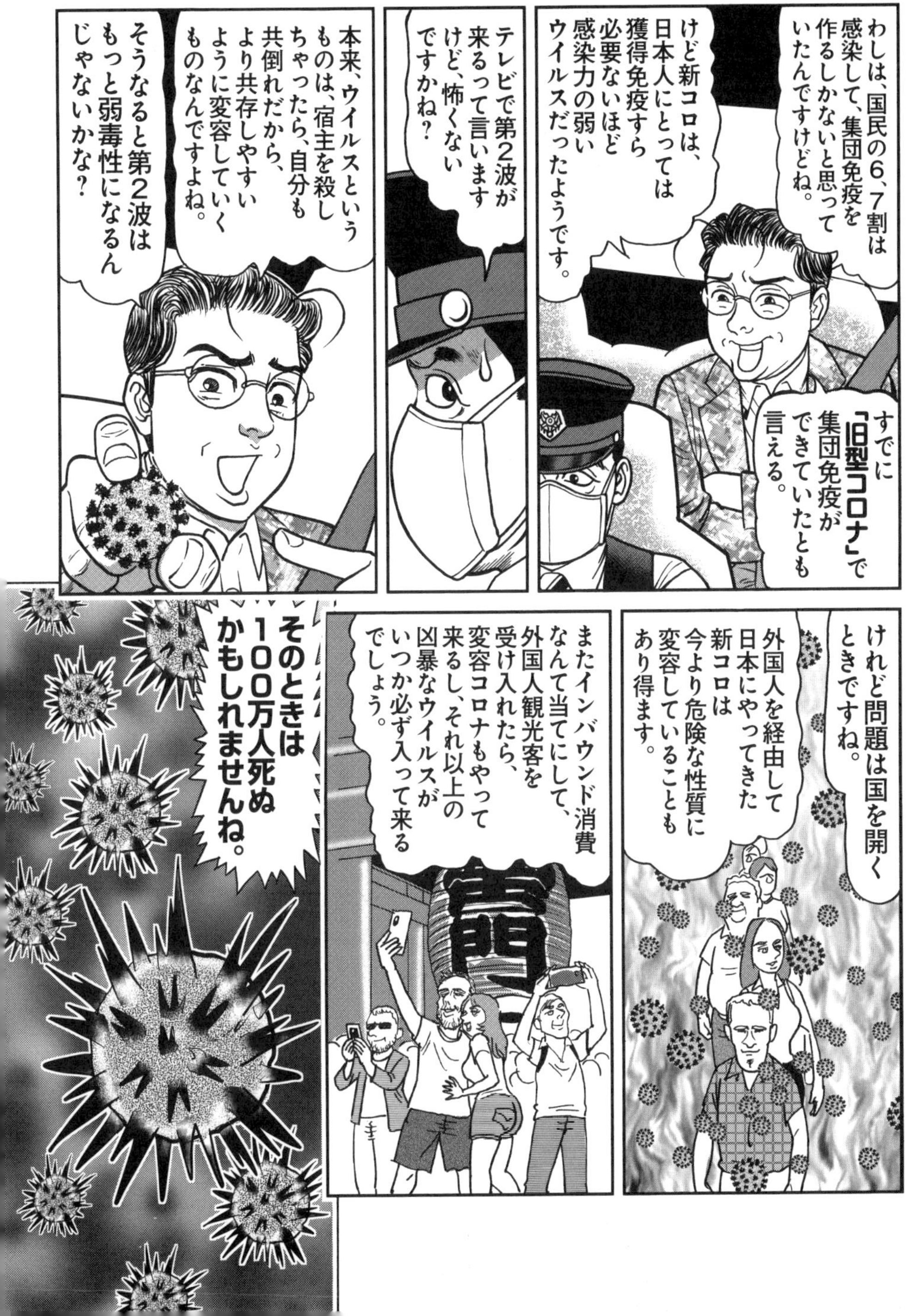
わしは、国民の6、7割は感染して、集団免疫を作るしかないと思っていたんですけどね。
けど新コロは、日本人にとっては獲得免疫すら必要ないほど感染力の弱いウイルスだったようです。
すでに「旧型コロナ」で集団免疫ができていたとも言える。
テレビで第2波が来るって言いますけど、怖くないですかね？
本来、ウイルスというものは、宿主を殺しちゃったら、自分も共倒れだから、より共存しやすいように変容していくものなんですよね。
そうなると第2波はもっと弱毒性になるんじゃないかな？
けれど問題は国を開くときですね。
外国人を経由して日本にやってきた新コロは今より危険な性質に変容していることもあり得ます。
またインバウンド消費なんて当てにして、外国人観光客を受け入れたら、変容コロナもやって来るし、それ以上の凶暴なウイルスがいつか必ず入って来るでしょう。
そのときは100万人死ぬかもしれませんね。

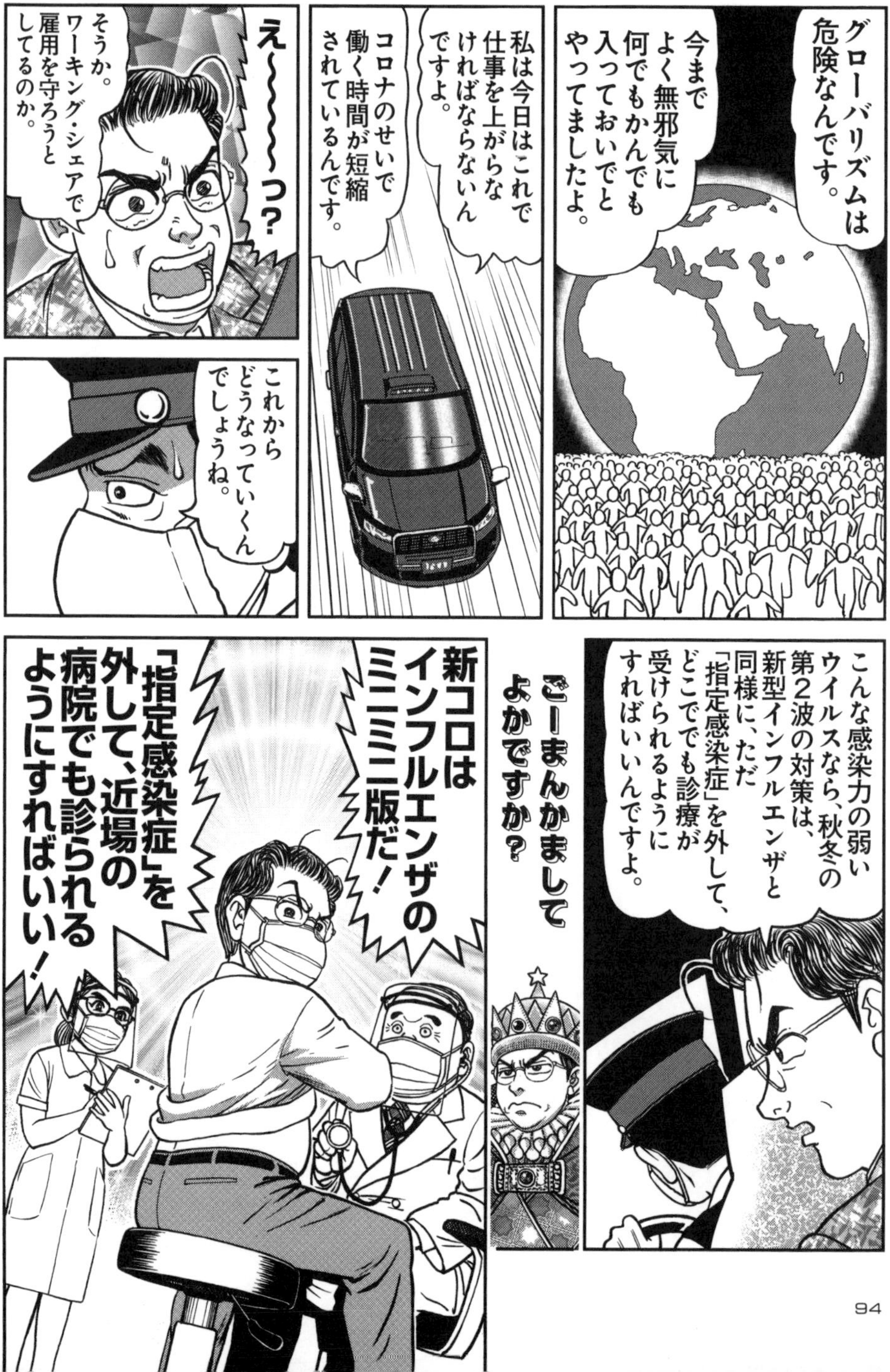
グローバリズムは危険なんです。
今までよく無邪気に何でもかんでも入っておいでとやってましたよ。
私は今日はこれで仕事を上がらなければならないんですよ。
コロナのせいで働く時間が短縮されているんです。
え〜〜〜〜っ？
そうか。ワーキング・シェアで雇用を守ろうとしてるのか。
これからどうなっていくんでしょうね。
こんな感染力の弱いウイルスなら、秋冬の第2波の対策は、新型インフルエンザと同様に、ただ「指定感染症」を外して、どこでも診療が受けられるようにすればいいんですよ。
ごーまんかましてよかですか？
新コロはインフルエンザのミニミニ版だ！
「指定感染症」を外して、近場の病院でも診られるようにすればいい！

ゴーマニズム宣言SPECIAL

コロナ論

第9章 スウェーデンの死生観

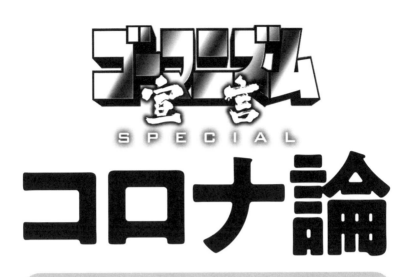

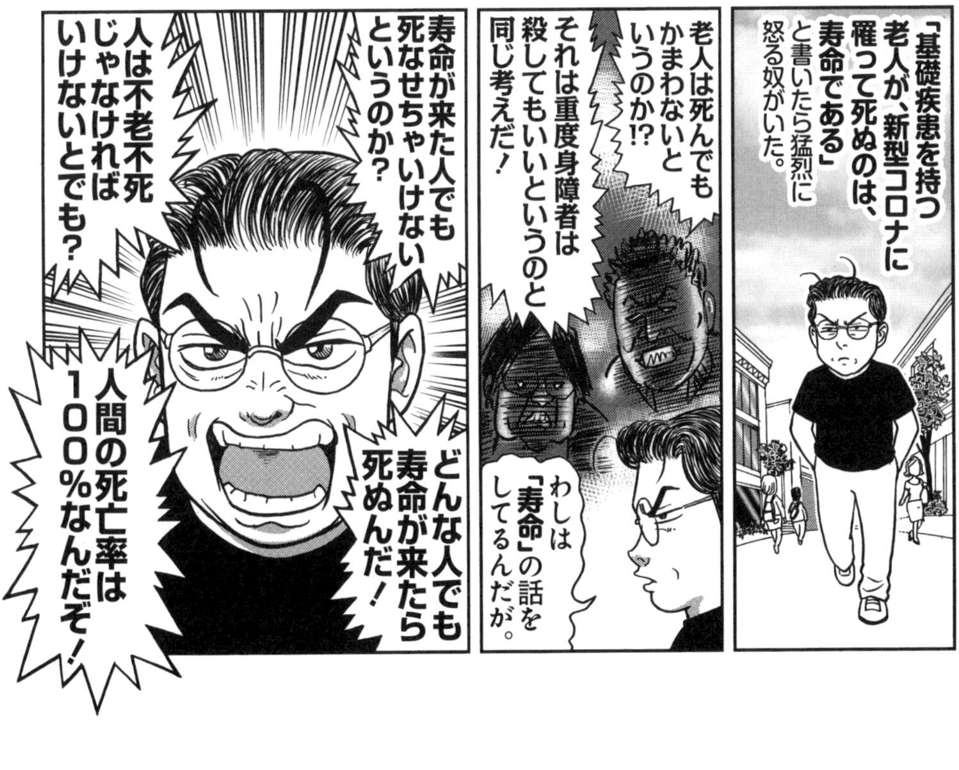
「基礎疾患を持つ老人が、新型コロナに罹って死ぬのは、寿命である」
と書いたら猛烈に怒る奴がいた。
老人は死んでもかまわないというのか!?
それは重度身障者は殺してもいいというのと同じ考えだ!
わしは「寿命」の話をしてるんだが。
寿命が来た人でも死なせちゃいけないというのか?
人は不老不死じゃなければいけないとでも?
どんな人でも寿命が来たら死ぬんだ!
人間の死亡率は100%なんだぞ!

オックスフォード大学によれば、世界中の政府によるロックダウン政策が、死亡者数にはほとんど関係ないことがわかってきた。スウェーデンの死亡者はロックダウンしたスイスと同程度であり、イギリス、スペイン、オランダの死亡者数の方がはるかに多い。

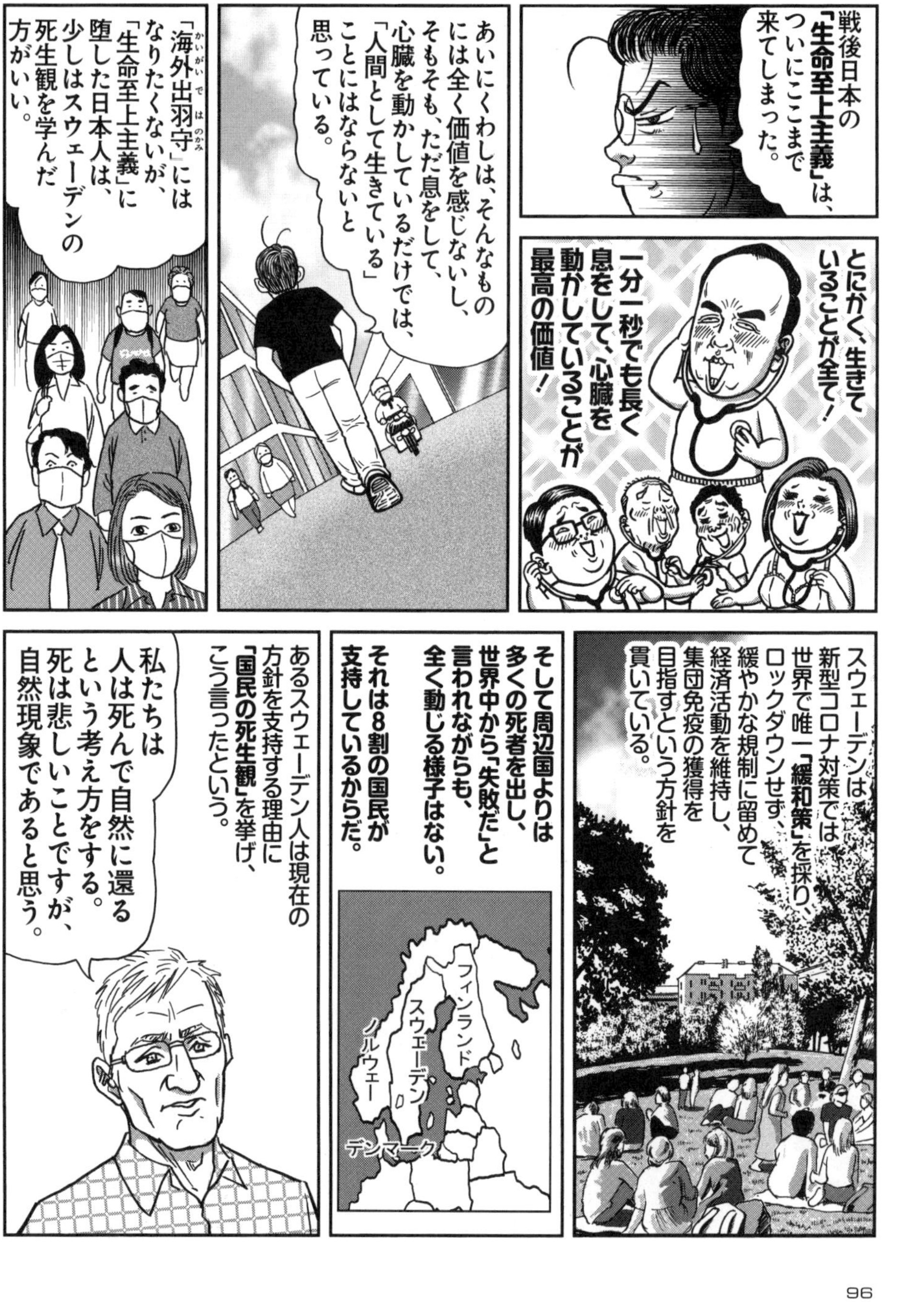

戦後日本の「生命至上主義」は、ついにここまで来てしまった。
とにかく、生きていることが全て！
一分一秒でも長く息をして、心臓を動かしていることが最高の価値！
あいにくわしは、そんなものには全く価値を感じないし、そもそも、ただ息をして、心臓を動かしているだけでは、「人間として生きている」ことにはならないと思っている。
「海外《かいがい》出《で》羽《は》守《のかみ》」にはなりたくないが、「生命至上主義」に堕した日本人は、少しはスウェーデンの死生観を学んだ方がいい。
スウェーデンは新型コロナ対策では世界で唯一「緩和策」を採り、ロックダウンせず、緩やかな規制に留めて経済活動を維持し、集団免疫の獲得を目指すという方針を貫いている。
そして周辺国よりは多くの死者を出し、世界中から「失敗だ」と言われながらも、全く動じる様子はない。
それは8割の国民が支持しているからだ。
フィンランド
スウェーデン
ノルウェー
デンマーク
あるスウェーデン人は現在の方針を支持する理由に「国民の死生観」を挙げ、こう言ったという。
私たちは人は死んで自然に還るという考え方をする。死は悲しいことですが、自然現象であると思う。

愛読者カード

●本書を何でお知りになりましたか。
①書店で見て　②新聞で見て（
③知人のすすめ　④テレビで見て（
⑤インターネットで見て（
⑥その他（

※著者へのメッセージ、または本書の感想をお書きくださ

●この感想を本の宣伝に使用する場合がありま
宣伝に使用することに、同意　する／しない

●同意された方のお名前は、
本名で／匿名で／ペンネームで（
年齢表記は、構わない／しない
（感想の使用にあたっては、抜粋させていただくことがありま

※官製はがきの場合は、このはがきの所定の項目をうらおもてにご記入の上、ご応募下

ご協力ありがとうございました。

郵便はがき

105 6690

料金受取人払郵便
銀座局承認
9360

差出有効期間
2022年8月
19日まで

東京都港区芝浦1-1-1
浜松町ビルディング
株式会社 扶桑社
『ゴーマニズム宣言SPECIAL
コロナ論』係行

□□□-□□□□	ご住所		
(フリガナ) お名前			男・女
お電話番号	(　　　) 　　-	年齢	歳
メールアドレス			
ご職業	1.学生 2.公務員 3.会社員 4.会社役員 5.商工自営 6.農林漁業 7.教員 8.医師 9.自由業 10.主婦 11.その他（　）		
今回お買い上げの書店名	市町		書店

ご記入いただいた個人情報は、アンケート集計に使用し、その他の目的で使用することはありません。

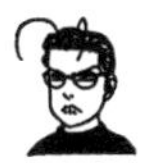

スウェーデンのGDPが6.1%減になると予測する者もいるが、イタリアでは9.5%縮小、スペインは9.4%縮小だ。EU全体では7.4%の落ち込みだ。

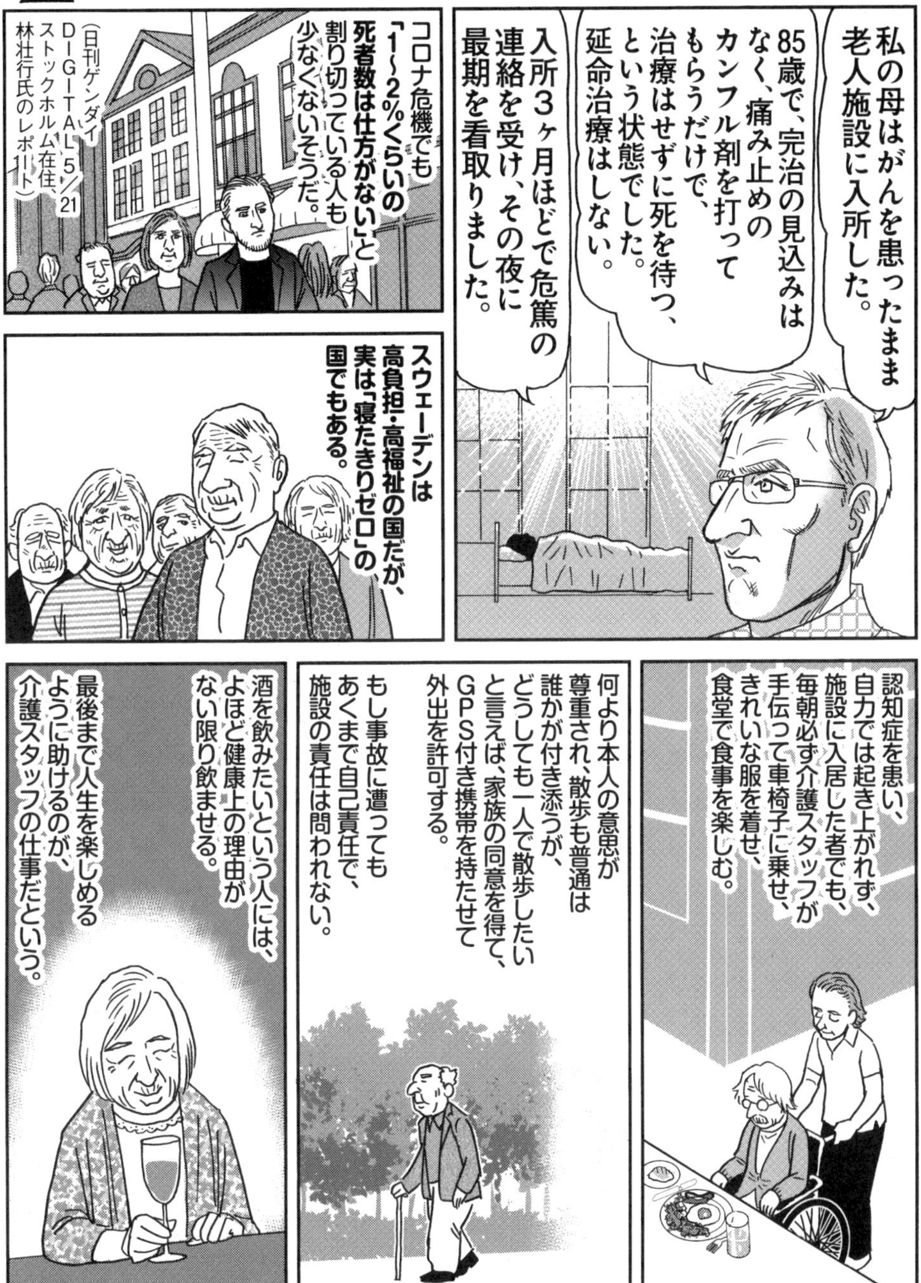

私の母はがんを患ったまま老人施設に入所した。
85歳で、完治の見込みはなく、痛み止めのカンフル剤を打ってもらうだけで、治療はせずに死を待つ、という状態でした。延命治療はしない。
入所3ヶ月ほどで危篤の連絡を受け、その夜に最期を看取りました。
コロナ危機でも「1〜2%くらいの死者数は仕方がない」と割り切っている人も少なくないそうだ。
（日刊ゲンダイDIGITAL 5/21 ストックホルム在住、林壮行氏のレポート）
スウェーデンは高負担・高福祉の国だが、実は「寝たきりゼロ」の国でもある。
認知症を患い、自力では起き上がれず、施設に入居した者でも、毎朝必ず介護スタッフが手伝って車椅子に乗せ、きれいな服を着せ、食堂で食事を楽しむ。
何より本人の意思が尊重され、散歩も普通は誰かが付き添うが、どうしても一人で散歩したいと言えば、家族の同意を得て、GPS付き携帯を持たせて外出を許可する。
もし事故に遭ってもあくまで自己責任で、施設の責任は問われない。
酒を飲みたいという人には、よほど健康上の理由がない限り飲ませる。
最後まで人生を楽しめるように助けるのが、介護スタッフの仕事だという。

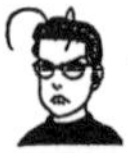

ノルウェーでは最近、新コロの実効再生産数が、ロックダウン以前に1以下になっており、すでにピークアウトしていたことが判明した。日本と同じだ。スウェーデンを馬鹿にしてきた近隣諸国も、そのうちロックダウンが必要なかったと悟るだろう。

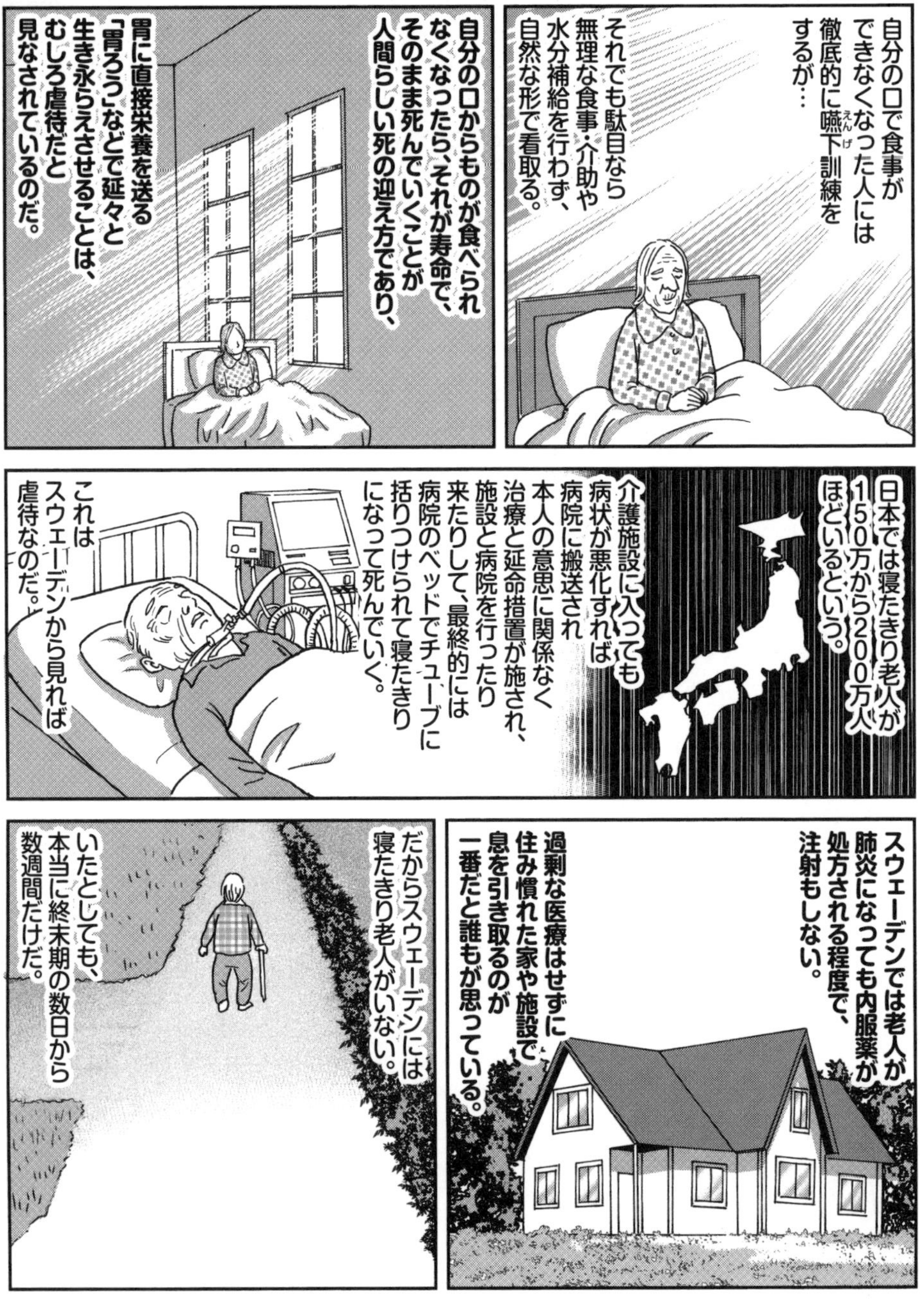

自分の口で食事ができなくなった人には徹底的に嚥《えん》下《げ》訓練をするが…
それでも駄目なら無理な食事・介助や水分補給を行わず、自然な形で看取る。
自分の口からものが食べられなくなったら、それが寿命で、そのまま死んでいくことが人間らしい死の迎え方であり、
胃に直接栄養を送る「胃ろう」などで延々と生き永らえさせることは、むしろ虐待だと見なされているのだ。
日本では寝たきり老人が150万から200万人ほどいるという。
介護施設に入っても病状が悪化すれば病院に搬送され本人の意思に関係なく治療と延命措置が施され、施設と病院を行ったり来たりして、最終的には病院のベッドでチューブに括りつけられて寝たきりになって死んでいく。
これはスウェーデンから見れば虐待なのだ。
スウェーデンでは老人が肺炎になっても内服薬が処方される程度で、注射もしない。
過剰な医療はせずに住み慣れた家や施設で息を引き取るのが一番だと誰もが思っている。
だからスウェーデンには寝たきり老人がいない。
いたとしても、本当に終末期の数日から数週間だけだ。

ゴー宣で「恐怖の伝道師」と描かれ、さすがにヤバイと思ったのか、一時は新コロの扱いを大幅に縮小したテレ朝「羽鳥慎一モーニングショー」だが、それでは視聴率が取れなかったようで、結局コロナ恐怖煽りを再開した。毒を食らわば皿までか。Webマガジン小林よしのりライジングは、前週の玉川・晴恵の悪質発言を即刻批判！徹底戦闘継続中！

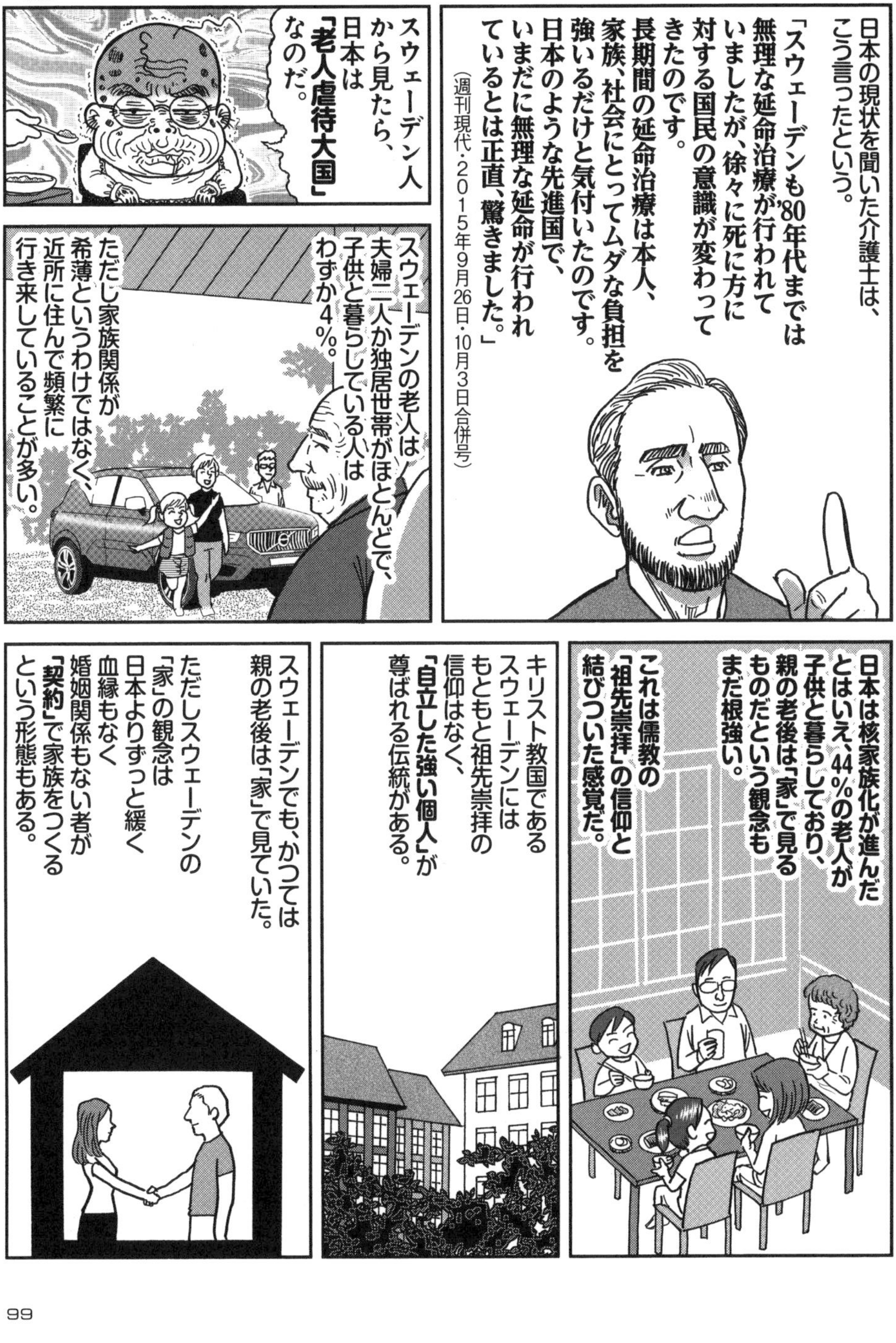

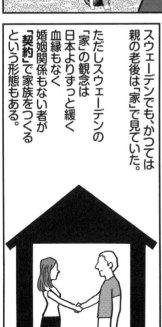

日本の現状を聞いた介護士は、こう言ったという。
「スウェーデンも'80年代までは無理な延命治療が行われていましたが、徐々に死に方に対する国民の意識が変わってきたのです。長期間の延命治療は本人、家族、社会にとってムダな負担を強いるだけと気付いたのです。日本のような先進国で、いまだに無理な延命が行われているとは正直、驚きました。」
（週刊現代・2015年9月26日・10月3日合併号）
スウェーデン人から見たら、日本は「老人虐待大国」なのだ。
スウェーデンの老人は夫婦二人か独居世帯がほとんどで、子供と暮らしている人はわずか4％。
ただし家族関係が希薄というわけではなく、近所に住んで頻繁に行き来していることが多い。
日本は核家族化が進んだとはいえ、44％の老人が子供と暮らしており、親の老後は「家」で見るものだという観念もまだ根強い。
これは儒教の「祖先崇拝」の信仰と結びついた感覚だ。
キリスト教国であるスウェーデンにはもともと祖先崇拝の信仰はなく、「自立した強い個人」が尊ばれる伝統がある。
スウェーデンでも、かつては親の老後は「家」で見ていた。
ただしスウェーデンの「家」の観念は日本よりずっと緩く血縁もなく婚姻関係もない者が「契約」で家族をつくるという形態もある。

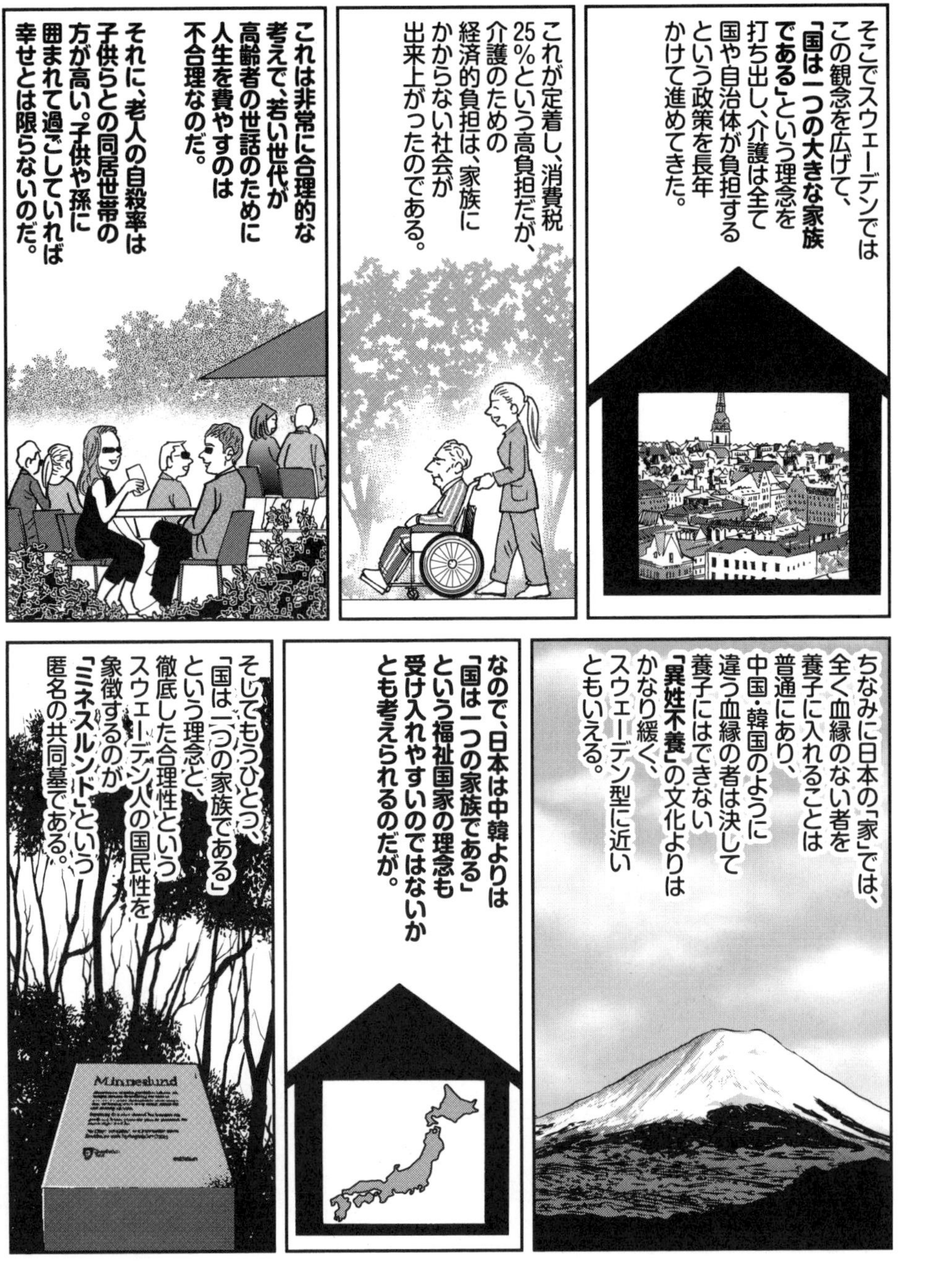
そこでスウェーデンではこの観念を広げて、「国は一つの大きな家族である」という理念を打ち出し、介護は全て国や自治体が負担するという政策を長年かけて進めてきた。
これが定着し、消費税25％という高負担だが、介護のための経済的負担は、家族にかからない社会が出来上がったのである。
これは非常に合理的な考えで、若い世代が高齢者の世話のために人生を費やすのは不合理なのだ。
それに、老人の自殺率は子供らとの同居世帯の方が高い。子供や孫に囲まれて過ごしていれば幸せとは限らないのだ。
ちなみに日本の「家」では、全く血縁のない者を養子に入れることは普通にあり、中国・韓国のように違う血縁の者は決して養子にはできない「異姓不養」の文化よりはかなり緩く、スウェーデン型に近いともいえる。
なので、日本は中韓よりは「国は一つの家族である」という福祉国家の理念も受け入れやすいのではないかとも考えられるのだが。
そしてもうひとつ、「国は一つの家族である」という理念と、徹底した合理性というスウェーデン人の国民性を象徴するのが「ミネスルンド」という匿名の共同墓である。
Minneslund

もう今年は半年以上が経っているのに、コロナコロナコロナしかない。信じられない酷い年がやって来るもんだ。せめて「脅し」と「自粛」がなければ、人生の楽しみをもっと持続できただろうに。

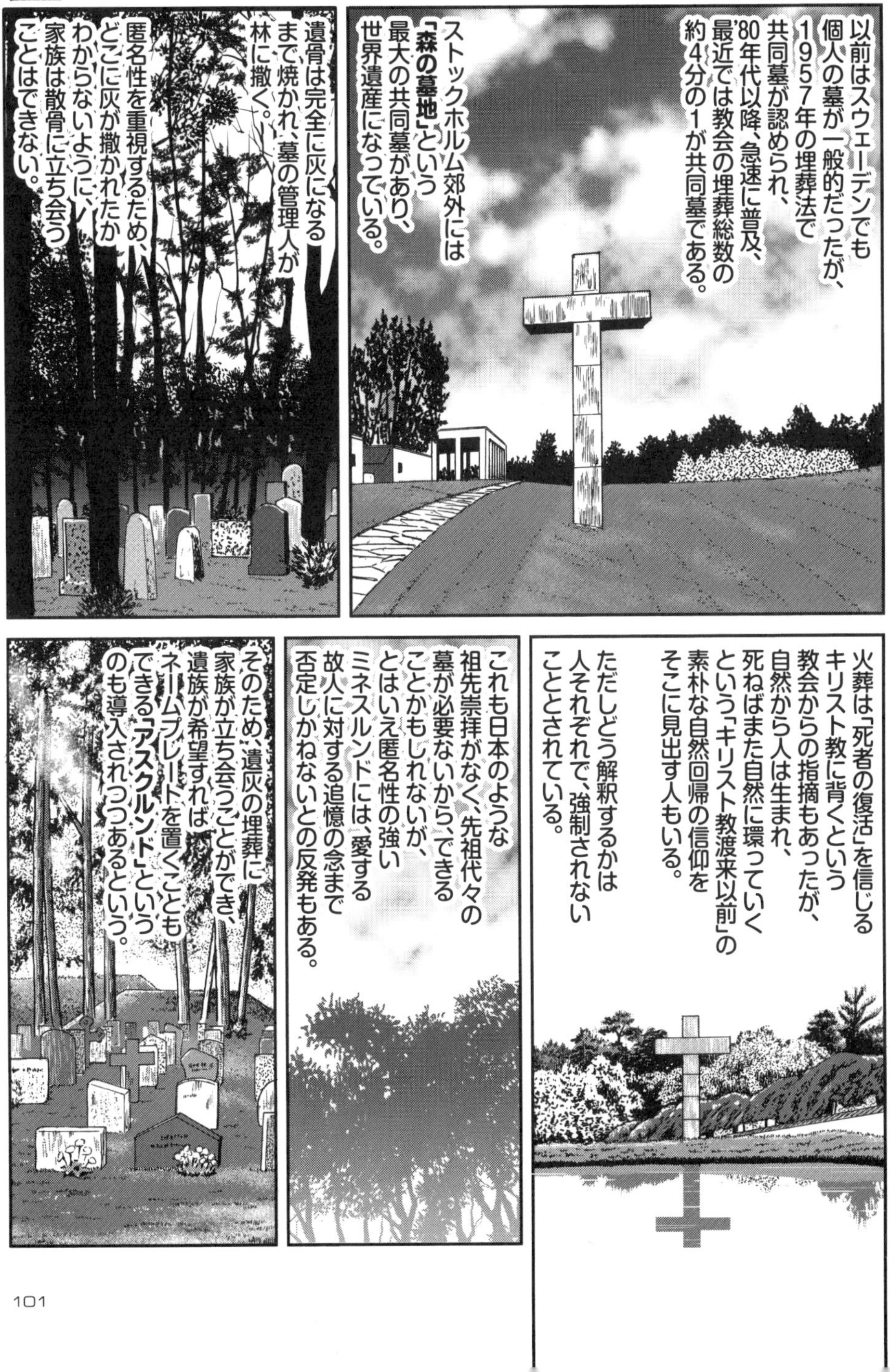

以前はスウェーデンでも個人の墓が一般的だったが、1957年の埋葬法で共同墓が認められ、'80年代以降、急速に普及、最近では教会の埋葬総数の約4分の1が共同墓である。
ストックホルム郊外には**「森の墓地」**という最大の共同墓があり、世界遺産になっている。
遺骨は完全に灰になるまで焼かれ、墓の管理人が林に撒く。
匿名性を重視するため、どこに灰が撒かれたかわからないように、家族は散骨に立ち会うことはできない。
火葬は「死者の復活」を信じるキリスト教に背くという教会からの指摘もあったが、自然から人は生まれ、死ねばまた自然に環っていくという「キリスト教渡来以前」の素朴な自然回帰の信仰をそこに見出す人もいる。
ただしどう解釈するかは人それぞれで、強制されないこととされている。
これも日本のような祖先崇拝がなく、先祖代々の墓が必要ないから、できることかもしれないが、
とはいえ匿名性の強いミネスルンドには、愛する故人に対する追憶の念まで否定しかねないとの反発もある。
そのため、遺灰の埋葬に家族が立ち会うことができ、遺族が希望すればネームプレートを置くこともできる**「アスクルンド」**というのも導入されつつあるという。

わしは安楽死を希望する。日本人の死生観がもっと成熟して、安楽死を認める社会になればいいのに。

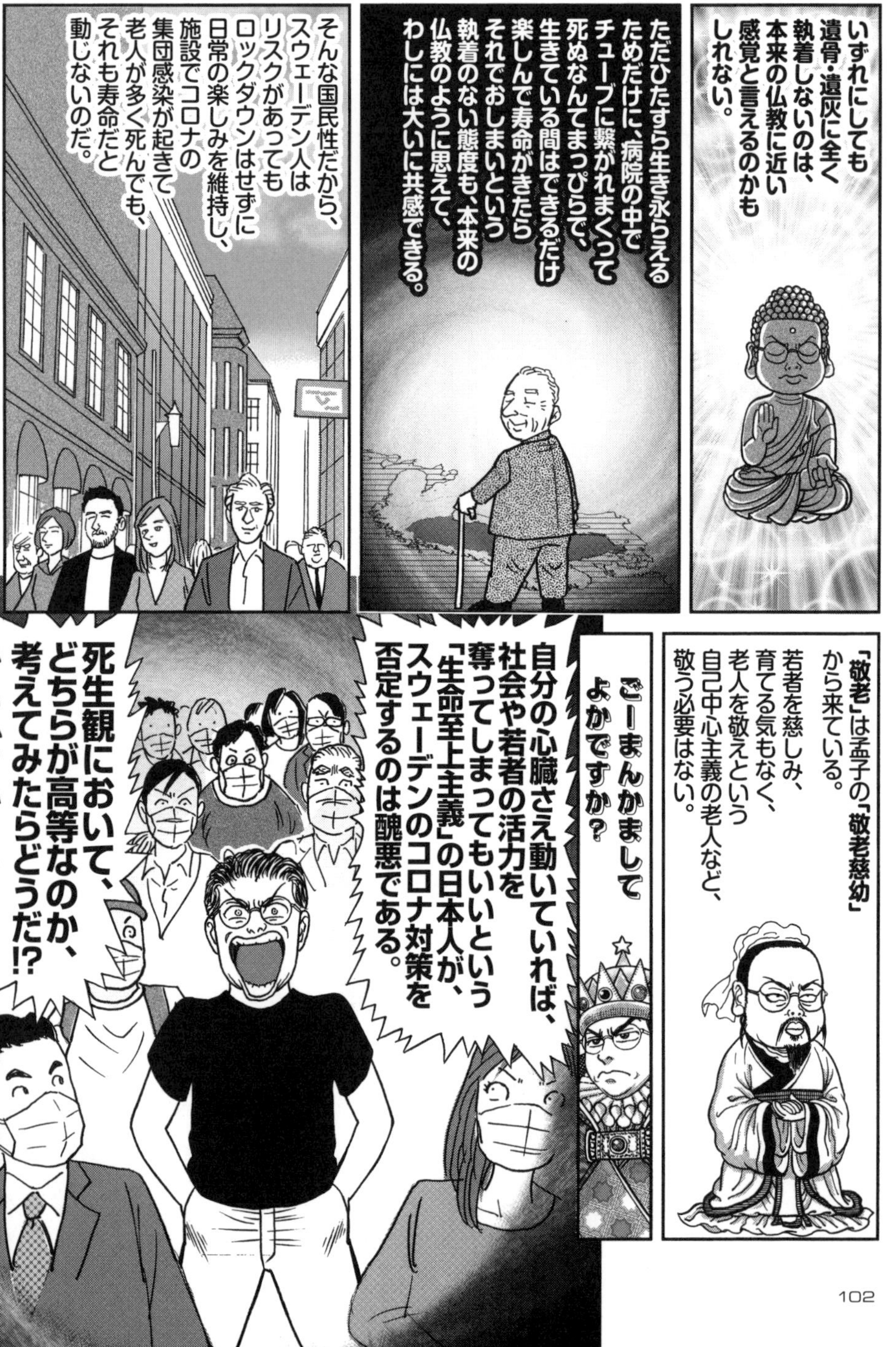
いずれにしても遺骨・遺灰に全く執着しないのは、本来の仏教に近い感覚と言えるのかもしれない。
ただひたすら生き永らえるためだけに、病院の中でチューブに繋がれまくって死ぬなんてまっぴらで、生きている間はできるだけ楽しんで寿命がきたらそれでおしまいという執着のない態度も、本来の仏教のように思えて、わしには大いに共感できる。
そんな国民性だから、スウェーデン人はリスクがあってもロックダウンはせずに日常の楽しみを維持し、施設でコロナの集団感染が起きて老人が多く死んでも、それも寿命だと動じないのだ。
「敬老」は孟子の「敬老慈幼」から来ている。若者を慈しみ、育てる気もなく、老人を敬えという自己中心主義の老人など、敬う必要はない。
ごーまんかましてよかですか?
自分の心臓さえ動いていれば、社会や若者の活力を奪ってしまってもいいという「生命至上主義」の日本人が、スウェーデンのコロナ対策を否定するのは醜悪である。
死生観において、どちらが高等なのか、考えてみたらどうだ!?

闘論席――グローバリズムの終わりの始まり

『週刊エコノミスト』2020年4月14日号より

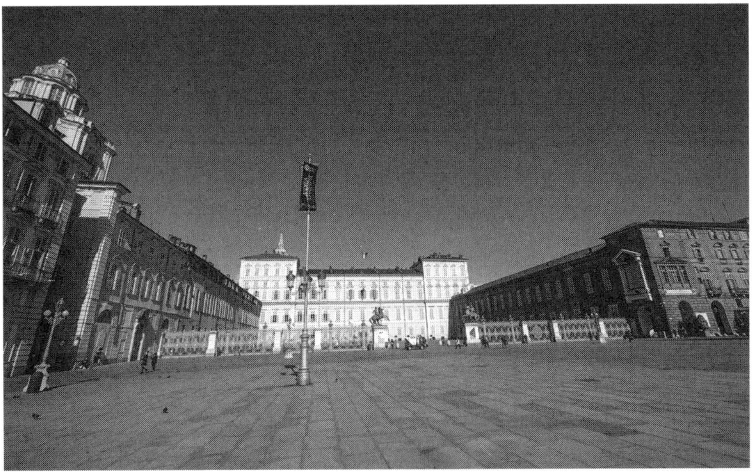

3万人以上の死者を出したイタリアでは、北西部のロンバルディア州を中心に2月下旬から感染が広がり始め、3月初旬からは移動制限措置が取られることに。普段は多くの観光客で賑わうトリノの中心地にあるカステッロ広場は無人となった　写真／EPA＝時事

わしはかれこれ20年近くグローバリズムに反対してきた。グローバリズムは国境の壁を限りなく低くして、ヒト・モノ・カネ・サービスを世界中自由に行き来させるものである以上、当然ウイルスだって自由に国境を越えてくる。その危険性もずっと警戒してきたが、誰も耳を貸さなかった。

それが今や新型コロナウイルスの脅威で、各国が国境の壁を限りなく高くして鎖国状態である。笑えるのは、欧州連合（EU）までが国境を封鎖し始めたことだ。そしてEUに強いられた緊縮財政策で医療機関を減らしてきたイタリアは、医療崩壊を起こしている。

新型コロナにはグローバルな対処法など存在せず、まさに国柄や国民性に合わせた、国家ごとの対策を採るしかなくなっている。

日本は歴史的に衛生観念が強い国で、幕末に来日した欧米人が口々に「世界一清潔な国」と感嘆したほどだ。あいさつにしてもキスやハグ、ビズといった濃厚接触でなく、他人と距離をとるお辞儀の文化を持つ。日本の国民性からすれば手洗いさえ徹底させれば、持病のある高齢者以外はそれほど恐れなくていい。

新型コロナは指定感染症2類相当で、医療崩壊をしなければ致死率は1％前後で収まるという。だが将来はエボラ出血熱のように、致死率が5％、10％を超える1類感染症が入ってくるかもしれない。グローバリズムはその危険性を放置したまま、喉元過ぎればグローバリズムに戻せと主張するつもりだろうか？

わしは何も鎖国せよと言っているのではない。各国の国境と文化と安全保障を意識したインターナショナリズムに舵を切るべしと言っているのだ。新型コロナを教訓として、世界をそんな方向に変えていく外交ができないものだろうか。

闘論席―先の大戦に倣って粛々と経済を回すべき

『週刊エコノミスト』2020年5月19日号より

新型コロナ渦を戦争に例える者がよくいるが、いつも、必ず例え方が間違っている。何よりこれが戦争だったら、自粛を徹底して経済を止めてしまうというのは全くおかしい。

「大東亜戦争」の最中、国民は空襲警報が出れば防空壕《ぼうくうごう》に避難していたが、それ以外の時は普段どおりに暮らし、経済活動を続けていた。学校も休校になってないし、寄席も毎日開いていて、戦争で息の詰まる気分を晴らそうとして客が来ていた。戦時中も国民総生産は右肩上がりで、ピークは昭和18（1943）年。米軍の攻撃が厳しくなった昭和19年に減少に転じるが、まだ微減程度で、経済壊滅したのは敗戦の年、昭和20年だった。

大東亜戦争では310万人もの国民が死亡した。うち軍人軍属は230万人で、民間人の犠牲も甚大なものとなり、その被害は最後の1年間に集中している。だがそんな戦況の悪化した時でも、国民は連日防空壕に閉じ籠もって自粛していたわけではない。それは当たり前で、国民が生産を止めてしまって戦争に勝てるわけがないのだ。

戦中の日本人は310万人死んでも経済を止めなかったが、現代の日本人は42万人死ぬぞと脅されただけで（わしはそんなに死ぬとは全く思っていないが）、怯《おび》えて自粛して経済を止めてしまった。

戦後ニッポン人は小児病で甘ちゃんだらけと批判していたはずの自称保守派も、コロナの侵略には緊急事態宣言が遅すぎるとか、自粛しない奴は非国民だと怯懦するばかり。生命至上主義の左翼と同じノミの心臓に堕してしまった。右派も左派も、今後はノミ族と呼んであげよう。

今は戦中の国民に倣って、粛々と経済を回すべきである。自粛したってウイルスは根絶できない。コロナとは共生するしかないのだ。

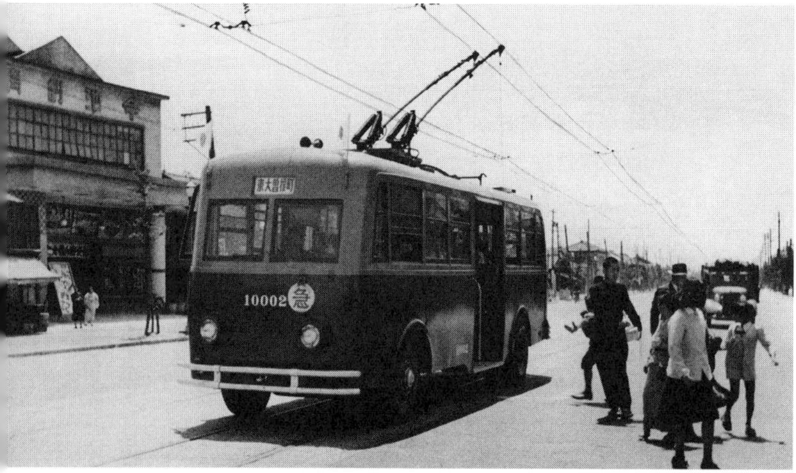

山本五十六元帥海軍大将がブーゲンビル島上空で戦死した翌月、名古屋の中心市街地を走る市営トロリーバスが開業。戦時中、建設資材が手に入らず、タイヤを工面するのに苦労したというが、日常生活を送る市井の人々が写り込んでいる　写真／朝日新聞社

闘論席　「パンデミック」と「インフォデミック」

『週刊エコノミスト』2020年6月16日号より

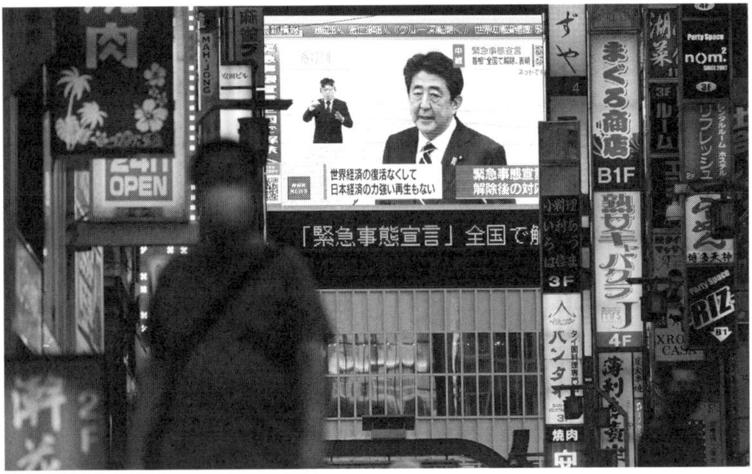

5月25日、新宿・歌舞伎町の街頭ビジョンには、緊急事態宣言の全面解除を受けて開いた安倍晋三首相の会見が映し出された。新型コロナウイルス感染症を指定感染症に定める閣議決定をしたのは1月28日。果たして、解除の動きはあるのか？　写真／時事通信社

新型コロナウイルス（新コロ）感染拡大に伴う緊急事態宣言が解除されたが、次は直ちに新コロ感染症を指定感染症から外すべきである。

　そもそも新コロは「日本では」そんなに恐れるほどのウイルスではなかったのだ。緊急事態宣言が全面解除された5月25日時点の厚生労働省の発表では、累計感染者数が1万6581人、死亡者数830人だった。

　毎年、インフルエンザは約1000万人に感染し、直接死で約3000人、関連死を合わせると約1万人の死者を出していると言われており、例年に比べて流行しなかったとされる今シーズンでも、ピーク時には毎週500人のペースで死者を出していた。新コロの死者は、約4ヶ月で830人である。

　ワクチンや治療法があってもインフルは毎年圧倒的な猛威を振るっており、新コロ程度で緊急事態宣言を出すくらいなら、インフルでも毎年緊急事態宣言を出さなければいけないはずだ。マスコミが注目しないから、誰も気に留めないだけなのだ。新コロは日本では「パンデミック」ではなく、「インフォデミック」（情報の急拡散）である。マスコミが「日本では」インフルよりも大したことのないウイルスを「恐怖の大魔王」のように仕立て上げたのだ。

　日本人の死亡者数が少なかった原因については諸説あるが、清潔感と自然免疫の強靱《きょうじん》さが一番の理由だろう。インフルに用心して手洗いを頻繁にしていれば、ついでに新コロも撃退できる。新コロの実効再生産数を世界標準で考えてはならない。「日本では」これが減少するようになっているのだ。

　新コロ感染症を指定感染症から外して、インフルと同様に一般の医療機関で診察を受けられるようにさえすれば、第2波がやってきても医療崩壊になる心配はなくなるのである。

ゴーマニズム宣言
SPECIAL
コロナ論

第10章　お辞儀と清潔感の驚異

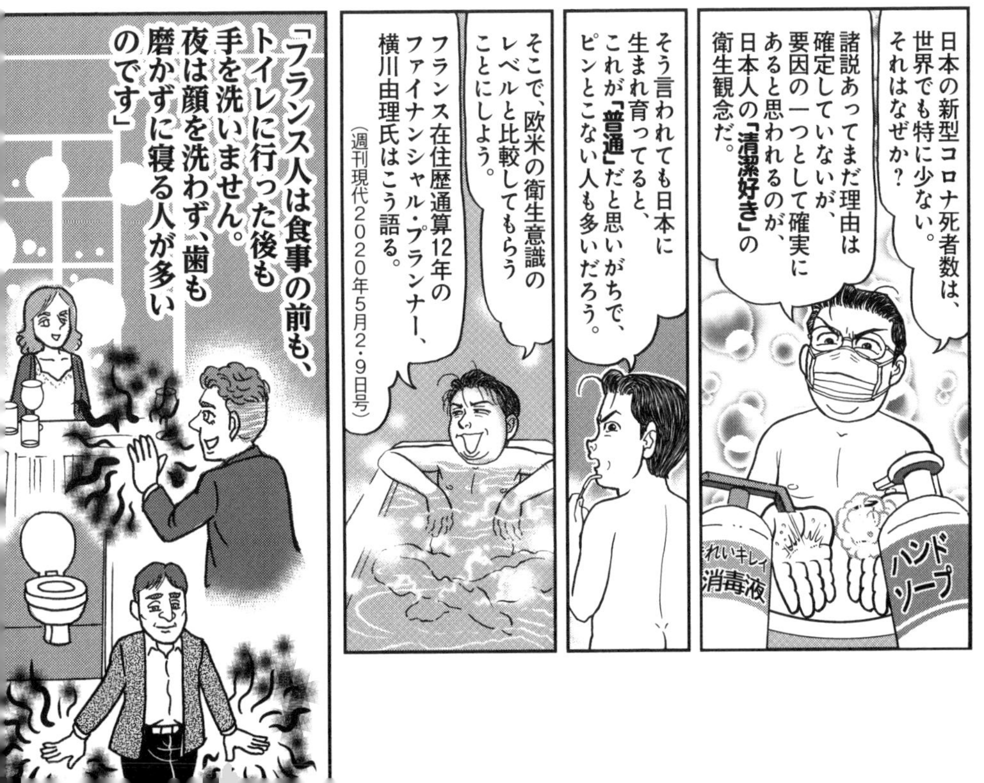
日本の新型コロナ死者数は、世界でも特に少ない。それはなぜか？
諸説あってまだ理由は確定していないが、要因の一つとして確実にあると思われるのが、日本人の「清潔好き」の衛生観念だ。
れいキレイ
消毒液
ハンドソープ
そう言われても日本に生まれ育ってると、これが「普通」だと思いがちで、ピンとこない人も多いだろう。
そこで、欧米の衛生意識のレベルと比較してもらうことにしよう。
フランス在住歴通算12年のファイナンシャル・プランナー、横川由理氏はこう語る。
（週刊現代２０２０年５月２・９日号）
「フランス人は食事の前も、トイレに行った後も手を洗いません。夜は顔を洗わず、歯も磨かずに寝る人が多いのです」

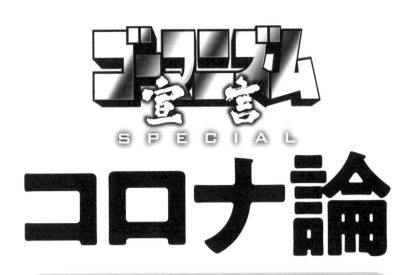

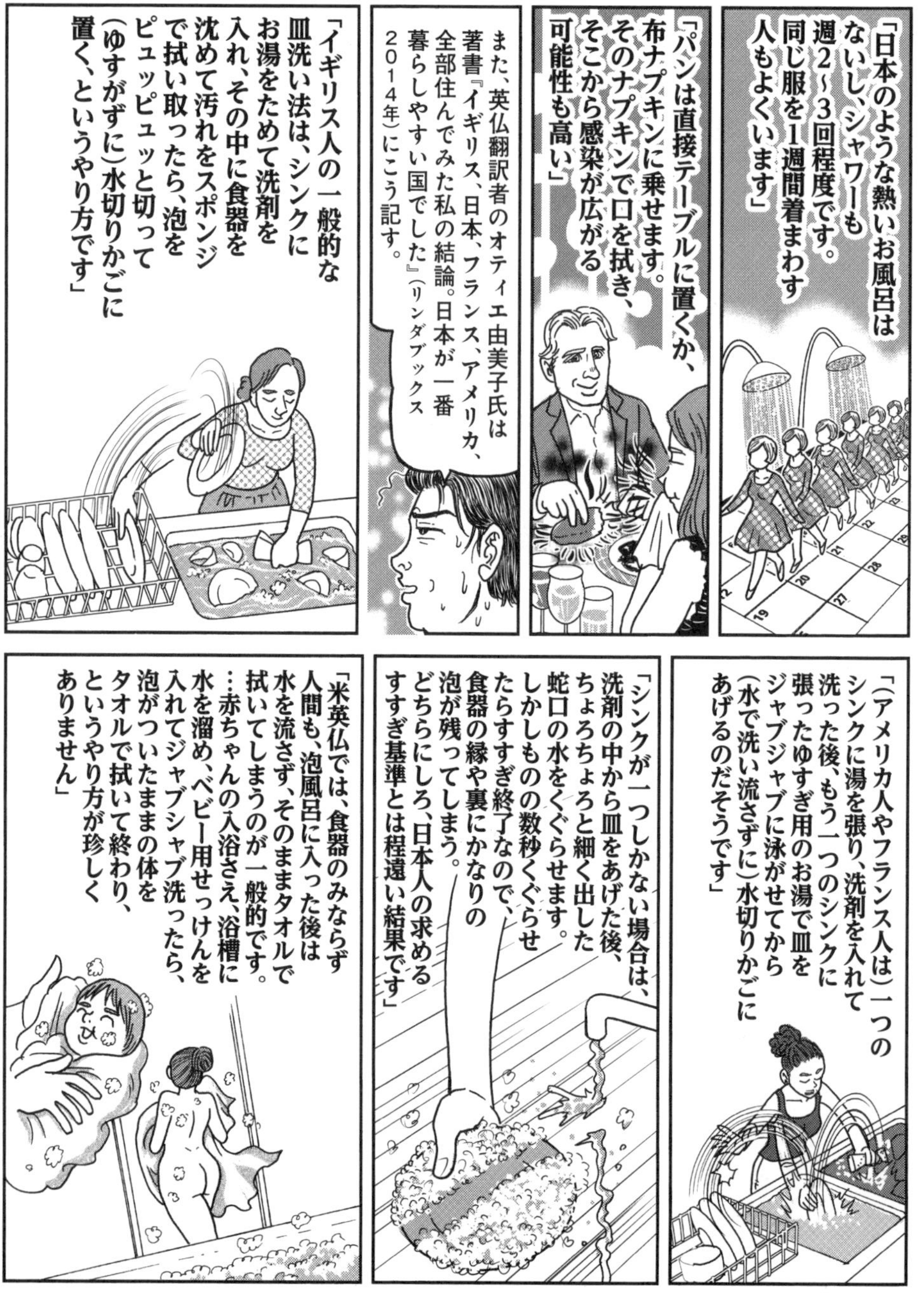
「日本のような熱いお風呂はないし、シャワーも週2～3回程度です。同じ服を1週間着まわす人もよくいます」
「パンは直接テーブルに置くか、布ナプキンに乗せます。そのナプキンで口を拭き、そこから感染が広がる可能性も高い」
また、英仏翻訳者のオティエ由美子氏は著書『イギリス、日本、フランス、アメリカ、全部住んでみた私の結論。日本が一番暮らしやすい国でした』（リンダブックス2014年）にこう記す。
「イギリス人の一般的な皿洗い法は、シンクにお湯をためて洗剤を入れ、その中に食器を沈めて汚れをスポンジで拭い取ったら、泡をピュッピュッと切って（ゆすがずに）水切りかごに置く、というやり方です」
「（アメリカ人やフランス人は）一つのシンクに湯を張り、洗剤を入れて洗った後、もう一つのシンクに張ったゆすぎ用のお湯で皿をジャブジャブに泳がせてから（水で洗い流さずに）水切りかごにあげるのだそうです」
「シンクが一つしかない場合は、洗剤の中から皿をあげた後、ちょろちょろと細く出した蛇口の水をくぐらせます。しかしものの数秒くぐらせたらすすぎ終了なので、食器の縁や裏にかなりの泡が残ってしまう。どちらにしろ、日本人の求めるすすぎ基準とは程遠い結果です」
「米英仏では、食器のみならず人間も、泡風呂に入った後は水を流さず、そのままタオルで拭いてしまうのが一般的です。…赤ちゃんの入浴さえ、浴槽に水を溜め、ベビー用せっけんを入れてジャブシャブ洗ったら、泡がついたままの体をタオルで拭いて終わり、というやり方が珍しくありません」

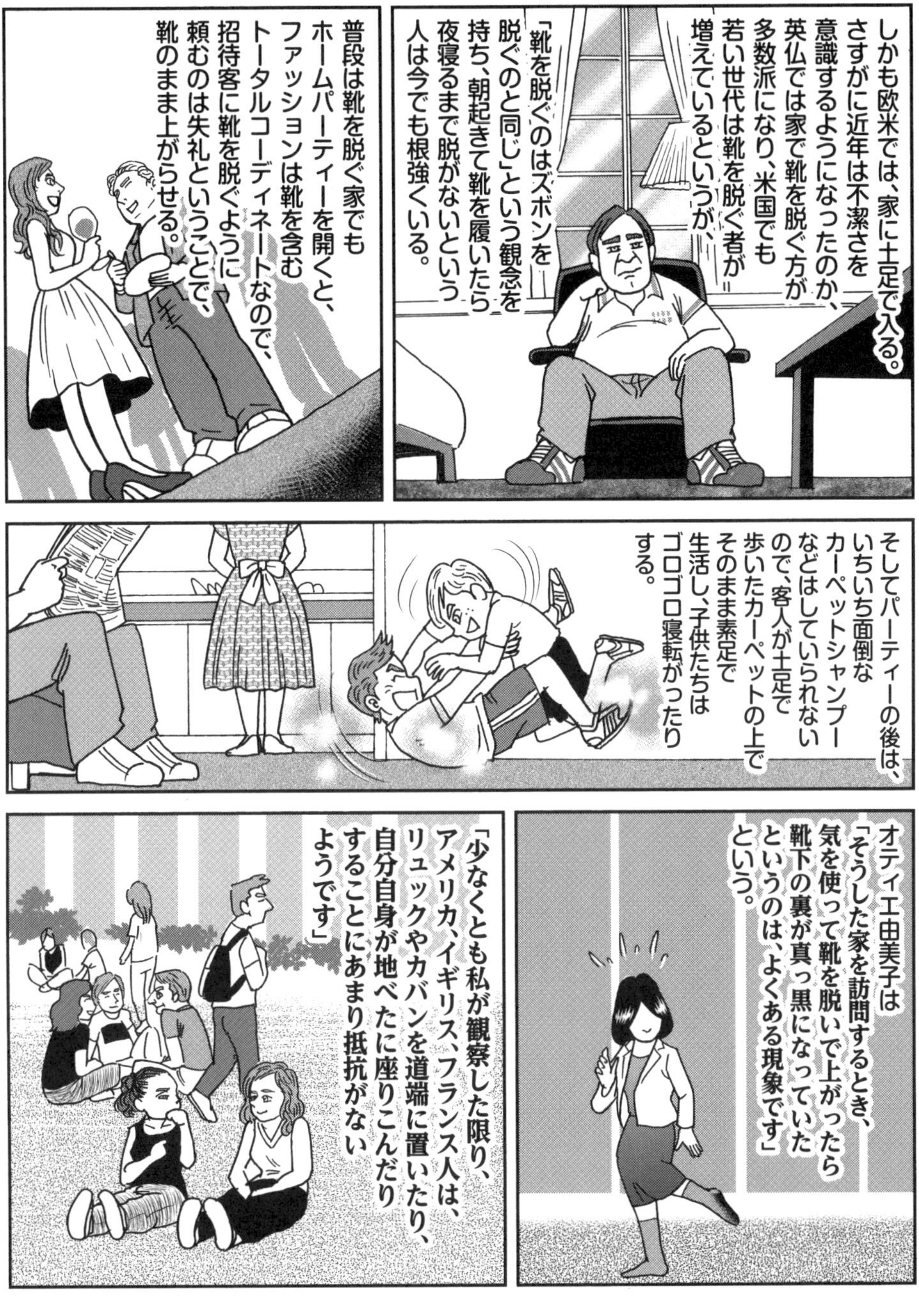

しかも欧米では、家に土足で入る。
さすがに近年は不潔さを意識するようになったのか、英仏では家で靴を脱ぐ方が多数派になり、米国でも若い世代は靴を脱ぐ者が増えているというが、
「靴を脱ぐのはズボンを脱ぐのと同じ」という観念を持ち、朝起きて靴を履いたら夜寝るまで脱がないという人は今でも根強くいる。
普段は靴を脱ぐ家でもホームパーティーを開くと、ファッションは靴を含むトータルコーディネートなので、招待客に靴を脱ぐように頼むのは失礼ということで、靴のまま上がらせる。
そしてパーティーの後は、いちいち面倒なカーペットシャンプーなどはしていられないので、客人が土足で歩いたカーペットの上でそのまま素足で生活し、子供たちはゴロゴロ寝転がったりする。
オティエ由美子は「そうした家を訪問するとき、気を使って靴を脱いで上がったら靴下の裏が真っ黒になっていたというのは、よくある現象です」という。
「少なくとも私が観察した限り、アメリカ、イギリス、フランス人は、リュックやカバンを道端に置いたり、自分自身が地べたに座りこんだりすることにあまり抵抗がないようです」

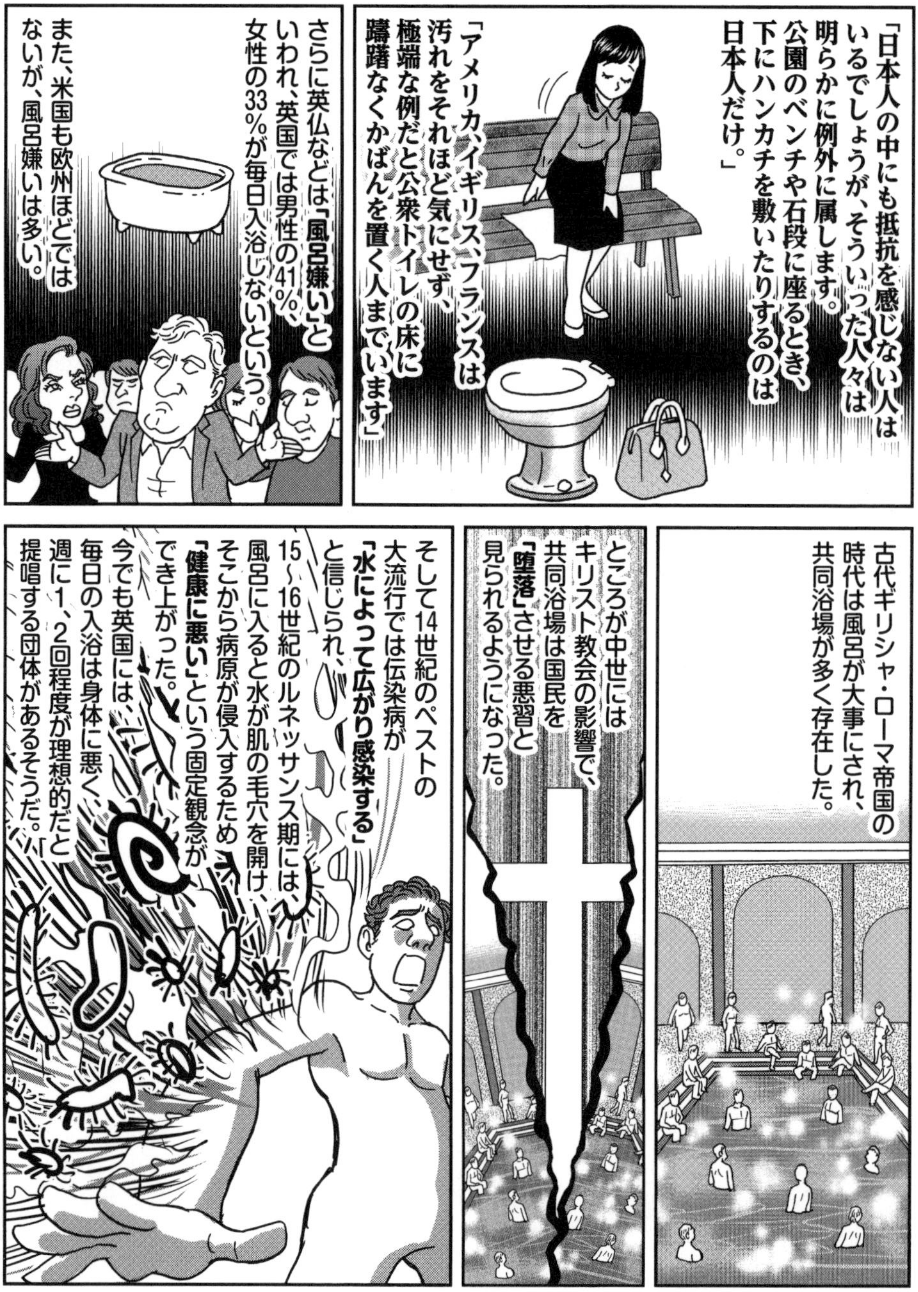
「日本人の中にも抵抗を感じない人はいるでしょうが、そういった人々は明らかに例外に属します。公園のベンチや石段に座るとき、下にハンカチを敷いたりするのは日本人だけ。」
「アメリカ、イギリス、フランスは汚れをそれほど気にせず、極端な例だと公衆トイレの床に躊躇なくかばんを置く人までいます」
さらに英仏などは「風呂嫌い」といわれ、英国では男性の41%、女性の33%が毎日入浴しないという。
また、米国も欧州ほどではないが、風呂嫌いは多い。
古代ギリシャ・ローマ帝国の時代は風呂が大事にされ、共同浴場が多く存在した。
ところが中世にはキリスト教会の影響で、共同浴場は国民を「堕落」させる悪習と見られるようになった。
そして14世紀のペストの大流行では伝染病が「水によって広がり感染する」と信じられ、15~16世紀のルネッサンス期には、風呂に入ると水が肌の毛穴を開け、そこから病原が侵入するため「健康に悪い」という固定観念ができ上がった。
今でも英国には、毎日の入浴は身体に悪く、週に1、2回程度が理想的だと提唱する団体があるそうだ。

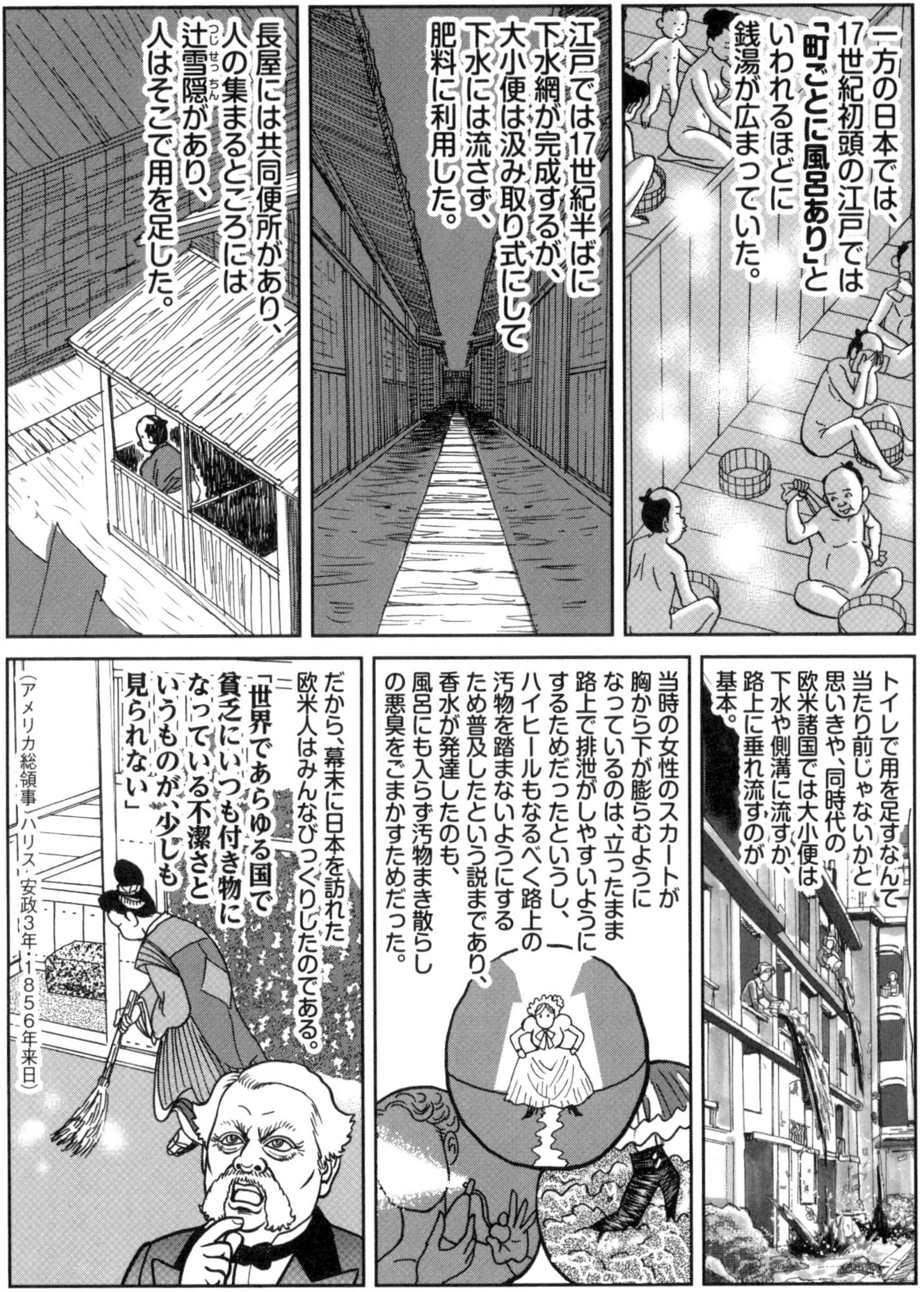

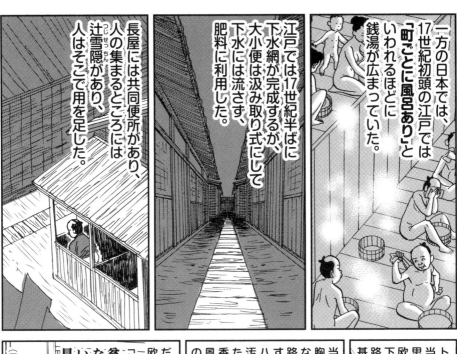

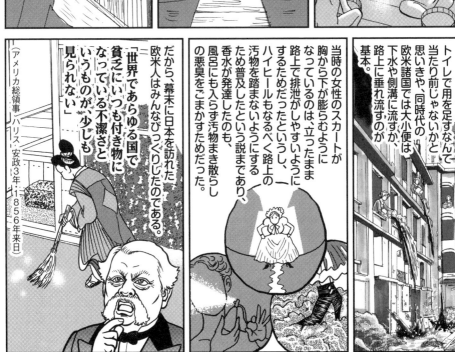

一方の日本では、
17世紀初頭の江戸では
「町ごとに風呂あり」と
いわれるほどに
銭湯が広まっていた。
江戸では17世紀半ばに
下水網が完成するが、
大小便は汲み取り式にして
下水には流さず、
肥料に利用した。
長屋には共同便所があり、
人の集まるところには
辻《つじ》雪隠《せっちん》があり、
人はそこで用を足した。
トイレで用を足すなんて
当たり前じゃないかと
思いきや、同時代の
欧米諸国では大小便は
下水や側溝に流すか、
路上に垂れ流すのが
基本。
当時の女性のスカートが
胸から下が膨らむように
なっているのは、立ったまま
路上で排泄がしやすいように
するためだったというし、
ハイヒールもなるべく路上の
汚物を踏まないようにする
ため普及したという説まであり、
香水が発達したのも、
風呂にも入らず汚物まき散らし
の悪臭をごまかすためだった。
だから、幕末に日本を訪れた
欧米人はみんなびっくりしたのである。
「世界であらゆる国で
貧乏にいつも付き物に
なっている不潔さと
いうものが、少しも
見られない」
（アメリカ総領事 ハリス・安政3年・1856年来日）

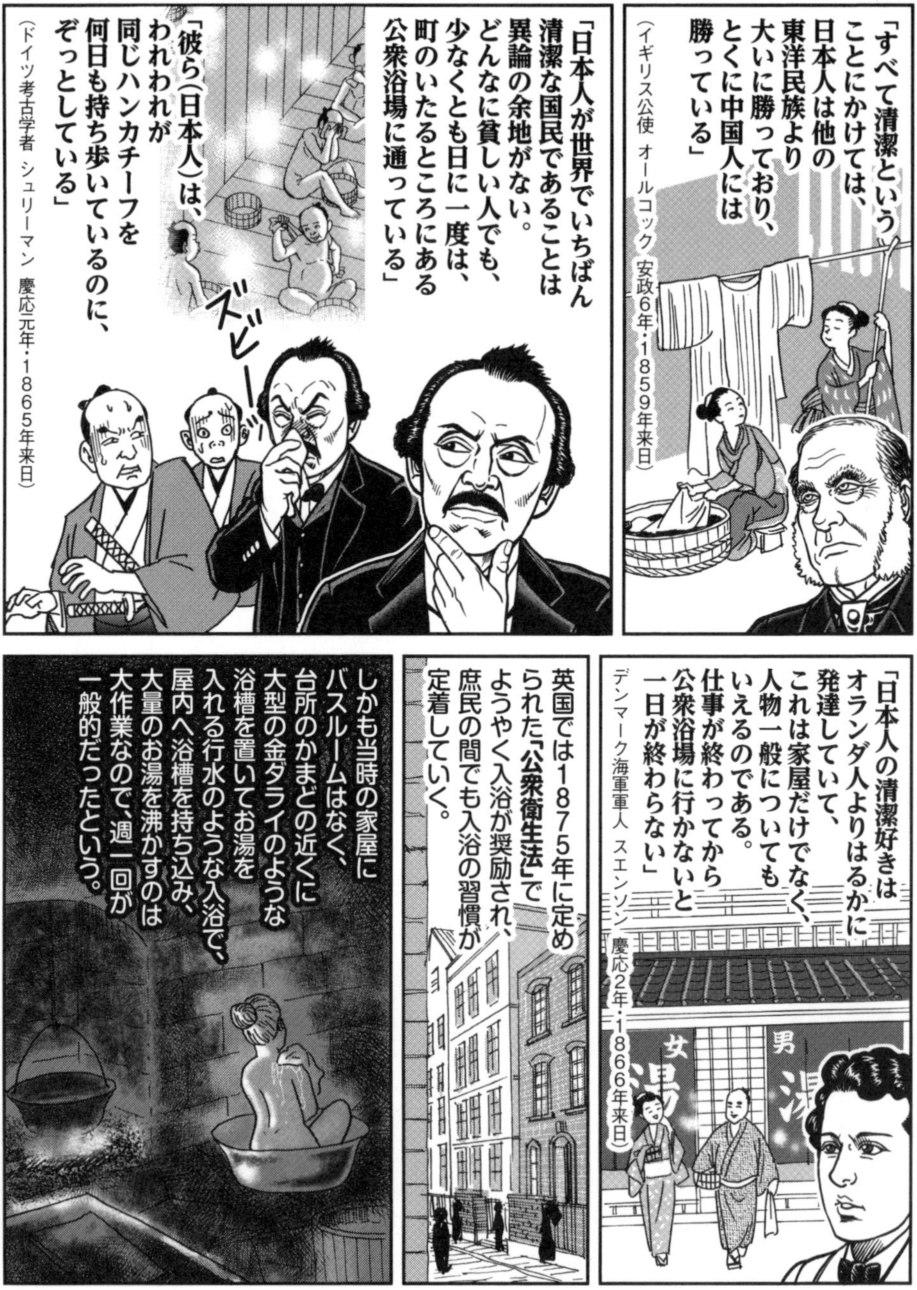
「すべて清潔ということにかけては、日本人は他の東洋民族より大いに勝っており、とくに中国人には勝っている」
（イギリス公使　オールコック　安政6年・1859年来日）
「日本人が世界でいちばん清潔な国民であることは異論の余地がない。どんなに貧しい人でも、少なくとも日に一度は、町のいたるところにある公衆浴場に通っている」
ズビー
「彼ら（日本人）は、われわれが同じハンカチーフを何日も持ち歩いているのに、ぞっとしている」
（ドイツ考古学者　シュリーマン　慶応元年・1865年来日）
「日本人の清潔好きはオランダ人よりはるかに発達していて、これは家屋だけでなく、人物一般についてもいえるのである。仕事が終わってから公衆浴場に行かないと一日が終わらない」
（デンマーク海軍軍人　スエンソン　慶応2年・1866年来日）
女
湯
男
英国では1875年に定められた「公衆衛生法」でようやく入浴が奨励され、庶民の間でも入浴の習慣が定着していく。
しかも当時の家屋にバスルームはなく、台所のかまどの近くに大型の金ダライのような浴槽を置いてお湯を入れる行水のような入浴で、屋内へ浴槽を持ち込み、大量のお湯を沸かすのは大作業なので、週一回が一般的だったという。

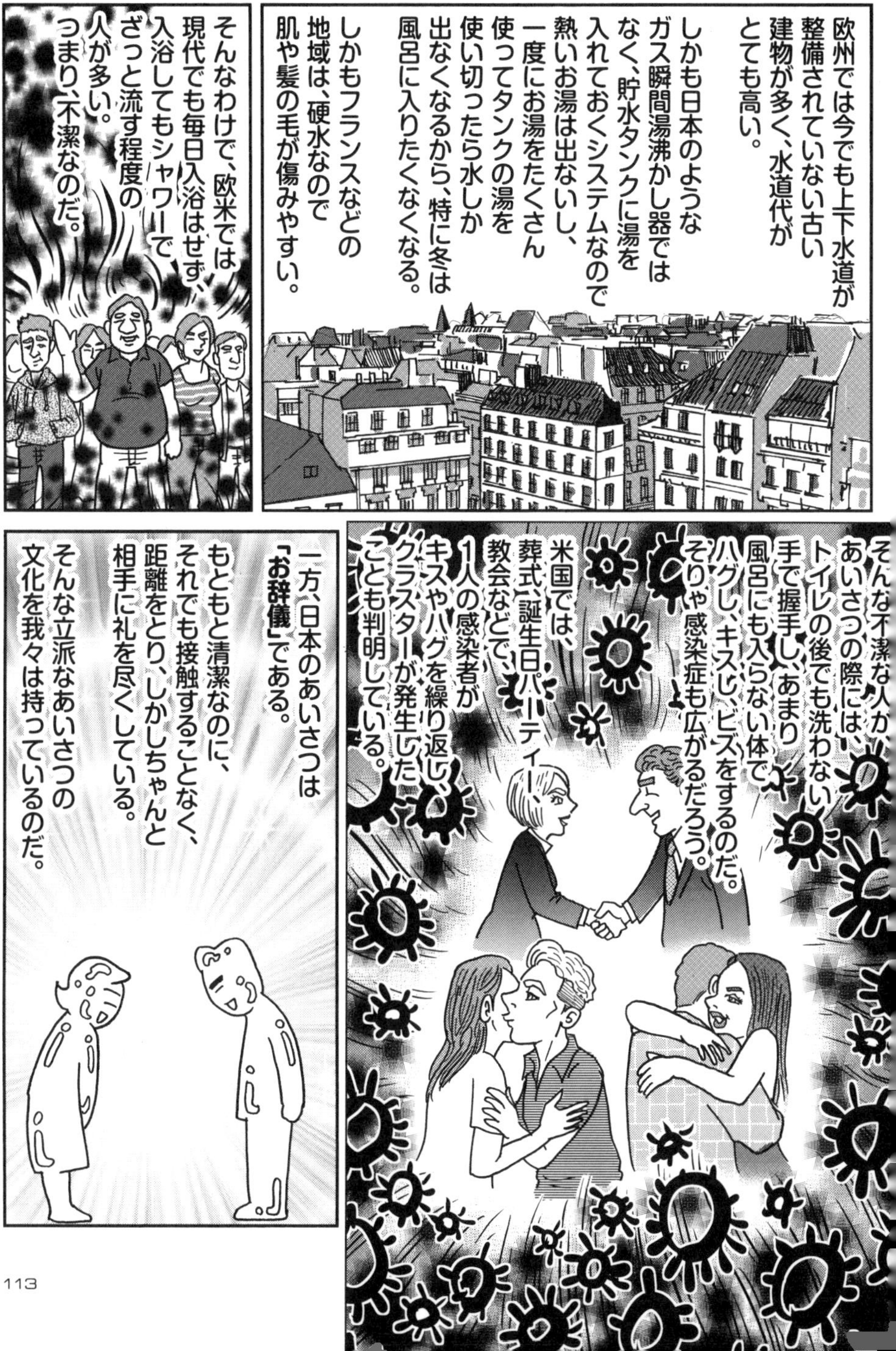
欧州では今でも上下水道が整備されていない古い建物が多く、水道代がとても高い。
しかも日本のようなガス瞬間湯沸かし器ではなく、貯水タンクに湯を入れておくシステムなので熱いお湯は出ないし、一度にお湯をたくさん使ってタンクの湯を使い切ったら水しか出なくなるから、特に冬は風呂に入りたくなくなる。
しかもフランスなどの地域は、硬水なので肌や髪の毛が傷みやすい。
そんなわけで、欧米では現代でも毎日入浴はせず、入浴してもシャワーでざっと流す程度の人が多い。
つまり、不潔なのだ。
そんな不潔な人があいさつの際には、トイレの後でも洗わない手で握手し、あまり風呂にも入らない体でハグし、キスし、ビズをするのだ。
そりゃ感染症も広がるだろう。
米国では、葬式、誕生日パーティー、教会などで、1人の感染者がキスやハグを繰り返し、クラスターが発生したことも判明している。
一方、日本のあいさつは「お辞儀」である。
もともと清潔なのに、それでも接触することなく、距離をとり、しかしちゃんと相手に礼を尽くしている。
そんな立派なあいさつの文化を我々は持っているのだ。

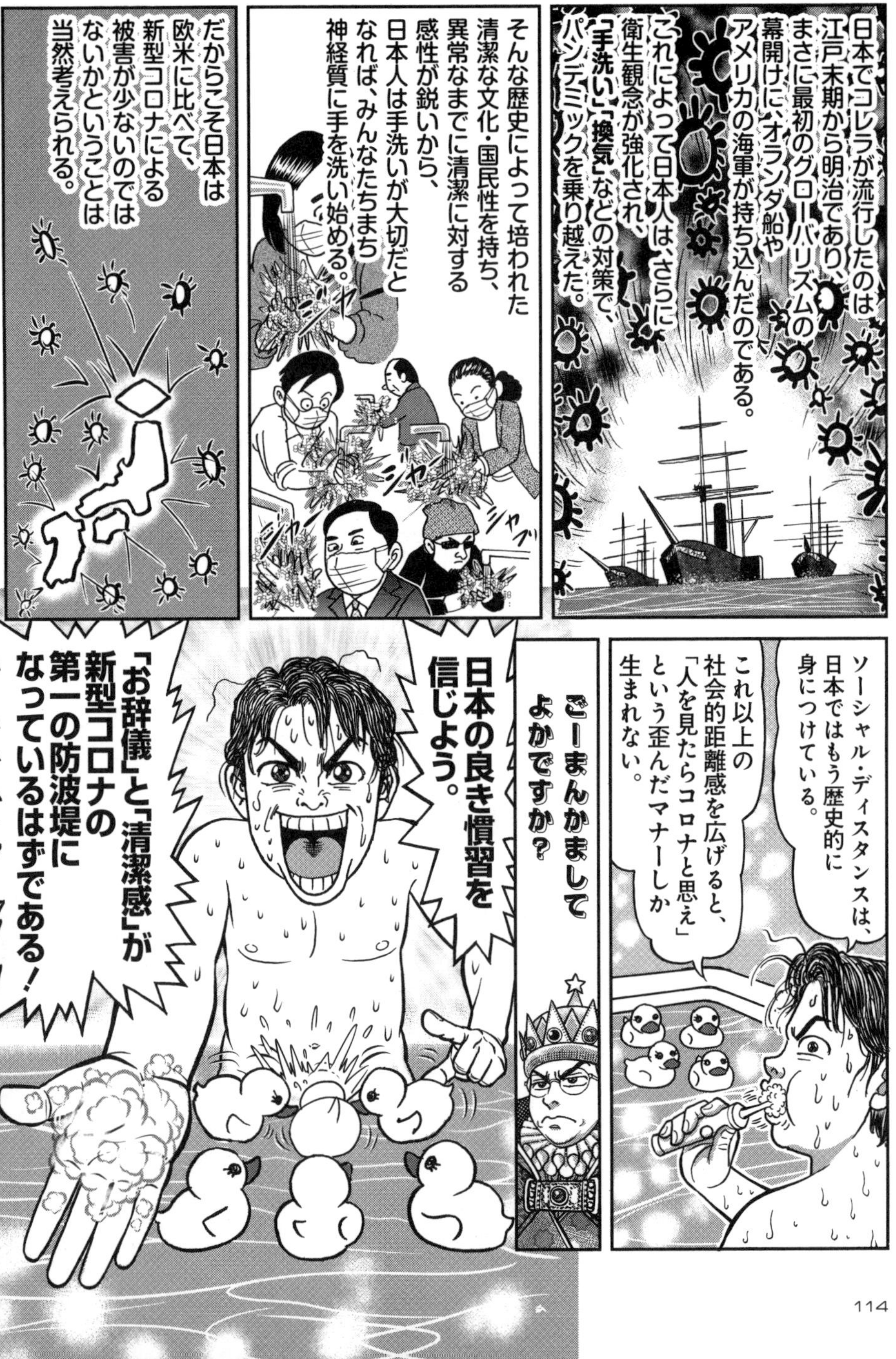
日本でコレラが流行したのは江戸末期から明治であり、まさに最初のグローバリズムの幕開けに、オランダ船やアメリカの海軍が持ち込んだのである。
これによって日本人は、さらに衛生観念が強化され、「手洗い」「換気」などの対策で、パンデミックを乗り越えた。
そんな歴史によって培われた清潔な文化・国民性を持ち、異常なまでに清潔に対する感性が鋭いから、日本人は手洗いが大切だとなれば、みんなたちまち神経質に手を洗い始める。
ジャー
シャブ
だからこそ日本は欧米に比べて、新型コロナによる被害が少ないのではないかということは当然考えられる。
ソーシャル・ディスタンスは、日本ではもう歴史的に身につけている。
これ以上の社会的距離感を広げると、「人を見たらコロナと思え」という歪んだマナーしか生まれない。
ごーまんかましてよかですか？
日本の良き慣習を信じよう。
「お辞儀」と「清潔感」が新型コロナの第一の防波堤になっているはずである！

ゴーマニズム宣言 SPECIAL

コロナ論

第11章｜世界各国のコロナ対策事情

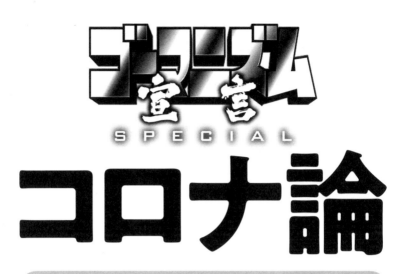

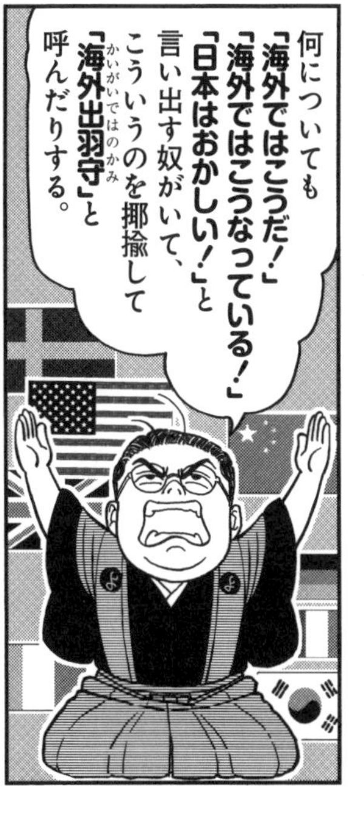
何についても
「海外ではこうだ！」
「日本はおかしい！」と
言い出す奴がいて、
こういうのを揶揄して
「海外出羽守《かいがいではのかみ》」と
呼んだりする。

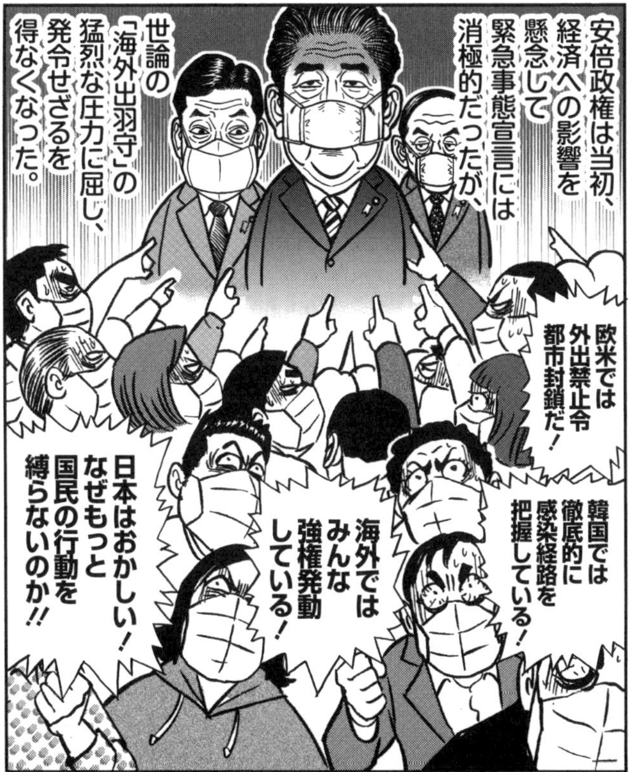
安倍政権は当初、経済への影響を懸念して緊急事態宣言には消極的だったが、
世論の「海外出羽守」の猛烈な圧力に屈し、発令せざるを得なくなった。
欧米では外出禁止令都市封鎖だ！
韓国では徹底的に感染経路を把握している！
海外ではみんな強権発動している！
日本はおかしい！なぜもっと国民の行動を縛らないのか!!

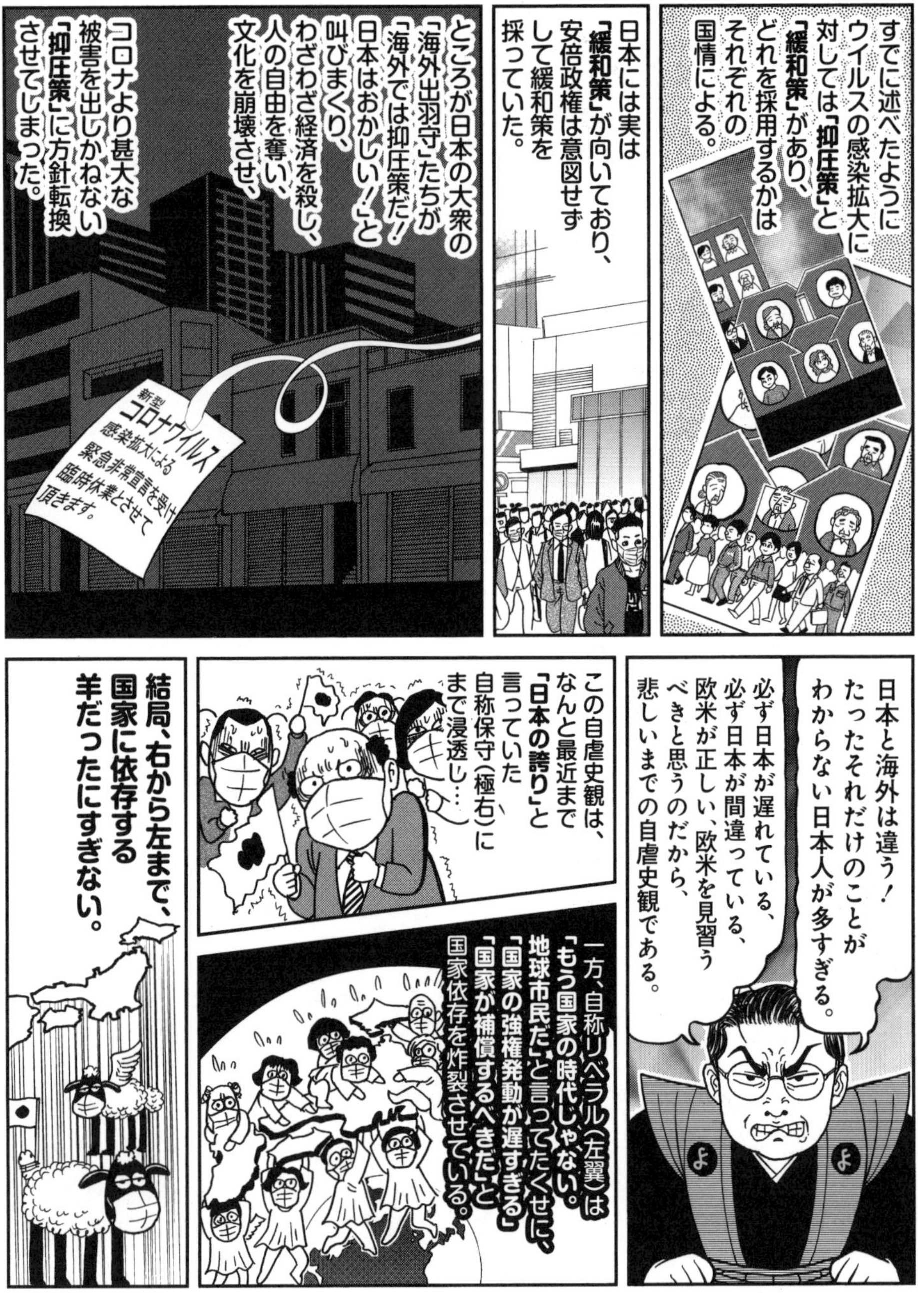
すでに述べたように
ウイルスの感染拡大に
対しては「抑圧策」と
「緩和策」があり、
どれを採用するかは
それぞれの
国情による。
日本には実は
「緩和策」が向いており、
安倍政権は意図せず
して緩和策を
採っていた。
ところが日本の大衆の
「海外出羽守」たちが
「海外では抑圧策だ！
日本はおかしい！」と
叫びまくり、
わざわざ経済を殺し、
人の自由を奪い、
文化を崩壊させ、
コロナより甚大な
被害を出しかねない
「抑圧策」に方針転換
させてしまった。
新型
コロナウイルス
感染拡大による
緊急非常宣言を受け
臨時休業とさせて
頂きます。
日本と海外は違う！
たったそれだけのことが
わからない日本人が多すぎる。
必ず日本が遅れている、
必ず日本が間違っている、
欧米が正しい、欧米を見習う
べきと思うのだから、
悲しいまでの自虐史観である。
この自虐史観は、
なんと最近まで
「日本の誇り」と
言っていた
自称保守（極右）に
まで浸透し…
一方、自称リベラル（左翼）は
「もう国家の時代じゃない。
地球市民だ」と言ってたくせに、
「国家の強権発動が遅すぎる」
「国家が補償するべきだ」と
国家依存を炸裂させている。
結局、右から左まで、
国家に依存する
羊だったにすぎない。

※感染者・死者の数は4月27日現在

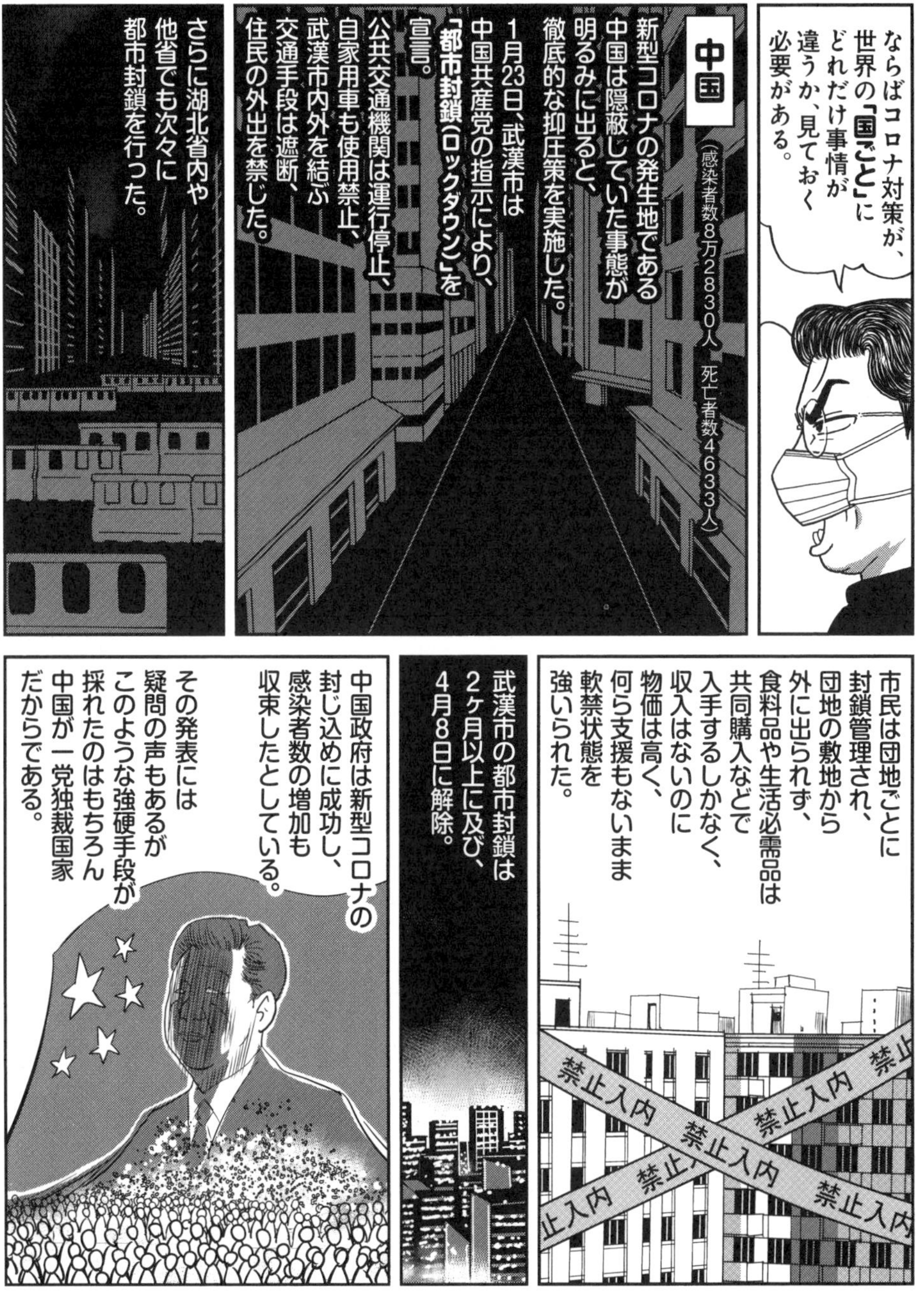
ならばコロナ対策が、世界の「国ごと」にどれだけ事情が違うか、見ておく必要がある。
中国
（感染者数8万2830人　死亡者数4633人）
新型コロナの発生地である中国は隠蔽していた事態が明るみに出ると、徹底的な抑圧策を実施した。
1月23日、武漢市は中国共産党の指示により、「都市封鎖（ロックダウン）」を宣言。
公共交通機関は運行停止、自家用車も使用禁止、武漢市内外を結ぶ交通手段は遮断、住民の外出を禁じた。
さらに湖北省内や他省でも次々に都市封鎖を行った。
市民は団地ごとに封鎖管理され、団地の敷地から外に出られず、食料品や生活必需品は共同購入などで入手するしかなく、収入はないのに物価は高く、何ら支援もないまま軟禁状態を強いられた。
禁止入内
武漢市の都市封鎖は2ヶ月以上に及び、4月8日に解除。
中国政府は新型コロナの封じ込めに成功し、感染者数の増加も収束したとしている。
その発表には疑問の声もあるがこのような強硬手段が採れたのはもちろん中国が一党独裁国家だからである。

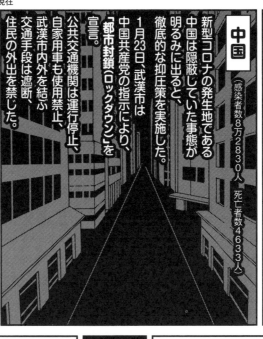

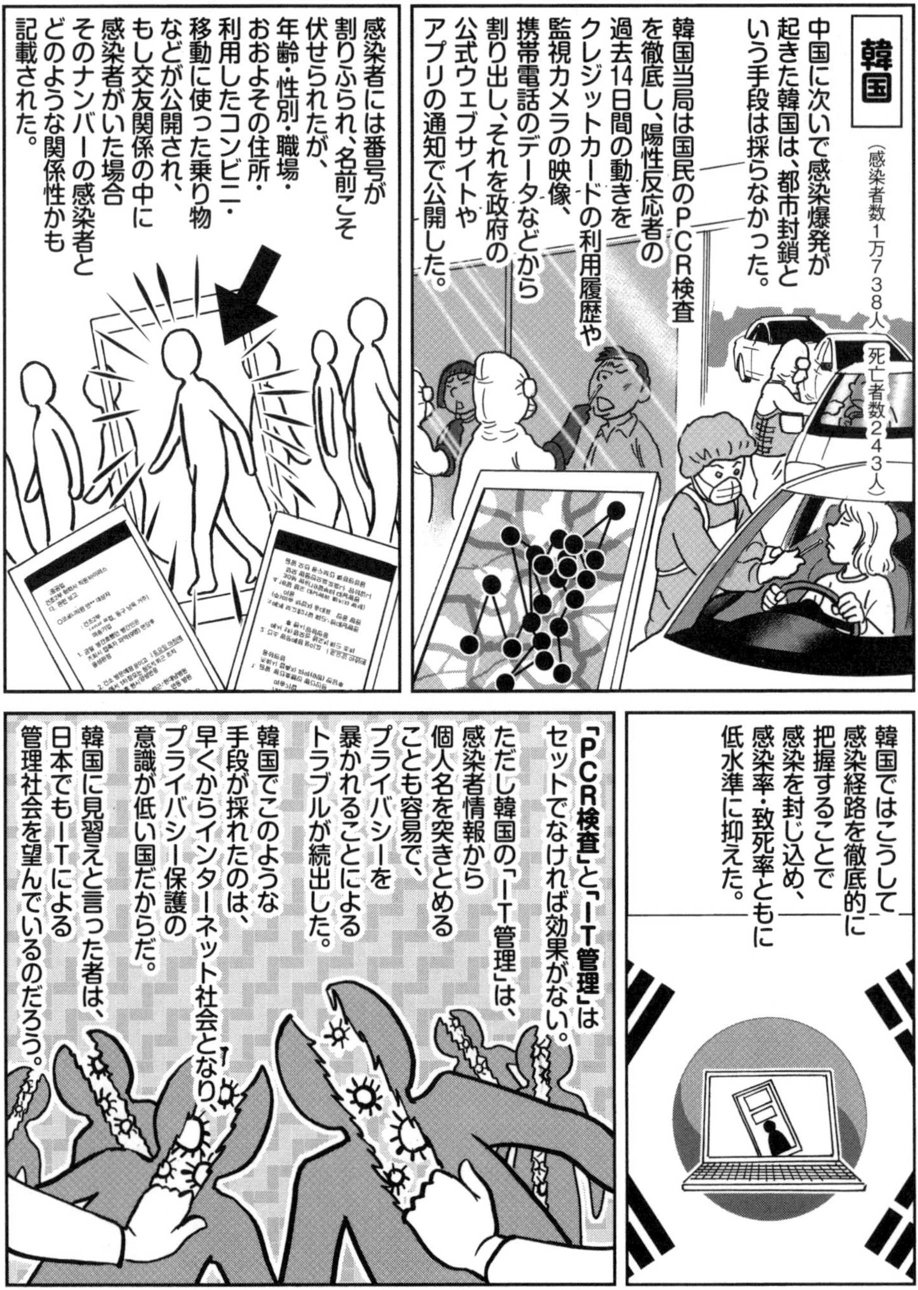
韓国
（感染者数1万738人）
（死亡者数243人）
中国に次いで感染爆発が起きた韓国は、都市封鎖という手段は採らなかった。
韓国当局は国民のPCR検査を徹底し、陽性反応者の過去14日間の動きをクレジットカードの利用履歴や監視カメラの映像、携帯電話のデータなどから割り出し、それを政府の公式ウェブサイトやアプリの通知で公開した。
感染者には番号が割りふられ、名前こそ伏せられたが、年齢・性別・職場・おおよその住所・利用したコンビニ・移動に使った乗り物などが公開され、もし交友関係の中にその感染者がいた場合そのナンバーの感染者とどのような関係性かも記載された。
韓国ではこうして感染経路を徹底的に把握することで感染を封じ込め、感染率・致死率ともに低水準に抑えた。
「PCR検査」と「IT管理」はセットでなければ効果がない。
ただし韓国の「IT管理」は、感染者情報から個人名を突きとめることも容易で、プライバシーを暴かれることによるトラブルが続出した。
韓国でこのような手段が採れたのは、早くからインターネット社会となり、プライバシー保護の意識が低い国だからだ。
韓国に見習えと言った者は、日本でもITによる管理社会を望んでいるのだろう。

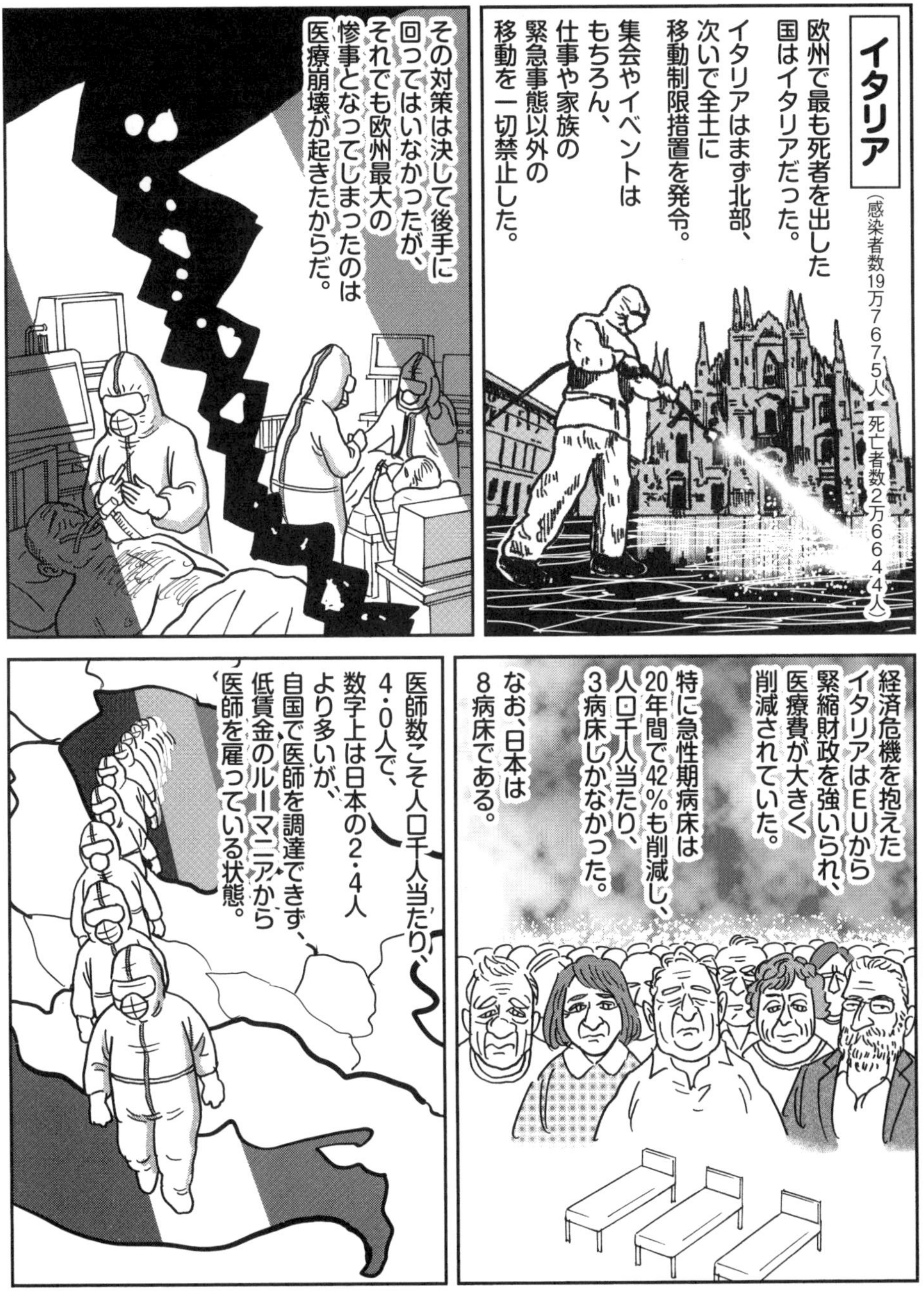
イタリア
欧州で最も死者を出した国はイタリアだった。
（感染者数19万7675人 死亡者数2万6644人）
イタリアはまず北部、次いで全土に移動制限措置を発令。
集会やイベントはもちろん、仕事や家族の緊急事態以外の移動を一切禁止した。
その対策は決して後手に回ってはいなかったが、それでも欧州最大の惨事となってしまったのは医療崩壊が起きたからだ。
経済危機を抱えたイタリアはEUから緊縮財政を強いられ、医療費が大きく削減されていた。
特に急性期病床は20年間で42％も削減し、人口千人当たり、3病床しかなかった。
なお、日本は8病床である。
医師数こそ人口千人当たり、4・0人で、数字上は日本の2・4人より多いが、自国で医師を調達できず、低賃金のルーマニアから医師を雇っている状態。

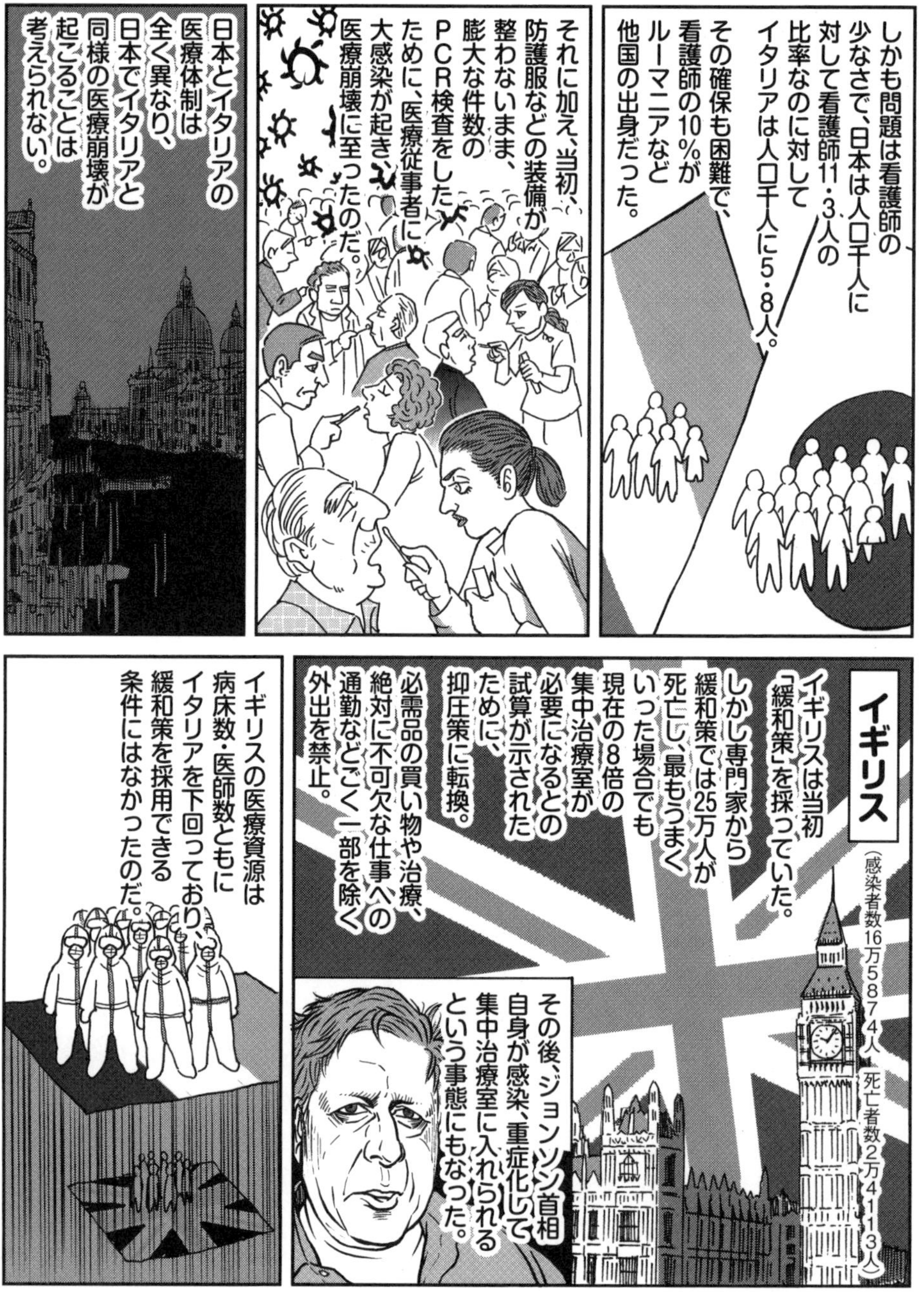

しかも問題は看護師の少なさで、日本は人口千人に対して看護師11・3人の比率なのに対してイタリアは人口千人に5・8人。
その確保も困難で、看護師の10%がルーマニアなど他国の出身だった。
それに加え、当初、防護服などの装備が整わないまま、膨大な件数のPCR検査をしたために、医療従事者に大感染が起き、医療崩壊に至ったのだ。
日本とイタリアの医療体制は全く異なり、日本でイタリアと同様の医療崩壊が起こることは考えられない。
イギリス
（感染者数16万5874人 死亡者数2万4113人）
イギリスは当初「緩和策」を採っていた。
しかし専門家から緩和策では25万人が死亡し、最もうまくいった場合でも現在の8倍の集中治療室が必要になるとの試算が示されたために、抑圧策に転換。
必需品の買い物や治療、絶対に不可欠な仕事への通勤などごく一部を除く外出を禁止。
その後、ジョンソン首相自身が感染、重症化して集中治療室に入れられるという事態にもなった。
イギリスの医療資源は病床数・医師数ともにイタリアを下回っており、緩和策を採用できる条件にはなかったのだ。

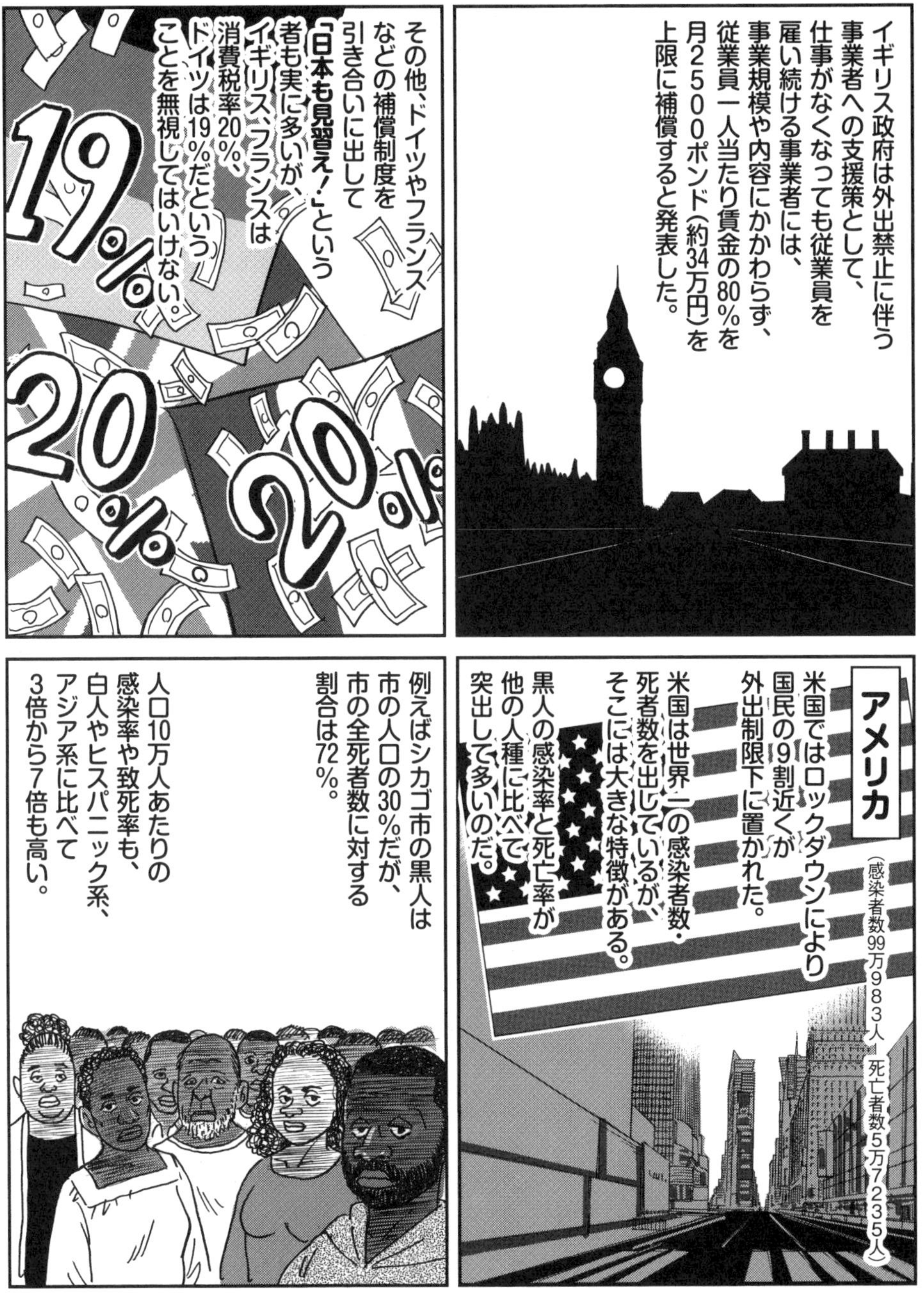
イギリス政府は外出禁止に伴う事業者への支援策として、仕事がなくなっても従業員を雇い続ける事業者には、事業規模や内容にかかわらず、従業員一人当たり賃金の80％を月2500ポンド（約34万円）を上限に補償すると発表した。
その他、ドイツやフランスなどの補償制度を引き合いに出して「日本も見習え！」という者も実に多いが、イギリス、フランスは消費税率20％、ドイツは19％だということを無視してはいけない。
19％
20％
20％
アメリカ
（感染者数99万983人 死亡者数5万7235人）
米国ではロックダウンにより国民の9割近くが外出制限下に置かれた。
米国は世界一の感染者数・死者数を出しているが、そこには大きな特徴がある。
黒人の感染率と死亡率が他の人種に比べて突出して多いのだ。
例えばシカゴ市の黒人は市の人口の30％だが、市の全死者数に対する割合は72％。
人口10万人あたりの感染率や致死率も、白人やヒスパニック系、アジア系に比べて3倍から7倍も高い。

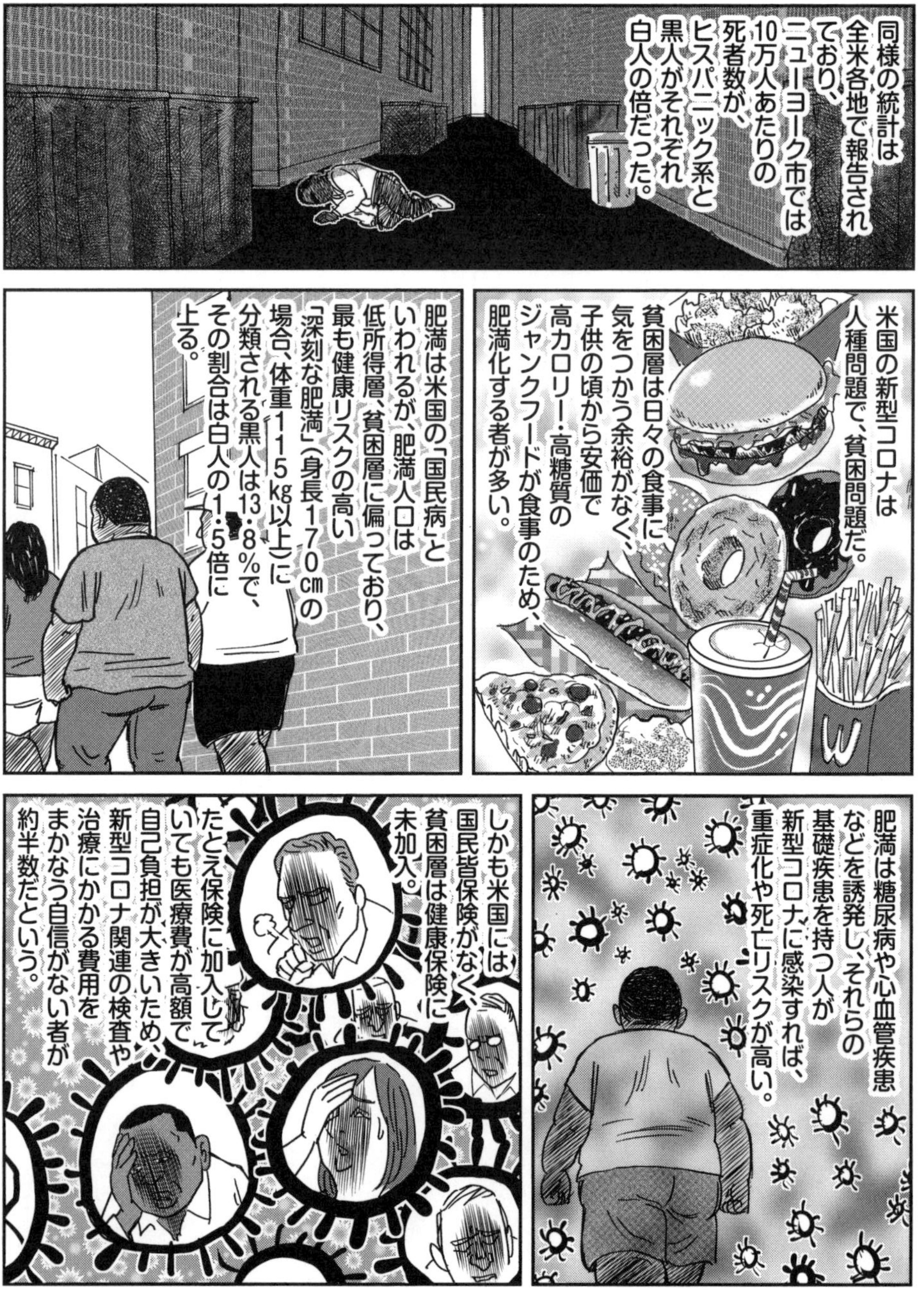
同様の統計は全米各地で報告されており、ニューヨーク市では10万人あたりの死者数が、ヒスパニック系と黒人がそれぞれ白人の倍だった。
米国の新型コロナは人種問題で、貧困問題だ。
貧困層は日々の食事に気をつかう余裕がなく、子供の頃から安価で高カロリー・高糖質のジャンクフードが食事のため、肥満化する者が多い。
肥満は米国の「国民病」といわれるが、肥満人口は低所得層、貧困層に偏っており、最も健康リスクの高い「深刻な肥満」（身長170cmの場合、体重115kg以上）に分類される黒人は13・8%で、その割合は白人の1・5倍に上る。
肥満は糖尿病や心血管疾患などを誘発し、それらの基礎疾患を持つ人が新型コロナに感染すれば、重症化や死亡リスクが高い。
しかも米国には国民皆保険がなく、貧困層は健康保険に未加入。
たとえ保険に加入していても医療費が高額で自己負担が大きいため、新型コロナ関連の検査や治療にかかる費用をまかなう自信がない者が約半数だという。

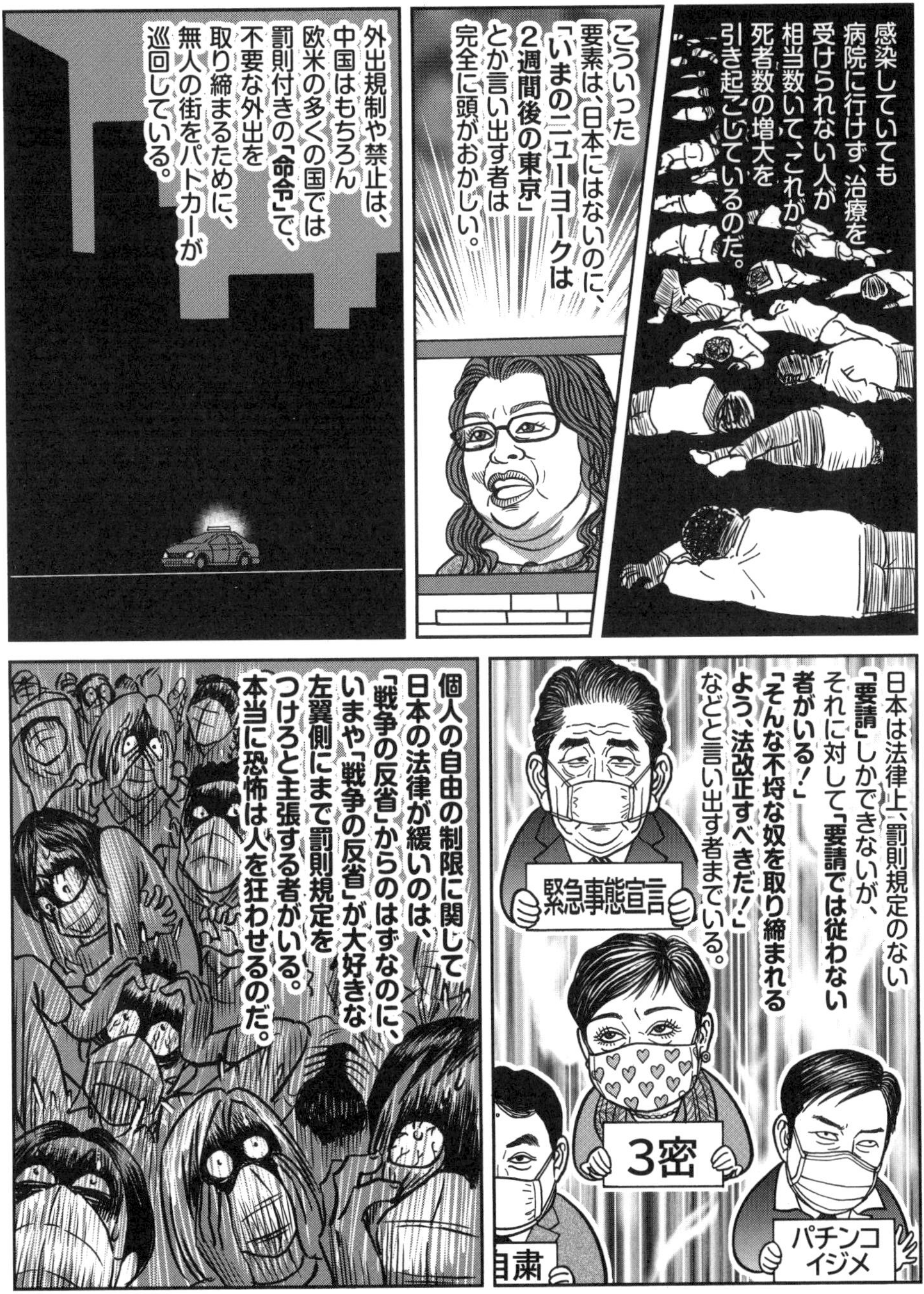

感染していても病院に行けず、治療を受けられない人が相当数いて、これが死者数の増大を引き起こしているのだ。
こういった要素は、日本にはないのに、「いまのニューヨークは2週間後の東京」とか言い出す者は完全に頭がおかしい。
外出規制や禁止は、中国はもちろん欧米の多くの国では罰則付きの「命令」で、不要な外出を取り締まるために、無人の街をパトカーが巡回している。
日本は法律上、罰則規定のない「要請」しかできないが、それに対して「要請では従わない者がいる！」「そんな不埒な奴を取り締まれるよう、法改正すべきだ！」などと言い出す者までいる。
緊急事態宣言
3密
自粛
パチンコイジメ
個人の自由の制限に関して日本の法律が緩いのは、「戦争の反省」からのはずなのに、いまや「戦争の反省」が大好きな左翼側にまで罰則規定をつけろと主張する者がいる。本当に恐怖は人を狂わせるのだ。

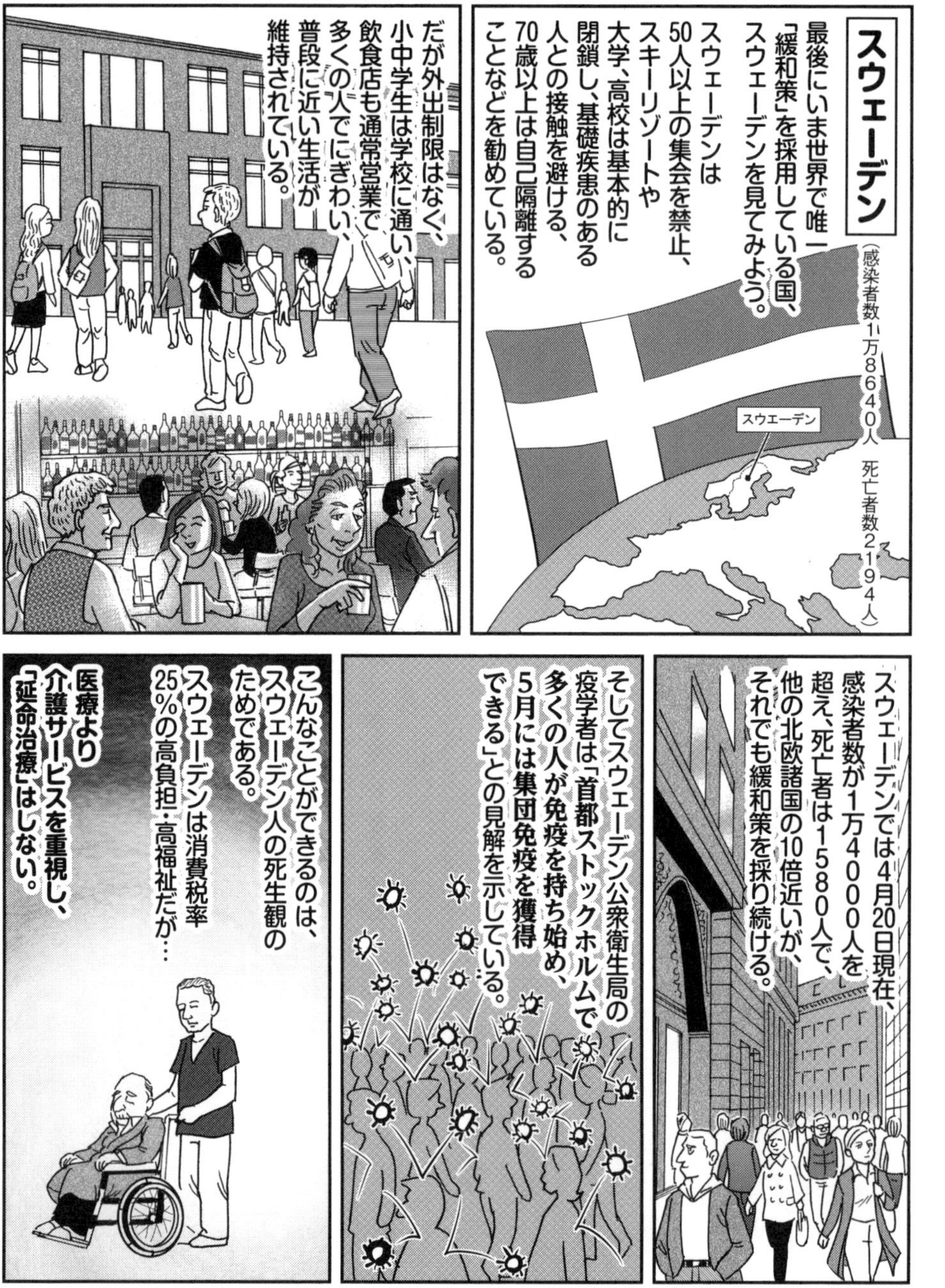
スウェーデン
最後にいま世界で唯一「緩和策」を採用している国、スウェーデンを見てみよう。
（感染者数1万8640人 死亡者数2194人）
スウェーデンは50人以上の集会を禁止、スキーリゾートや大学、高校は基本的に閉鎖し、基礎疾患のある人との接触を避ける、70歳以上は自己隔離することなどを勧めている。
スウエーデン
だが外出制限はなく、小中学生は学校に通い、飲食店も通常営業で、多くの人でにぎわい、普段に近い生活が維持されている。
スウェーデンでは4月20日現在、感染者数が1万4000人を超え、死亡者は1580人で、他の北欧諸国の10倍近いが、それでも緩和策を採り続ける。
そしてスウェーデン公衆衛生局の疫学者は「首都ストックホルムで多くの人が免疫を持ち始め、5月には集団免疫を獲得できる」との見解を示している。
こんなことができるのは、スウェーデン人の死生観のためである。スウェーデンは消費税率25%の高負担・高福祉だが…
医療より介護サービスを重視し、「延命治療」はしない。

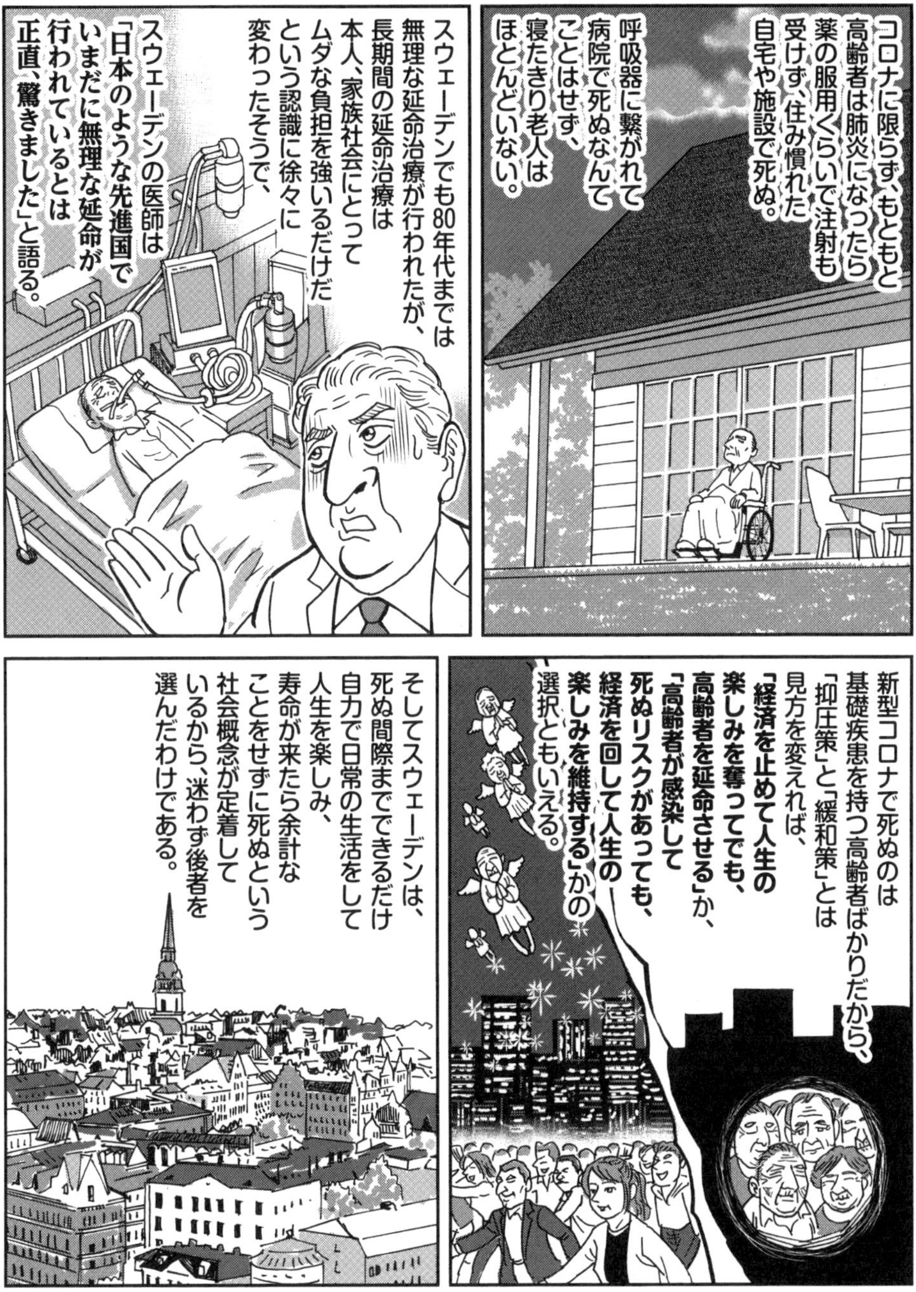
コロナに限らず、もともと高齢者は肺炎になったら薬の服用くらいで注射も受けず、住み慣れた自宅や施設で死ぬ。
呼吸器に繋がれて病院で死ぬなんてことはせず、寝たきり老人はほとんどいない。
スウェーデンでも80年代までは無理な延命治療が行われたが、長期間の延命治療は本人、家族社会にとってムダな負担を強いるだけだという認識に徐々に変わったそうで、
スウェーデンの医師は「日本のような先進国でいまだに無理な延命が行われているとは正直、驚きました」と語る。
新型コロナで死ぬのは基礎疾患を持つ高齢者ばかりだから、「抑圧策」と「緩和策」とは見方を変えれば、「経済を止めて人生の楽しみを奪ってでも、高齢者を延命させる」か、「高齢者が感染して死ぬリスクがあっても、経済を回して人生の楽しみを維持する」かの選択ともいえる。
そしてスウェーデンは、死ぬ間際までできるだけ自力で日常の生活をして人生を楽しみ、寿命が来たら余計なことをせずに死ぬという社会概念が定着しているから、迷わず後者を選んだわけである。

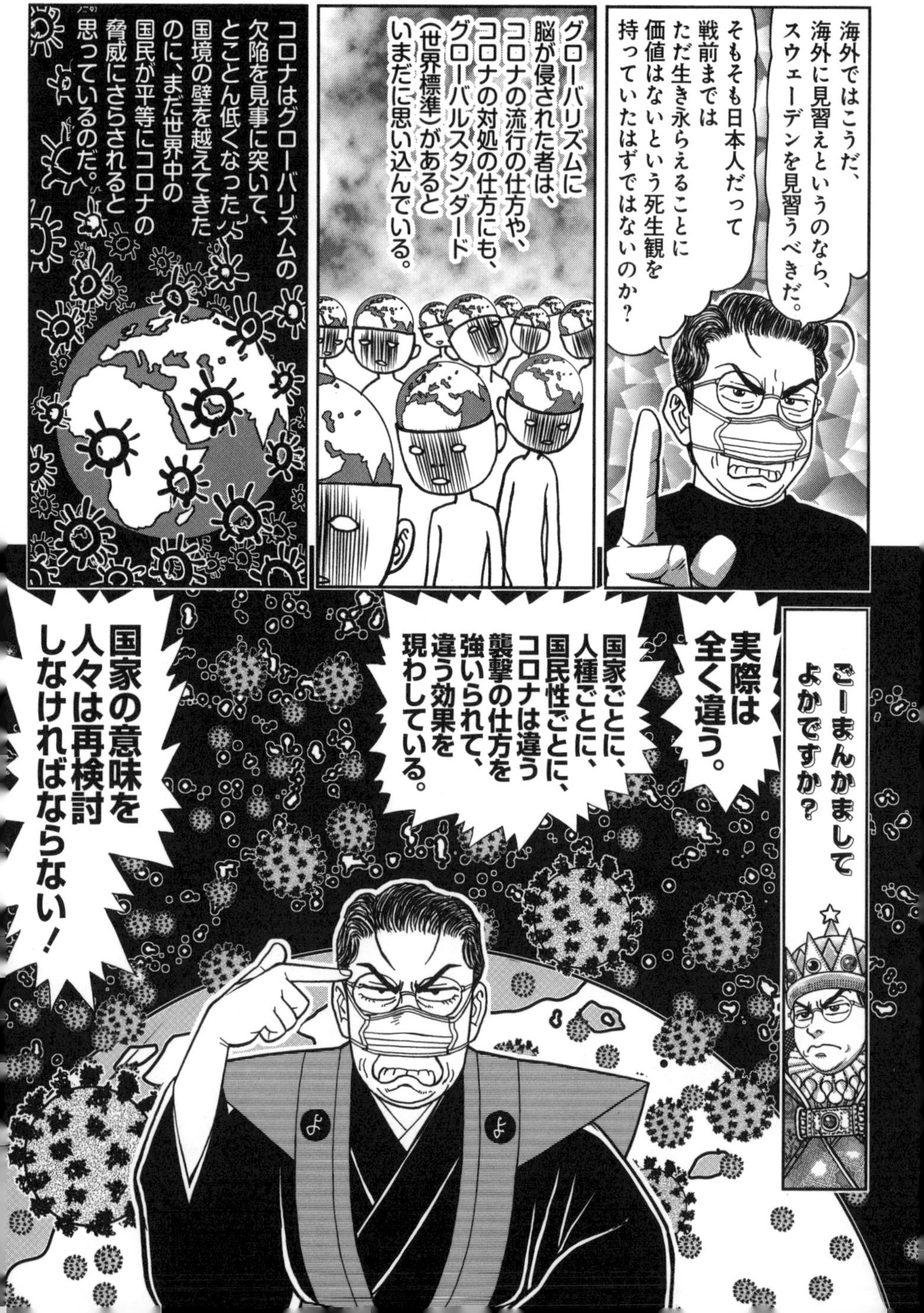

海外ではこうだ、海外に見習えというのなら、スウェーデンを見習うべきだ。
そもそも日本人だって戦前まではただ生き永らえることに価値はないという死生観を持っていたはずではないのか？
グローバリズムに脳が侵された者は、コロナの流行の仕方や、コロナの対処の仕方にも、グローバルスタンダード（世界標準）があるといまだに思い込んでいる。
コロナはグローバリズムの欠陥を見事に突いて、とことん低くなった国境の壁を越えてきたのに、まだ世界中の国民が平等にコロナの脅威にさらされると思っているのだ。
ごーまんかましてよかですか？
実際は全く違う。
国家ごとに、人種ごとに、国民性ごとに、コロナは違う襲撃の仕方を強いられて、違う効果を現わしている。
国家の意味を人々は再検討しなければならない！

ゴーマニズム宣言 SPECIAL

コロナ論

第12章　ウイルスとは進化の鍵だ

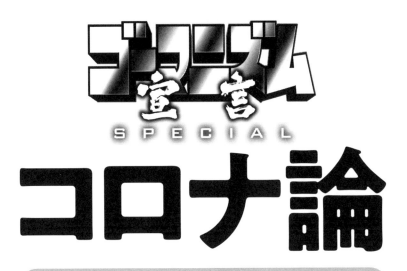

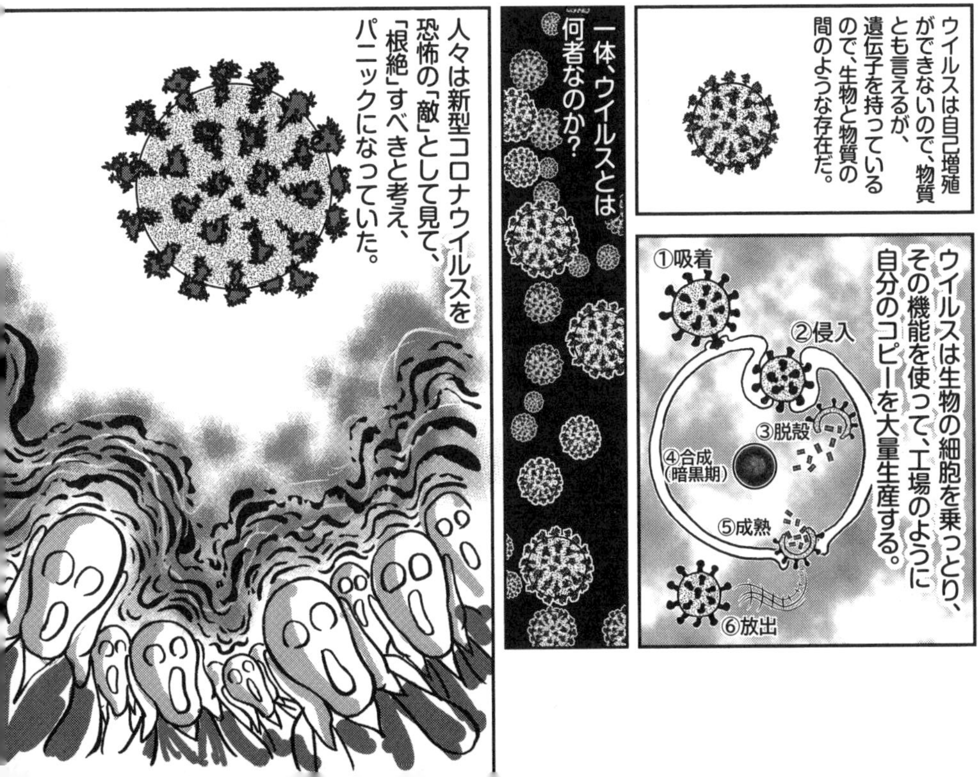

人々は新型コロナウイルスを恐怖の「敵」として見て、「根絶」すべきと考え、パニックになっていた。
一体、ウイルスとは何者なのか?
ウイルスは自己増殖ができないので、物質とも言えるが、遺伝子を持っているので、生物と物質の間のような存在だ。
ウイルスは生物の細胞を乗っとり、その機能を使って、工場のように自分のコピーを大量生産する。
①吸着
②侵入
③脱殻
④合成（暗黒期）
⑤成熟
⑥放出

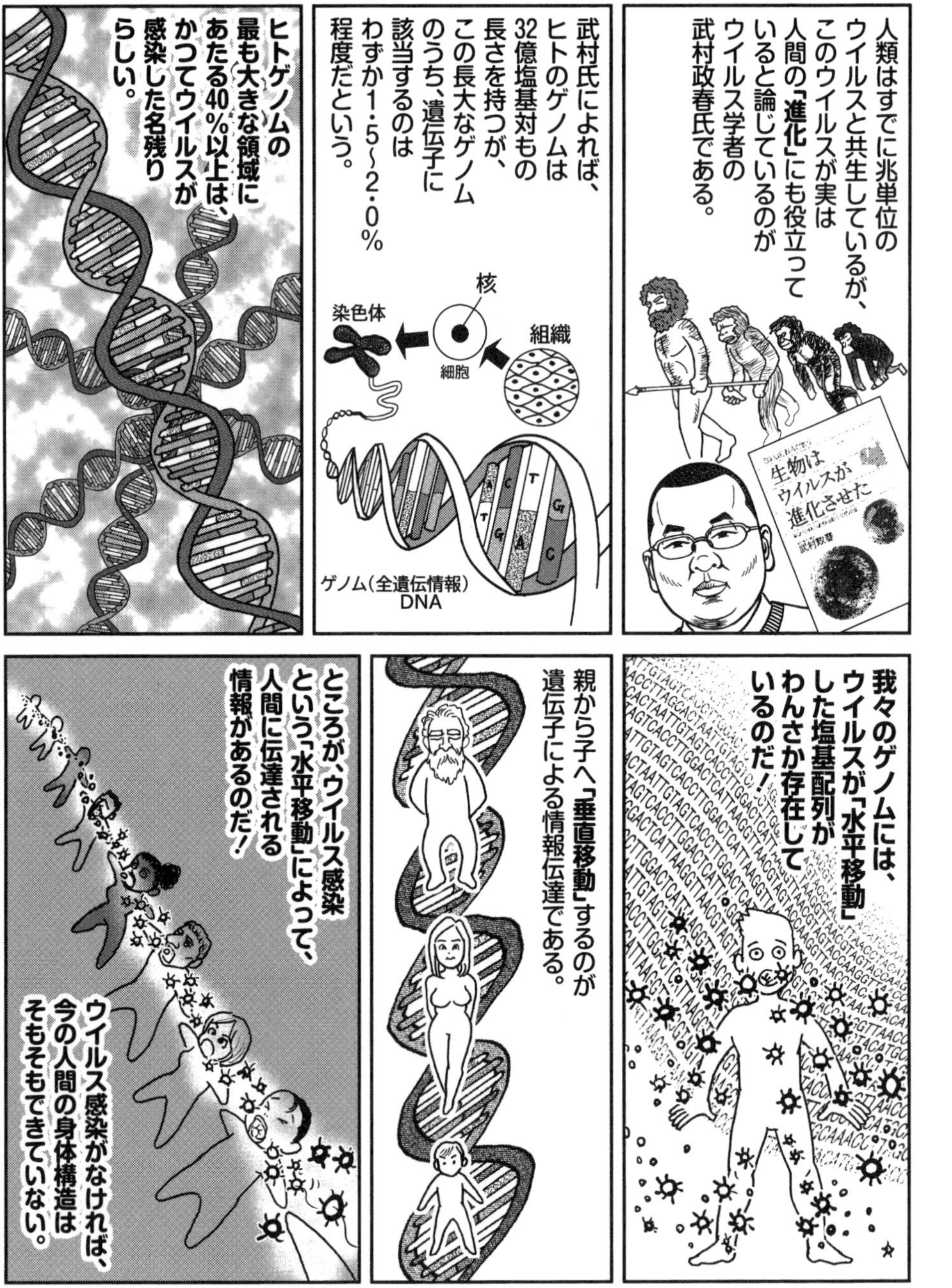
人類はすでに兆単位のウイルスと共生しているが、このウイルスが実は人間の「進化」にも役立っていると論じているのがウイルス学者の武村政春氏である。
生物はウイルスが進化させた
武村氏によれば、ヒトのゲノムは32億塩基対もの長さを持つが、この長大なゲノムのうち、遺伝子に該当するのはわずか1・5～2・0％程度だという。
核
染色体
組織
細胞
ゲノム（全遺伝情報）
DNA
ヒトゲノムの最も大きな領域にあたる40％以上は、かつてウイルスが感染した名残りらしい。
我々のゲノムには、ウイルスが「水平移動」した塩基配列がわんさか存在しているのだ！
親から子へ「垂直移動」するのが遺伝子による情報伝達である。
ところが、ウイルス感染という「水平移動」によって、人間に伝達される情報があるのだ！
ウイルス感染がなければ、今の人間の身体構造はそもそもできていない。

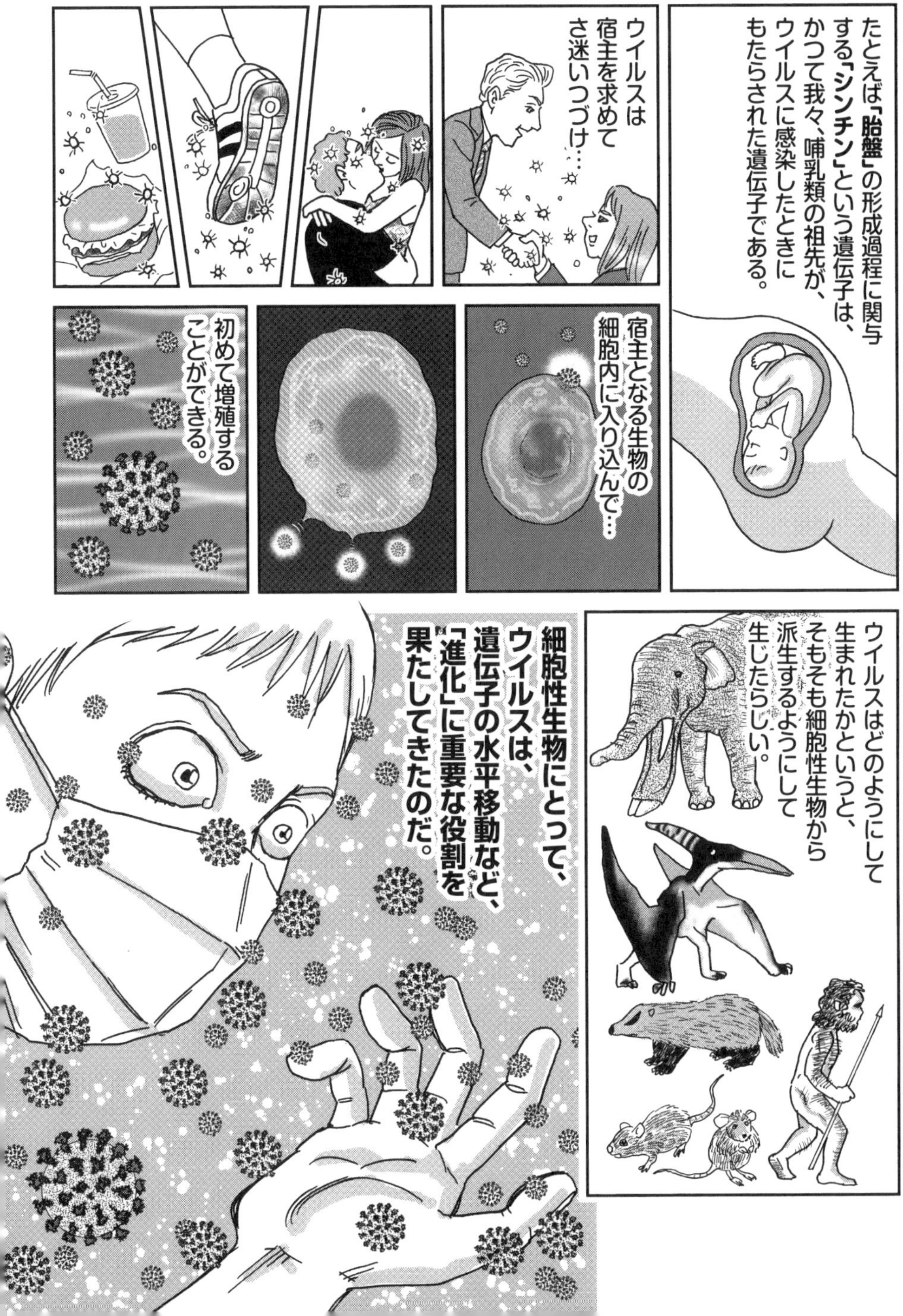
たとえば「胎盤」の形成過程に関与する「シンチン」という遺伝子は、かつて我々、哺乳類の祖先が、ウイルスに感染したときにもたらされた遺伝子である。
ウイルスは宿主を求めてさ迷いつづけ……
宿主となる生物の細胞内に入り込んで…
初めて増殖することができる。
ウイルスはどのようにして生まれたかというと、そもそも細胞性生物から派生するようにして生じたらしい。
細胞性生物にとって、ウイルスは、遺伝子の水平移動など、「進化」に重要な役割を果たしてきたのだ。

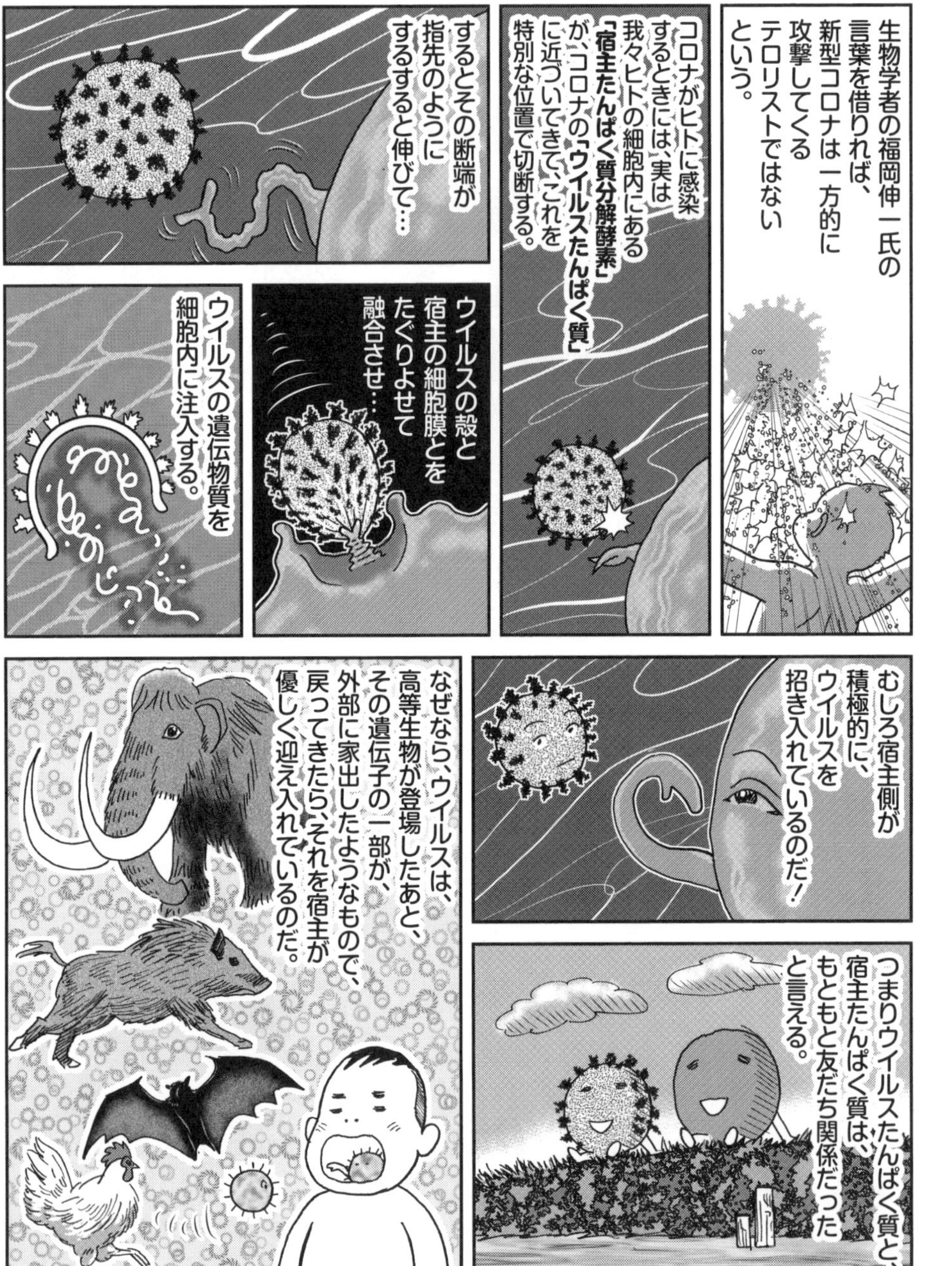

生物学者の福岡伸一氏の言葉を借りれば、新型コロナは一方的に攻撃してくるテロリストではないという。
コロナがヒトに感染するときには、実は我々ヒトの細胞内にある**「宿主たんぱく質分解酵素」**が、コロナの**「ウイルスたんぱく質」**に近づいてきて、これを特別な位置で切断する。
するとその断端が指先のようにするすると伸びて…
ウイルスの殻と宿主の細胞膜とをたぐりよせて融合させ…
ウイルスの遺伝物質を細胞内に注入する。
むしろ宿主側が積極的に、ウイルスを招き入れているのだ！
なぜなら、ウイルスは、高等生物が登場したあと、その遺伝子の一部が、外部に家出したようなもので、戻ってきたら、それを宿主が優しく迎え入れているのだ。
つまりウイルスたんぱく質と、宿主たんぱく質は、もともと友だち関係だったと言える。

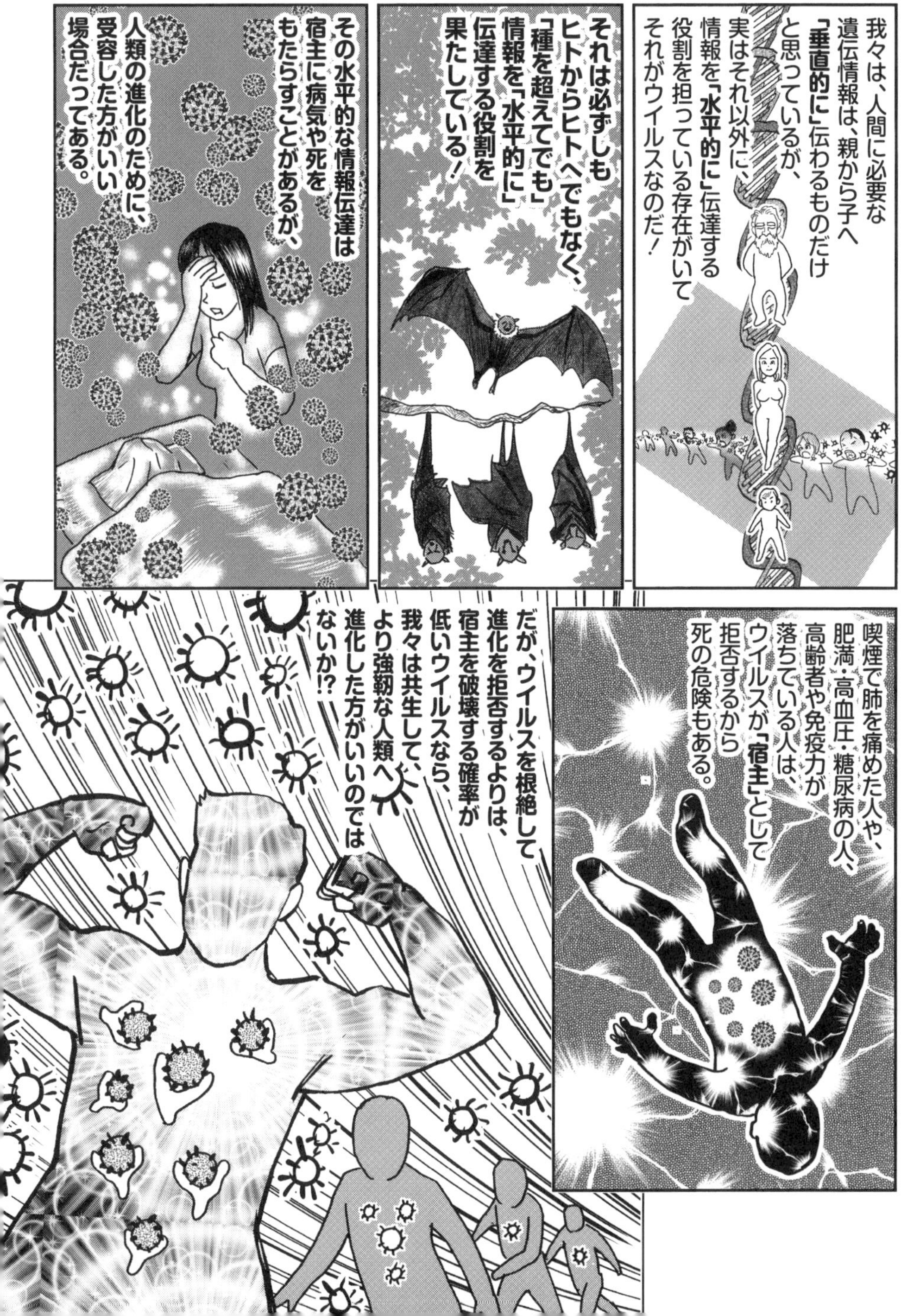
我々は、人間に必要な遺伝情報は、親から子へ「垂直的に」伝わるものだけと思っているが、実はそれ以外に、情報を「水平的に」伝達する役割を担っている存在がいてそれがウイルスなのだ！
それは必ずしもヒトからヒトへでもなく、「種を超えてでも」情報を「水平的に」伝達する役割を果たしている！
その水平的な情報伝達は宿主に病気や死をもたらすことがあるが、人類の進化のために、受容した方がいい場合だってある。
喫煙で肺を痛めた人や、肥満・高血圧・糖尿病の人、高齢者や免疫力が落ちている人は、ウイルスが「宿主」として拒否するから死の危険もある。
だが、ウイルスを根絶して進化を拒否するよりは、宿主を破壊する確率が低いウイルスなら、我々は共生して、より強靭な人類へ進化した方がいいのではないか⁉

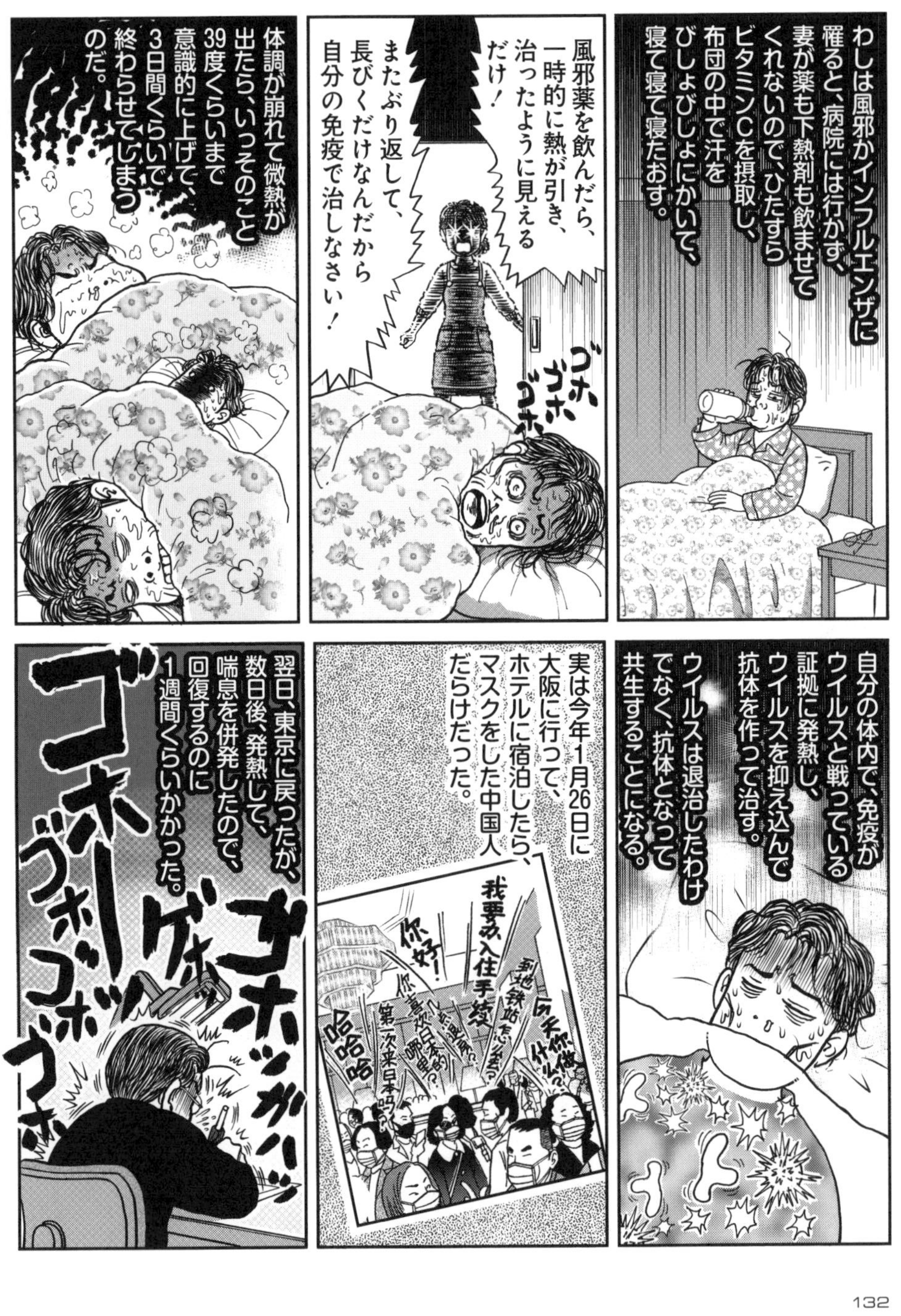

わしは風邪かインフルエンザに罹ると、病院には行かず、妻が薬も下熱剤も飲ませてくれないので、ひたすらビタミンCを摂取し、布団の中で汗をびしょびしょにかいて、寝て寝て寝たおす。
風邪薬を飲んだら、一時的に熱が引き、治ったように見えるだけ！
またぶり返して、長びくだけなんだから自分の免疫で治しなさい！
ゴホ
ゴホ
ゴホ
体調が崩れて微熱が出たら、いっそのこと39度くらいまで意識的に上げて、3日間くらいで終わらせてしまうのだ。
自分の体内で、免疫がウイルスと戦っている証拠に発熱し、ウイルスを抑え込んで抗体を作って治す。
ウイルスは退治したわけでなく、抗体となって共生することになる。
実は今年1月26日に大阪に行って、ホテルに宿泊したら、マスクをした中国人だらけだった。
我要办入住手续
你好！
哈哈哈
第一次来日本吗？
翌日、東京に戻ったが、数日後、発熱して、喘息を併発したので、回復するのに1週間くらいかかった。
ゴホーッ
ゲホッ
ゴホッ
ガハッ
ゴボッ

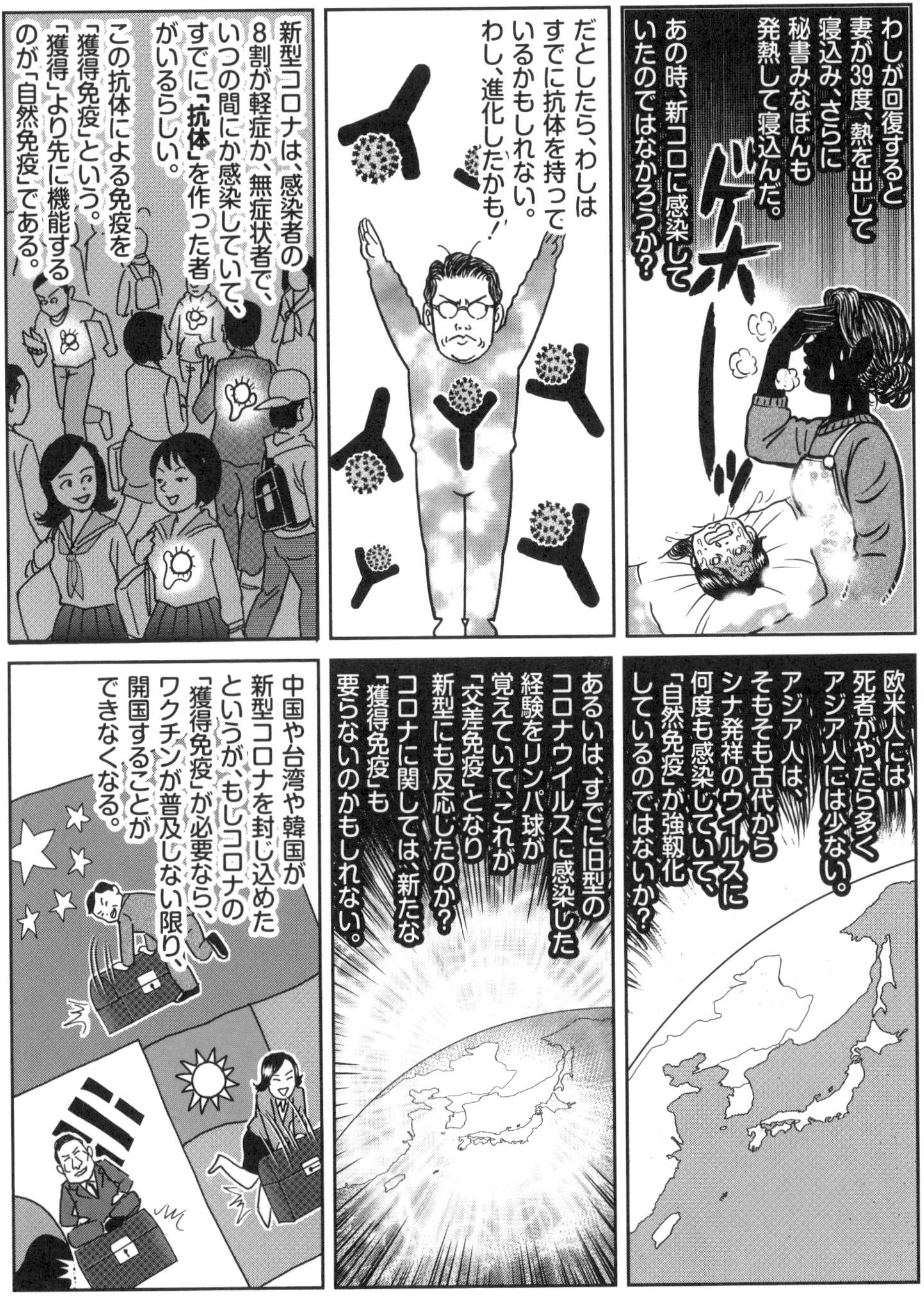

わしが回復すると
妻が39度、熱を出して
寝込み、さらに
秘書みなぼんも
発熱して寝込んだ。
ゲホーッ
あの時、新コロに感染して
いたのではなかろうか？
だとしたら、わしは
すでに抗体を持って
いるかもしれない。
わし、進化したかも！
新型コロナは、感染者の
8割が軽症か、無症状者で、
いつの間にか感染していて、
すでに「抗体」を作った者
がいるらしい。
この抗体による免疫を
「獲得免疫」という。
「獲得」より先に機能する
のが「自然免疫」である。
欧米人には
死者がやたら多く
アジア人には少ない。
アジア人は、
そもそも古代から
シナ発祥のウイルスに
何度も感染していて、
「自然免疫」が強靭化
しているのではないか？
あるいは、すでに旧型の
コロナウイルスに感染した
経験をリンパ球が
覚えていて、これが
「交差免疫」となり
新型にも反応したのか？
コロナに関しては、新たな
「獲得免疫」も
要らないのかもしれない。
中国や台湾や韓国が
新型コロナを封じ込めた
というが、もしコロナの
「獲得免疫」が必要なら、
ワクチンが普及しない限り、
開国することが
できなくなる。

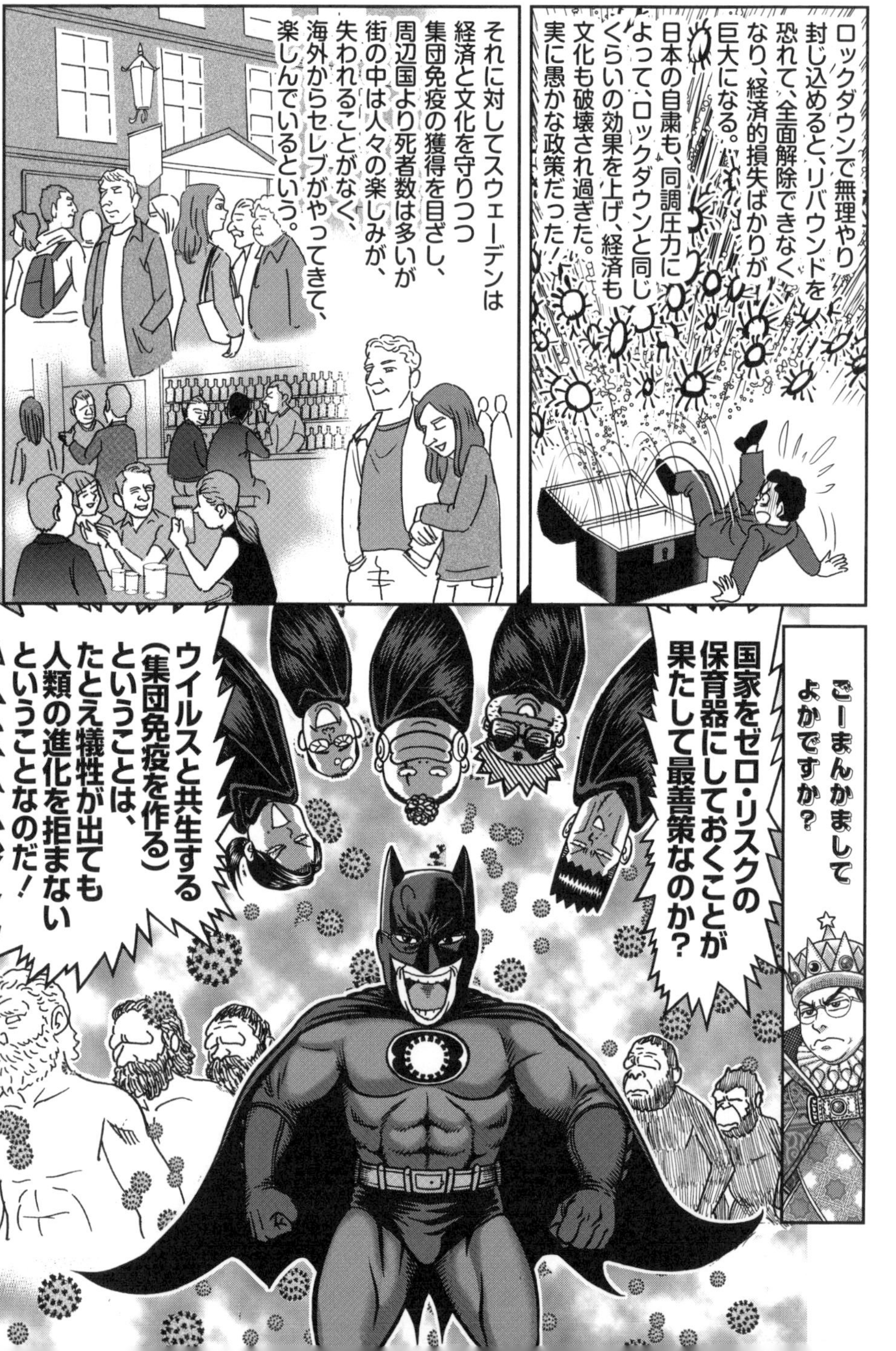
ロックダウンで無理やり封じ込めると、リバウンドを恐れて、全面解除できなくなり、経済的損失ばかりが巨大になる。
日本の自粛も、同調圧力によって、ロックダウンと同じくらいの効果を上げ、経済も文化も破壊され過ぎた。実に愚かな政策だった！
それに対してスウェーデンは経済と文化を守りつつ集団免疫の獲得を目ざし、周辺国より死者数は多いが街の中は人々の楽しみが失われることがなく、海外からセレブがやってきて、楽しんでいるという。
ごーまんかましてよかですか？
国家をゼロ・リスクの保育器にしておくことが果たして最善策なのか？
ウイルスと共生する（集団免疫を作る）ということは、たとえ犠牲が出ても人類の進化を拒まないということなのだ！

ゴーマニズム宣言
SPECIAL

コロナ論

第13章 インカ帝国の滅亡とウイルス

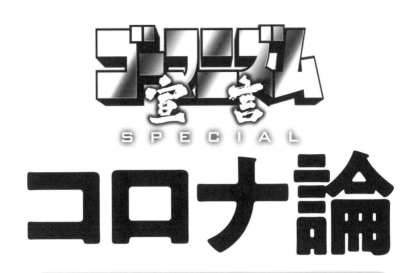

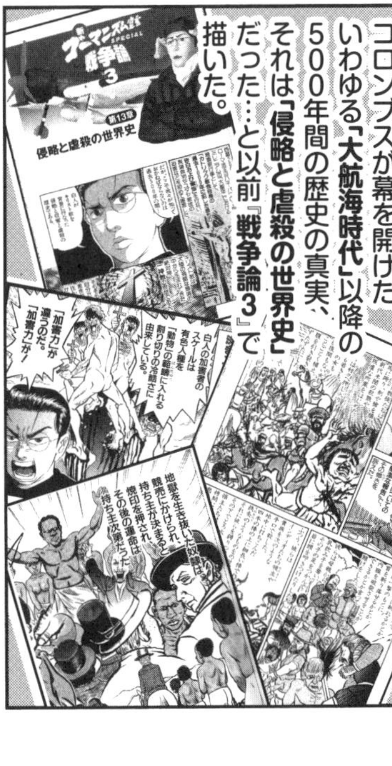
コロンブスが幕を開けた
いわゆる「大航海時代」以降の
500年間の歴史の真実、
それは「侵略と虐殺の世界史」
だった…と以前『戦争論3』で
描いた。
第13章
侵略と虐殺の世界史
「加害力」が
違うのだ。
「加害力」が！

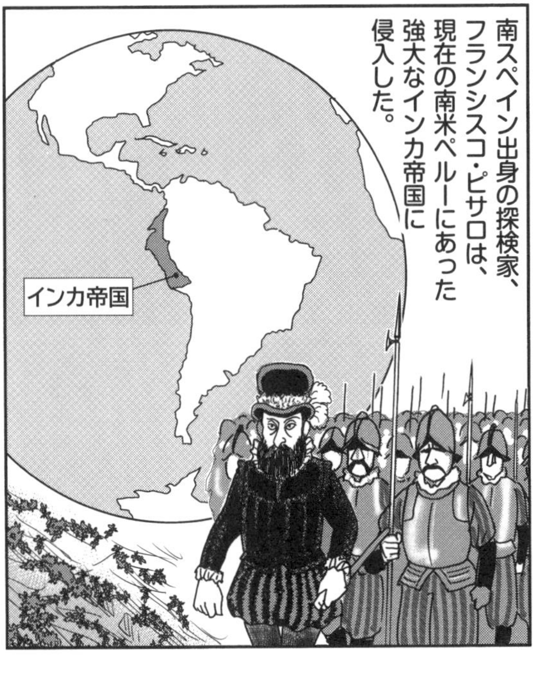
南スペイン出身の探検家、
フランシスコ・ピサロは、
現在の南米ペルーにあった
強大なインカ帝国に
侵入した。
インカ帝国

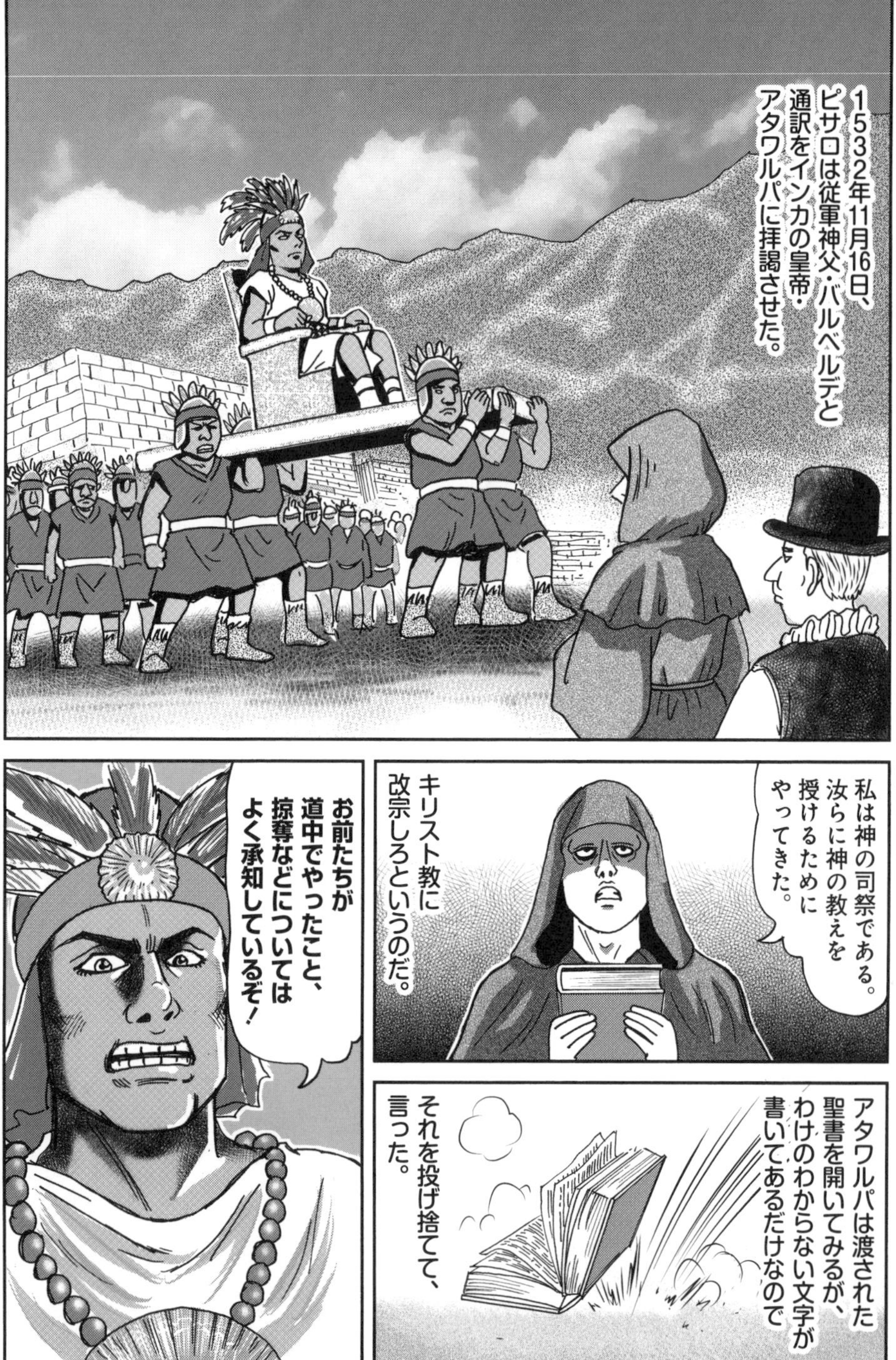
1532年11月16日、ピサロは従軍神父・バルベルデと通訳をインカの皇帝・アタワルパに拝謁させた。
私は神の司祭である。汝らに神の教えを授けるためにやってきた。
キリスト教に改宗しろというのだ。
お前たちが道中でやったこと、掠奪などについてはよく承知しているぞ!
アタワルパは渡された聖書を開いてみるが、わけのわからない文字が書いてあるだけなので
それを投げ捨てて、言った。

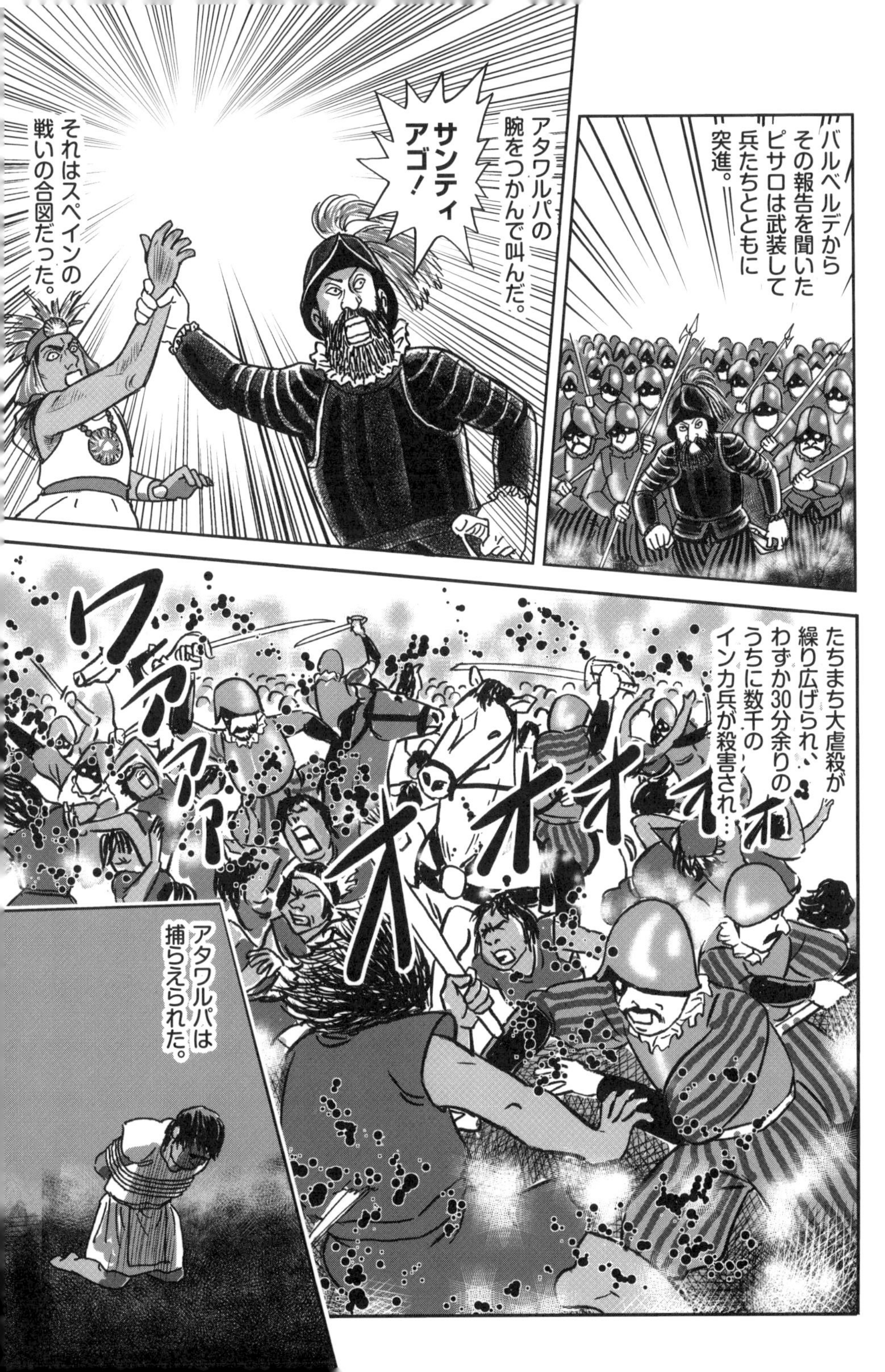

バルベルデからその報告を聞いたピサロは武装して兵たちとともに突進。
アタワルパの腕をつかんで叫んだ。
サンティアゴ！
それはスペインの戦いの合図だった。
たちまち大虐殺が繰り広げられ、わずか30分余りのうちに数千のインカ兵が殺害され…
ワァァァァ
オオオォォ
アタワルパは捕らえられた。

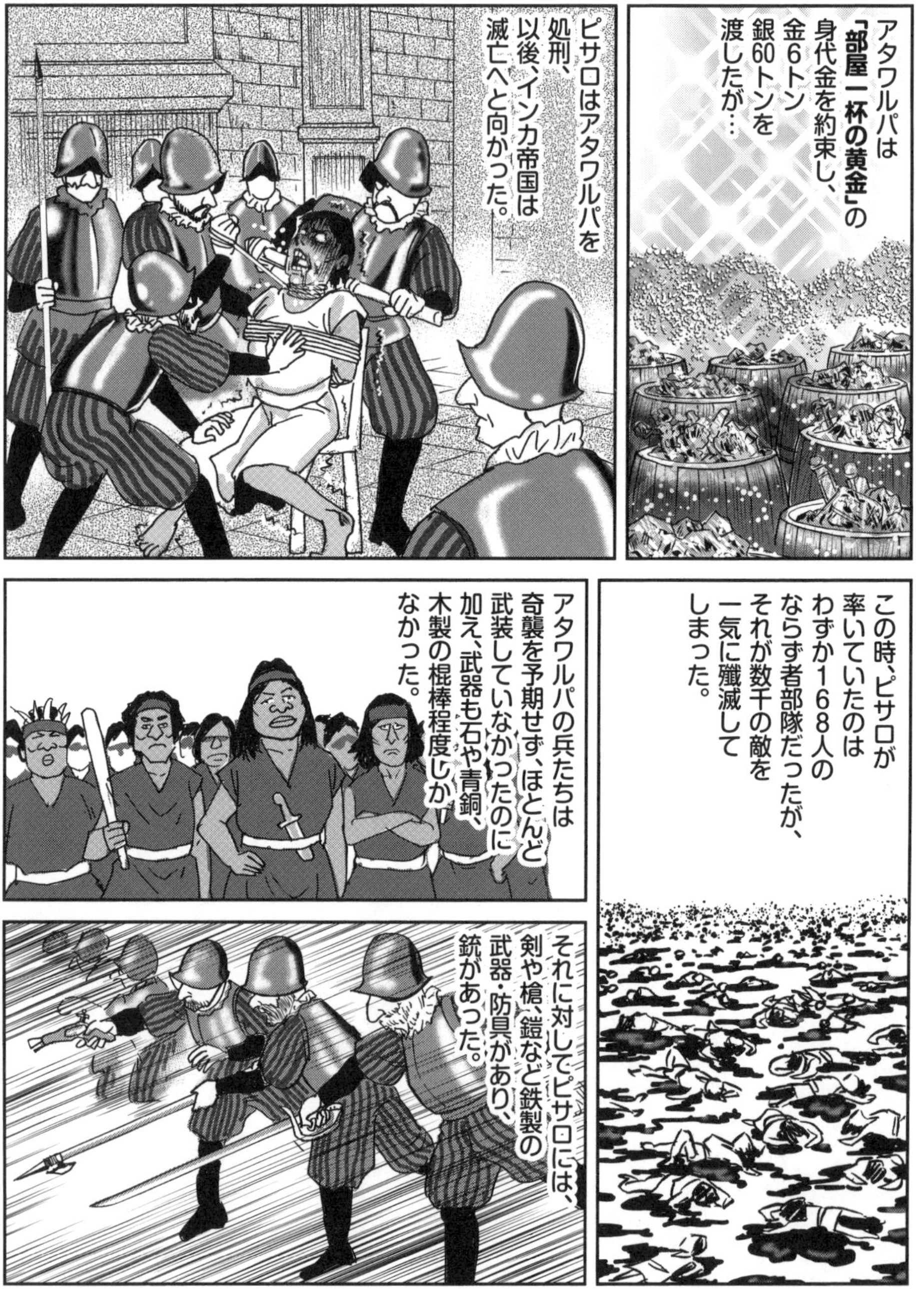
アタワルパは
「部屋一杯の黄金」の
身代金を約束し、
金6トン
銀60トンを
渡したが…
ピサロはアタワルパを
処刑、
以後、インカ帝国は
滅亡へと向かった。
この時、ピサロが
率いていたのは
わずか168人の
ならず者部隊だったが、
それが数千の敵を
一気に殲滅して
しまった。
アタワルパの兵たちは
奇襲を予期せず、ほとんど
武装していなかったのに
加え、武器も石や青銅、
木製の棍棒程度しか
なかった。
それに対してピサロには、
剣や槍、鎧など鉄製の
武器・防具があり、
銃があった。

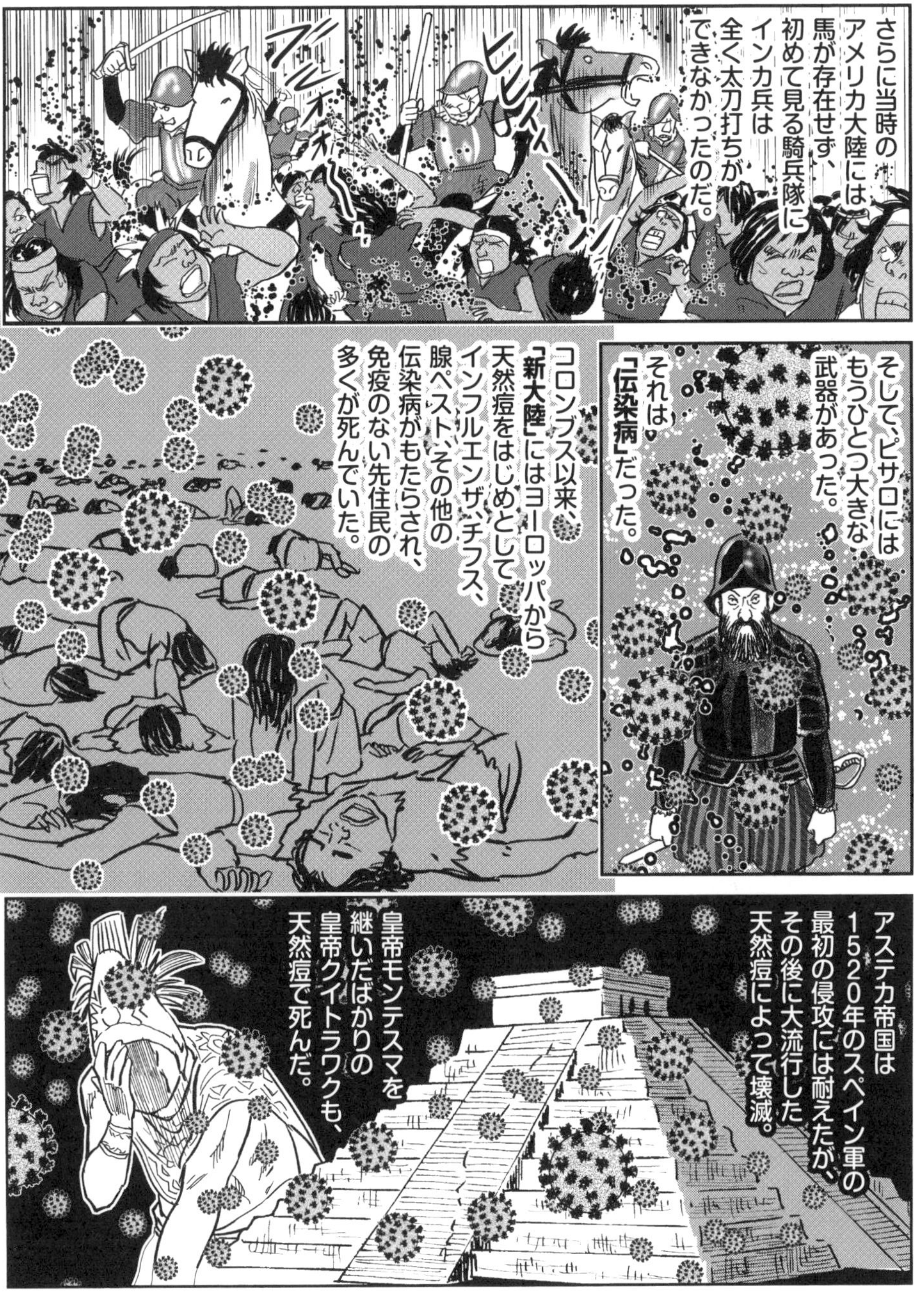

さらに当時のアメリカ大陸には馬が存在せず、初めて見る騎兵隊にインカ兵は全く太刀打ちができなかったのだ。
そして、ピサロにはもうひとつ大きな武器があった。
それは「伝染病」だった。
コロンブス以来、「新大陸」にはヨーロッパから天然痘をはじめとしてインフルエンザ、チフス、腺ペスト、その他の伝染病がもたらされ、免疫のない先住民の多くが死んでいた。
アステカ帝国は1520年のスペイン軍の最初の侵攻には耐えたが、その後に大流行した天然痘によって壊滅。
皇帝モンテスマを継いだばかりの皇帝クイトラワクも、天然痘で死んだ。

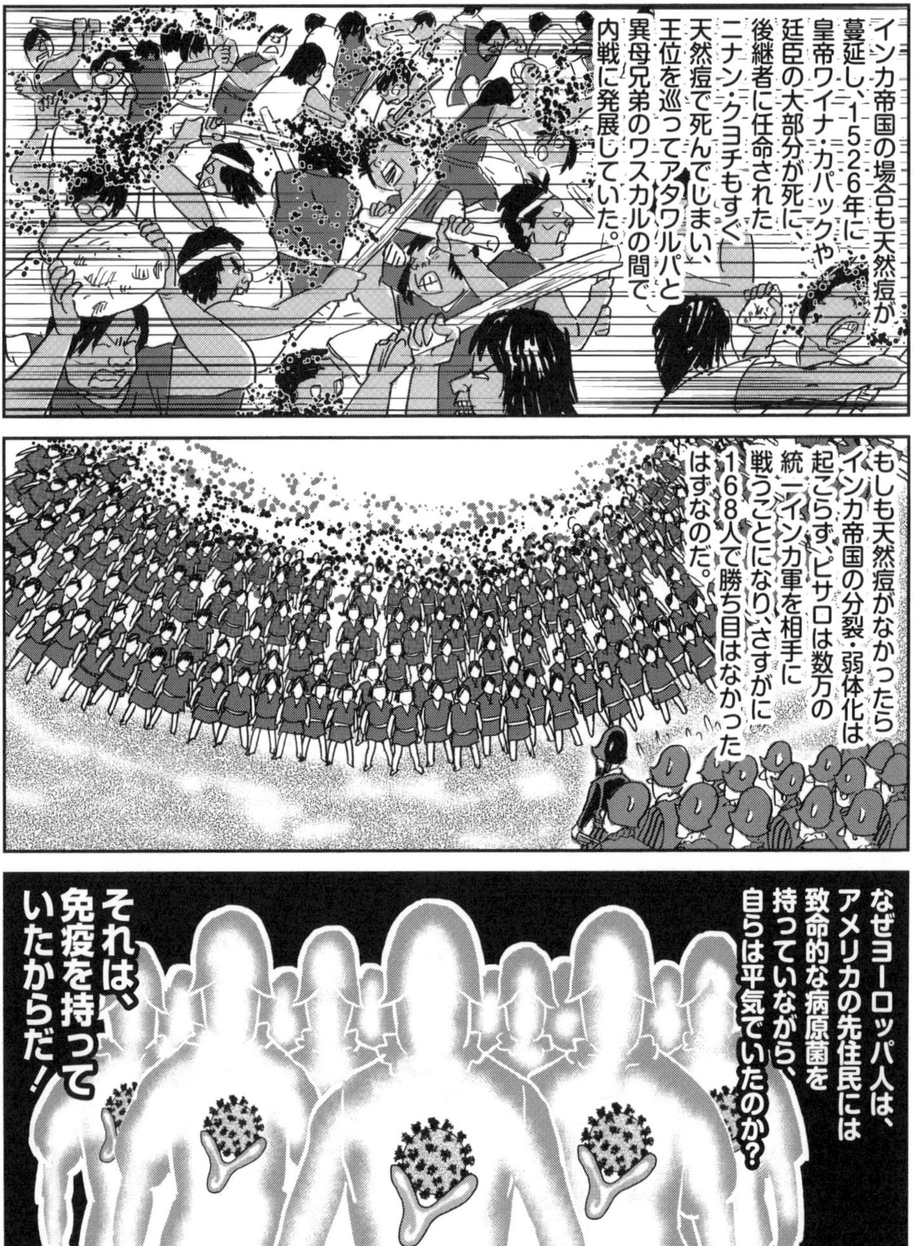
インカ帝国の場合も天然痘が蔓延し、1526年に皇帝ワイナ・カパックや廷臣の大部分が死に、後継者に任命されたニナン・クヨチもすぐ天然痘で死んでしまい、王位を巡ってアタワルパと異母兄弟のワスカルの間で内戦に発展していた。
もしも天然痘がなかったらインカ帝国の分裂・弱体化は起こらず、ピサロは数万の統一インカ軍を相手に戦うことになり、さすがに168人で勝ち目はなかったはずなのだ。
なぜヨーロッパ人は、アメリカの先住民には致命的な病原菌を持っていながら、自らは平気でいたのか？
それは、免疫を持っていたからだ！

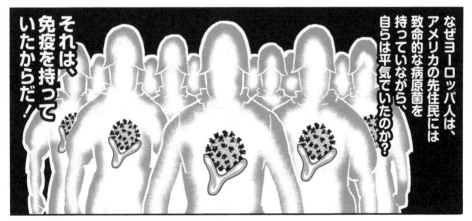

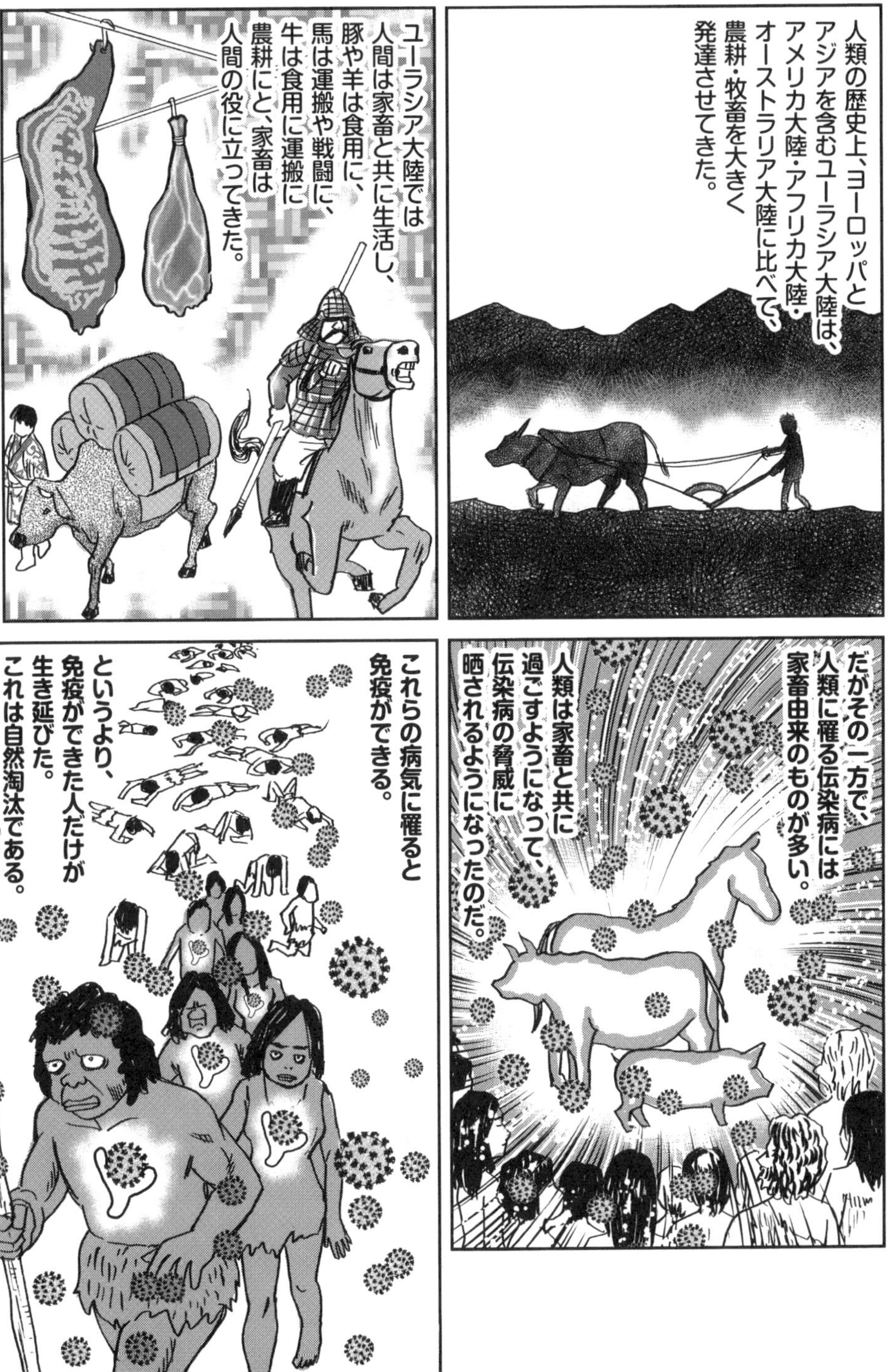
人類の歴史上、ヨーロッパとアジアを含むユーラシア大陸は、アメリカ大陸・アフリカ大陸・オーストラリア大陸に比べて、農耕・牧畜を大きく発達させてきた。
ユーラシア大陸では人間は家畜と共に生活し、豚や羊は食用に、馬は運搬や戦闘に、牛は食用に運搬に農耕にと、家畜は人間の役に立ってきた。
だがその一方で、人類に罹る伝染病には家畜由来のものが多い。
人類は家畜と共に過ごすようになって、伝染病の脅威に晒されるようになったのだ。
これらの病気に罹ると免疫ができる。
というより、免疫ができた人だけが生き延びた。これは自然淘汰である。

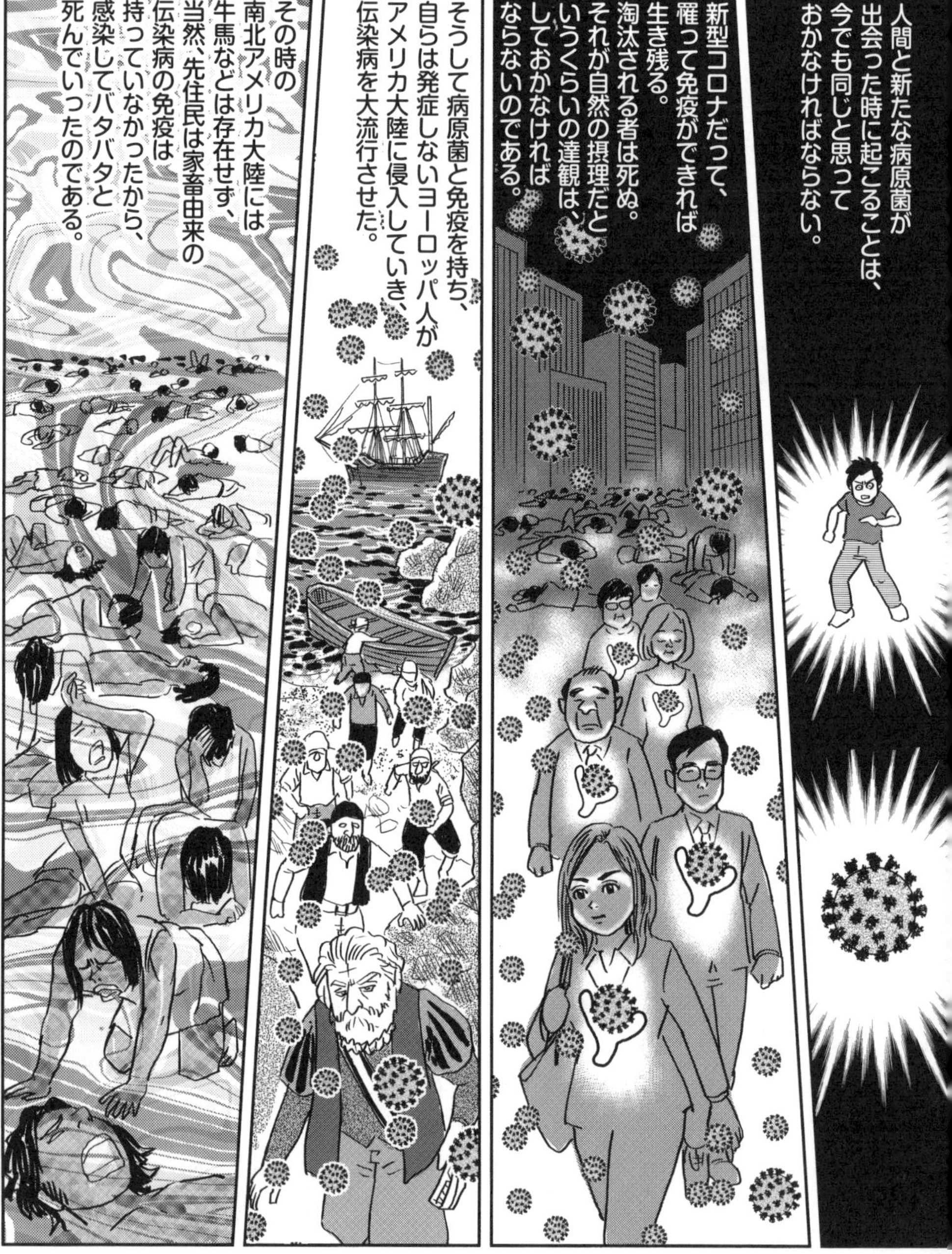
人間と新たな病原菌が出会った時に起こることは、今でも同じと思っておかなければならない。
新型コロナだって、罹って免疫ができれば生き残る。淘汰される者は死ぬ。それが自然の摂理だというくらいの達観はしておかなければならないのである。
そうして病原菌と免疫を持ち、自らは発症しないヨーロッパ人がアメリカ大陸に侵入していき、伝染病を大流行させた。
その時の南北アメリカ大陸には牛馬などは存在せず、当然、先住民は家畜由来の伝染病の免疫は持っていなかったから、感染してバタバタと死んでいったのである。

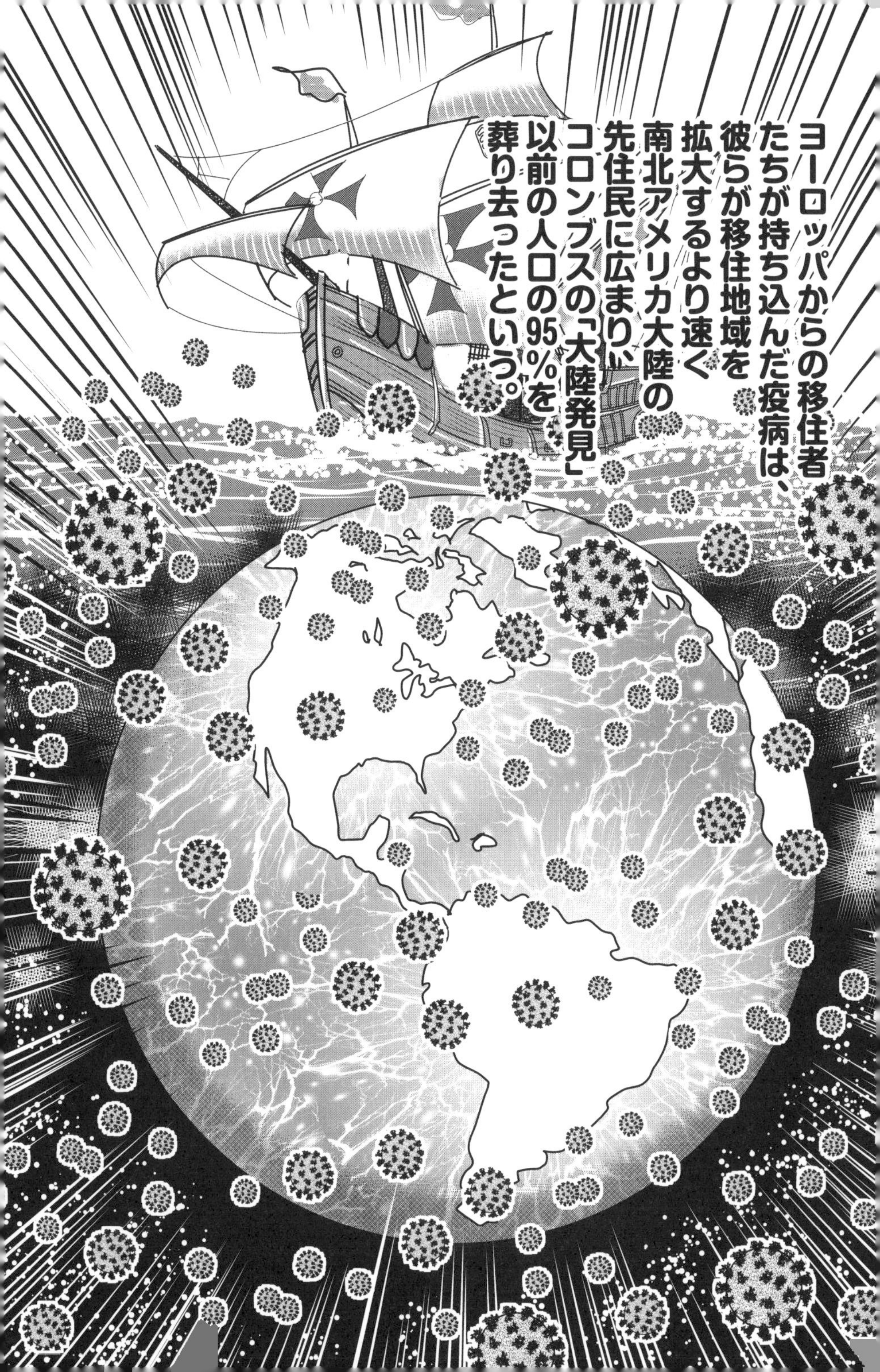
ヨーロッパからの移住者たちが持ち込んだ疫病は、彼らが移住地域を拡大するより速く南北アメリカ大陸の先住民に広まり、コロンブスの「大陸発見」以前の人口の95%を葬り去ったという。

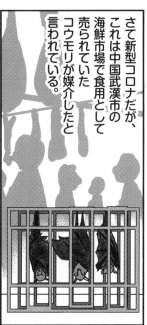

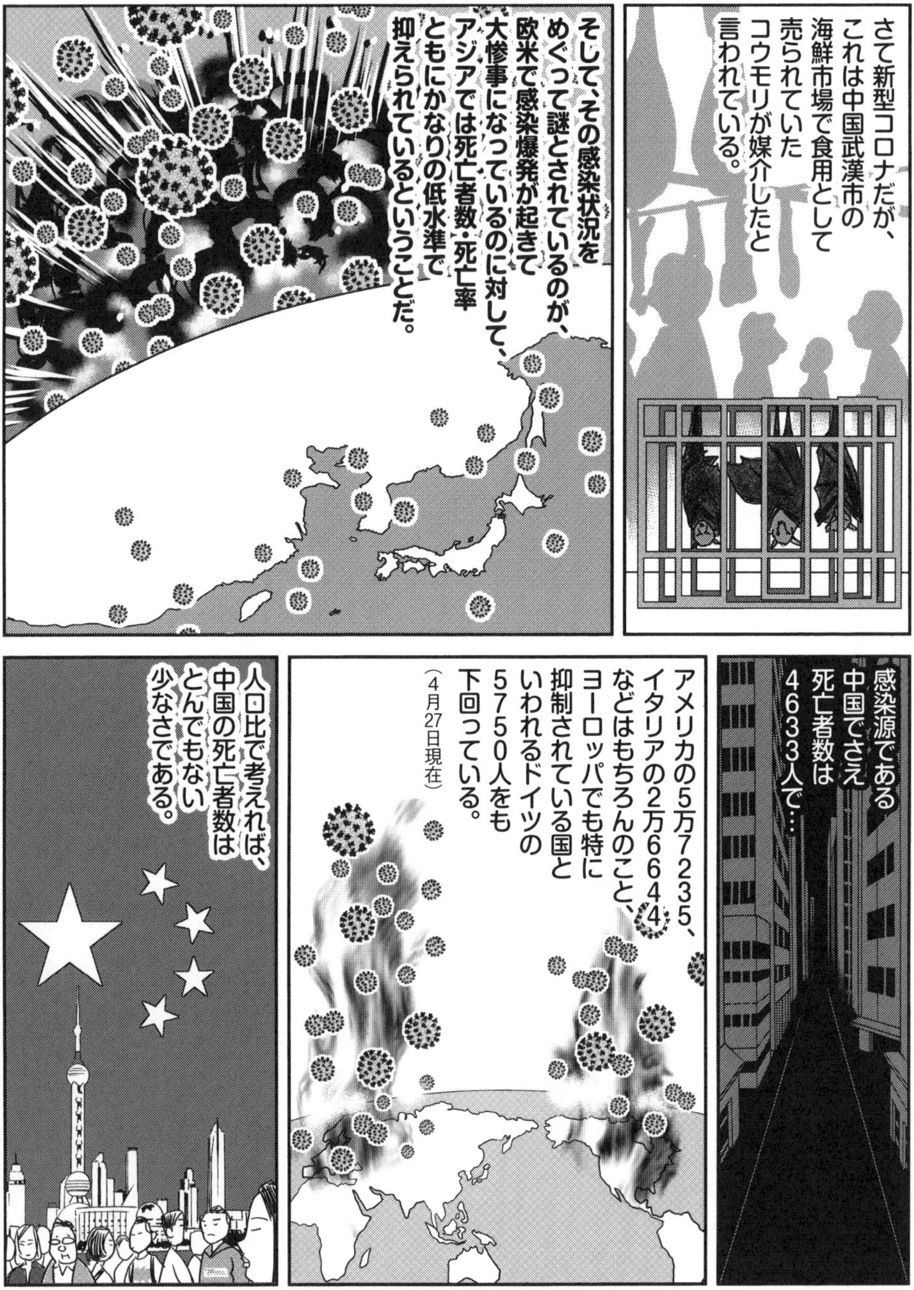
さて新型コロナだが、これは中国武漢市の海鮮市場で食用として売られていたコウモリが媒介したと言われている。
そして、その感染状況をめぐって謎とされているのが、欧米で感染爆発が起きて大惨事になっているのに対して、アジアでは死亡者数・死亡率ともにかなりの低水準で抑えられているということだ。
感染源である中国でさえ死亡者数は4633人で…
アメリカの5万7235、イタリアの2万6644などはもちろんのこと、ヨーロッパでも特に抑制されている国といわれるドイツの5750人をも下回っている。
（4月27日現在）
人口比で考えれば、中国の死亡者数はとんでもない少なさである。

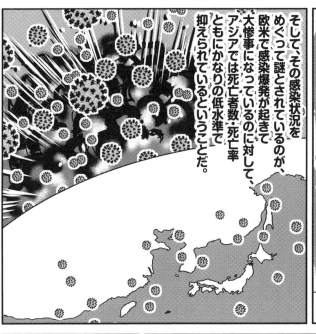

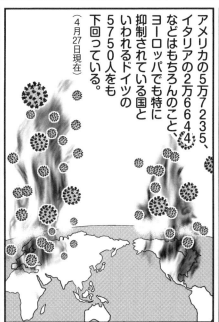

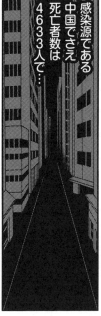

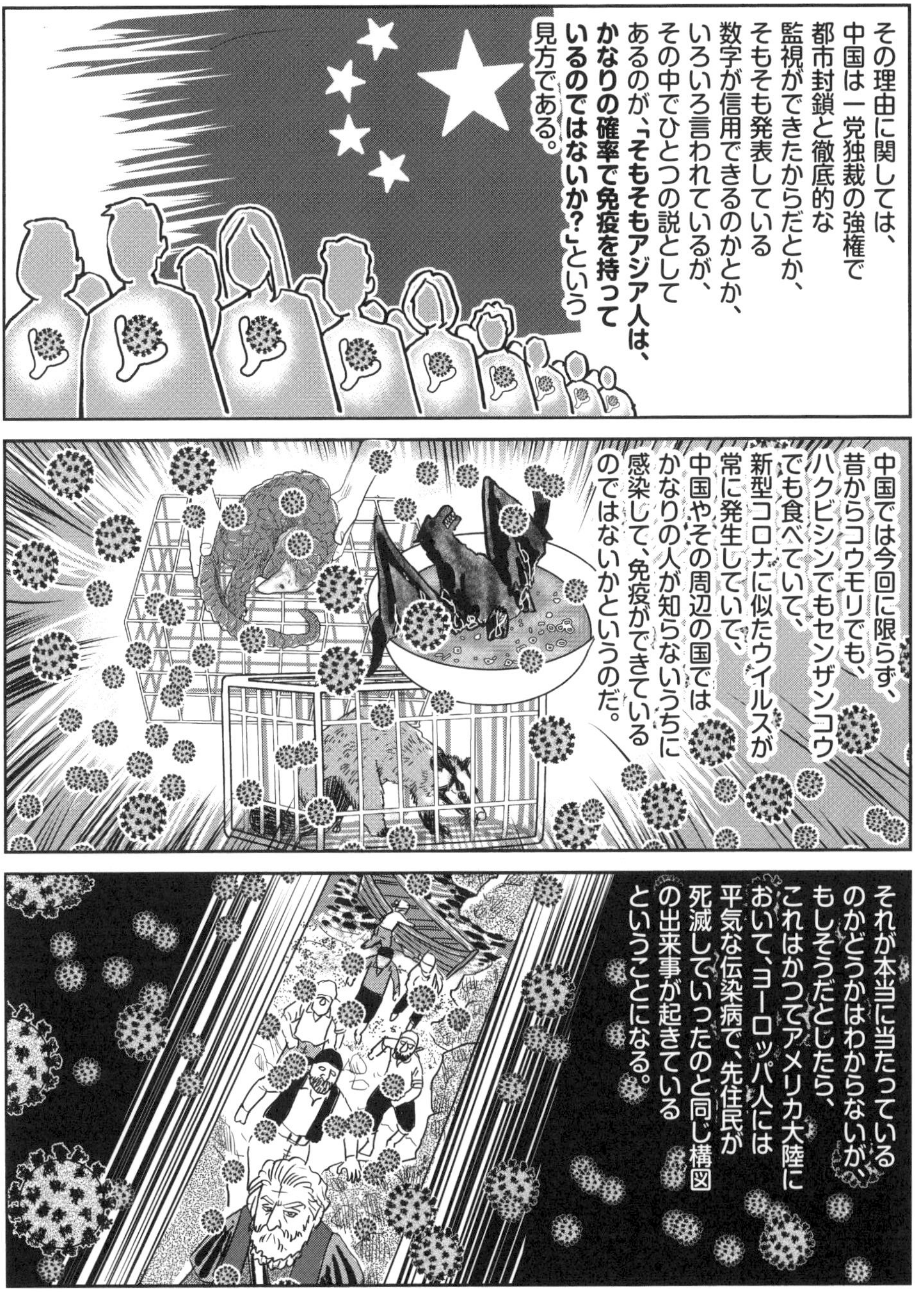
その理由に関しては、中国は一党独裁の強権で都市封鎖と徹底的な監視ができたからだとか、そもそも発表している数字が信用できるのかとか、いろいろ言われているが、その中でひとつの説としてあるのが、「そもそもアジア人は、かなりの確率で免疫を持っているのではないか?」という見方である。
中国では今回に限らず、昔からコウモリでも、ハクビシンでもセンザンコウでも食べていて、新型コロナに似たウイルスが常に発生していて、中国やその周辺の国ではかなりの人が知らないうちに感染して、免疫ができているのではないかというのだ。
それが本当に当たっているのかどうかはわからないが、もしそうだとしたら、これはかつてアメリカ大陸において、ヨーロッパ人には平気な伝染病で、先住民が死滅していったのと同じ構図の出来事が起きているということになる。

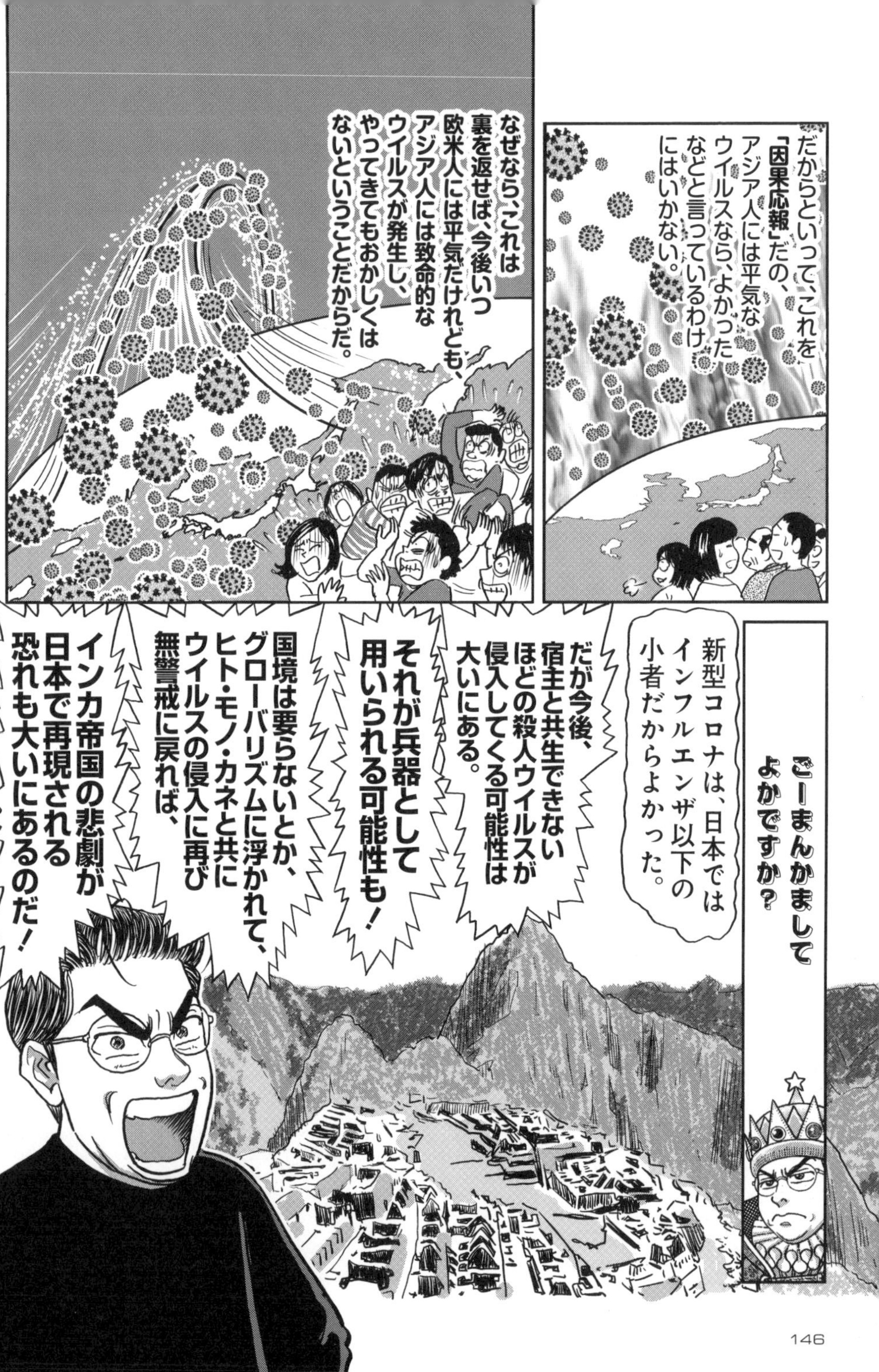
だからといって、これを「因果応報」だの、アジア人には平気なウイルスなら、よかったなどと言っているわけにはいかない。
なぜなら、これは裏を返せば、今後いつ欧米人には平気だけれども、アジア人には致命的なウイルスが発生し、やってきてもおかしくはないということだからだ。
ごーまんかましてよかですか?
新型コロナは、日本ではインフルエンザ以下の小者だからよかった。
だが今後、宿主と共生できないほどの殺人ウイルスが侵入してくる可能性は大いにある。
それが兵器として用いられる可能性も!
国境は要らないとか、グローバリズムに浮かれて、ヒト・モノ・カネと共にウイルスの侵入に再び無警戒に戻れば、
インカ帝国の悲劇が日本で再現される恐れも大いにあるのだ!

指数関数的にトンデモ大爆発中の『羽鳥慎一モーニングショー』

（2020年4月28日発行「小林よしのりライジング」Vol.354 **泉美木蘭のトンデモ見聞録 第164回**より）

借金が1000万円ほどあった頃、私は二つの選択肢を考えた。一つは、今までの部屋に住みながら高収入の風俗店で働いて、生活を維持しつつ借金を早期に完済すること。もう一つは、家財道具を売り払ってマンションを引き払い、やや給料の良い住み込みの仕事をしながら、細々と借金を返していくこと。「給与」「まかない」「寮の充実」などの面で当時の私がピックアップしたのは「パチンコ屋の住み込み」と「旅館の仲居さん」だった。

結局、「自分はまだ20代前半だし、とにかく短期間で爆稼ぎして仕切り直した方がよい」と考えたので、高収入の方を選んだ。

そういう経験があるので、ギャンブル性や依存症だけをクローズアップして、ここぞとばかりにパチンコ屋を目の敵にする人々や、観光地を休業させろと平気で訴える人々を見ると、「底辺の苦労を知らずに生きられて、いい御身分だなあ」と思う。

都会のパチンコなんて、どう見ても坪単価の高い場所にあるし、どんどん新台を入れ替えてものすごい経費を使って営業しているのだから、サイクルを止めたら、たちまち超莫大な資金ショートが起きる店もあるのではないだろうか。現在見直しが検討されているようだが、風営法の兼ね合いで融資の対象から除外されているなど、裏事情もあったようだ。

世の中はいろんなものが絡み合って複雑にできているものだと思うが、名もなき人々の辛苦などつゆ知らず、『羽鳥慎一モーニングショー』は、**《新コロ怖い怖い商法》**を指数関数的に大爆発させている。

4月27日（月）の放送では、東北新幹線・山形新幹線の自由席で「乗車率0％」が出ていること、日本航空・全日空で運行が「約9割減」になっていることなどを取り上げた。昨年のゴールデンウイークは10日間で国内旅行人数2400万人、消費額8836億円だったそうで、観光地の受ける大打撃を想像すると、恐ろしい。

だが、『モーニングショー』の出演者たちは、そんなことは痛くも痒くもないらしい。岡田晴恵教授は「補償を〜」と判で押したような言葉を消え入りそうな声で付け足し、玉川徹氏は、スーパーやゴミの回収業者、医療関係者に力いっぱいの敬意を表した後、こう言った。

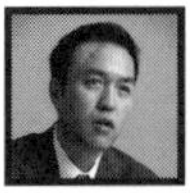

「そういう仕事についていない人ができることと言ったら、一生懸命休むことですよね。休みだから遊びに行くんじゃなくて、休めない人がいるってことも考えて、休むことが仕事だというぐらいに思った方がいい」（玉川徹）

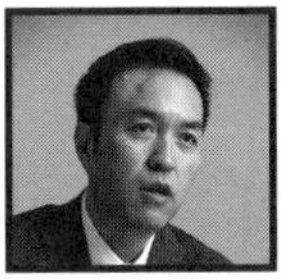

「休める我々、休めるサラリーマンは、それだけで幸福なわけですよ。一生懸命休まなきゃ」（玉川徹）

右肩上がりにスゴイ。玉川氏は、世の中には「休めるサラリーマン」と「休めないライフライン関係業者」しかいないと思っているらしい！

しかも「休める我々」とか連帯感を醸し出しておきながら、自分はちゃっかり休むことなく毎日テレワークで働くことができる、超高給取りの大企業の社員である。自分だけは稼ぎながら、8836億円が蒸発するGW期間中、その陰で苦渋をなめさせられる人々のことは一切無視して、平気な顔で「休め」と言う。ただただ消費者としての視点しかないのである。

「**休むことが仕事**」なんて、「**子どもは寝るのが仕事**」とか「**赤ちゃんは泣くのが仕事**」とか言っているのと変わらない。全国放送で、よくそんな幼稚なことを言えるなあと驚く。

『モーニングショー』は、感染2学会がとっくに「**軽症例には基本的にPCR検査を推奨しない**」という考え方を公表しているにも関わらず、いまだにそれを隠蔽しており、**《PCRやれやれ真理教》**の布教につとめている状態だ。

そして、とにかく徹底して人と人とをバラバラにしたがる。4月22日（水）の放送では、濃厚接触の定義を「**マスクなしで、1m以内で15分以上会話**」など紹介。どうやら人に対する感染は、症状が現れる2〜3日前に始まり、0.7日前にピークとなる可能性があるという。このことを熱心に、そしてものすごく不安と心配を誘発するふわふわふわ〜っとしたテンションで話した岡田晴恵教授は、こう述べた。

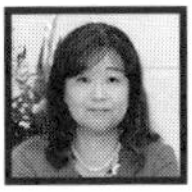

「これはやっかいなウイルスなんですねえ、『人を見たらコロナと思え』という感じになっちゃうわけですから」（岡田晴恵）

〈PCRやれやれ真理教・教義〉
一、人を見たら、コロナと思え

さらに岡田教授は、自分が紹介した濃厚接触の定義も気に入らないらしい。

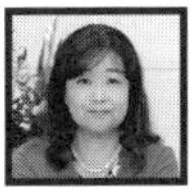

「1mで15分というのは、やはり目安であって、これではいけないということはきつく言いたい」（岡田晴恵）

そして、岡田教授が繰り返すのが「PCR検査数が足りない」「はじめからPCR検査をもっとしていれば、こんなことにはならなかった」「だから、PCR検査を増やせと申し上げていたのです」だ。

現在、政府は「PCR検査1日2万件」という目標のために、本来は検体採取の資格のない歯科医師でも検査が行えるようにしたということだが、う〜ん、困った!

〈PCRやれやれ真理教・教義〉
一、とにかくひたすらに、どんどんPCR検査すべし

日本の総人口は、現在1億2596万人。毎日休みなく1日2万人の鼻の穴に綿棒をずぶずぶ突っ込み続けても、全員の検査を終えるまでに6298日間、実に17年と3ヶ月もかかってしまう。

それに、検査を受けて陽性になった人数をよく見てみよう。

感染者1万3031人／検査数12万3633件(4/26)――わずか10%だ。

なんてことだ。1日2万人検査しても、陽性は2000人しか見つからない!

そのうえ、残りの1万8000人は「今後、陽性になるかもしれない人」ということになり、再検査の対象になってしまう。検査をやればやるほど、指数関数的に検査数が激増してしまう仕組みではないかっ!

さらにまたそのうえ、「PCR検査の感度は70%程度」とされている。陽性が陰性で、陰性が陽性で――もはや、福島第一原発の廃炉が早いか、国民の鼻の穴に綿棒を突っ込み終わるのが早いかのレベル……。

しかも、陽性者はすべて隔離しろと番組は言う。4月22日(水)に出演したインターパーク倉持呼吸器内科院長の倉持仁医師は、こう述べた。

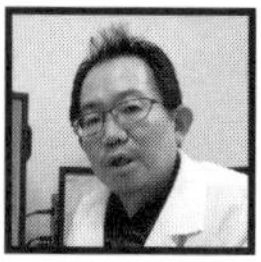

「入院して退院させる人にはPCRをさせないで、むしろ隔離期間をもっと伸ばす。2週間じゃ不十分です。そして、新規の患者さんを積極的にまず捕まえて、それをどんどん隔離していくということをやらないと止まるはずがないんですね」(倉持仁医師)

隔離2週間では不十分!

さらに、自粛のために家庭内感染が広がっているという事実について、こう続けた。

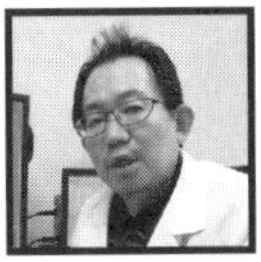

「自宅で隔離ができると考えるのは、ちょっと医療の現場にいる者からすると、それは不可能ですから、大事な家族を守るためには、**極力別居する、隔離を徹底する**ということをすぐ準備していただきたい」（倉持仁医師）

なんと、別居を推奨！　一体どこで別居？　まさか、マギー審司ばりの車中泊生活を推奨？　親が隔離されたら、子供は一体どうなるの？　認知症の高齢の親だけが残されたら？　要介護者だけが残されたら？

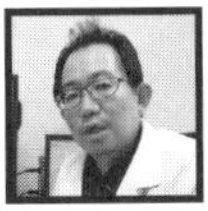

「隔離期間2週間というのもちゃんと見直さなければなりませんね。**本当だったら1ヶ月**、それならほぼほぼ他の方にうつすことがないですから」（倉持仁医師）

1ヶ月ぅ〜!?　1年は12ヶ月しかないのに、そのうちの1ヶ月をたかが新コロのために家族バラバラ状態で隔離されていろと。医者や看護師が感染したらどうなるのだろう。問答無用で1ヶ月も離脱させてしまったら、医療崩壊の速度が指数関数的に早まると思うのだが。

しかも、すでに3月1日の時点で、厚生労働省から「**感染者の8割は他者に感染させていない**」と公式見解が出ているのに……。

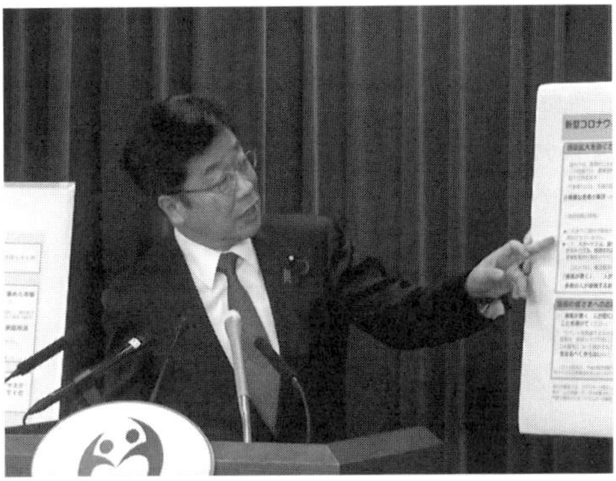

3月1日、加藤勝信厚生労働大臣は定例会見を開催。新型コロナウイルスの感染状況について「感染者の8割は人にうつさない」とする政府の専門家会議の見解を、ボードを使って説明した

だが、倉持医師の暴走は止まらない。

武漢の隔離療養政策や、イタリアでの家庭内感染を紹介したあと、今後、家族に感染者が出た場合の対応について、こう述べた。

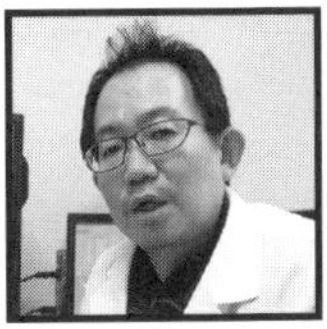

「（例えば高齢の家族が）感染してしまった場合には、軽症であるならば家庭内で過ごしていただいて、そして、かかってないかもしれないけれど、お父さんと子どもが（どこかに）一緒に住んで、お母さんは隣のホテルの部屋で住んでと。そういうかたちのところに十分補償を出してあげるということも大事」（倉持仁医師）

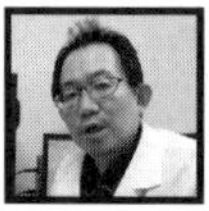

「基本的に、一緒に生活していた人は、検査結果に関わらず"陽性"と見なして対応していく必要があると思うんですね」(倉持仁医師)

もう指数関数的にトンデモが大爆発している。倉持医師こそ、何かに感染しているとしか思えない。1人感染者が出たら、かかっていてもいなくても一家離散して1ヶ月過ごしとけと。

どこまで常識を踏み外せばこんな暴論、大暴論、いや、もはや大爆発論とも呼べるアイデアを、堂々と公共の電波で述べてしまえるのだろう?

〈PCRやれやれ真理教・教義〉
一、陽性者は、問答無用で捕まえて隔離すべし
一、自分が感染したら家族と別居すべし
一、誰かが感染したら、かかってなくても一家離散すべし
一、その際の費用は、国がなんとかして出すべし

さすがに、誰かが「**先生、それは呼吸器内科医としてあまりに憂慮なさるうえでの、オーバーなご表現ですよね?**」と、やんわりなだめる人が登場するのではと思ったのだが、そんなのんびりした常識はこの朝の番組には通用しない。

かぶせてきた人物がいる。ビジネスインサイダージャパン統括編集長の浜田敬子氏である。

浜田氏は、家族の介護を担っていた人や、子供のいる親が感染して隔離される場合、残された要介護者や子供はどうすればよいのかということを憂慮。

その問題の根源は、『モーニングショー』が、新型コロナを実態よりもすさまじくハイリスクな「恐怖の死の感染症」として祭り上げたことにあると思うのだが。本来、そういう時には、肉親や親戚関係、介護福祉施設や訪問介護員たちにお願いして、ピンチヒッターを任せることになるものだろう。それを木っ端微塵にデストロイしたのが、この番組だ。

「施設も、なかなか受け入れが難しいんじゃないかなと思うんですね。そこから感染が広まるというケースもあるので、どこかひとつの子供専用の隔離施設を作る、ということも必要になる時期が来るのかなと思っています」(浜田敬子)

すさまじい。というか、恐ろしい。完全に頭が狂っているとしか思えない。ある日、親から引き剥がされ、完全防備で顔もよく見えない大人たちに囲まれて、どこだかわからない隔離施設へとぶち込まれる——しかも倉持医師説によれば、1ヶ月。子供にとってトラウマもの以外の何ものでもないと思うのだが。

そしてこの浜田氏も何かに感染してしまい、大爆発し始める。買い物について、宅配を利用する際のアドバイスとしてこう述べた。

「置き配をしてもらうのも大事かなと思います。お互いどちらが感染しているかもうわからない状況なので、物流の人にうつしてもだめですし、物流の人がもしかしたら感染しているケースもあると思うので、外に置いておいてくださいと」（浜田敬子）

う〜む、まさに第一の教義「**人を見たらコロナと思え**」の実践だ。

心ない人が配達員に向かってアルコールスプレーをかけたり、汚いものを受け取るような仕草をしたりするという話があれほど報じられ、常識力によって場外に弾かれたはずの「配達員いじめ」を、また拾ってきて、スローイン!

さらに、この程度では満足しないのか、浜田氏は付け足す。

「中国では、同じマンションでも、マンションごとに食材なんかを購入して、時間ごとに、部屋ごとに下りて行って、エレベーターが混まないように全部時間を分けて、しかも、人と接触しないように置き配にして、それを時間ごとに取る。会話も禁止というぐらいに徹底していましたね」（浜田敬子）

「そのぐらいやったほうがいいということです」
（羽鳥慎一）

〈PCRやれやれ真理教・教義〉
一、人を見たらコロナと思え
一、とにかくひたすらに、どんどん検査すべし
一、陽性者は、問答無用で捕まえて隔離すべし
一、自分が感染したら家族と別居すべし
一、誰かが感染したら、かかってなくても一家離散すべし
一、その際の費用は、国がなんとかして出すべし
一、子供専用の隔離施設を作るべし
一、宅配便は、置き配にすべし
一、中国のように完全管理で食材を配給するべし
一、会話は禁止すべし
一、「休むのが仕事」と考え一生懸命休むべし

誰一人ブレーキをかける者が現れず、もはや天文学的にトンデモが炸裂している『モーニングショー』。毎朝の目標は、「超管理国家・中国を見習って、日本国民を完全管理すること」なのであった。

この〈PCRやれやれ真理教〉の教義、ほかにも発見したら、付け加えていってほしい。

【PROFILE】
泉美木蘭（いずみ・もくれん）
1977年、三重県生まれ。近畿大学文芸学部卒業後、起業するもたちまち人生袋小路。紆余曲折あって物書きに。小説『会社ごっこ』（太田出版）、『オンナ部』（バジリコ）、『エム女の手帖』（幻冬舎）、『AiLARA「ナジャ」と「アイララ」の半世紀』（Echell-1）等。創作朗読「もくれん座」主宰『ヤマトタケル物語』『あわてんぼ!』『瓶の中の男』等。「小林よしのりライジング」にて社会時評『泉美木蘭のトンデモ見聞録』を、幻冬舎Plusにて『オオカミ少女に気をつけろ!〜欲望と世論とフェイクニュース』を連載中。東洋経済オンラインでも定期的に記事を執筆している。TOKYO MX『モーニングCROSS』コメンテーター。趣味は合気道とサルサ、ラテンDJ

 写真／朝日新聞社　産経新聞社

PCR真理教の妄言

時浦 兼

「日本はPCR検査が少ない！」
「PCR検査を徹底せよ！」
新型コロナパニックがピークを迎えた頃、テレビ朝日系『羽鳥慎一モーニングショー』は数週間にわたって連日連日、メインパートのほぼすべてを使ってそう訴え続け、他の番組もそれに追随した。
その結果、本庶佑（京都大特別教授）、山中伸弥（京大iPS細胞研究所所長）といったノーベル賞受賞者までが「PCR検査を増やせ」との主張を繰り返し、保健所や医療機関には問い合わせが殺到。政府は「PCR検査拡充」の方針を表明した。
『羽鳥モーニングショー』を筆頭とするメディアに恐怖を煽られた大衆は、PCR検査を受けて陰性であれば安心が得られると思い込み、「陰性証明書」を出してほしいと言う者までいた。
だが、それはまったくの間違いである。
例えPCR検査で陰性でも、それは「検査時点」での結果でしかなく、検査を受けた直後にどこかで感染することだって普通にある。
つまり「安心感」を得るためにPCR検査をするのなら、週に一度くらい、定期的にずっと行い続けなければならないのだ。
台湾における研究で、新コロの感染力は発症前から発症5日までがピークで、6日以降はほとんど感染しないことが明らかになった。つまり医療従事者は、発症後1週間を経過した患者に対しては防護服等をつける必要がなく、大幅に負担を軽減できることになる。
だがその一方で、感染者は発症前、つまり身体に何の変調も感じない時点で、すでに人にうつす力がピークを迎えてしまう。
つまり、「安心感」を得るためにPCR検査をするのなら、何の症状もない健康な人まで含めて、全国民を検査しなければならないのだ。
というわけで、「安心感」を得るためにPCR検査をするのであれば、1億2000万の国民全員が、週に一度程度受け続けなければならないことになる。
そう聞けば常識のある人なら誰でも即座に、現実には不可能な机上の空論だと思うはずだ。それだけの数の検査キットも、検査を行う人員も確保できるわけがないのだから。
ところが、『羽鳥モーニングショー』のコメンテーター・玉川徹は驚いたことに、全国放送のテレビで、大真面目に「全国民に週1回のPCR検査をすべきだ」と主張した。しかも他のコメンテーターが、それはできないでしょうと言っても「できない、じゃなくて、できる方法を考えるんです！」と声を荒らげる始末で、完全に正気を失っていた。

新コロの発生源とされる中国・武漢市では5月、「10日間大戦争」と銘打って10日間で1400万の全市民を対象とするPCR検査を行ったが、あまりにも多すぎる仕事の過酷さに耐えかねて、看護師が号泣しながら作業をしていた。

しかも検査に10日かかるとしたら、初日に検査を受けて陰性だった人でも10日後には感染しているかもしれず、そこから再感染が拡がってしまうかもしれないわけで、それでは意味がない。

本当にPCR検査で感染者を完全にスクリーニング（選別）しようと思ったら、一切のタイムラグを生じさせないように、全国民を「同時に」検査しなければならないのだ。

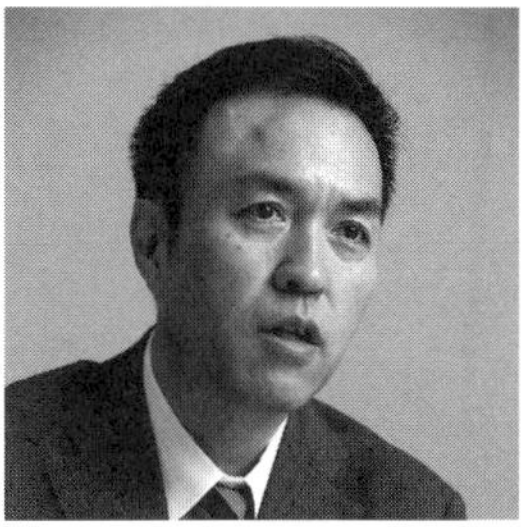

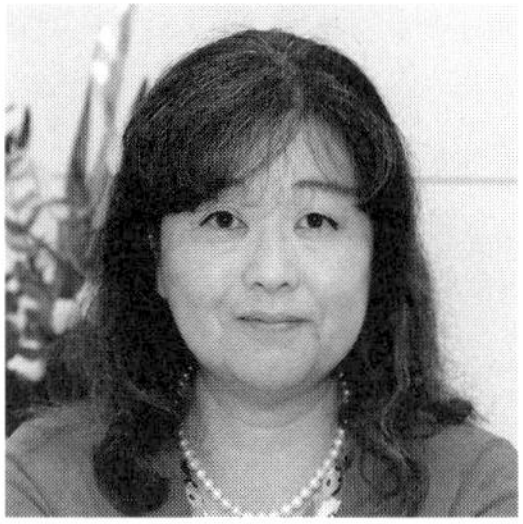

それがいかに現実離れした空論であるか、正気の人にはわかるはずだ。

しかもPCR検査では、感染者のうち約30％に陰性の診断が出て（偽陰性）、非感染者のうち約1％に陽性の診断が出る（偽陽性）という。

つまり、仮に「全国民同時検査」が可能であったとしても、感染者の何と3割が普通に出歩いて、ウイルスを広げてしまうことになる。

『羽鳥慎一モーニングショー』らメディアは、ここまで非現実的で何の効果もないPCR検査を、あたかも新コロ対策の万能の切り札であるかのように放送し続けたのだ。

それはまったく科学的根拠のない「信仰」であり、「PCR真理教」としか言いようのないものだったが、ノーベル賞受賞者までその信仰に嵌ってしまった。

そして大衆は、トイレットペーパーや食料品を買い漁りにスーパーに殺到したのと同じように、PCR検査を求めて保健所や医療機関に殺到し、まったく無意味に現場を混乱させたのだった。

「PCR真理教」の教義の神髄は、「検査して隔離」である。

検査と隔離は必ずセットであり、検査で陽性者を全員「捕まえ」て、一人残らず隔離し、新コロ感染者がただの一人も存在しない社会を作るべきだと考えているのである。

彼ら、彼女らには、隔離とは本質的に人権侵害であり、憲法違反であるという意識がまったくない。新コロ感染者は人間扱いしなくていいと、ほとんど無意識的に思っており、だからこそ「陽性者を捕まえる」という言葉が平然と出てくるのだ。

時浦 兼氏 | PCR真理教の妄言

その「隔離」の思想は、ユダヤ人がドイツ社会の中に混在していたら害を及ぼす恐れがあるから、収容所に隔離すべきだとしたナチスとまったく同じ発想なのだが、そのことにも決して気づきはしないのである。

もっとも、感染症対策では「隔離」が必要な場合も確かにある。エボラ出血熱のように毒性の強い感染症であれば、被害拡大防止のために一刻も早く隔離措置を取らなければならない。

だが、それほど危険性のない感染症を過剰に恐れて隔離政策など採ってしまったら、それは差別の元となり、後々まで大変な禍根を残してしまいかねない。その苦い先例が、ハンセン病患者の隔離である。

感染力が非常に弱く、治療法もあるハンセン病が過剰に危険視され、隔離政策が採られ、大変な人権侵害が行われた歴史は、決して忘れてはいけない。

いともたやすく「隔離！　隔離！」と口にできる人間は、新コロウイルスよりも格段に危険なのである。

では、何のためにPCR検査があるのかというと、肺炎患者に対する治療方法を確定させるためである。

肺炎らしき症状を訴える患者がいたら、まずCTスキャン検査を行う。そして肺炎だと確定したら、その原因を調べる。誤嚥性か感染性か、感染性なら原因は菌かウイルスか、ウイルスなら何ウイルスかを調べて治療を行う。

この、「何ウイルスか」を調べるときに行うのがPCR検査なのである。

日本は世界のCTの実に3分の1を保有しており、CT検査をしてから、必要な人にのみPCR検査を行うという医療の流れが定着している。だから日本のPCR検査数が少なかったのは当たり前で、日本は必要な人だけに絞ってPCR検査を効果的に行い、それで実際に死亡者数を少なく抑えることに成功していたのだ。

PCR検査は、本当にそれを必要とする肺炎患者が速やかに受診できる程度には拡充する必要がある。

しかし、肺炎の症状もない人まで検査を広げる必要はまったくないし、ましてや全国民検査など、バカバカしいにも程があるというものなのだ。

日本でPCR検査数が少なかったのは理由があり、それで何の不都合もなかったのに、「日本はPCR検査が少ないから後進国だ！」とわけも分からず狼狽し、世間一般にまでまったく無用な「PCRパニック」を巻き起こし、医療現場に無駄な混乱をもたらしたのが玉川徹や岡田晴恵（白鷗大教授）ら『羽鳥慎一モーニングショー』と、それに続いたメディアである。

その罪は、限りなく重い。

【PROFILE】
時浦 兼（ときうら・けん）
1965年生まれ。北海道出身。よしりん企画スタッフ。1988年、作画アシスタントとして入社、『おぼっちゃまくん』などの制作に関わる。1996年頃からは『ゴーマニズム宣言』が慰安婦論争を始めとする歴史認識問題を扱うようになったのを機に資料係を兼務。「日本の戦争冤罪研究センター所長」ほかの自称肩書を名乗り、『ゴー宣』内の企画ページなどでライターも担当する

写真／朝日新聞社　産経新聞

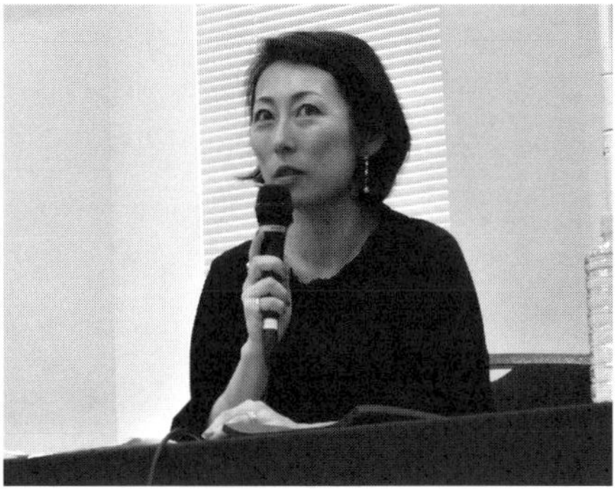

特別講義

金塚彩乃氏

［弁護士（第二東京弁護士会）・フランス共和国弁護士（パリ弁護士会）］

新型コロナウイルスとフランスの緊急事態法

～日本の「緊急事態宣言」とは何だったのか？

（6月14日開催　第89回「ゴー宣道場」基調講演より）

4月7日、日本政府は東京や大阪など7都府県を対象に「緊急事態宣言」を発出し、人と人との接触機会を「最低7割、極力8割」削減するよう外出自粛を呼びかけた（4月16日に全国に拡大）。

戦時はもちろん、自然災害や暴動が起きるなど、国家の危急存亡のとき、混乱を避けるためにも「私権」に一定程度の制限をかけることが必要になるのは言うまでもない。よしりんも過去に、改憲論を語るうえで緊急事態条項を設けることがいかに重要であるかを繰り返し世に問うてきたが、メディアが作りあげたとでも言うべき“コロナ・パニック”が広がる中、罰則規定もない見かけ倒しの「緊急事態宣言」を出したことは果たして正しかったのか？　その答えは、日本と同様に非常事態宣言を発令したものの、「私権」の制限範囲やその運用方法を巡って大きな開きがあったフランスの歴史に隠されている。

そこで今回、日仏の憲法に精通し両国の弁護士資格を持つ金塚彩乃氏が、よしりん主催の『ゴー宣道場』で行った「コロナと緊急事態条項」と題した基調講演をここに掲載する。

三権のうち行政権が圧倒的に強いフランスでも民主的・裁判的に「統制」がなされている

フランスでもコロナの感染拡大を受けて、3月24日に公衆衛生上の緊急事態宣言が発令されましたが、日本とは違い、宣言によって生じる「人権の制限」について、真正面から論争が巻き起こりました。

そもそもフランスの権力構造の特色は、行政権が優位であることです。だから、緊急事態宣言下で行政権をどう強化するべきか、モデルケースの一つになる。行政権が立法権に比べて圧倒的に強いフランスだからこそ、民主的統制の在り方が問われるわけですが、まさにこの問題が浮上したのが、今般の「緊急事態宣言」だった。今回、法治国家の性格が非常に色濃いフランスゆえに、この国特有の制度である行政裁判所によって、行政権を裁判所が統制していく考え方に至った。行政裁判所は強い権限を持ち、行政権は法の下位にあることを徹底しており、例え大統領の行為であっても違法判断を下すことができる。つまり、フランスでは民主的・裁判的統制が働いているのです。

また、現在の憲法では、行政権が立法権より優位ではあるものの、伝統的には立法府が極めて強かった。ジャン＝ジャック・ルソー（哲学者・政治哲学者、1712〜1778年）は自身が記した『社会契約論』（Du Contrat social, 1762年）の中で、「一般意思」を「社会の成員の個々人が理性的、合理的に政治参加し、その結果として生まれる社会全体としての政治的意思」と説きました。つまり、法は一般意思の表現に他ならず、一般意思に従うことにより私たちは社会的な自由を手に入れると考えられました。現在も脈々と引き継がれているこうした考えに基づき、法を重視しながら、行政裁判による裁判的統制を通じて国を律していこう……というのが、フランスなのです。

だから、フランスではルソーやシャルル＝ルイ・ド・モンテスキュー（思想家・政治哲学者、1689〜1755年）らが活躍した啓蒙主義の時代に説かれたことと変わりなく、今も国家の役割は「人の自由の擁護」にあることを貫いている。

一方、日本では、大学で日本国憲法を学んだ学生でも、基本的人権の内容を知っていても、なぜ、どのように守らなければいけないのかについて習った覚えがない人がほとんど……。フランスでは基本的人権を「基本的自由」、あるいは「公的自由」という言い方をすることが多いが、これは、まず最初に基本的自由があり、これに国家がどこまで介入できるのか？という視点があるからです。

だから、フランスでは、緊急事態宣言が発令されると、国家による基本的自由の侵害がどこまで許されるのか？という議論が広く巻き起こったのです。これに対して、緊急事態宣言下の日本では、人権が制約されているという議論は、残念ながらほとんど見られず、また、権利の侵害を裁くべき裁判所も、業務を〝自粛〟

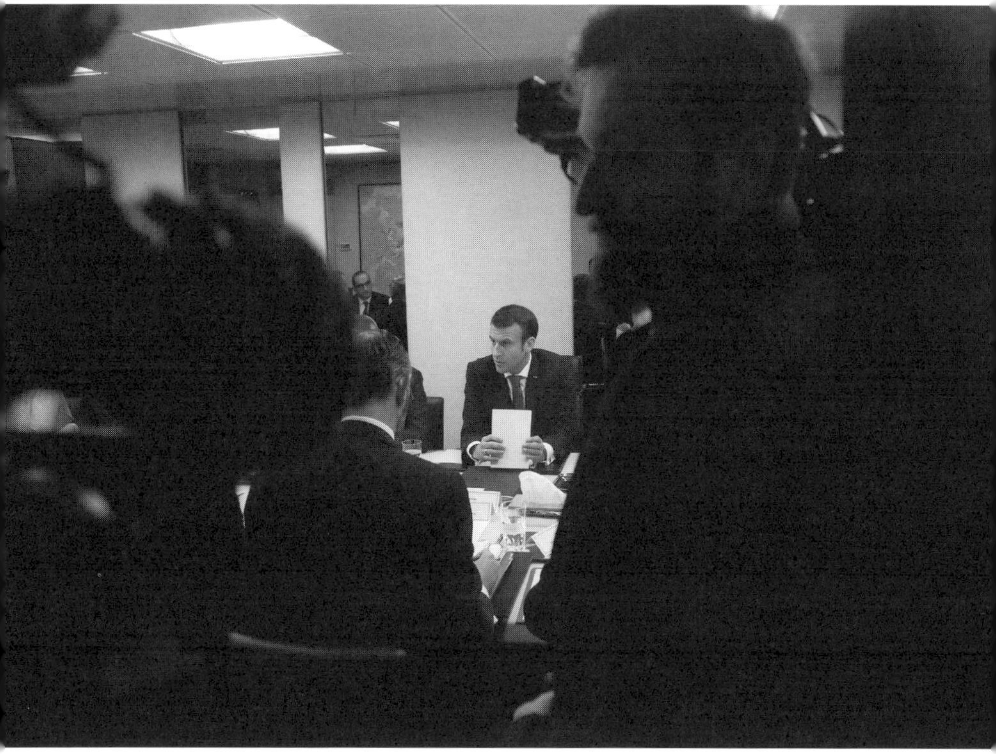

新型コロナウイルスの感染拡大で、3月2日にフランス全土を対象とした非常事態宣言を出したマクロン大統領。宣言に合わせ、ヴェラン連帯・保健大臣が密閉空間での一切の会合、集会の開催禁止も発表した　写真／AFP＝時事

して開いていませんでした。さらに、行動自粛の要請を受けて国民は家に籠もり、我慢の日々を送っていたが、そもそも政府が国民に対して我慢を要求すること自体が問題なのです。もちろん、日本より感染規模が大きいフランスでも、国民に我慢を要請しなければならない状況でしたが、それはあくまでも明確なルール（法）に基づいており、国の要求がどこまで許されるのかを裁判所が厳しくチェックする姿勢に、いささかのブレもありませんでした。

国家の非常事態における大統領の権限は、フランスではどう規定されているのか？

フランスでは緊急事態に対応するためいくつかの定めがあります。まず、フランス憲法16条で決められた「憲法上の非常事態の大統領権限」の発令の条件は、「国の独立、その領土の保全、あるいは国際協約の履行が重大かつ直接に脅かされ、かつ憲法上の公権力の適正な運営が中断されるとき」となっています。ただし、大統領が単独で発令を決めることはできず、首相、両院議長、憲法院に諮問しなければならない。また、どのような措置を講ずるかについても、憲法院に諮問することが義務付けられています。憲法院とは、いわゆる憲法裁判所ですが、国の行為である行政が憲法に違反していないかを9人の構成員がチェックする。〝人権の砦〟とも称される憲法院のメンバーは〝9人の賢人〟と呼ばれ、国民の尊敬を集めているほどです。

　非常事態宣言下のフランスでは、当然、国会が招集され、この間、大統領は下院を解散することはできない。日本のように、コロナ対策という喫緊の課題を抱えているにもかかわらず、国会が会期延長されないなどということはありません。また、大統領が非常事態宣言の権限を行使した30日後に、上院あるいは下院の議長、60人以上の上院あるいは下院の議員により、発令の要件が満たされているか、憲法院に判断を求めることができる。60日経過後は憲法院が自ら判断することもできます。さらに、非常事態宣言の権限に基づく憲法改正はできません。もっとも注目すべきは、非常事態宣言下でも裁判的統制が効いている点。非常事態宣言の枠内で執られた行政上の措置は、行政裁判所が常にチェックします。

　行政裁判所は、日本では戦前には存在したが、新憲法施行に伴い廃止となった。その代わり、地方裁判所に行政専門の部署が設けられたが、あくまでも通常裁判所の一部署の位置づけです。一方、フランスで現在も行政裁判所が広範な役割を担っているのは、フランス革命からの伝統でしょう。革命時に、司法（通常の裁判所）に対する警戒心が非常に強く、行政に司法が口を出せないようにした経緯がある。同時に、行政の中できちんと対応していこうとする考えが生まれ、19世紀に発展して集大成となったのが現在の行政裁判所です。フランスでは、行政裁判官こそが、人々の権利を守る番人の役割を担っているのです。

　また、大統領の責任については、非常事態宣言の発令が、大統領の職務に明らかに違反する場合、国会議員によって構成される高等法院が罷免の訴追をすることができる。フランスでは、こうしたことが制度面できちんと確立されているうえに、行政裁判所が強力に活動している。

新法が施行されるまでわずか1週間の速さ！フランスの公衆衛生上の緊急事態法とは？

　もう一つの緊急事態を対象とする法律が、市民が「１９５５年４月３日の法律」と呼ぶフランスの緊急事態法です。これは、アルジェリア戦争（１９５４〜１９６２年）の時に、「戒厳令」（戦時などの緊急時に憲法などの効力を一時停止し、行政権や司法権を軍部の指揮下に移行する軍事法規）は権限が強すぎることから急いで制定されたもので、２０１５年に起きたイスラム過激派によるパリ同時多発テロ後など、これまで何度か発令されてきました。重要なのは、発令そのものは政府の閣議決定により可能だが、延長には立法が必要な点です。日本では政府（行政）の措置を追認する格好で、国会が承認すれば済みますが、フランスでは立法府自身の判断によって法律を作らなければ、緊急事態の延長はできません。

今回コロナウイルスの感染拡大防止を講じるにあたり、もともと緊急事態法は暴動やテロを想定したものだったが、新型コロナに対しても発動するべきか？

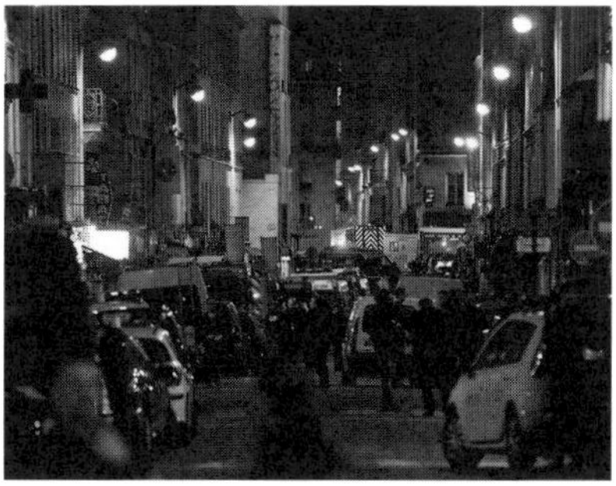

2015年11月13日、フランス・パリの劇場やスタジアムなどが「イスラム国」の武装グループに襲撃を受けたパリ同時多発テロ事件。死者は少なくとも 130人に達した　写真／AFP＝時事

という議論が起きました。そこで、3月16日に政府は、感染症を対象に加えた「外出禁止令」を発令。この政令を出したことで「ウイルスの感染拡大は非常時にあたる」とのお墨付きが与えられたわけです。フランス政府はこの後も、きちんと法律で対処すべく、18日に「公衆衛生上の緊急事態に関する法案」の成立に向け動き出します。政府の動きは非常にスピーディで、19日に上院で、21日には下院で、それぞれ法案を可決。24日には新法が正式に施行されるに至っている。

重要なのは、この公衆衛生上の緊急事態法において一定の権限が行政に委ねられましたが、これは立法府が「法律のこの部分に限っては国が決定していい」と政府に委ねたものであり、決して〝白紙委任状〟ではないということ。さらに、政府が行った行為については、事後的に国会が適切だったか審査をすることになっています。当初、2ヶ月の予定だった公衆衛生上の緊急事態法は、後に法律で7月10日までの延長が決まった。再延長しないことが明確になったので、6月8日には、7月11日以降はどういった措置が必要なのか、法律で決めていくための法案を準備することになった。第2波、第3波への懸念が拭えない中、行政が迅速に動くために一定の権限が必要になることが予想され、これを行政が勝手に行うのではなく、法律に基づいてやっていこうと準備されたのです。また、ここで

**スピード感を持って法制化された
フランスにおける公衆衛生上の緊急事態法**

3月16日	フランス政府が「緊急事態の法理」に基づいて外出禁止令を発令
3月18日	政府が「公衆衛生上の緊急事態に関する法案」を提出
3月19日	同法案が上院で可決
3月21日	同、下院で可決
3月23日	「公衆衛生上の緊急事態に関する法案」が成立
3月24日	新法施行
3月25日	法律に基づき政令も公布

重要なのは、コンセイユ・デタ（Conseil d'État　国務院＝行政裁判所の最高裁）の役割でした。コンセイユ・デタは裁判を行うだけでなく、政府提出法案をチェックするなど、政府の諮問機関でもあり、日本の内閣法制局のような役割も担っている。政府提出法案は今回も、その都度コンセイユ・デタのチェックを受けて必要な修正をしてから国会に提出されています。また、可決後の法律は憲法院の審査を受けるなど何重ものチェックがなされています。

営業自粛の要請、東京アラート、店名公表　日本の緊急事態宣言の問題点は何なのか？

日本はフランスに比べてコロナの感染を、どういうわけか非常にうまく抑え込んできたが、着眼すべきはそこではなく、国民の生命を守るためにどのような方法をとったのかということです。日本でも緊急事態宣言が発出されたが、法的な強制力はなく、自粛のお願いにとどまった。法的根拠がなければ、当然、営業を自粛しても補償されないという問題が持ち上がるが、不思議だったのは、緊急事態宣言解除後の政府の対応です。

宣言の発令自体、批判すべき点は多々ありますが、一応は新型インフルエンザ特措法という法律をつくり、国会の関与はなかったものの、法に基づいて政府が閣議決定をしました。そして、法的強制力はないが、法律に基づいて外出自粛や営業自粛が呼びかけられました。ところが、政府判断で緊急事態が解除された後も、行政の権限が依然として残されているのは問題です。例えば、東京都は「東京アラート」や段階的解除のために「ステップ1、2、3」を設けたが、都は何の権限をもってこうした措置を行っているのか？　本来、宣言が解除されたら、行政は自粛要請さえできないはずですが、現実には飲食店の営業は20時までに制限されていました。本当に必要な措置なら、立法化して対応すべきだったが、法的根拠が何らないのに行政が権限を行使していたのです……。さらに恐いのは、同調圧力が強い日本では、「要請」が「強制」へと容易に変化することです。緊急事態宣言が解除された時点で、仮に自粛要請だけでは不十分なら、きちんとした議論がなされるべきでした。日本は曲がりなりにも立憲主義の国であり、法治国家のはずですから、立法に基づいて措置を講じていくべきだったのです。

「往来の自由」の侵害を行政裁判所が認定　緊急事態宣言下のフランスで起きたこと

前述のとおり、フランスでは過去に何度か非常事態宣言が発令されています。その都度、行政裁判所の働きには目を見張るものがありました。パリ同時多発テロ後の緊急事態宣言下では、２０１６年１月１日から２０１７年５月５日までの約１年半の間に、行政裁判所に実に８６３件の「不服」の申し立てがあり、そのう

金塚彩乃氏　新型コロナウイルスとフランスの緊急事態法

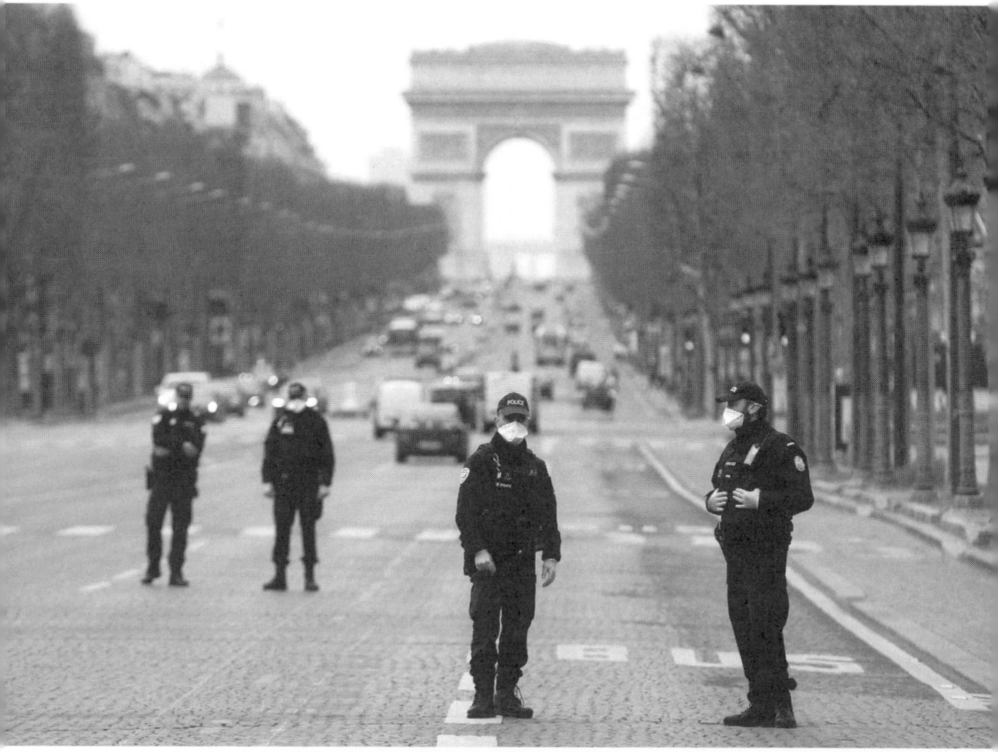

3月17日、フランスは外出禁止令を出し、違反者には最大135ユーロ（約1万6000円）の罰金が科された。パリでは多数の警官が監視に当たり、市民の「往来の自由」は侵害された　写真／AFP＝時事

ち3割以上の行政の行為に対して「無効」が宣言されている。コンセイユ・デタも112の決定を下すなど、政府の行為の4割に上る効力が否定されたのです。

今回のコロナ禍による非常事態宣言下でも、3月23日から6月初めまでの時点で、行政裁判所に300件以上の申し立てがあり、迅速な対応によりすでに170件の判決が出ており、中には非常に興味深い判決もありました。フランスのサッカーリーグは1部から3部まであり、コロナによってシーズン途中での終了を余儀なくされたため、リーグの入れ替えで降格・昇格するチームをどう決めるかが問題になった。シーズン途中の成績をもって1部リーグから降格となった下位2チームが訴えた行政裁判で、行政最高裁はチーム入れ替えのルールが明確ではなかったとして、昇格についてはそのまま昇格させ、降格についてはこれを認めない判決を下したのです。このようにフランスでは多種多様な問題に法律で対応しており、今回の非常事態宣言下で

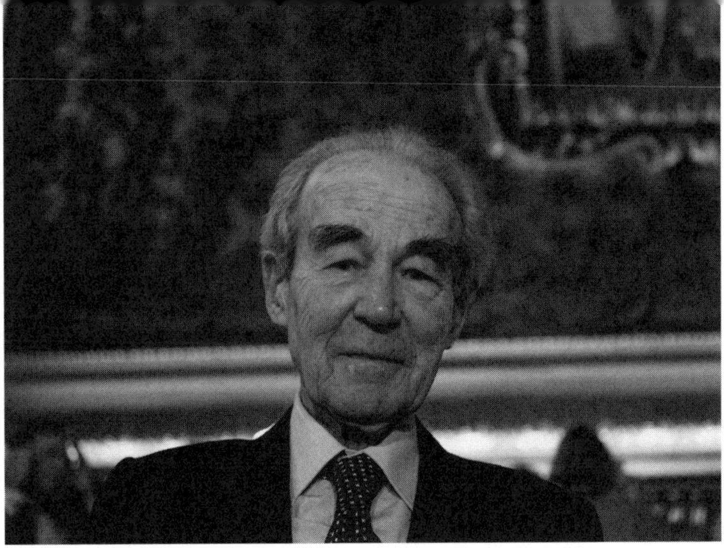

1981年にミッテラン政権下で司法大臣を務めたロベール・バダンテール上院議員は、死刑制度廃止を成し遂げた人物として知られる。きっかけは、弁護士として寄り添った無実の死刑囚がギロチンにかけられたからだという　写真／代表撮影／ロイター／アフロ

は、市民から「マスクをもっと供給してほしい」とか、医療従事者から「国がコロナ対策にもっとしっかり取り組んでほしい」といった訴えが行政裁判所に提起されています。

フランスの行政裁判は非常に間口が広く、一般市民がさまざまな問題を申し立てることができる。特に、日本では軽視されがちですが、フランスで重視されている権利が「その辺を行ったり来たりする自由」（往来の自由）です。日本では憲法22条（海外渡航の自由）で一応は規定しているが、フランスでは1791年の初の成文憲法で「往来の自由」が明確に保障されている。今回、日本で出された自粛要請は、まさに「行ったり来たりする自由」を著しく制限するわけで、こういった権利侵害の危険性にもっと目を向けるべきでしょう。一般に憲法は、まず「精神的自由権」をもっとも重要視し、「経済的自由権」はこれに続くとされているので、経済的自由権への介入は行政に一定程度のフリーハンドが委ねられている。

ただ、「行ったり来たりする自由」について、フランスの行政裁判所は緊急事態宣言がこれを侵害していると認めたのです。「行ったり来たりする自由」はフランス人権宣（1789年）に基づき保障された権利であり、国がどこまで制約していいのか、市民も不服を申し立てるし、裁判所も行政や立法がどこまで制限していいのか判断する。重要なのは、まず権利があり、これをどこまで制約するのかという議論をして線引きを明確にすることなのです。

任命してくれた大統領でも厳しくチェックする憲法院院長に課された「忘恩の義務」という勇気

フランスの行政裁判所のようなチェック機関が、日本にも必要なのは明白です。日本では憲法上、行政裁判所は設置できないが、行政事件においても通常裁判が適切に権限を行使するべきです。あるいは、憲法裁判所を作るなり、作らなくとも最高裁がしっかり憲法判断を下すようにならなくてはいけない。フランスの憲法院（憲法裁判所）は1958年設立と歴史は浅いが、これまでに憲法の判決を1500以上出しており、違憲判決は4割ほどにも達する。一方、日本は現憲法下で出た違憲判決は、わずか22件にとどまる……。日仏の埋め難い差の背景には、組織や属人的な忖度が働きやすい構造が横たわっているのかもしれません。

　フランスには「忘恩の義務」という考えがしっかり根づいている。これは死刑廃止運動を推し進めた弁護士ロベール・バダンテールの言葉で、フランソワ・ミッテラン大統領が就任した1981年、司法大臣に起用されたバダンテールは死刑廃止を実現しました。2人は戦友の関係で、1986年にバダンテールは憲法院院長に任命され、就任の挨拶で述べた有名な言葉が「忘恩の義務」なのです。「私の友にして大統領であるミッテラン、素晴らしいポストに任命してくれてありがとう。ただ、今日からあなたに対して私は『忘恩の義務』を負う。それが憲法院院長である私の義務だからです――」。つまり、友人だから任命してくれたとしても、自らの役割は行政や立法を厳しくチェックすることであり、憲法違反があれば、例え相手が親友の大統領であっても厳しく判断を下さなければならない、ということです。

　翻って、日本で行政を監視する優れた制度ができたとしても、自分の任命権者に対して裁判官自身が独立性を守るために、敢えて恩を忘れる「忘恩の義務」のような勇気は必要です。私たちは、緊急事態宣言下に国が行ってきたことに対して、我慢をするのでなく、まず初めに自由と権利があり、これが侵害されているんだという考えに立たなければならない。非常時に際して、どこまでなら国に権利が制限されても許されるのかと発想を転換する必要がある。そして、法を担う人間、特に裁判官は「忘恩の義務」を必ず負わなければならない。今後の日本には、こうした考えが不可欠なのです。

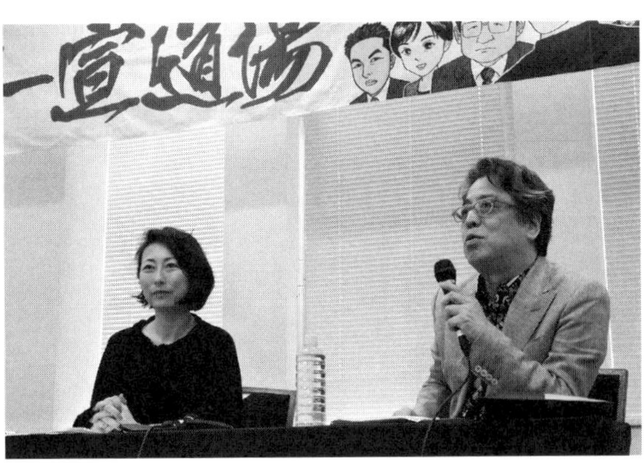

【PROFILE】
金塚彩乃（かねづか・あやの）

弁護士（第二東京弁護士会）。フランス共和国弁護士。中高をフランスの現地校で過ごし、東京大学法学部卒業後、弁護士になる。再度、渡仏し、パリ第2大学 法学部修士でビジネスロー専攻、パリ弁護士会登録。日仏の資格を持つ数少ない弁護士として、フランスにかかわる企業法務全般を手掛ける。2014年、フランス国家功労賞シュバリエを叙勲。慶應義塾大学法科大学院でフランス公法（憲法）を教える

　構成／齊藤武宏　撮影／山﨑 元　協力／ゴー宣道場

ゴーマニズム宣言SPECIAL
コロナ論

第14章　グローバリズムと権威主義の失墜

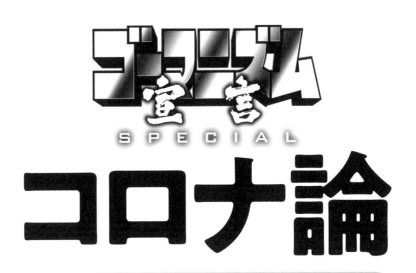

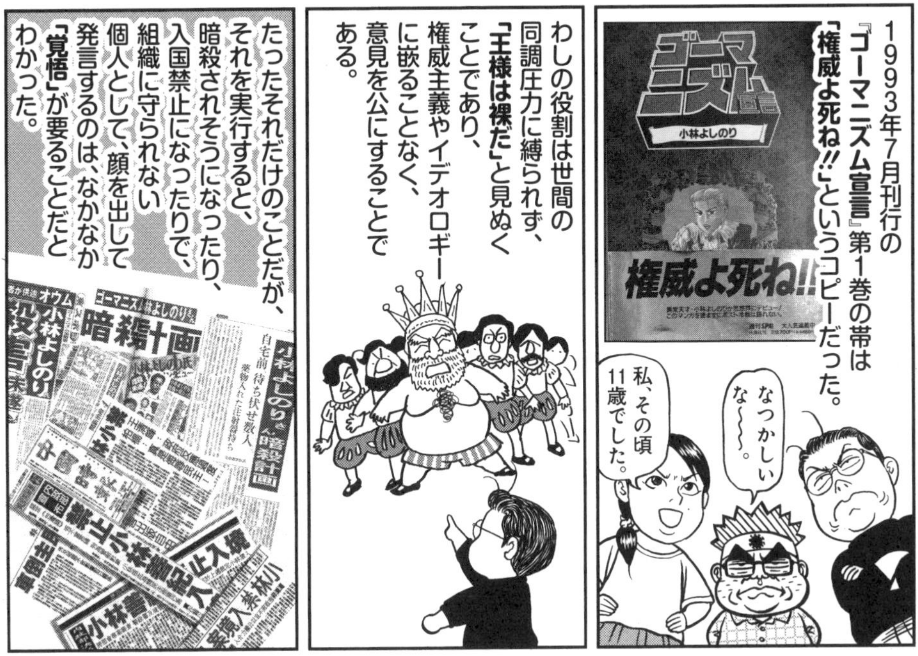

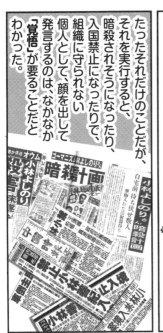

1993年7月刊行の『ゴーマニズム宣言』第1巻の帯は「権威よ死ね!!」というコピーだった。
ゴーマニズム宣言
小林よしのり
権威よ死ね!!
なつかしいな〜〜。
私、その頃11歳でした。
わしの役割は世間の同調圧力に縛られず、「王様は裸だ」と見ぬくことであり、権威主義やイデオロギーに嵌ることなく、意見を公にすることである。
たったそれだけのことだが、それを実行すると、暗殺されそうになったり、入国禁止になったりで、組織に守られない個人として、顔を出して発言するのは、なかなか「覚悟」が要ることだとわかった。

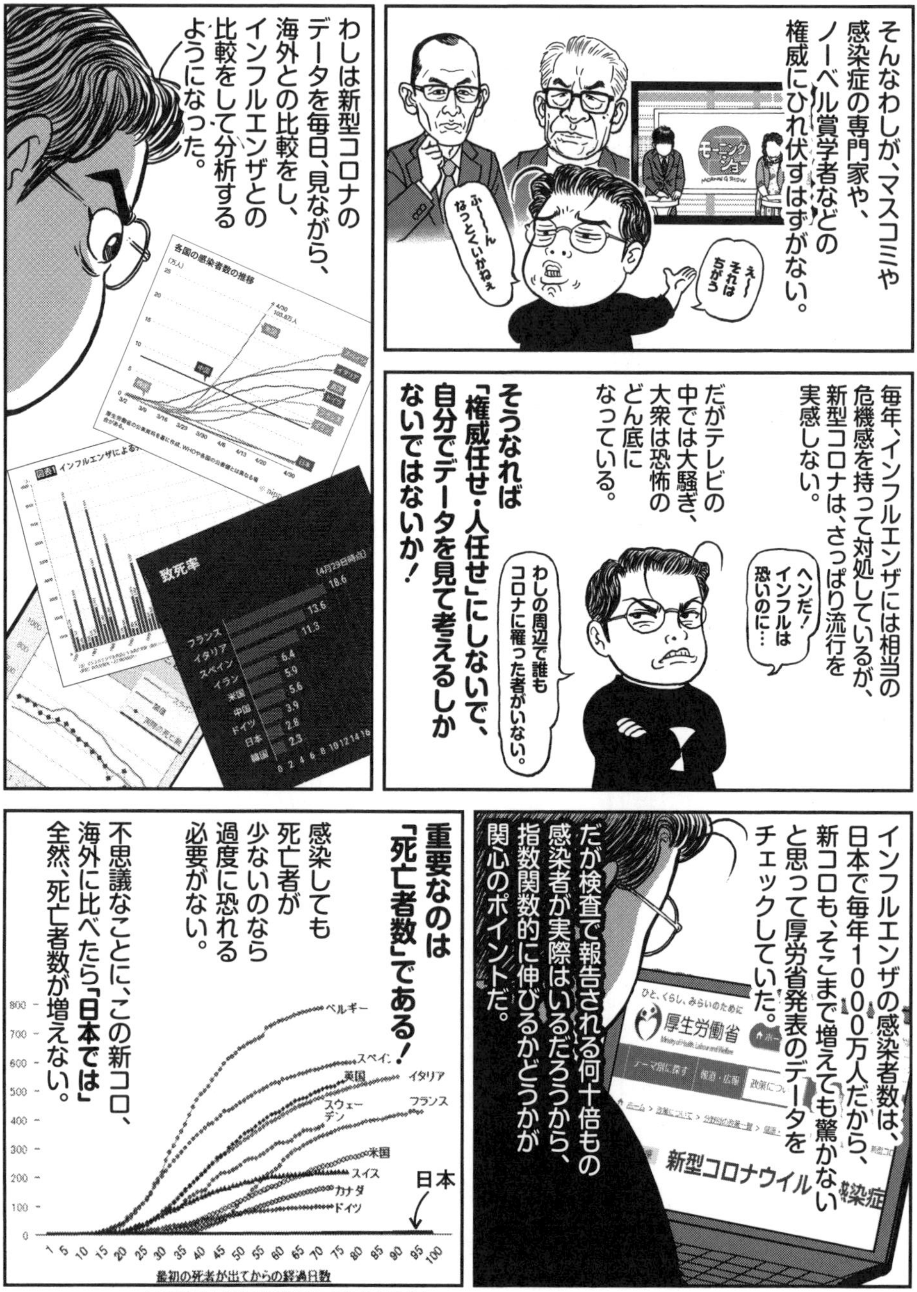

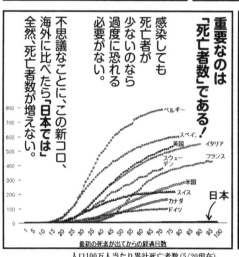

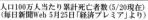

人口100万人当たり累計死亡者数(5/20現在)
(毎日新聞Web 5月25日「経済プレミア」より)

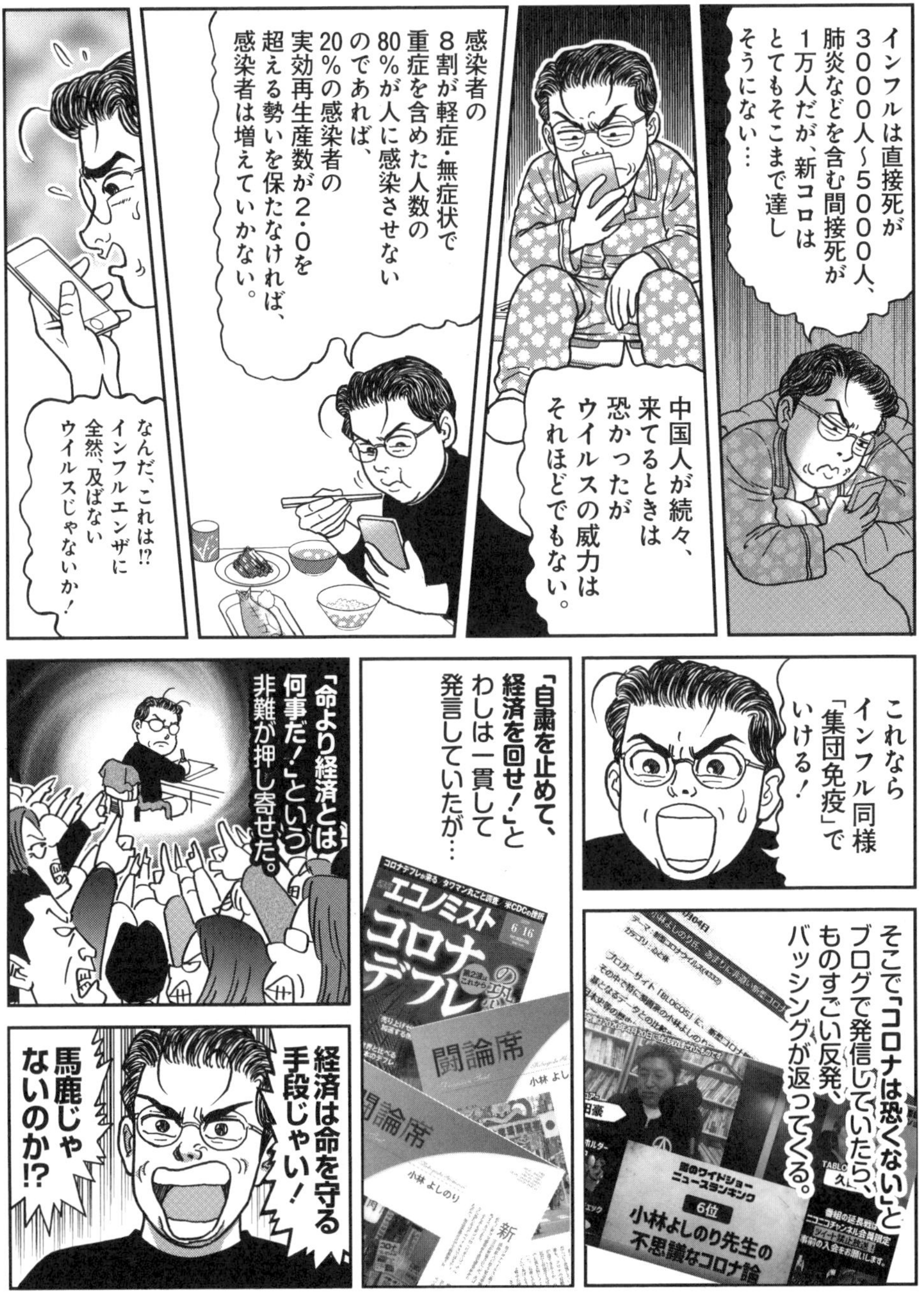
インフルは直接死が3000人〜5000人、肺炎などを含む間接死が1万人だが、新コロはとてもそこまで達しそうにない…
中国人が続々、来てるときは恐かったがウイルスの威力はそれほどでもない。
感染者の8割が軽症・無症状で重症を含めた人数の80%が人に感染させないのであれば、20%の感染者の実効再生産数が2・0を超える勢いを保たなければ、感染者は増えていかない。
なんだ、これは!? インフルエンザに全然、及ばないウイルスじゃないか!
これならインフル同様「集団免疫」でいける!
「自粛を止めて、経済を回せ!」とわしは一貫して発言していたが…
エコノミスト
コロナデフレ
闘論席
小林よしのり
「命より経済とは何事だ!」という非難が押し寄せた。
そこで「コロナは恐くない」とブログで発信していたら、ものすごい反発、バッシングが返ってくる。
ニュースランキング
6位
小林よしのり先生の不思議なコロナ論
経済は命を守る手段じゃい!
馬鹿じゃないのか!?

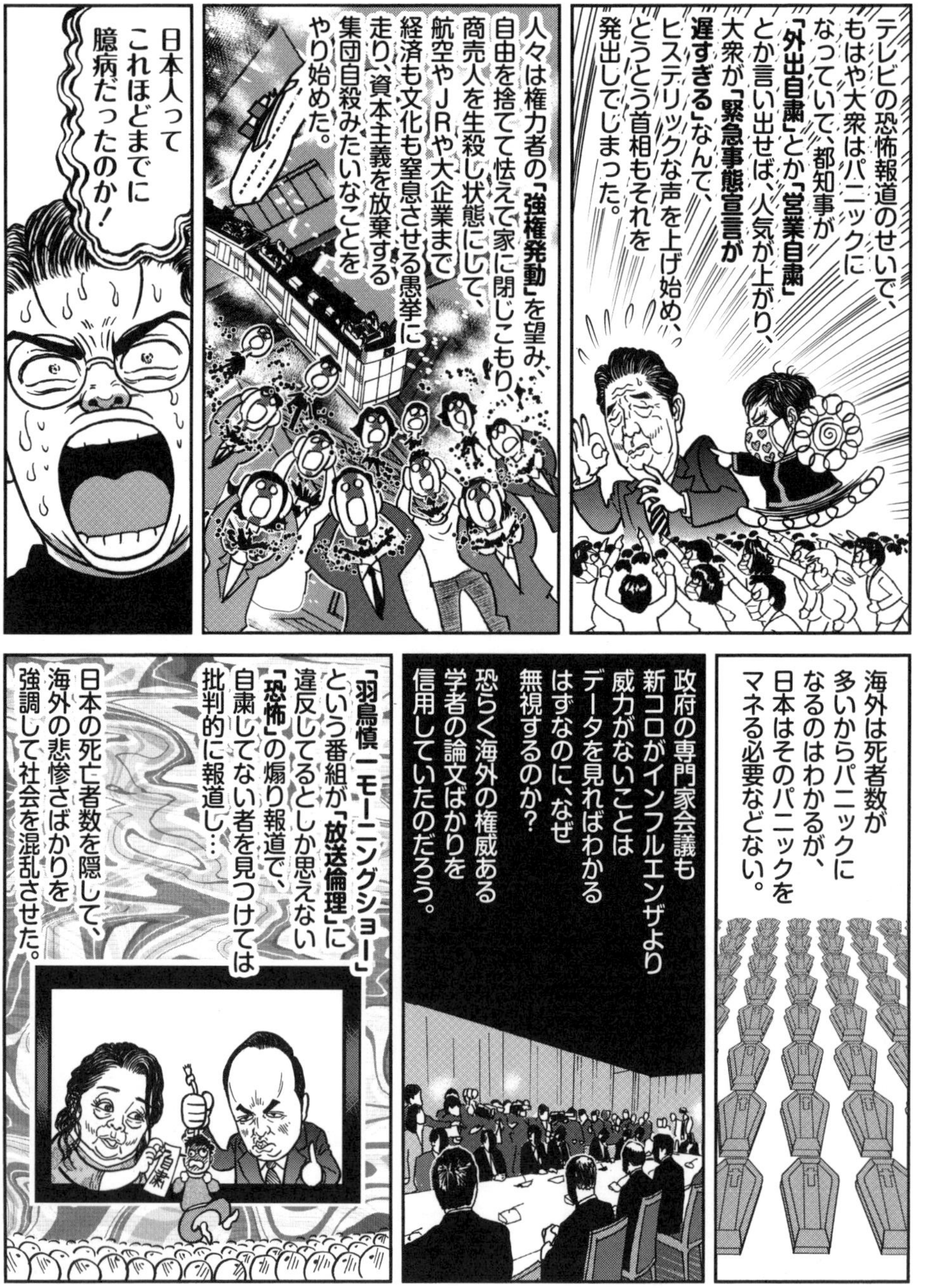
テレビの恐怖報道のせいで、もはや大衆はパニックになっていて、都知事が「外出自粛」とか「営業自粛」とか言い出せば、人気が上がり、大衆が「緊急事態宣言が遅すぎる」なんて、ヒステリックな声を上げ始め、とうとう首相もそれを発出してしまった。
人々は権力者の「強権発動」を望み、自由を捨てて怯えて家に閉じこもり、商売人を生殺し状態にして、航空やJRや大企業まで経済も文化も窒息させる愚挙に走り、資本主義を放棄する集団自殺みたいなことをやり始めた。
日本人ってこれほどまでに臆病だったのか！
海外は死者数が多いからパニックになるのはわかるが、日本はそのパニックをマネる必要などない。
政府の専門家会議も新コロがインフルエンザより威力がないことはデータを見ればわかるはずなのに、なぜ無視するのか？
恐らく海外の権威ある学者の論文ばかりを信用していたのだろう。
「羽鳥慎一モーニングショー」という番組が「放送倫理」に違反してるとしか思えない「恐怖」の煽り報道で、自粛してない者を見つけては批判的に報道し…
日本の死亡者数を隠して、海外の悲惨さばかりを強調して社会を混乱させた。
自粛

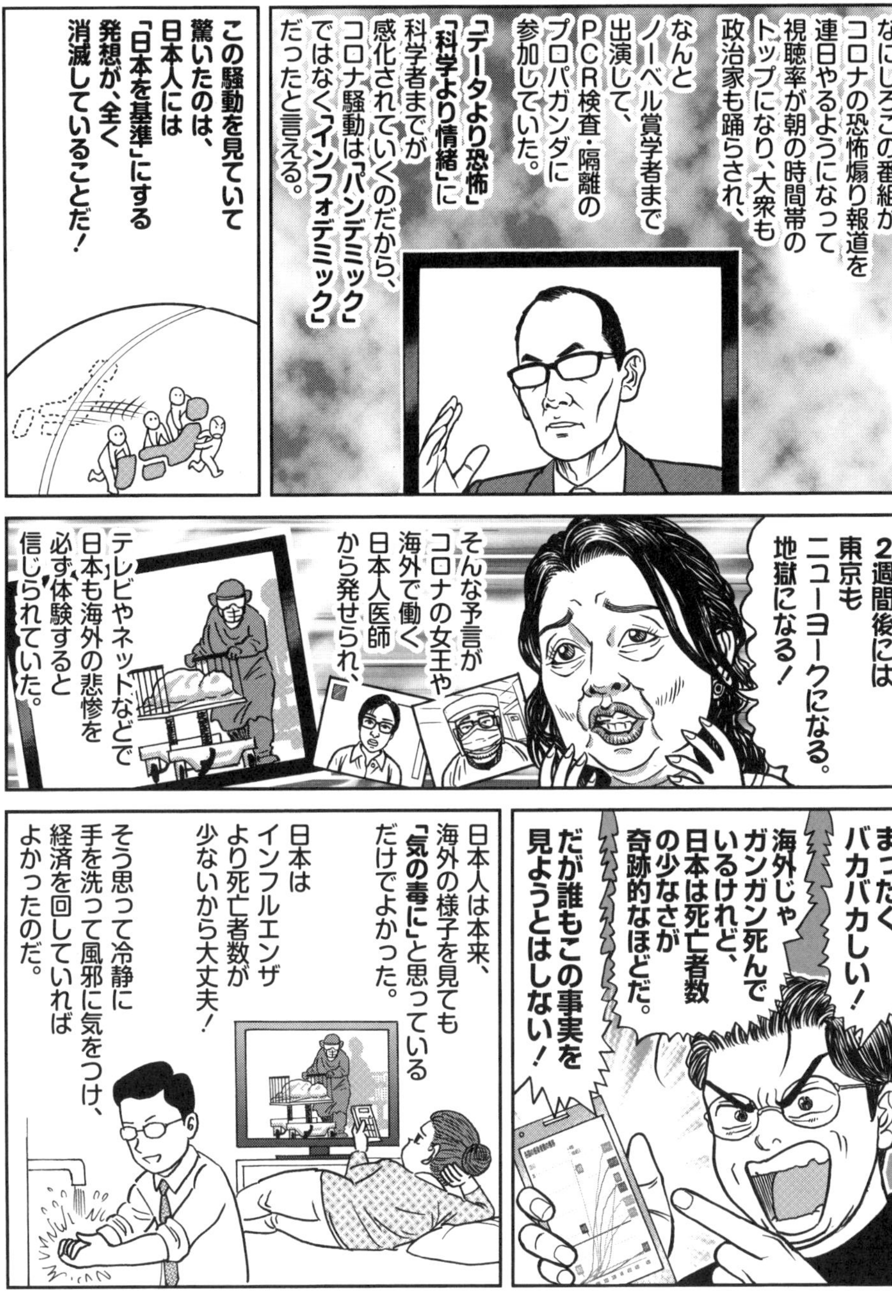
なにしろこの番組が
コロナの恐怖煽り報道を
連日やるようになって
視聴率が朝の時間帯の
トップになり、大衆も
政治家も踊らされ、
なんと
ノーベル賞学者まで
出演して、
PCR検査・隔離の
プロパガンダに
参加していた。
「データより恐怖」
「科学より情緒」に
科学者までが
感化されていくのだから、
コロナ騒動は「パンデミック」
ではなく「インフォデミック」
だったと言える。
この騒動を見ていて
驚いたのは、
日本人には
「日本を基準」にする
発想が、全く
消滅していることだ！
2週間後には
東京も
ニューヨークになる。
地獄になる！
そんな予言が
コロナの女王や
海外で働く
日本人医師
から発せられ、
テレビやネットなどで
日本も海外の悲惨を
必ず体験すると
信じられていた。
まったく
バカバカしい！
海外じゃ
ガンガン死んで
いるけれど、
日本は死亡者数
の少なさが
奇跡的なほどだ。
だが誰もこの事実を
見ようとはしない！
日本人は本来、
海外の様子を見ても
「気の毒に」と思っている
だけでよかった。
日本は
インフルエンザ
より死亡者数が
少ないから大丈夫！
そう思って冷静に
手を洗って風邪に気をつけ、
経済を回していれば
よかったのだ。

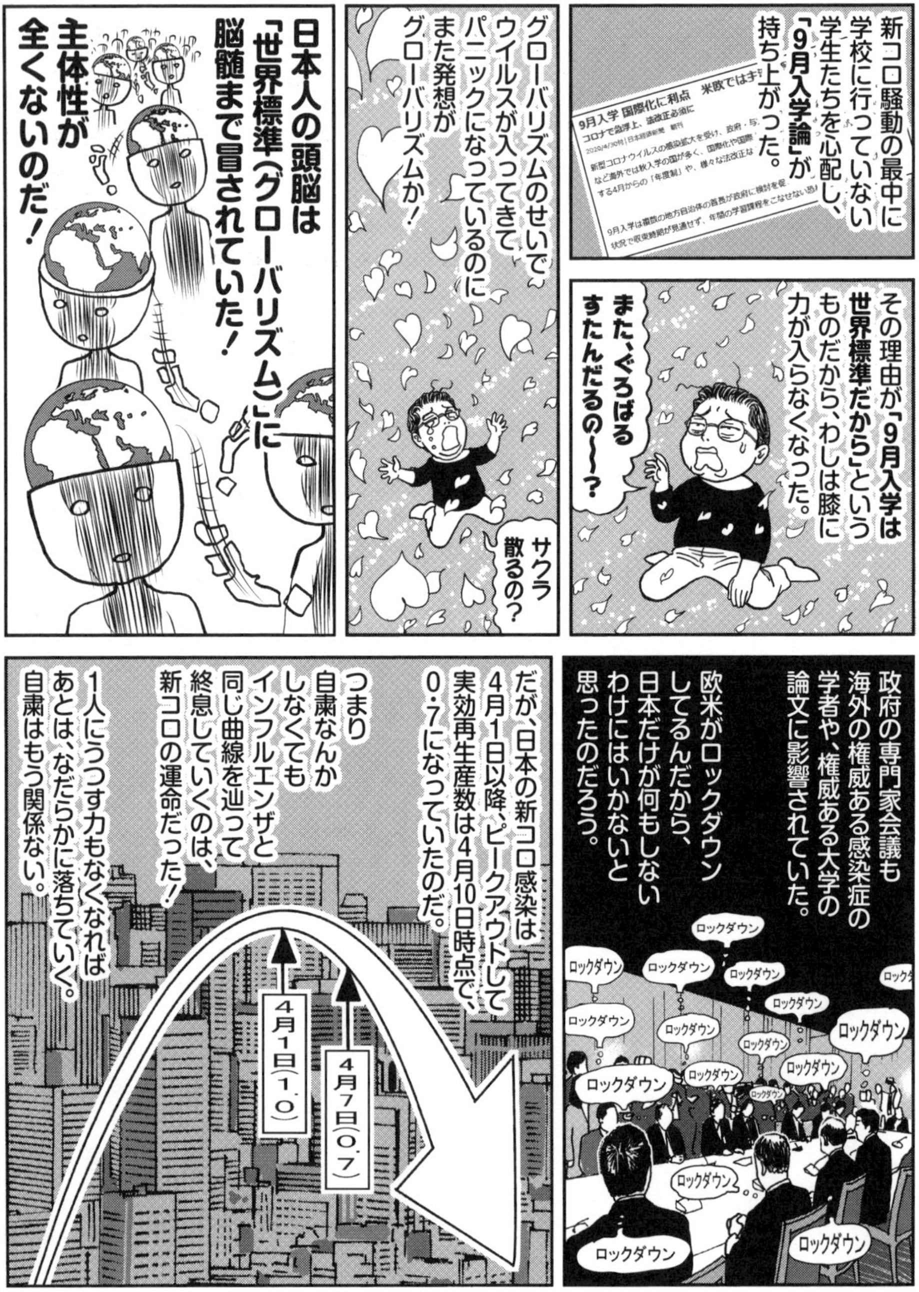
新コロ騒動の最中に学校に行っていない学生たちを心配し、「9月入学論」が持ち上がった。
9月入学 国際化に利点 米欧では
コロナで急浮上、法改正必須に
その理由が「9月入学は世界標準だから」というものだから、わしは膝に力が入らなくなった。
また、ぐろばるすたんだるの〜〜？
グローバリズムのせいでウイルスが入ってきてパニックになっているのにまた発想がグローバリズムか！
サクラ散るの？
日本人の頭脳は「世界標準（グローバリズム）」に脳髄まで冒されていた！
主体性が全くないのだ！
政府の専門家会議も海外の権威ある感染症の学者や、権威ある大学の論文に影響されていた。
欧米がロックダウンしてるんだから、日本だけが何もしないわけにはいかないと思ったのだろう。
ロックダウン
ロックダウン
ロックダウン
ロックダウン
ロックダウン
ロックダウン
ロックダウン
ロックダウン
ロックダウン
ロックダウン
ロックダウン
ロックダウン
ロックダウン
ロックダウン
ロックダウン
だが、日本の新コロ感染は4月1日以降、ピークアウトして実効再生産数は4月10日時点で、0・7になっていたのだ。
つまり自粛なんかしなくてもインフルエンザと同じ曲線を辿って終息していくのは、新コロの運命だった！
1人にうつす力もなくなればあとは、なだらかに落ちていく。自粛はもう関係ない。
4月1日(1.0)
4月7日(0.7)

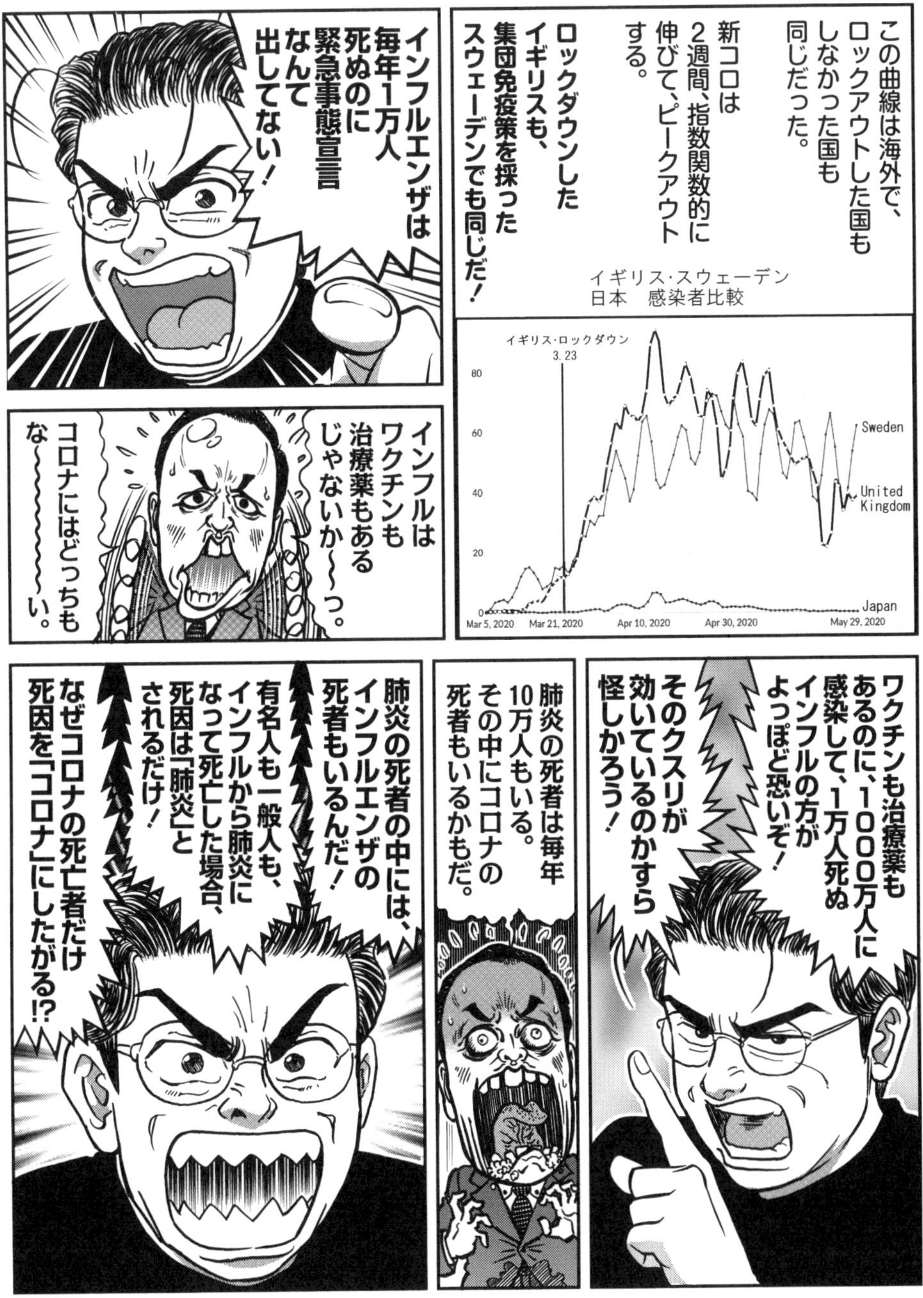
この曲線は海外で、ロックアウトした国もしなかった国も同じだった。
新コロは2週間、指数関数的に伸びて、ピークアウトする。
ロックダウンしたイギリスも、集団免疫策を採ったスウェーデンでも同じだ！
イギリス・スウェーデン
日本　感染者比較
イギリス・ロックダウン
3.23
80
60
40
20
0
Sweden
United Kingdom
Japan
Mar 5, 2020
Mar 21, 2020
Apr 10, 2020
Apr 30, 2020
May 29, 2020
インフルエンザは毎年1万人死ぬのに緊急事態宣言なんて出してない！
インフルはワクチンも治療薬もあるじゃないか～っ。
コロナにはどっちもな～～～～～い。
ワクチンも治療薬もあるのに、1000万人に感染して、1万人死ぬインフルの方がよっぽど恐いぞ！
そのクスリが効いているのかすら怪しかろう！
肺炎の死者は毎年10万人もいる。その中にコロナの死者もいるかもだ。
肺炎の死者の中には、インフルエンザの死者もいるんだ！
有名人も一般人も、インフルから肺炎になって死亡した場合、死因は「肺炎」とされるだけ！
なぜコロナの死亡者だけ死因を「コロナ」にしたがる!?

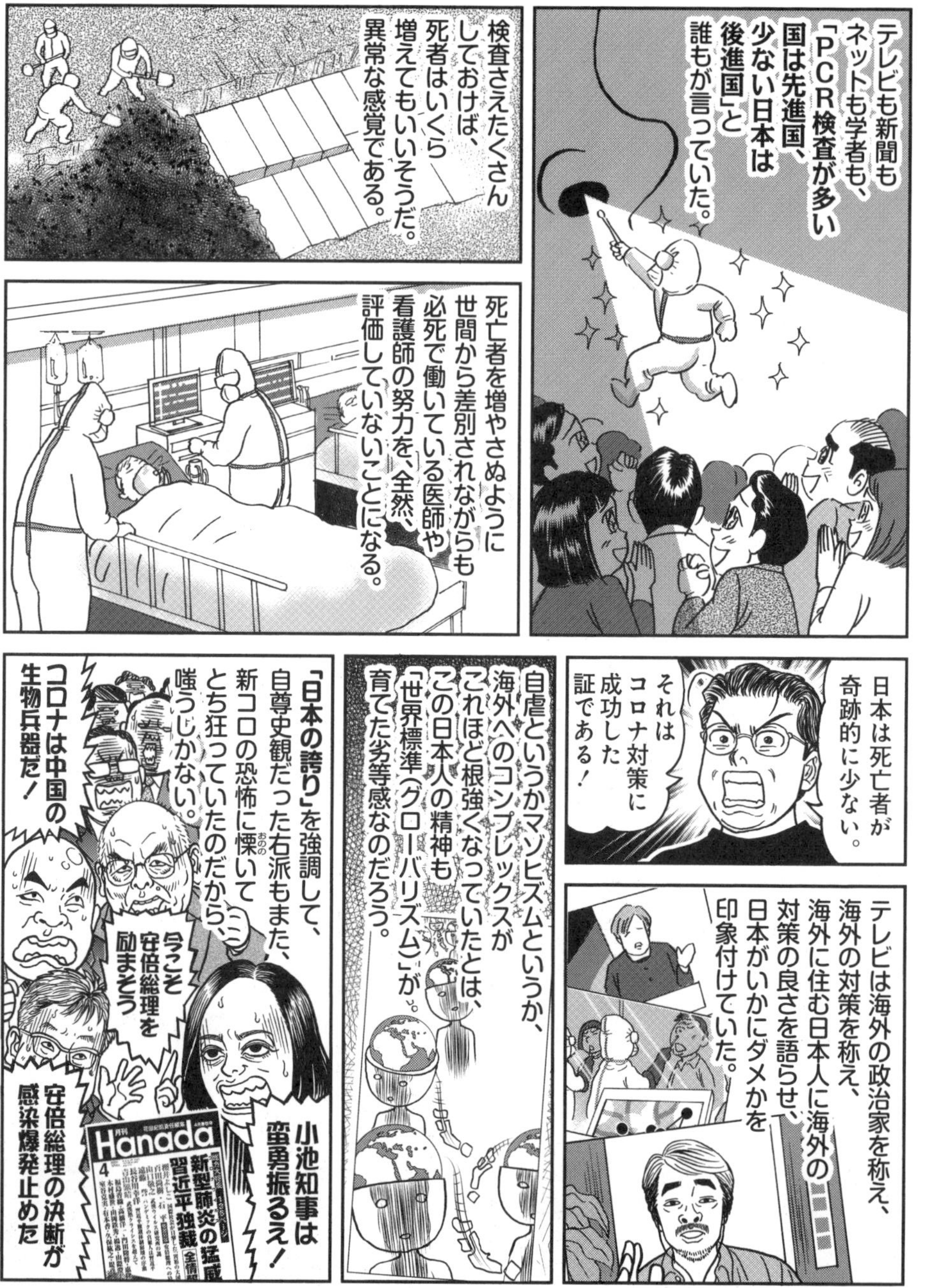
テレビも新聞も
ネットも学者も、
「PCR検査が多い
国は先進国、
少ない日本は
後進国」と
誰もが言っていた。
検査さえたくさん
しておけば、
死者はいくら
増えてもいいそうだ。
異常な感覚である。
死亡者を増やさぬように
世間から差別されながらも
必死で働いている医師や
看護師の努力を、全然、
評価していないことになる。
日本は死亡者が
奇跡的に少ない。
それは
コロナ対策に
成功した
証である！
テレビは海外の政治家を称え、
海外に住む日本人に海外の
対策の良さを語らせ、
日本がいかにダメかを
印象付けていた。
自虐というかマゾヒズムというか、
海外へのコンプレックスが
これほど根強くなっていたとは、
この日本人の精神も
「世界標準（グローバリズム）」が
育てた劣等感なのだろう。
「日本の誇り」を強調して、
自尊史観だった右派もまた、
新コロの恐怖に慄《おのの》いて
とち狂っていたのだから、
嗤うしかない。
今こそ安倍総理を励まそう
小池知事は蛮勇振るえ！
安倍総理の決断が感染爆発止めた
コロナは中国の生物兵器だ！
Hanada
4
新型肺炎の猛威
習近平独裁

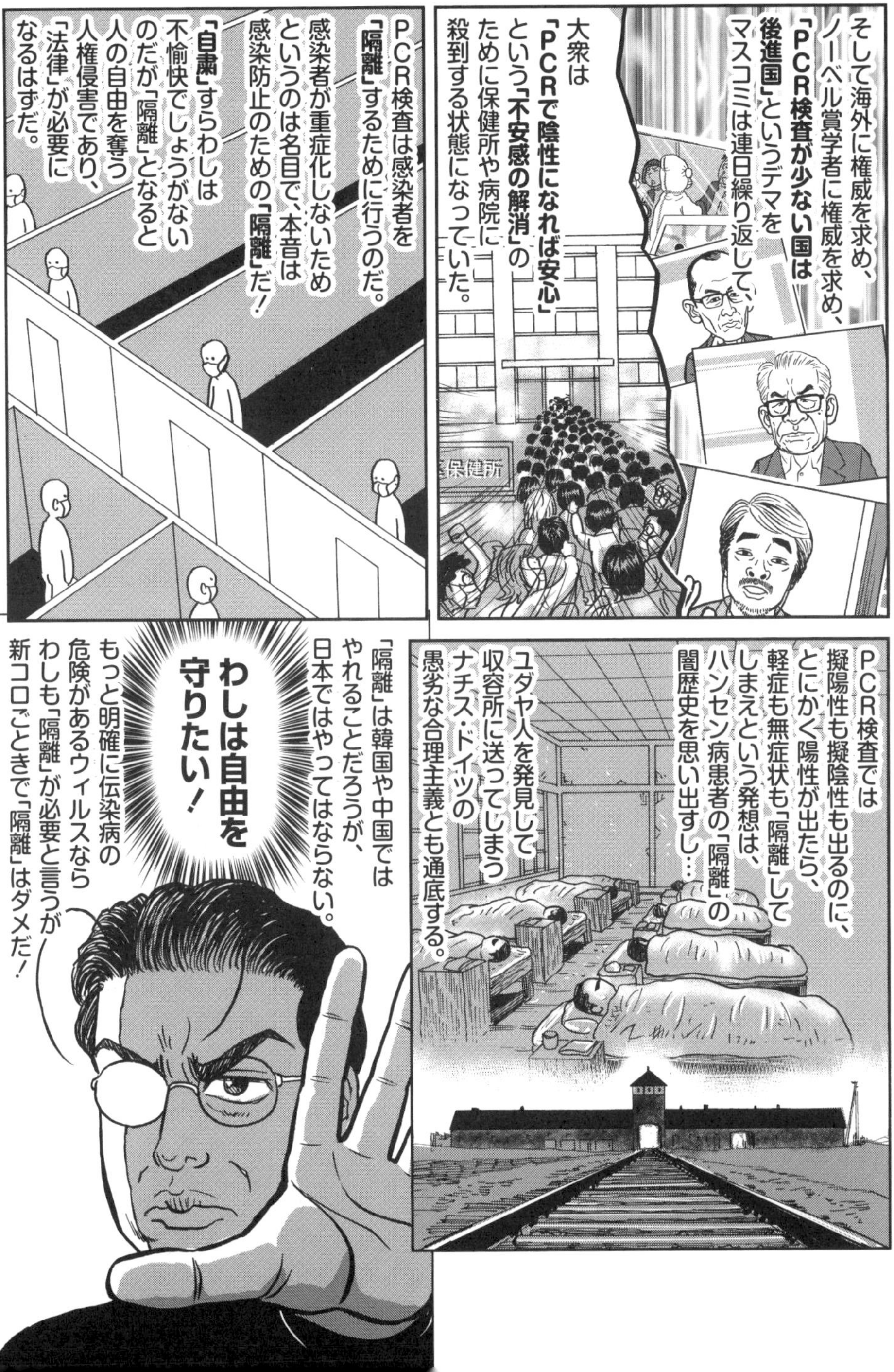

そして海外に権威を求め、ノーベル賞学者に権威を求め、「PCR検査が少ない国は後進国」というデマをマスコミは連日繰り返して、
大衆は「PCRで陰性になれば安心」という「不安感の解消」のために保健所や病院に殺到する状態になっていた。
保健所
PCR検査は感染者を「隔離」するために行うのだ。
感染者が重症化しないためというのは名目で、本音は感染防止のための「隔離」だ！
「自粛」すらわしは不愉快でしょうがないのだが「隔離」となると人の自由を奪う人権侵害であり、「法律」が必要になるはずだ。
PCR検査では擬陽性も擬陰性も出るのに、とにかく陽性が出たら、軽症も無症状も「隔離」してしまえという発想は、ハンセン病患者の「隔離」の闇歴史を思い出すし…
ユダヤ人を発見して収容所に送ってしまうナチス・ドイツの愚劣な合理主義とも通底する。
「隔離」は韓国や中国ではやれることだろうが、日本ではやってはならない。
わしは自由を守りたい！
もっと明確に伝染病の危険があるウィルスならわしも「隔離」が必要と言うが新コロごときで「隔離」はダメだ！

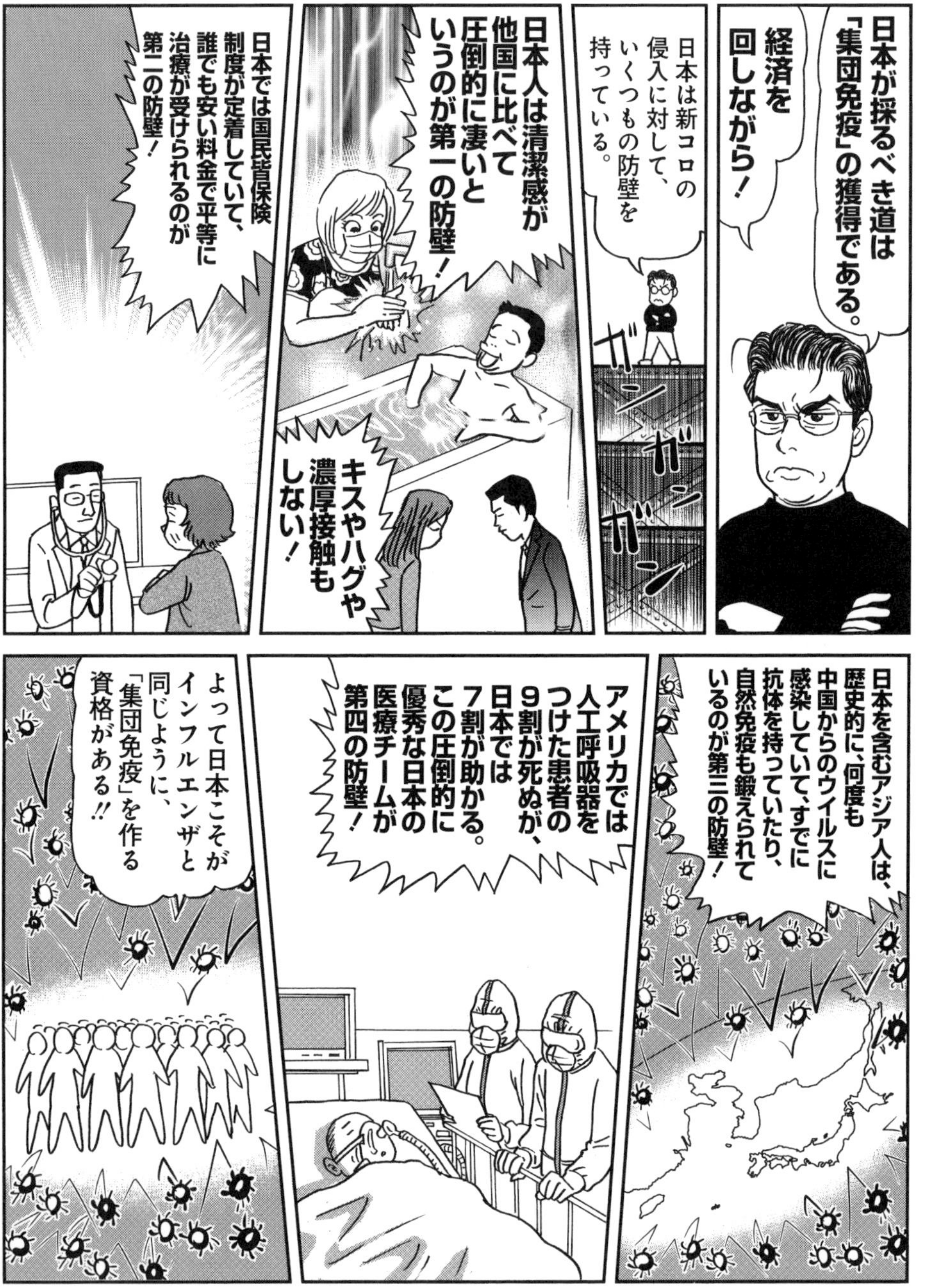
日本が採るべき道は「集団免疫」の獲得である。
経済を回しながら！
日本は新コロの侵入に対して、いくつもの防壁を持っている。
日本人は清潔感が他国に比べて圧倒的に凄いというのが第一の防壁！
キスやハグや濃厚接触もしない！
日本では国民皆保険制度が定着していて、誰でも安い料金で平等に治療が受けられるのが第二の防壁！
日本を含むアジア人は、歴史的に、何度も中国からのウイルスに感染していて、すでに抗体を持っていたり、自然免疫も鍛えられているのが第三の防壁！
アメリカでは人工呼吸器をつけた患者の9割が死ぬが、日本では7割が助かる。この圧倒的に優秀な日本の医療チームが第四の防壁！
よって日本こそがインフルエンザと同じように、「集団免疫」を作る資格がある!!

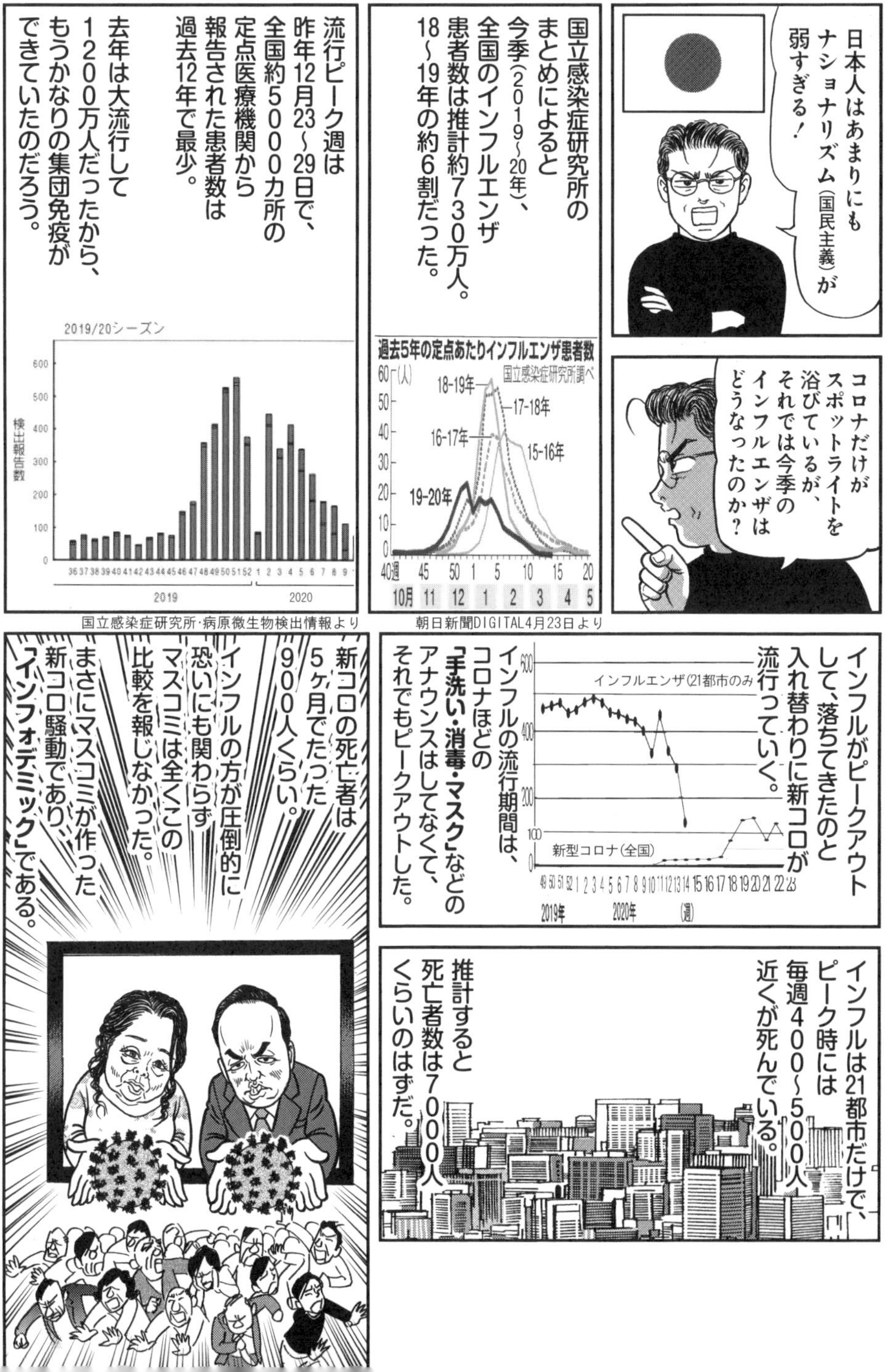

日本人はあまりにもナショナリズム（国民主義）が弱すぎる！
コロナだけがスポットライトを浴びているが、それでは今季のインフルエンザはどうなったのか？
国立感染症研究所のまとめによると今季（2019～20年）、全国のインフルエンザ患者数は推計約730万人。18～19年の約6割だった。
過去5年の定点あたりインフルエンザ患者数
国立感染症研究所調べ
18-19年
17-18年
16-17年
15-16年
19-20年
朝日新聞DIGITAL4月23日より
流行ピーク週は昨年12月23～29日で、全国約5000カ所の定点医療機関から報告された患者数は過去12年で最少。
去年は大流行して1200万人だったから、もうかなりの集団免疫ができていたのだろう。
2019/20シーズン
検出報告数
2019
2020
国立感染症研究所·病原微生物検出情報より
インフルがピークアウトして、落ちてきたのと入れ替わりに新コロが流行っていく。
インフルエンザ(21都市のみ
新型コロナ(全国)
2019年
2020年
(週)
インフルの流行期間は、コロナほどの「手洗い・消毒・マスク」などのアナウンスはしてなくて、それでもピークアウトした。
インフルは21都市だけで、ピーク時には毎週400～500人近くが死んでいる。
推計すると死亡者数は7000人くらいのはずだ。
新コロの死亡者は5ヶ月でたった900人くらい。
インフルの方が圧倒的に恐いにも関わらずマスコミは全くこの比較を報じなかった。
まさにマスコミが作った新コロ騒動であり、「インフォデミック」である。

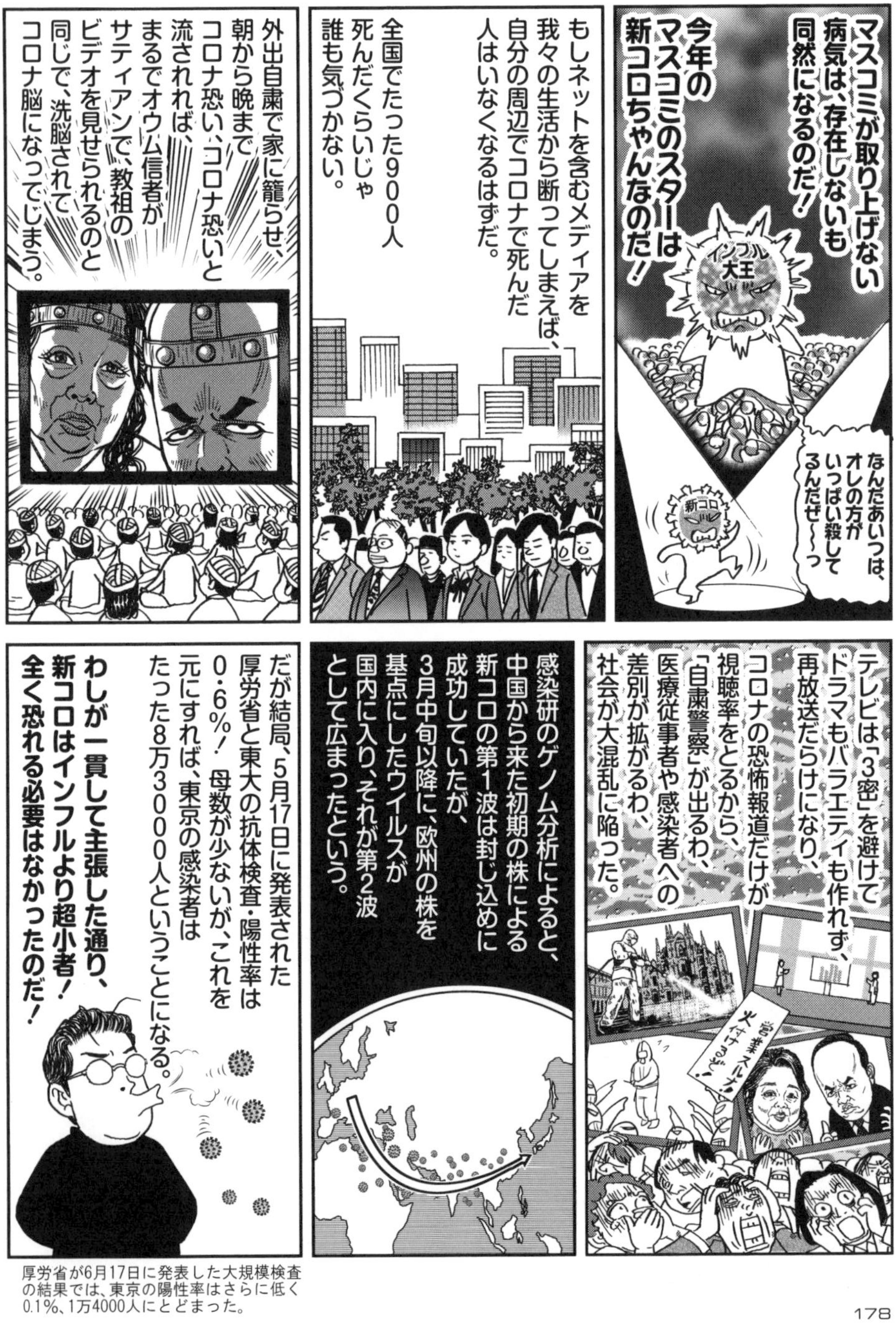
マスコミが取り上げない病気は、存在しないも同然になるのだ！
今年のマスコミのスターは新コロちゃんなのだ！
インフル大王
新コロ
なんだあいつは、オレの方がいっぱい殺してるんだぜ〜〜っ
もしネットを含むメディアを我々の生活から断ってしまえば、自分の周辺でコロナで死んだ人はいなくなるはずだ。
全国でたった900人死んだくらいじゃ誰も気づかない。
外出自粛で家に籠らせ、朝から晩までコロナ恐い、コロナ恐いと流されれば、まるでオウム信者がサティアンで、教祖のビデオを見せられるのと同じで、洗脳されてコロナ脳になってしまう。
テレビは「3密」を避けてドラマもバラエティも作れず、再放送だらけになり、コロナの恐怖報道だけが視聴率をとるから、「自粛警察」が出るわ、医療従事者や感染者への差別が拡がるわ、社会が大混乱に陥った。
営業スルナ！ 火付けるぞ！
感染研のゲノム分析によると、中国から来た初期の株による新コロの第1波は封じ込めに成功していたが、3月中旬以降に、欧州の株を基点にしたウイルスが国内に入り、それが第2波として広まったという。
だが結局、5月17日に発表された厚労省と東大の抗体検査・陽性率は0.6%！ 母数が少ないが、これを元にすれば、東京の感染者はたった8万3000人ということになる。
わしが一貫して主張した通り、新コロはインフルより超小者！ 全く恐れる必要はなかったのだ！

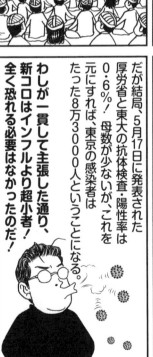

厚労省が6月17日に発表した大規模検査の結果では、東京の陽性率はさらに低く0.1%、1万4000人にとどまった。

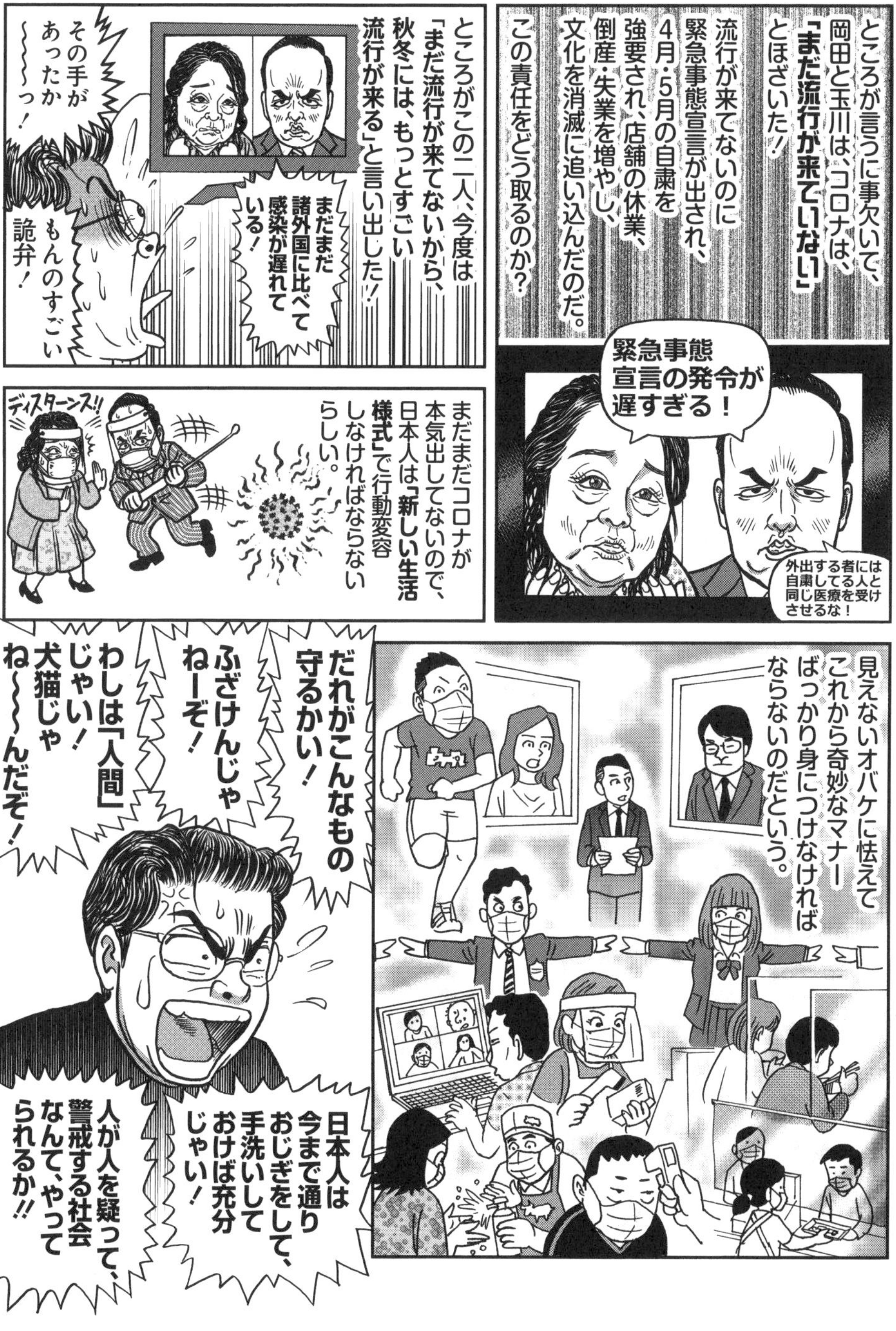

ところが言うに事欠いて、岡田と玉川は、コロナは、「まだ流行が来ていない」とほざいた！
流行が来てないのに緊急事態宣言が出され、4月・5月の自粛を強要され、店舗の休業、倒産・失業を増やし、文化を消滅に追い込んだのだ。
この責任をどう取るのか？
ところがこの二人、今度は「まだ流行が来てないから、秋冬には、もっとすごい流行が来る」と言い出した！
まだまだ諸外国に比べて感染が遅れている！
その手があったか〜〜〜〜っ！
もんのすごい詭弁！
緊急事態宣言の発令が遅すぎる！
外出する者には自粛してる人と同じ医療を受けさせるな！
まだまだコロナが本気出してないので、日本人は「新しい生活様式」で行動変容しなければならないらしい。
ディスターンス!!
見えないオバケに怯えてこれから奇妙なマナーばっかり身につけなければならないのだという。
だれがこんなもの守るかい！
ふざけんじゃねーぞ！
わしは「人間」じゃい！犬猫じゃね〜〜〜んだぞ！
日本人は今まで通りおじぎをして、手洗いしておけば充分じゃい！
人が人を疑って、警戒する社会なんて、やってられるか!!

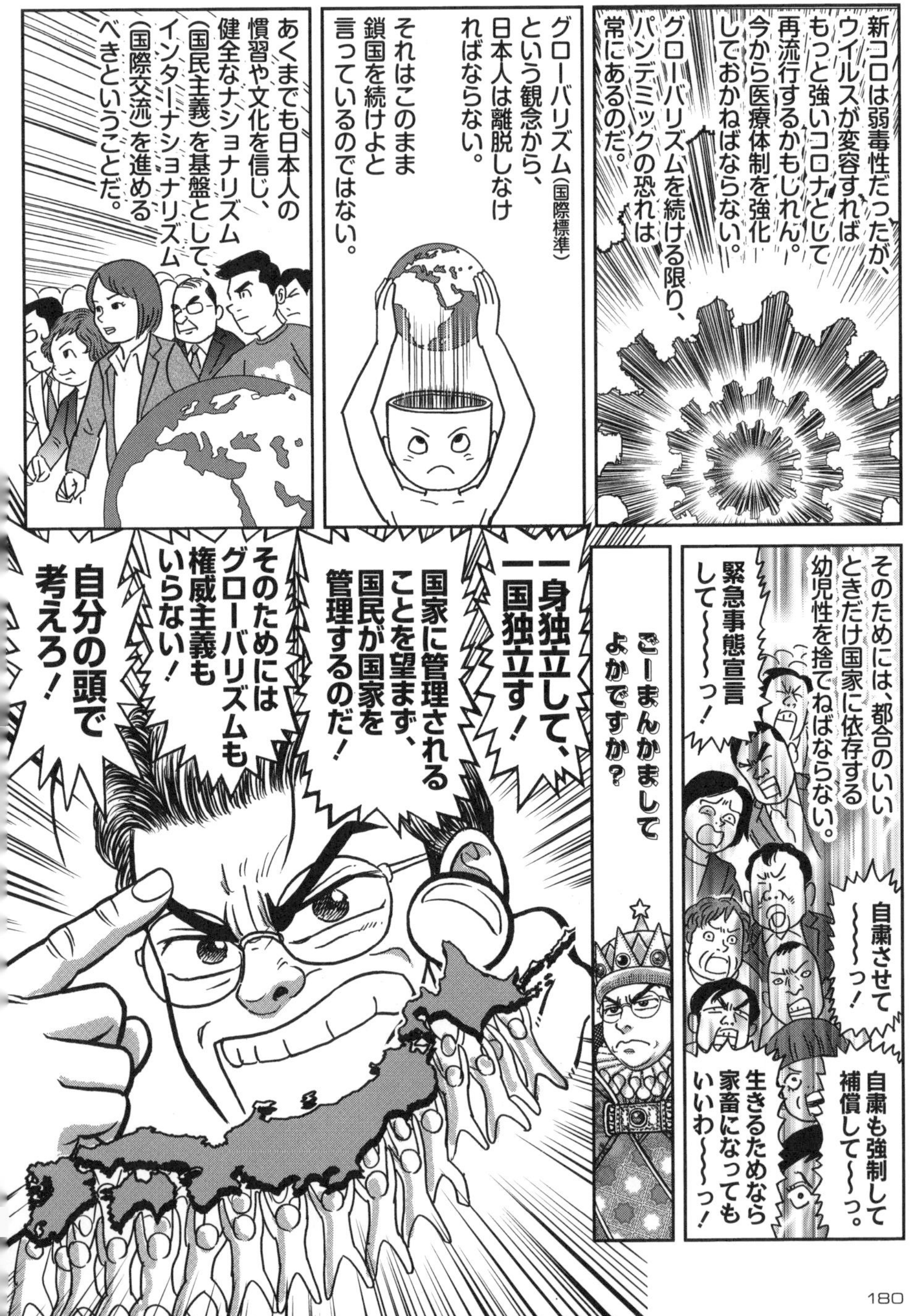

新コロは弱毒性だったが、ウイルスが変容すればもっと強いコロナとして再流行するかもしれん。今から医療体制を強化しておかねばならない。
グローバリズムを続ける限り、パンデミックの恐れは常にあるのだ。
グローバリズム（国際標準）という観念から、日本人は離脱しなければならない。
それはこのまま鎖国を続けよと言っているのではない。
あくまでも日本人の慣習や文化を信じ、健全なナショナリズム（国民主義）を基盤として、インターナショナリズム（国際交流）を進めるべきということだ。
そのためには、都合のいいときだけ国家に依存する幼児性を捨てねばならない。
緊急事態宣言して〜〜っ！
自粛させて〜〜っ！
自粛も強制して補償して〜っ。
生きるためなら家畜になってもいいわ〜〜っ！
ごーまんかましてよかですか？
一身独立して、一国独立す！
国家に管理されることを望まず、国民が国家を管理するのだ！
そのためにはグローバリズムも権威主義もいらない！
自分の頭で考えろ！

ゴーマニズム宣言 SPECIAL コロナ論

第15章｜自由よりお上《かみ》に従う日本人

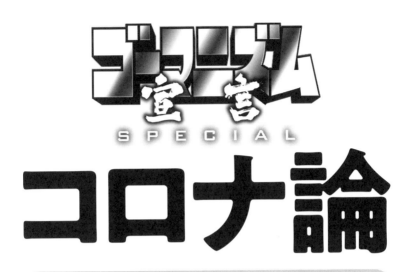

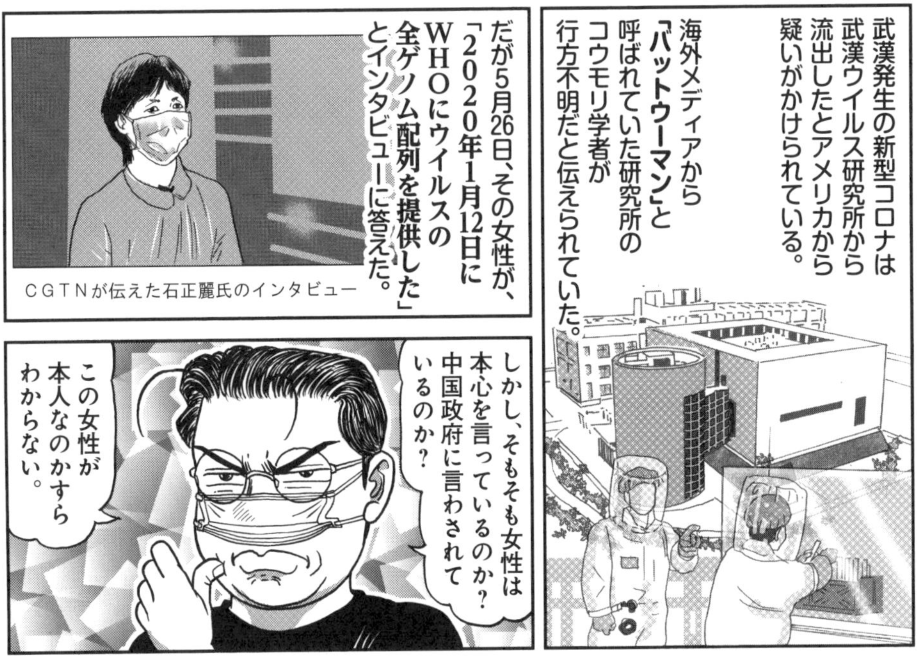

武漢発生の新型コロナは武漢ウイルス研究所から流出したとアメリカから疑いがかけられている。
海外メディアから「バットウーマン」と呼ばれていた研究所のコウモリ学者が行方不明だと伝えられていた。
だが5月26日、その女性が、「2020年1月12日にWHOにウイルスの全ゲノム配列を提供した」とインタビューに答えた。
しかし、そもそも女性は本心を言っているのか？中国政府に言わされているのか？
この女性が本人なのかすらわからない。

CGTNが伝えた石正麗氏のインタビュー

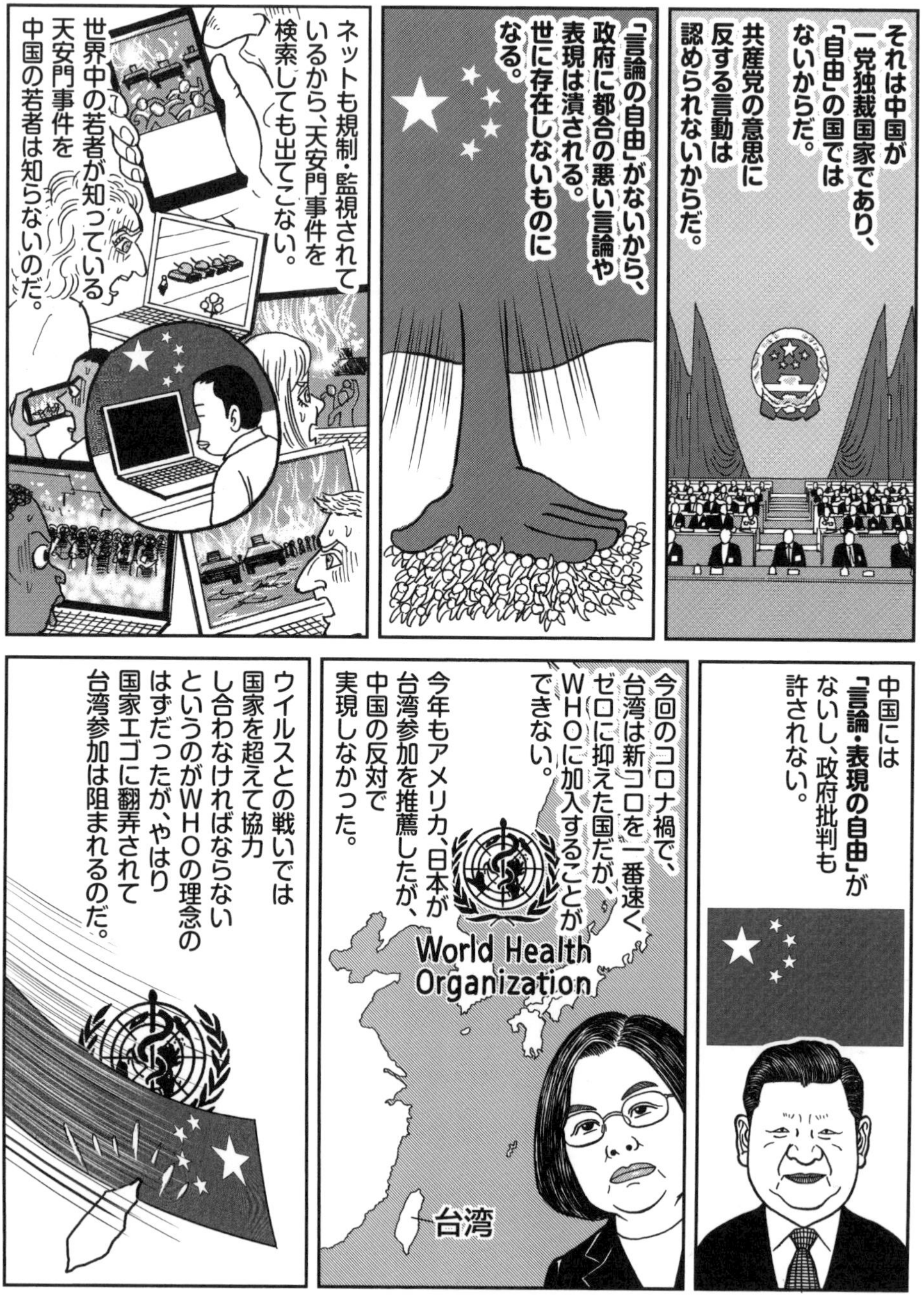
それは中国が一党独裁国家であり、「自由」の国ではないからだ。
共産党の意思に反する言動は認められないからだ。
「言論の自由」がないから、政府に都合の悪い言論や表現は潰される。
世に存在しないものになる。
ネットも規制・監視されているから、天安門事件を検索しても出てこない。
世界中の若者が知っている天安門事件を中国の若者は知らないのだ。
中国には「言論・表現の自由」がないし、政府批判も許されない。
今回のコロナ禍で、台湾は新コロを一番速くゼロに抑えた国だが、WHOに加入することができない。
今年もアメリカ、日本が台湾参加を推薦したが、中国の反対で実現しなかった。
World Health Organization
台湾
ウイルスとの戦いでは国家を超えて協力し合わなければならないというのがWHOの理念のはずだったが、やはり国家エゴに翻弄されて台湾参加は阻まれるのだ。

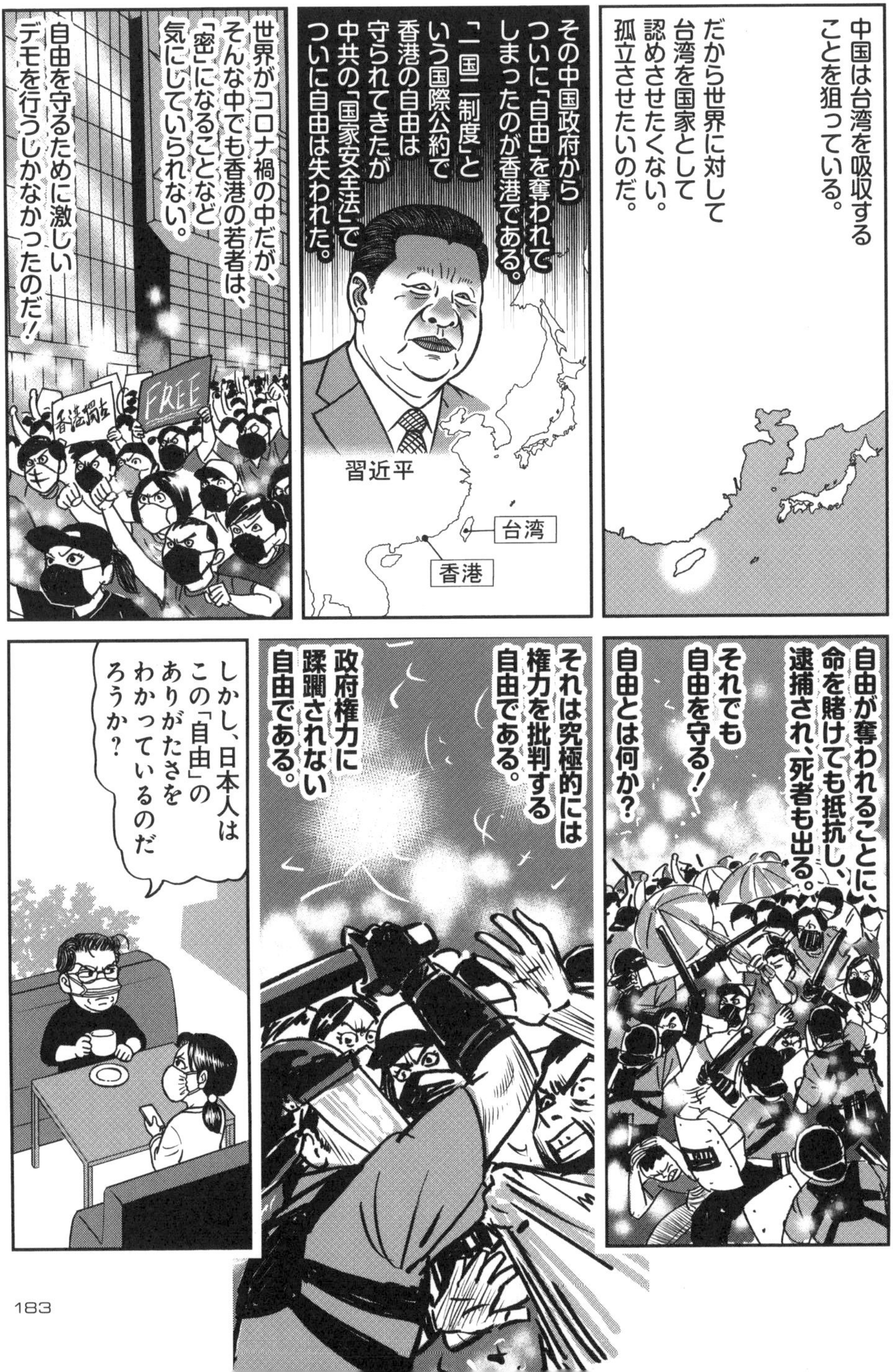

中国は台湾を吸収することを狙っている。
だから世界に対して台湾を国家として認めさせたくない。孤立させたいのだ。
その中国政府からついに「自由」を奪われてしまったのが香港である。
「一国二制度」という国際公約で香港の自由は守られてきたが中共の「国家安全法」でついに自由は失われた。
習近平
台湾
香港
世界がコロナ禍の中だが、そんな中でも香港の若者は、「密」になることなど気にしていられない。
自由を守るために激しいデモを行うしかなかったのだ！
香港獨立
FREE
自由が奪われることに、命を賭けても抵抗し、逮捕され、死者も出る。
それでも自由を守る！
自由とは何か？
それは究極的には権力を批判する自由である。
政府権力に蹂躙されない自由である。
しかし、日本人はこの「自由」のありがたさをわかっているのだろうか？

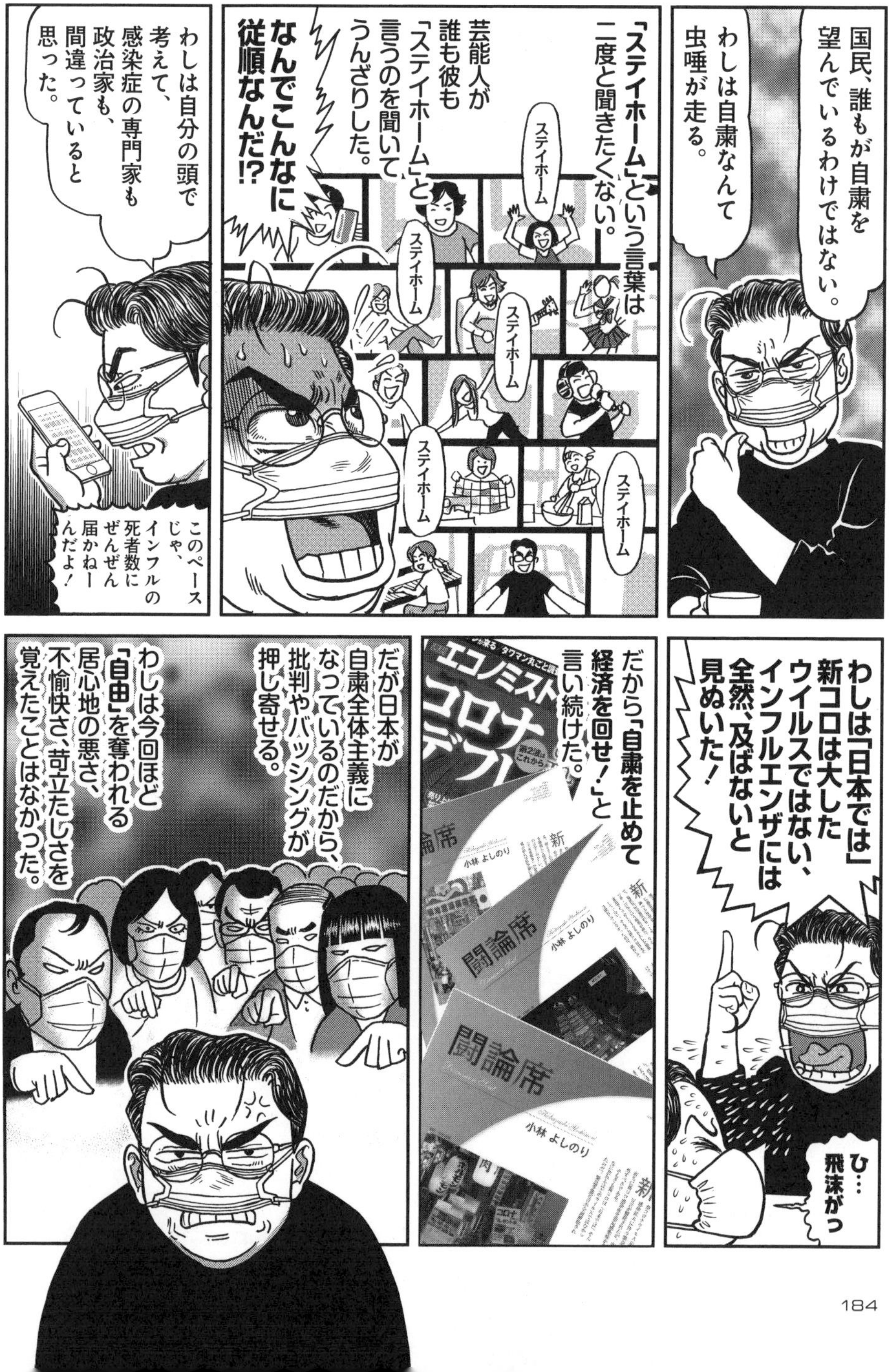
国民、誰もが自粛を望んでいるわけではない。
わしは自粛なんて虫唾が走る。
「ステイホーム」という言葉は二度と聞きたくない。
芸能人が誰も彼も「ステイホーム」と言うのを聞いてうんざりした。
ステイホーム
ステイホーム
ステイホーム
ステイホーム
ステイホーム
ステイホーム
なんでこんなに従順なんだ!?
わしは自分の頭で考えて、感染症の専門家も政治家も、間違っていると思った。
このペースじゃ、インフルの死者数にぜんぜん届かねーんだよ！
わしは「日本では」新コロは大したウイルスではない、インフルエンザには全然、及ばないと見ぬいた！
ひ…飛沫がっ
だから「自粛を止めて経済を回せ！」と言い続けた。
エコノミスト
コロナデフレ
闘論席
小林よしのり
闘論席
小林よしのり
闘論席
小林よしのり
だが日本が自粛全体主義になっているのだから、批判やバッシングが押し寄せる。
わしは今回ほど「自由」を奪われる居心地の悪さ、不愉快さ、苛立たしさを覚えたことはなかった。

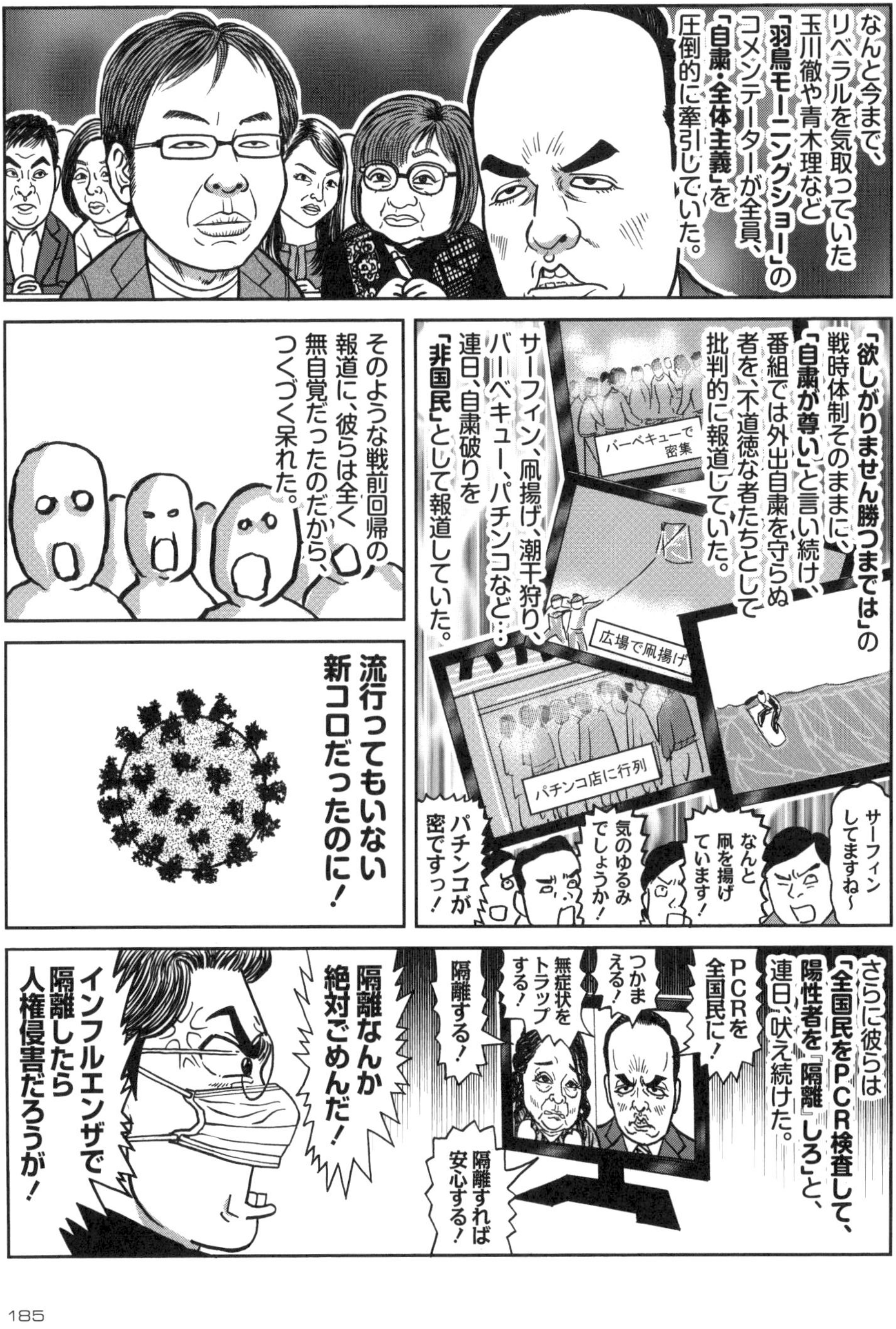
なんと今まで、リベラルを気取っていた玉川徹や青木理など「羽鳥モーニングショー」のコメンテーターが全員、「自粛・全体主義」を圧倒的に牽引していた。
「欲しがりません勝つまでは」の戦時体制そのままに、「自粛が尊い」と言い続け、番組では外出自粛を守らぬ者を、不道徳な者たちとして批判的に報道していた。
バーベキューで密集
広場で凧揚げ
パチンコ店に行列
サーフィン、凧揚げ、潮干狩り、バーベキュー、パチンコなど…連日、自粛破りを「非国民」として報道していた。
サーフィンしてますね〜
なんと凧を揚げています！
気のゆるみでしょうか！
パチンコが密ですっ！
そのような戦前回帰の報道に、彼らは全く無自覚だったのだから、つくづく呆れた。
流行ってもいない新コロだったのに！
さらに彼らは「全国民をPCR検査して、陽性者を『隔離』しろ」と、連日、吠え続けた。
PCRを全国民に！
つかまえる！
無症状をトラップする！
隔離する！
隔離すれば安心する！
隔離なんか絶対ごめんだ！
インフルエンザで隔離したら人権侵害だろうが！

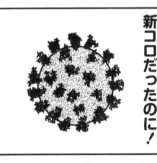

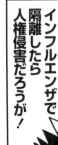

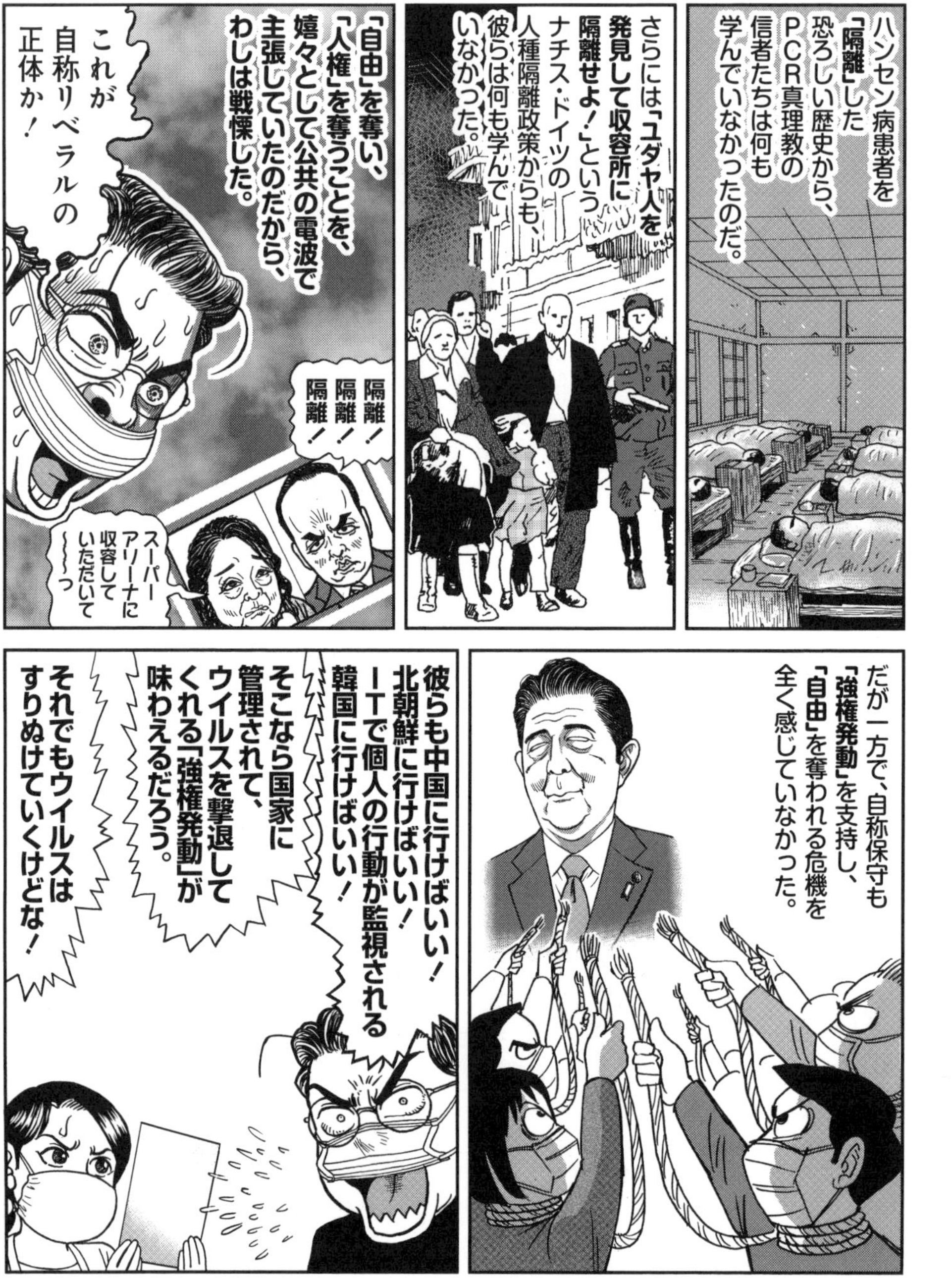
ハンセン病患者を「隔離」した恐ろしい歴史から、PCR真理教の信者たちは何も学んでいなかったのだ。
さらには「ユダヤ人を発見して収容所に隔離せよ！」というナチス・ドイツの人種隔離政策からも、彼らは何も学んでいなかった。
「自由」を奪い、「人権」を奪うことを、嬉々として公共の電波で主張していたのだから、わしは戦慄した。
これが自称リベラルの正体か！
隔離！隔離！隔離！
スーパーアリーナに収容していただいて〜〜〜っ
だが一方で、自称保守も「強権発動」を支持し、「自由」を奪われる危機を全く感じていなかった。
彼らも中国に行けばいい！北朝鮮に行けばいい！ITで個人の行動が監視される韓国に行けばいい！
そこなら国家に管理されて、ウイルスを撃退してくれる「強権発動」が味わえるだろう。
それでもウイルスはすりぬけていくけどな！

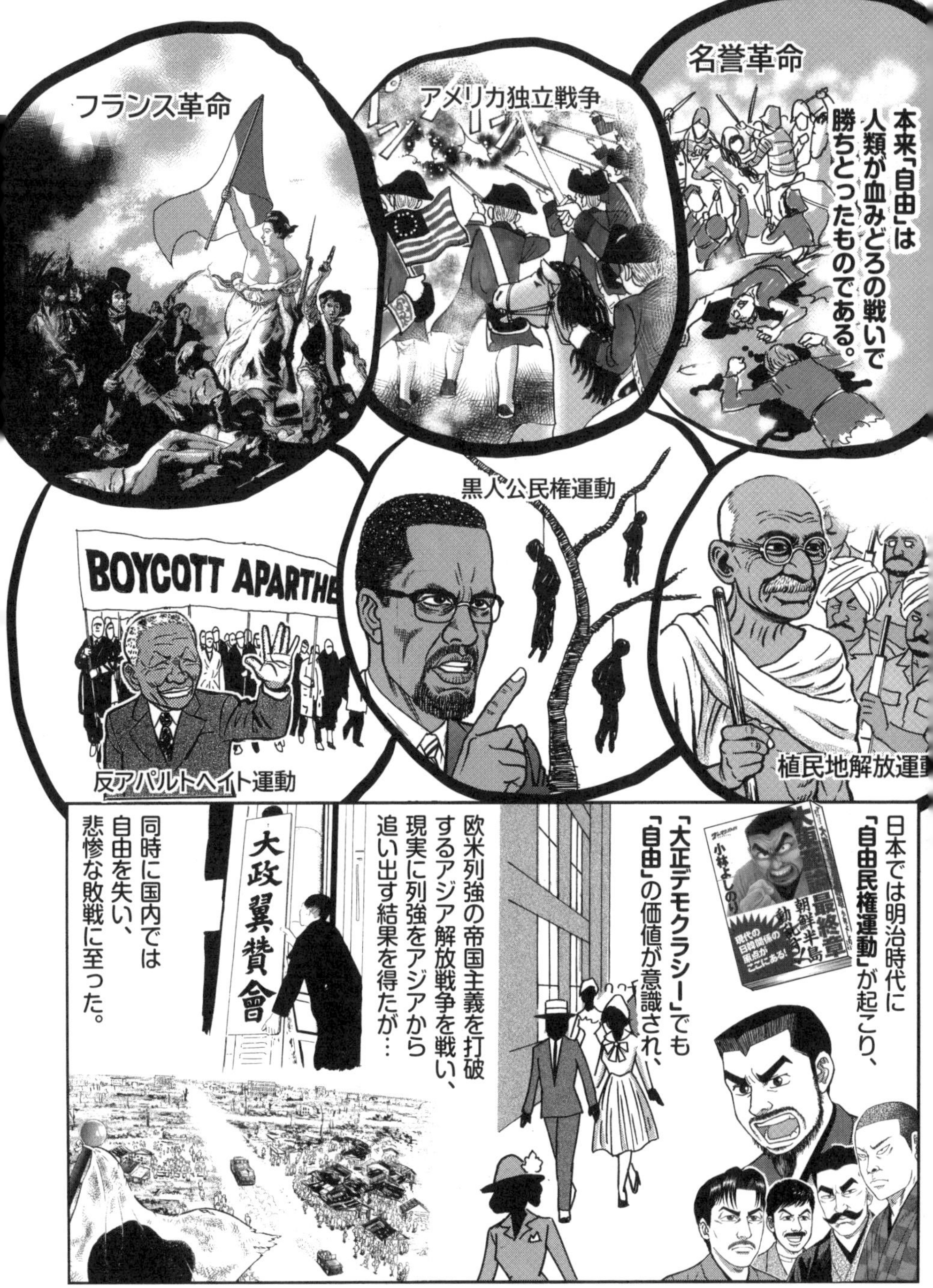
名誉革命
本来「自由」は人類が血みどろの戦いで勝ちとったものである。
アメリカ独立戦争
フランス革命
植民地解放運
黒人公民権運動
BOYCOTT APARTHE
反アパルトヘイト運動
日本では明治時代に「自由民権運動」が起こり、
小林よしのり
最終章
朝鮮半島
現代の日韓関係の原点がここにある!
「大正デモクラシー」でも「自由」の価値が意識され、
欧米列強の帝国主義を打破するアジア解放戦争を戦い、現実に列強をアジアから追い出す結果を得たが…
大政翼賛會
同時に国内では自由を失い、悲惨な敗戦に至った。

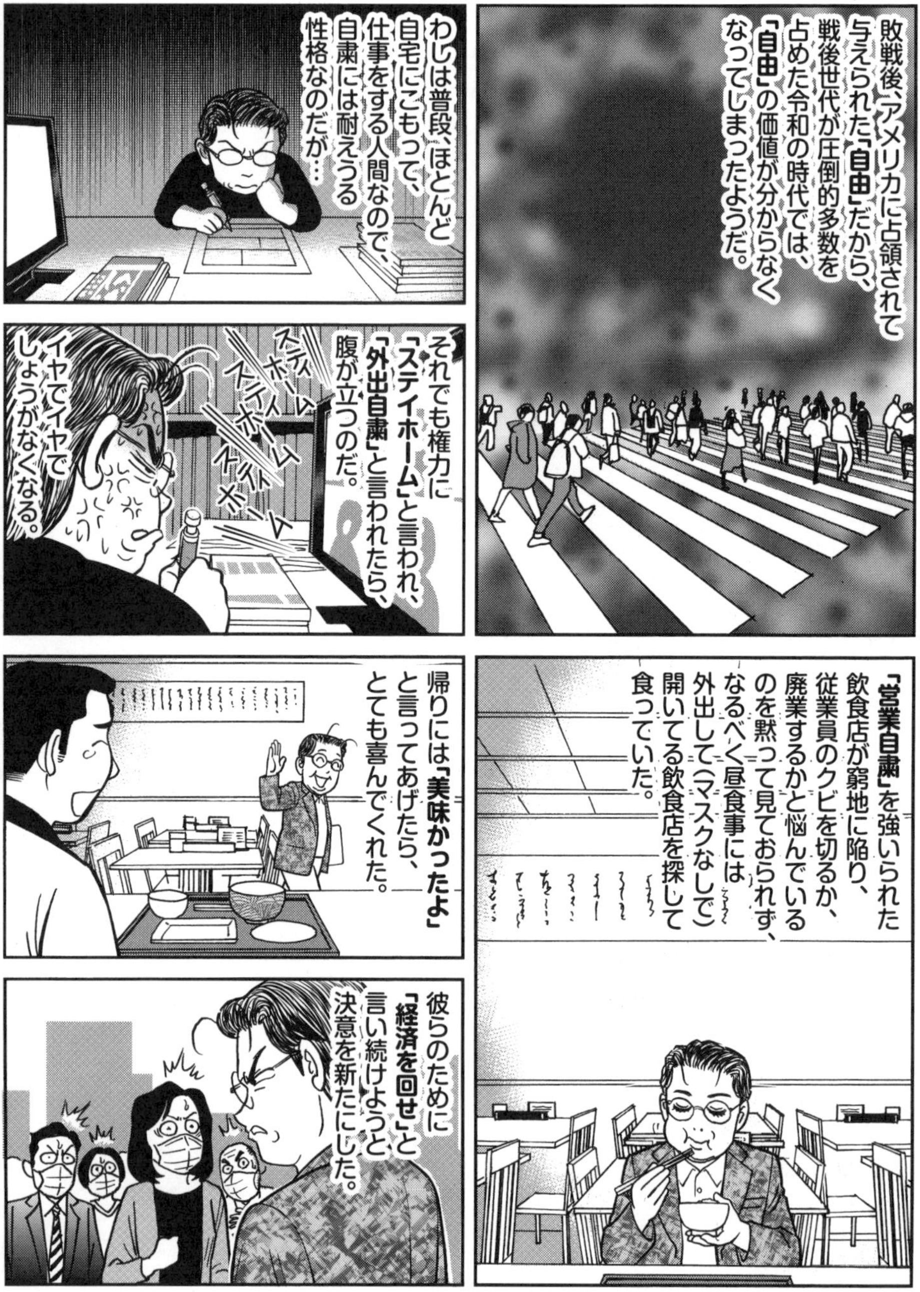

敗戦後、アメリカに占領されて与えられた「自由」だから、戦後世代が圧倒的多数を占めた令和の時代では、「自由」の価値が分からなくなってしまったようだ。
わしは普段、ほとんど自宅にこもって、仕事をする人間なので、自粛には耐えうる性格なのだが…
それでも権力に「ステイホーム」と言われ、「外出自粛」と言われたら、腹が立つのだ。
ステイホーム
ステイホーム
ステイホーム
イヤでイヤでしょうがなくなる。
「営業自粛」を強いられた飲食店が窮地に陥り、従業員のクビを切るか、廃業するかと悩んでいるのを黙って見ておられず、なるべく昼食事には外出して（マスクなしで）開いてる飲食店を探して食っていた。
帰りには「美味かったよ」と言ってあげたら、とても喜んでくれた。
彼らのために「経済を回せ」と言い続けようと決意を新たにした。

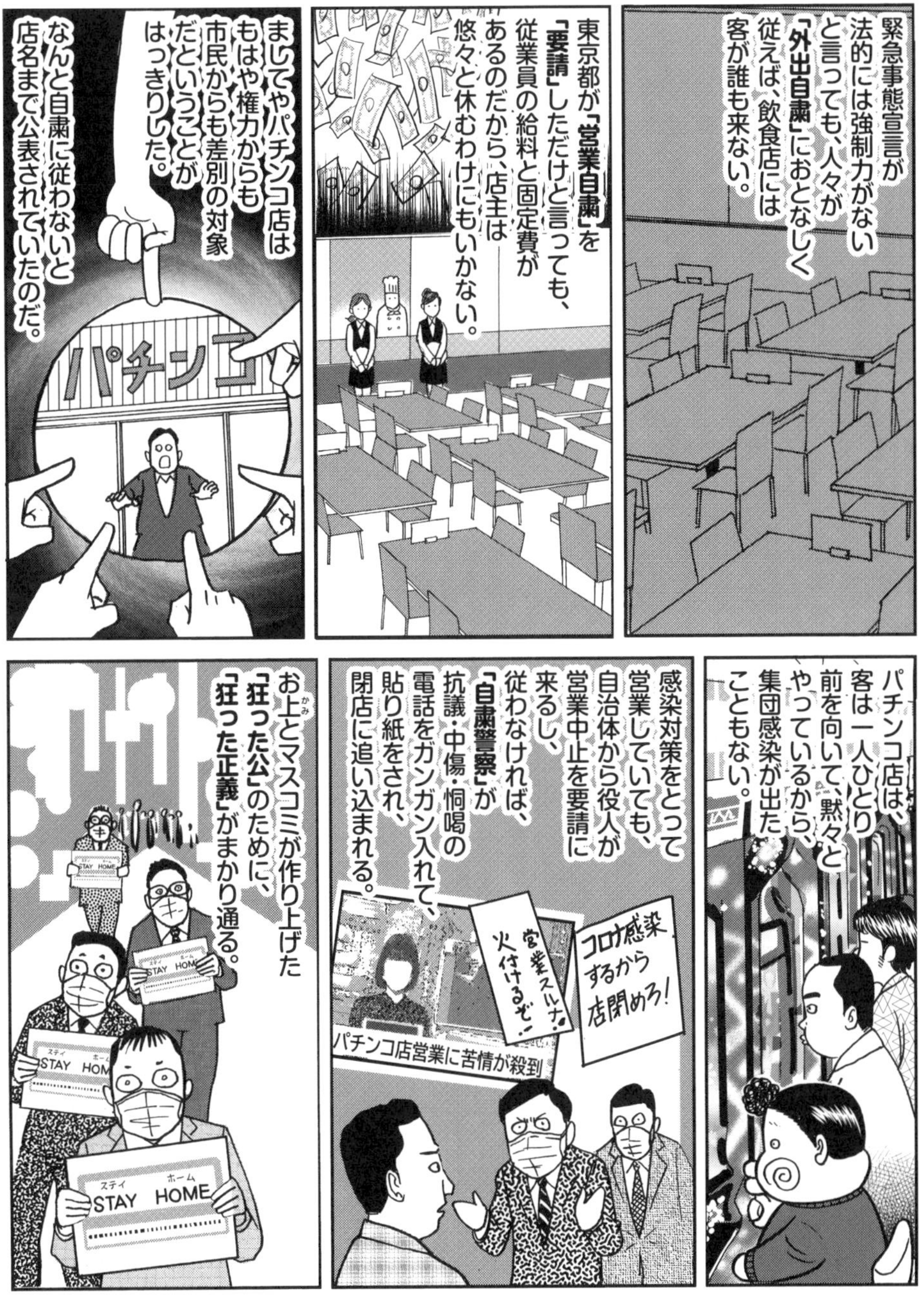
緊急事態宣言が
法的には強制力がない
と言っても、人々が
「外出自粛」におとなしく
従えば、飲食店には
客が誰も来ない。
東京都が「営業自粛」を
「要請」しただけと言っても、
従業員の給料と固定費が
あるのだから、店主は
悠々と休むわけにもいかない。
ましてやパチンコ店は
もはや権力からも
市民からも差別の対象
だということが
はっきりした。
パチンコ
なんと自粛に従わないと
店名まで公表されていたのだ。
パチンコ店は、
客は一人ひとり
前を向いて、黙々と
やっているから、
集団感染が出た
こともない。
感染対策をとって
営業していても、
自治体から役人が
営業中止を要請に
来るし、
従わなければ、
「自粛警察」が
抗議・中傷・恫喝の
電話をガンガン入れて、
貼り紙をされ、
閉店に追い込まれる。
コロナ感染
するから
店閉めろ！
営業スルナ
火付けるぞ！
パチンコ店営業に苦情が殺到
お上《かみ》とマスコミが作り上げた
「狂った公」のために、
「狂った正義」がまかり通る。
STAY《ステイ》 HOME《ホーム》
STAY《ステイ》 HOME《ホーム》
STAY《ステイ》 HOME《ホーム》
STAY《ステイ》 HOME《ホーム》

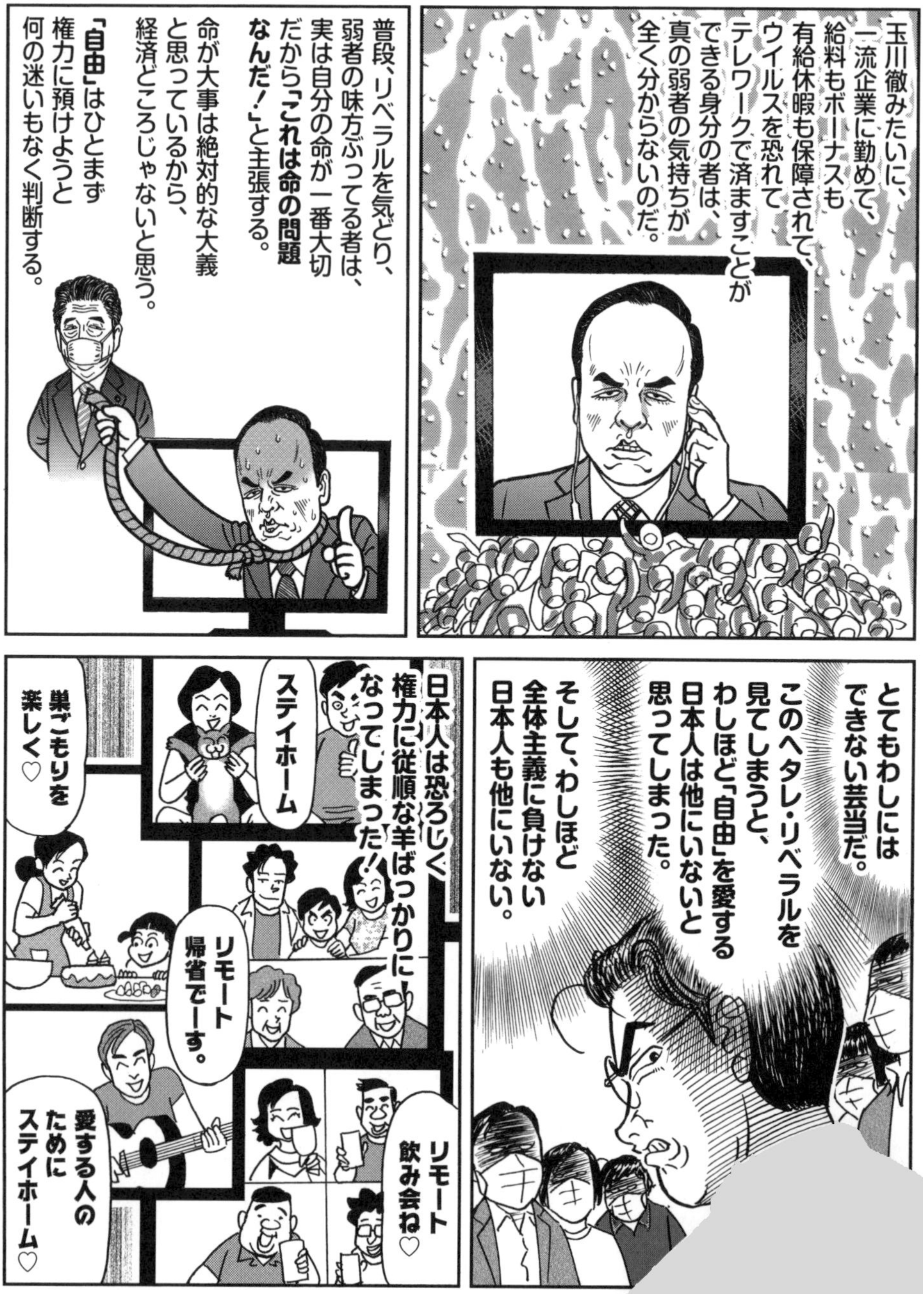

玉川徹みたいに、一流企業に勤めて、給料もボーナスも有給休暇も保障されて、ウイルスを恐れてテレワークで済ますことができる身分の者は、真の弱者の気持ちが全く分からないのだ。
普段、リベラルを気どり、弱者の味方ぶってる者は、実は自分の命が一番大切だから**「これは命の問題なんだ！」**と主張する。
命が大事は絶対的な大義と思っているから、経済どころじゃないと思う。
「自由」はひとまず権力に預けようと何の迷いもなく判断する。
とてもわしにはできない芸当だ。
このヘタレ・リベラルを見てしまうと、わしほど「自由」を愛する日本人は他にいないと思ってしまった。
そして、わしほど全体主義に負けない日本人も他にいない。
日本人は恐ろしく権力に従順な羊ばっかりになってしまった！
ステイホーム
巣ごもりを楽しく♡
リモート帰省でーす。
リモート飲み会ね♡
愛する人のためにステイホーム♡

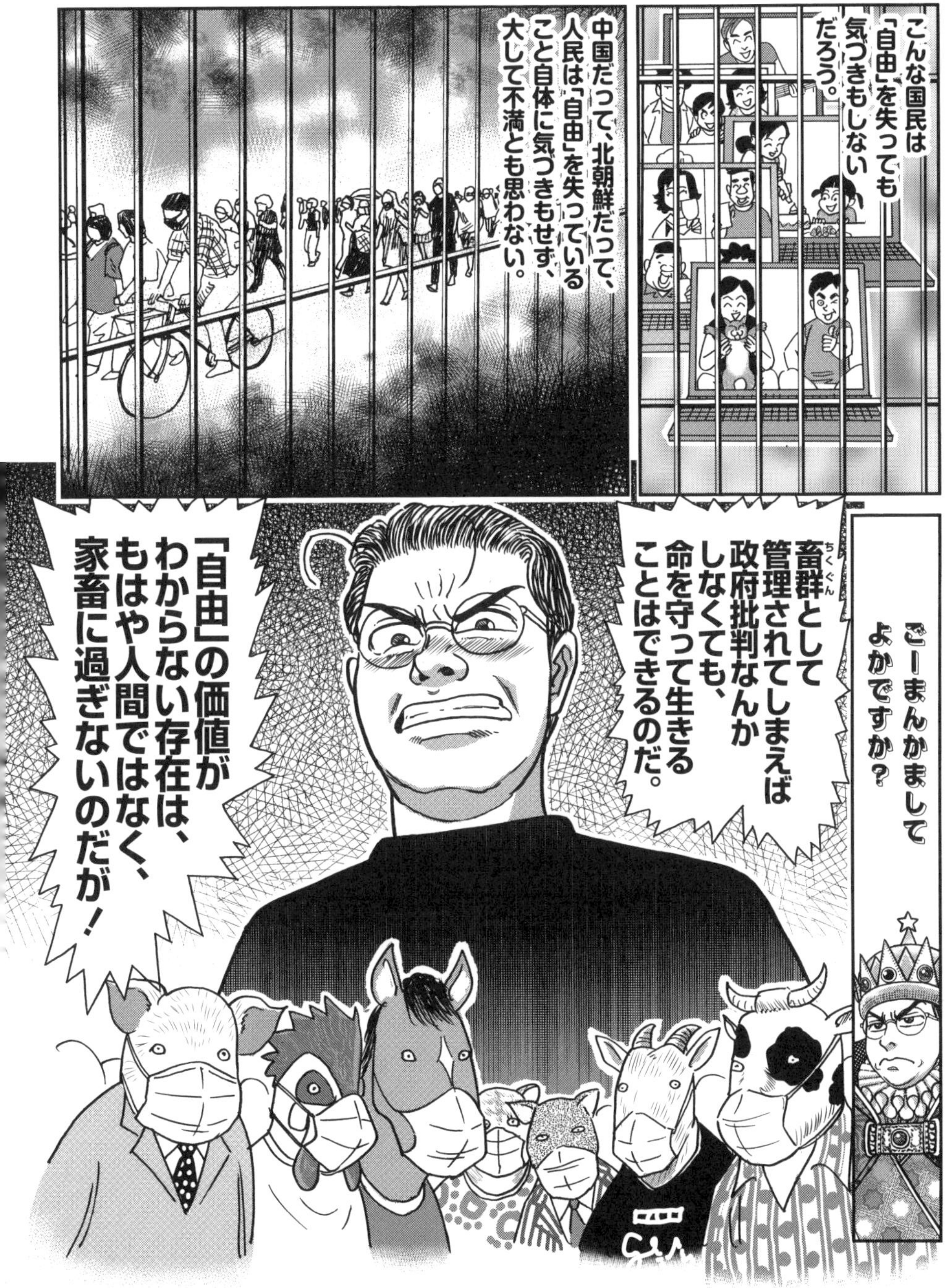
こんな国民は「自由」を失っても気づきもしないだろう。
中国だって、北朝鮮だって、人民は「自由」を失っていること自体に気づきもせず、大して不満とも思わない。
ごーまんかましてよかですか?
畜群《ちくぐん》として管理されてしまえば政府批判なんかしなくても、命を守って生きることはできるのだ。
「自由」の価値がわからない存在は、もはや人間ではなく、家畜に過ぎないのだが!

ゴーマニズム宣言SPECIAL

コロナ論

最終章｜経済の方が命より重い

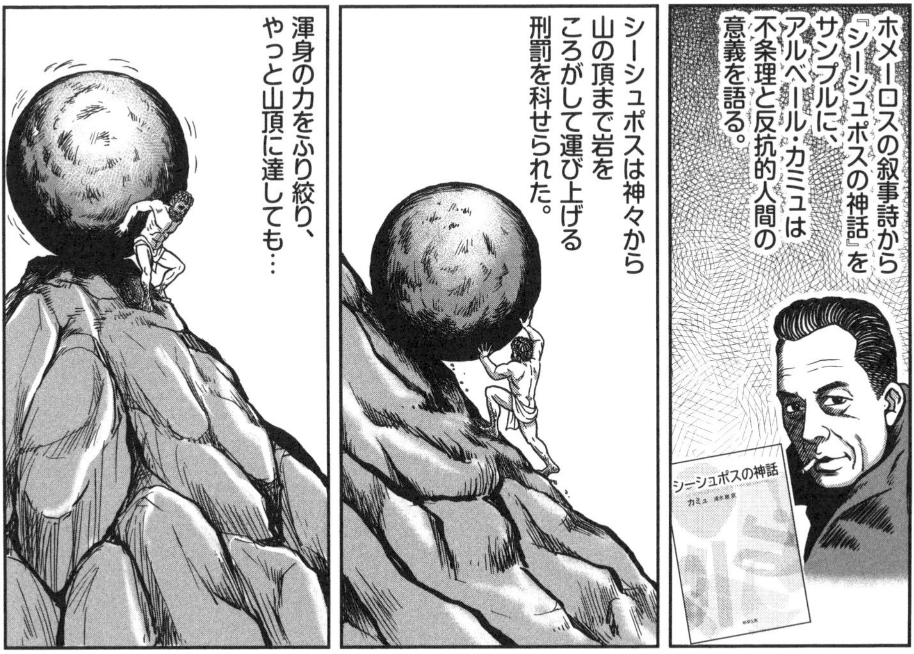
ホメーロスの叙事詩から『シーシュポスの神話』をサンプルに、アルベール・カミュは不条理と反抗的人間の意義を語る。
シーシュポスの神話
カミュ
シーシュポスは神々から山の頂まで岩をころがして運び上げる刑罰を科せられた。
渾身の力をふり絞り、やっと山頂に達しても…

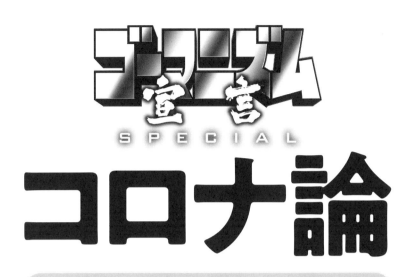

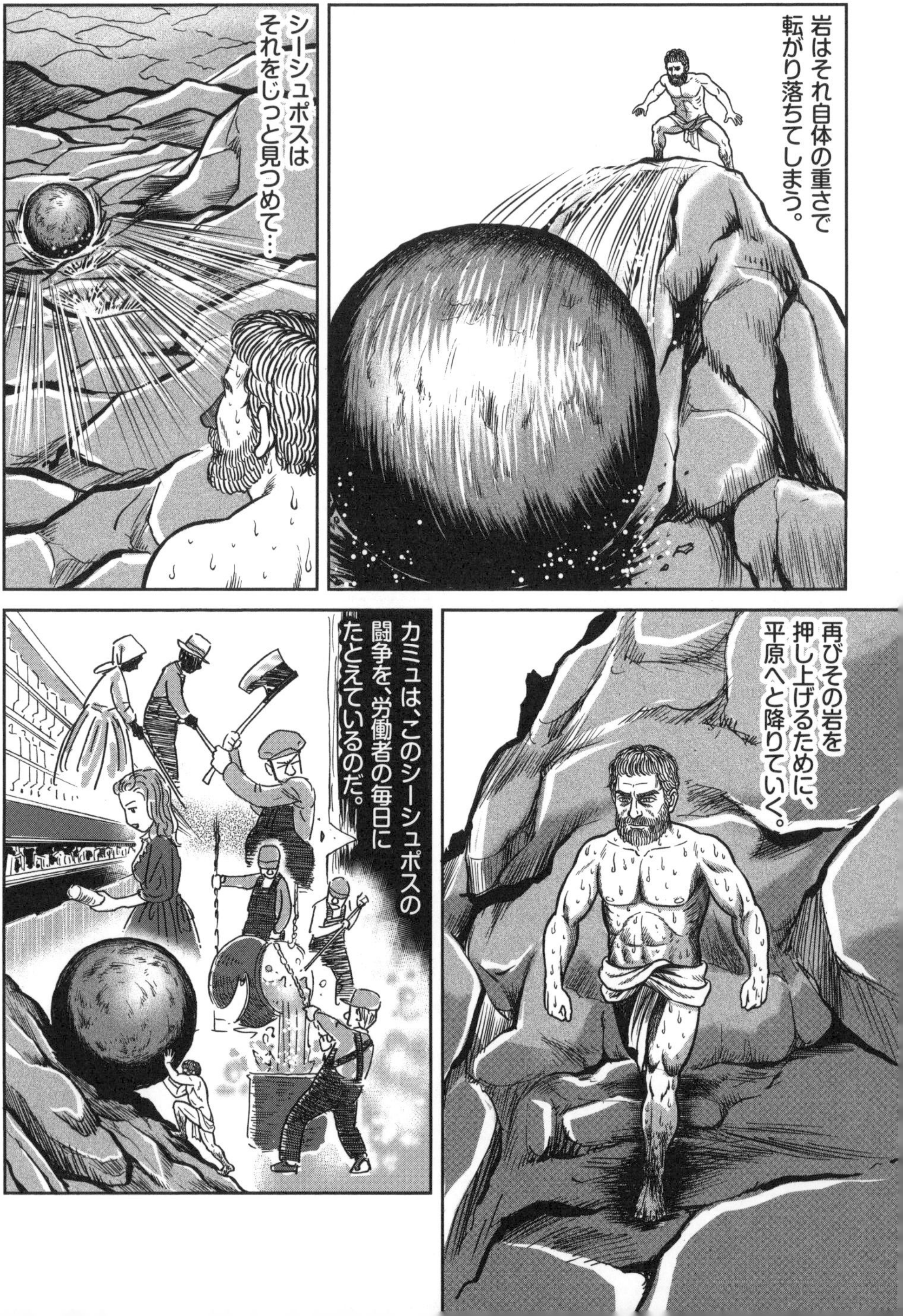
岩はそれ自体の重さで
転がり落ちてしまう。
シーシュポスは
それをじっと見つめて…
再びその岩を
押し上げるために、
平原へと降りていく。
カミュは、このシーシュポスの
闘争を、労働者の毎日に
たとえているのだ。

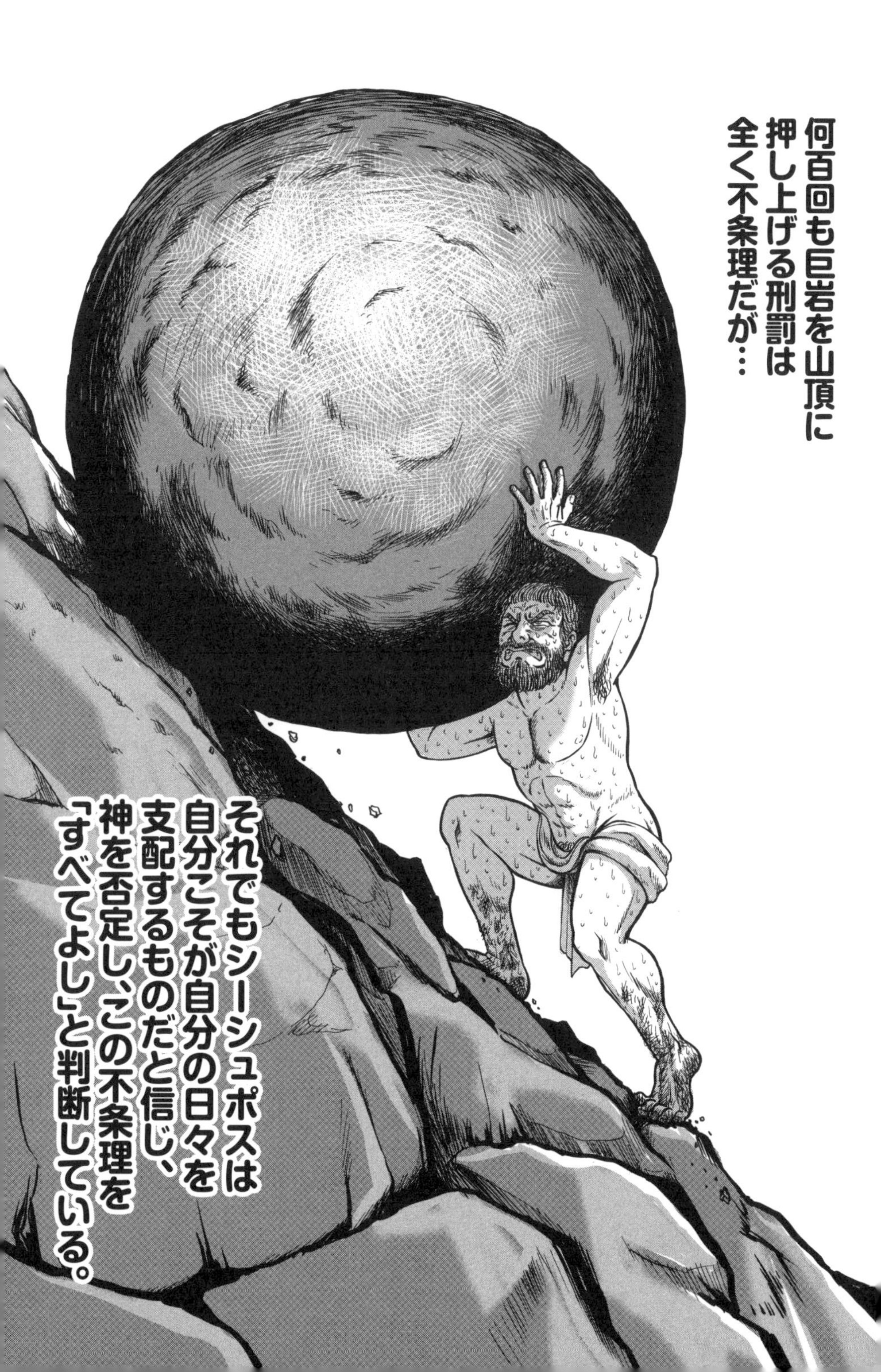
何百回も巨岩を山頂に
押し上げる刑罰は
全く不条理だが…
それでもシーシュポスは
自分こそが自分の日々を
支配するものだと信じ、
神を否定し、この不条理を
「すべてよし」と判断している。

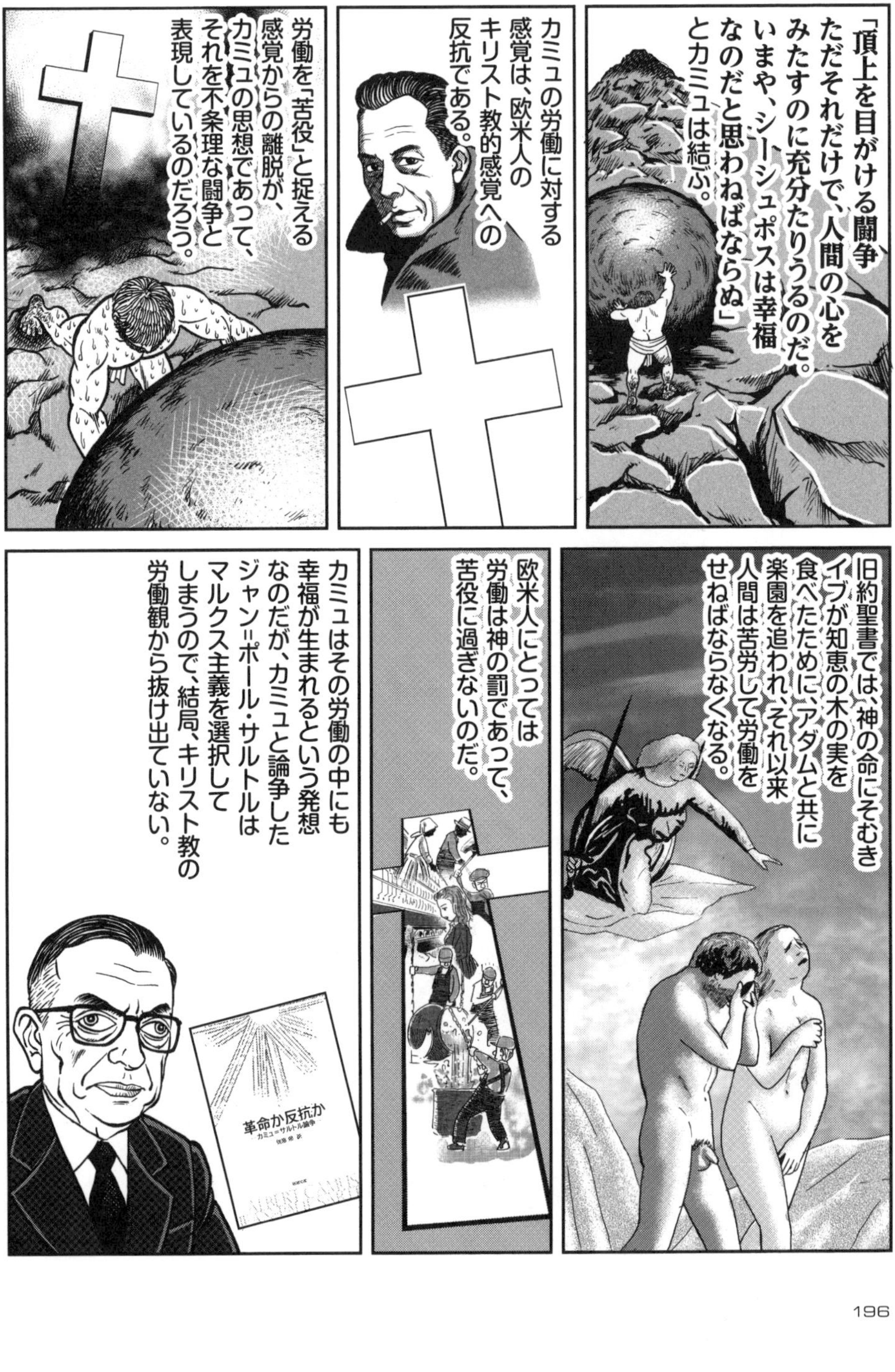
「頂上を目がける闘争ただそれだけで、人間の心をみたすのに充分たりうるのだ。いまや、シーシュポスは幸福なのだと思わねばならぬ」とカミュは結ぶ。
カミュの労働に対する感覚は、欧米人のキリスト教的感覚への反抗である。
労働を「苦役」と捉える感覚からの離脱が、カミュの思想であって、それを不条理な闘争と表現しているのだろう。
旧約聖書では、神の命にそむきイブが知恵の木の実を食べたために、アダムと共に楽園を追われ、それ以来人間は苦労して労働をせねばならなくなる。
欧米人にとっては労働は神の罰であって、苦役に過ぎないのだ。
カミュはその労働の中にも幸福が生まれるという発想なのだが、カミュと論争したジャン=ポール・サルトルはマルクス主義を選択してしまうので、結局、キリスト教の労働観から抜け出ていない。
革命か反抗か
カミュ=サルトル論争

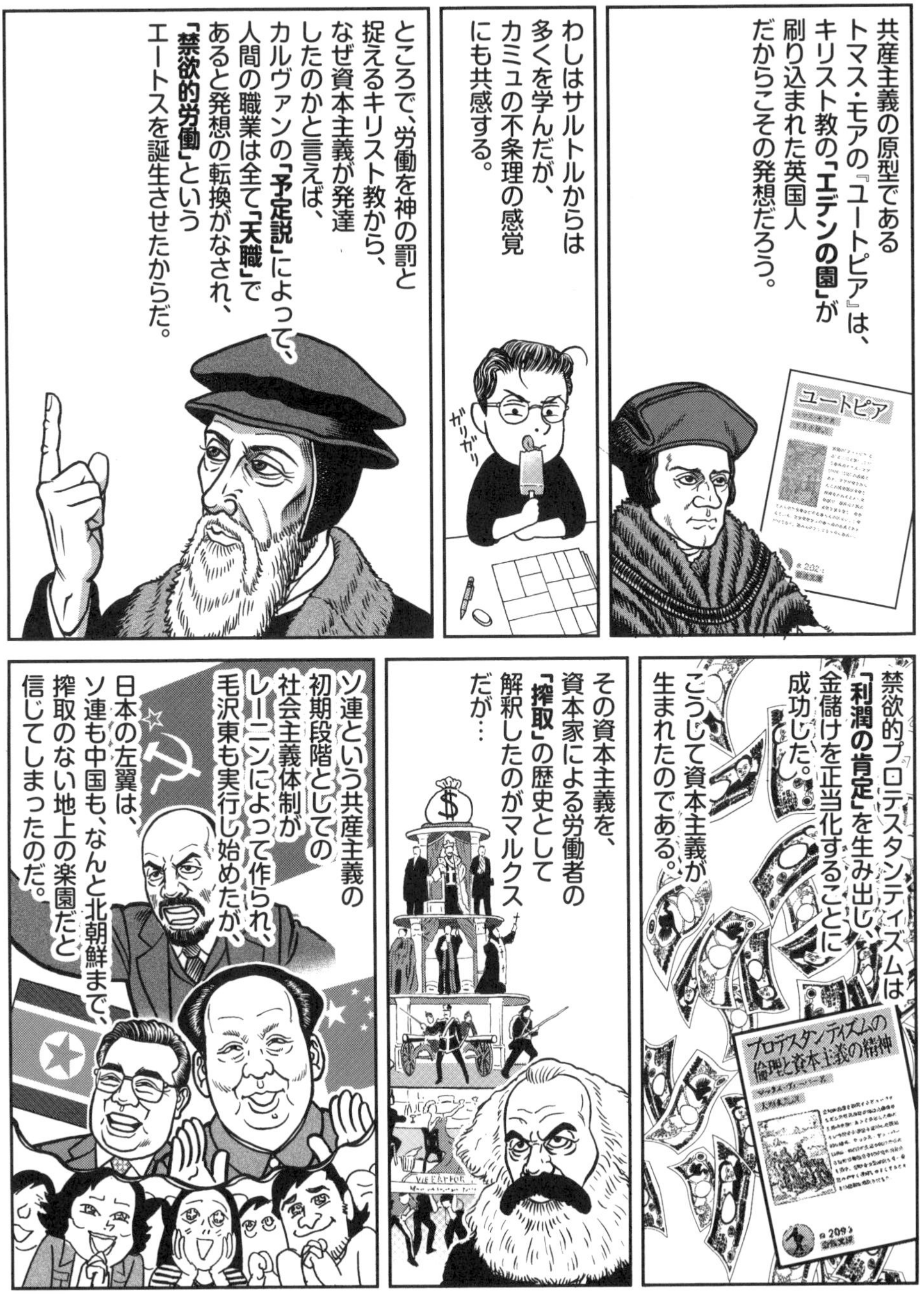
共産主義の原型である
トマス・モアの『ユートピア』は、
キリスト教の「エデンの園」が
刷り込まれた英国人
だからこその発想だろう。
ユートピア
わしはサルトルからは
多くを学んだが、
カミュの不条理の感覚
にも共感する。
ガリガリ
ところで、労働を神の罰と
捉えるキリスト教から、
なぜ資本主義が発達
したのかと言えば、
カルヴァンの「予定説」によって、
人間の職業は全て「天職」で
あると発想の転換がなされ、
「禁欲的労働」という
エートスを誕生させたからだ。
禁欲的プロテスタンティズムは
「利潤の肯定」を生み出し、
金儲けを正当化することに
成功した。
こうして資本主義が
生まれたのである。
プロテスタンティズムの倫理と資本主義の精神
その資本主義を、
資本家による労働者の
「搾取」の歴史として
解釈したのがマルクス
だが…
ソ連という共産主義の
初期段階としての
社会主義体制が
レーニンによって作られ、
毛沢東も実行し始めたが、
日本の左翼は、
ソ連も中国も、なんと北朝鮮まで、
搾取のない地上の楽園だと
信じてしまったのだ。

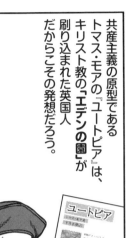

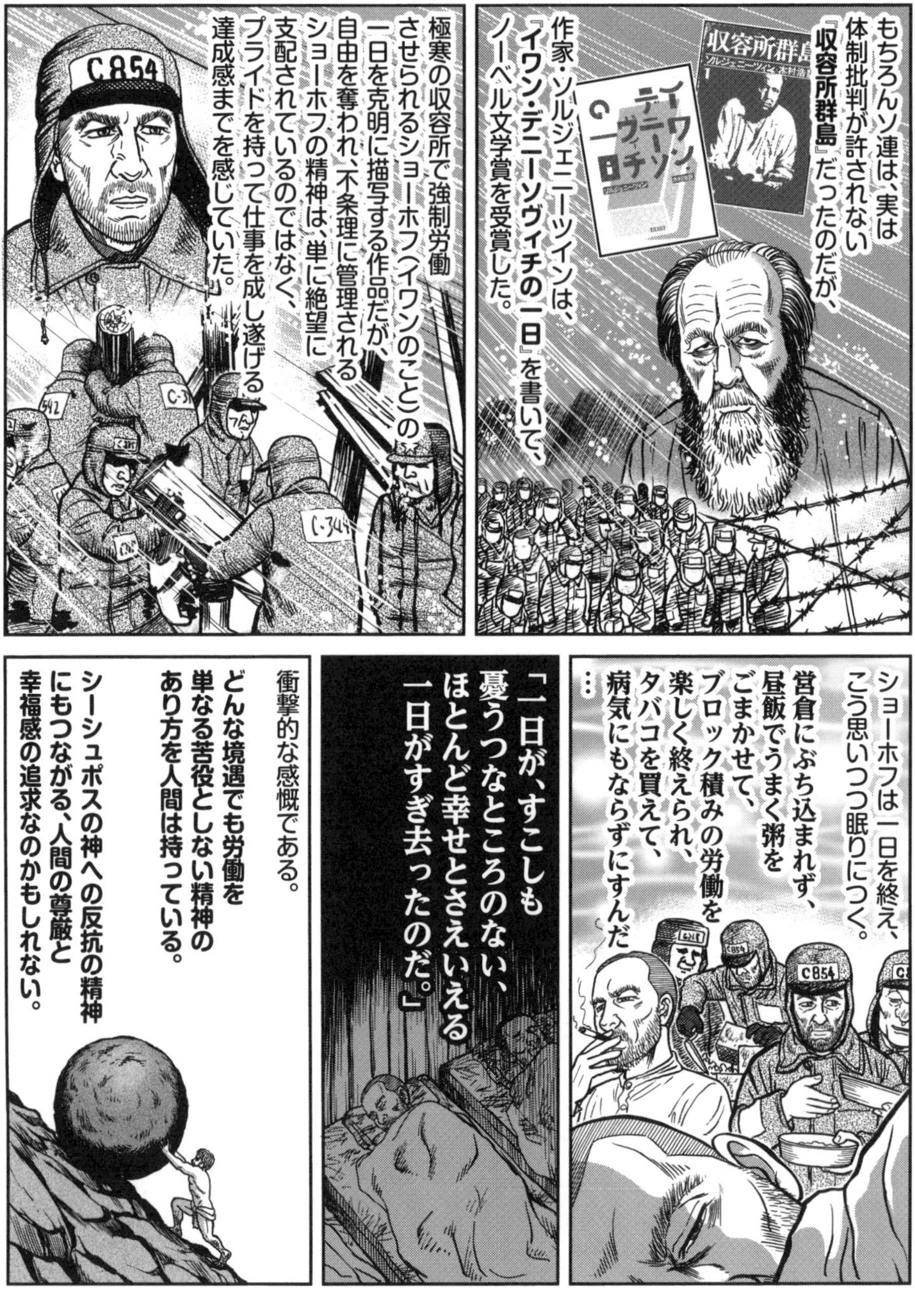
もちろんソ連は、実は
体制批判が許されない
『収容所群島』だったのだが、
収容所群島
イワン・デニーソヴィチの一日
作家・ソルジェニーツィンは、
『イワン・デニーソヴィチの一日』を書いて、
ノーベル文学賞を受賞した。
C854
極寒の収容所で強制労働
させられるショーホフ(イワンのこと)の
一日を克明に描写する作品だが、
自由を奪われ、不条理に管理される
ショーホフの精神は、単に絶望に
支配されているのではなく、
プライドを持って仕事を成し遂げる
達成感までを感じていた。
ショーホフは一日を終え、
こう思いつつ眠りにつく。
営倉にぶち込まれず、
昼飯でうまく粥を
ごまかせて、
ブロック積みの労働を
楽しく終えられ、
タバコを買えて、
病気にもならずにすんだ
…
C854
「一日が、すこしも
憂うつなところのない、
ほとんど幸せとさえいえる
一日がすぎ去ったのだ。」
衝撃的な感慨である。
どんな境遇でも労働を
単なる苦役としない精神の
あり方を人間は持っている。
シーシュポスの神への反抗の精神
にもつながる、人間の尊厳と
幸福感の追求なのかもしれない。

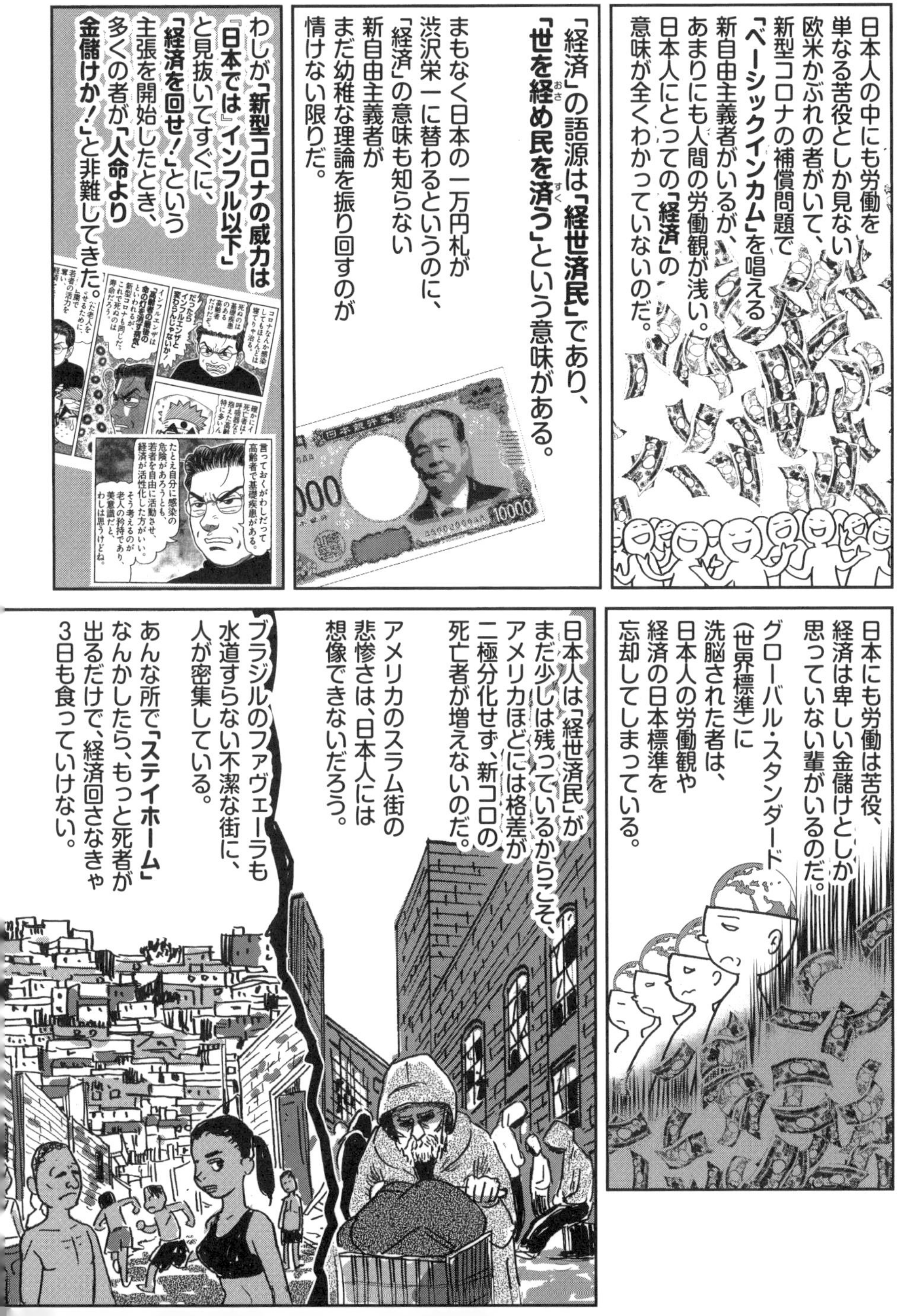
日本人の中にも労働を
単なる苦役としか見ない
欧米かぶれの者がいて、
新型コロナの補償問題で
「ベーシックインカム」を唱える
新自由主義者がいるが、
あまりにも人間の労働観が浅い。
日本人にとっての「経済」の
意味が全くわかっていないのだ。
「経済」の語源は「経世済民」であり、
「世を経《おさ》め民を済《すく》う」という意味がある。
まもなく日本の一万円札が
渋沢栄一に替わるというのに、
「経済」の意味も知らない
新自由主義者が
まだ幼稚な理論を振り回すのが
情けない限りだ。
わしが「新型コロナの威力は
『日本では』インフル以下」
と見抜いてすぐに、
「経済を回せ！」という
主張を開始したとき、
多くの者が「人命より
金儲けか！」と非難してきた。
コロナなんか感染してもほとんどは寝てりゃ治る。
死ぬのは基礎疾患のある高齢者だけだぞ。
だったらインフルエンザと変わらんじゃないか！
インフルエンザは「高齢者の最後の命の灯を消す病気」といわれるが、新型コロナも同じだ。これで死ぬのは寿命だろう。
言っておくがわしだって高齢者で基礎疾患がある。
たとえ自分に感染の危険があろうとも、若者を自由に活動させ、経済が活性化した方がいい。
そう考えるのが老人の矜持であり、美意識だと、わしは思うけどね。
日本にも労働は苦役、
経済は卑しい金儲けとしか
思っていない輩がいるのだ。
グローバル・スタンダード
（世界標準）に
洗脳された者は、
日本人の労働観や
経済の日本標準を
忘却してしまっている。
日本人は「経世済民」が
まだ少しは残っているからこそ、
アメリカほどには格差が
二極分化せず、新コロの
死亡者が増えないのだ。
アメリカのスラム街の
悲惨さは、日本人には
想像できないだろう。
ブラジルのファヴェーラも
水道すらない不潔な街に、
人が密集している。
あんな所で「ステイホーム」
なんかしたら、もっと死者が
出るだけで、経済回さなきゃ
3日も食っていけない。

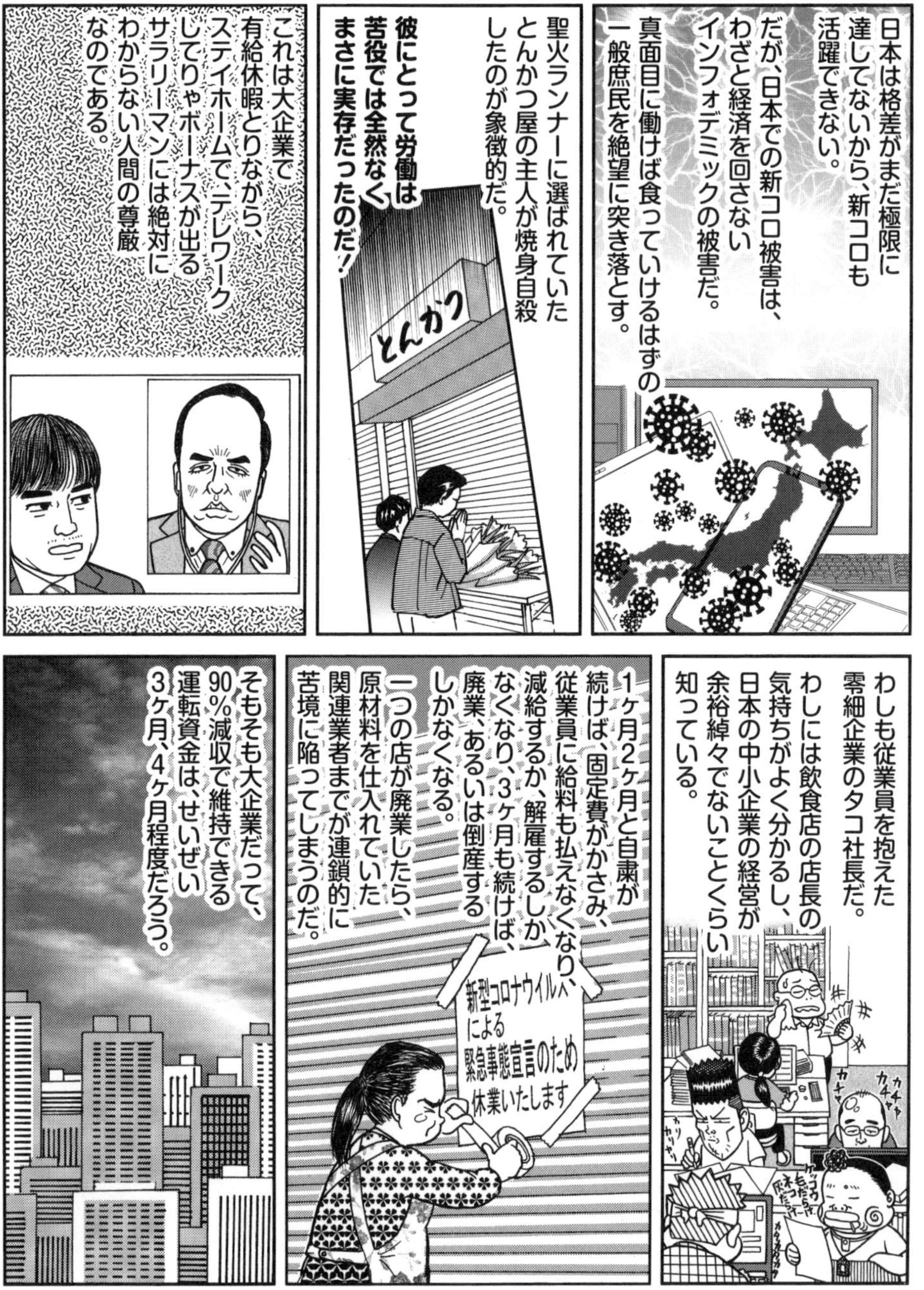
日本は格差がまだ極限に達してないから、新コロも活躍できない。
だが、日本での新コロ被害は、わざと経済を回さないインフォデミックの被害だ。
真面目に働けば食っていけるはずの一般庶民を絶望に突き落とす。
聖火ランナーに選ばれていたとんかつ屋の主人が焼身自殺したのが象徴的だ。
とんかつ
彼にとって労働は苦役では全然なくまさに実存だったのだ！
これは大企業で有給休暇とりながら、ステイホームで、テレワークしてりゃボーナスが出るサラリーマンには絶対にわからない人間の尊厳なのである。
わしも従業員を抱えた零細企業のタコ社長だ。
わしには飲食店の店長の気持ちがよく分かるし、日本の中小企業の経営が余裕綽々でないことくらい知っている。
カチャカチャ
カリカリ
ケッコウ毛だらけネコ灰だらけー
1ヶ月2ヶ月と自粛が続けば、固定費がかさみ、従業員に給料も払えなくなり、減給するか、解雇するしかなくなり、3ヶ月も続けば、廃業、あるいは倒産するしかなくなる。
一つの店が廃業したら、原材料を仕入れていた関連業者までが連鎖的に苦境に陥ってしまうのだ。
新型コロナウイルスによる緊急事態宣言のため休業いたします
そもそも大企業だって、90%減収で維持できる運転資金は、せいぜい3ヶ月、4ヶ月程度だろう。

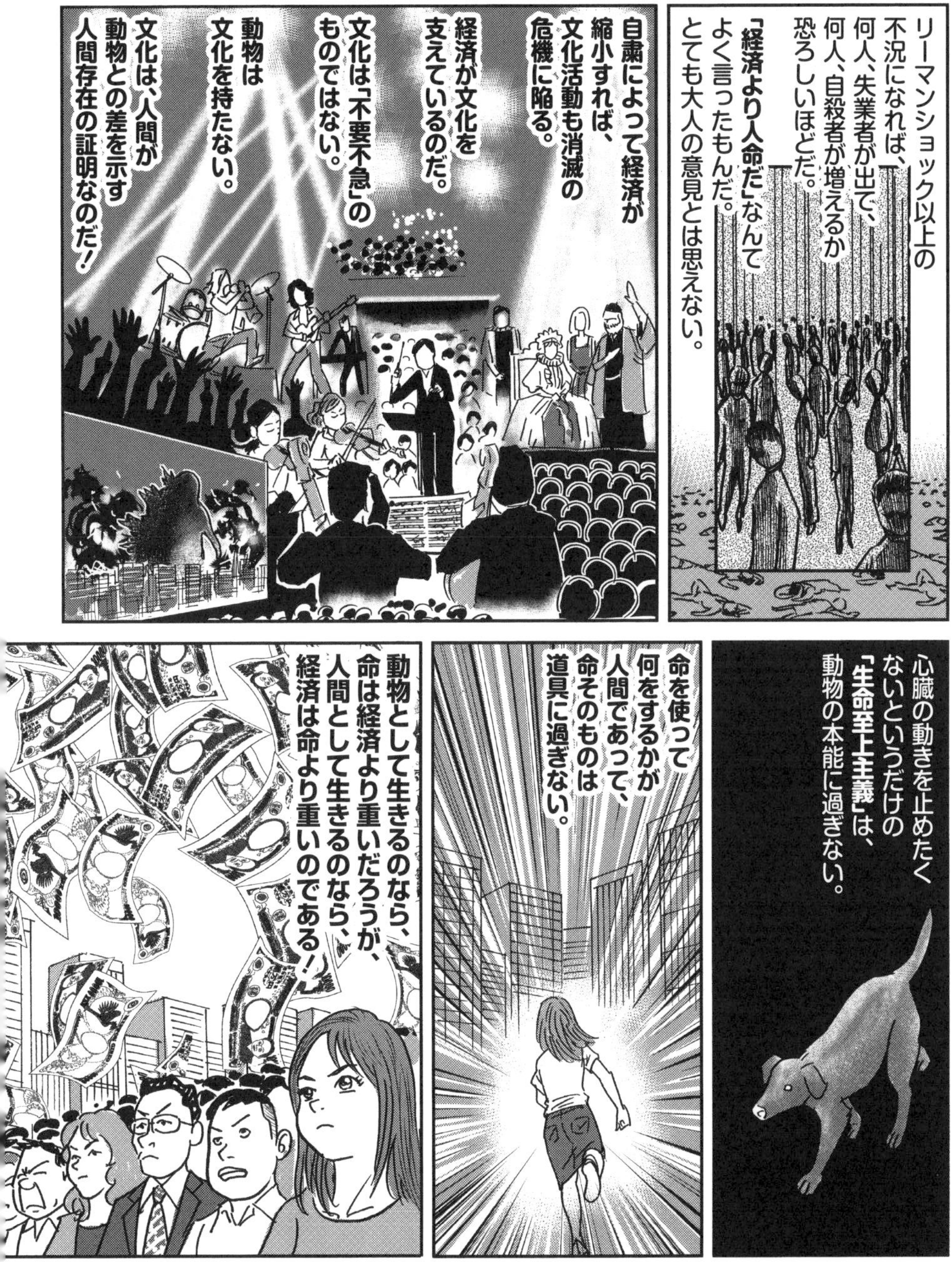
リーマンショック以上の
不況になれば、
何人、失業者が出て、
何人、自殺者が増えるか
恐ろしいほどだ。
「経済より人命だ」なんて
よく言ったもんだ。
とても大人の意見とは思えない。
自粛によって経済が
縮小すれば、
文化活動も消滅の
危機に陥る。
経済が文化を
支えているのだ。
文化は「不要不急」の
ものではない。
動物は
文化を持たない。
文化は、人間が
動物との差を示す
人間存在の証明なのだ！
心臓の動きを止めたく
ないというだけの
「生命至上主義」は、
動物の本能に過ぎない。
命を使って
何をするかが
人間であって、
命そのものは
道具に過ぎない。
動物として生きるのなら、
命は経済より重いだろうが、
人間として生きるのなら、
経済は命より重いのである！

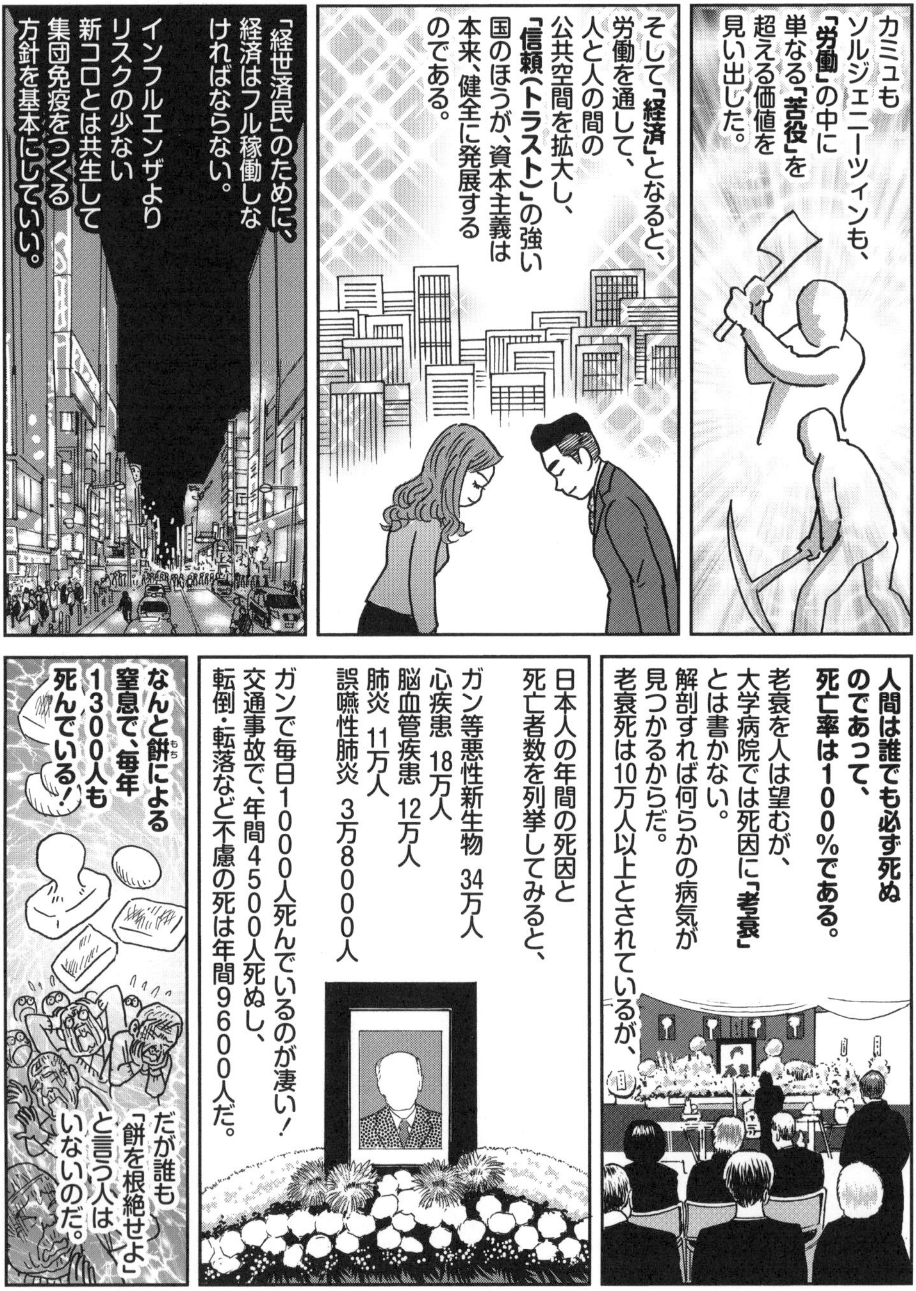

カミュもソルジェニーツィンも、「労働」の中に単なる「苦役」を超える価値を見い出した。
そして「経済」となると、労働を通して、人と人の間の公共空間を拡大し、「信頼（トラスト）」の強い国のほうが、資本主義は本来、健全に発展するのである。
「経世済民」のために、経済はフル稼働しなければならない。
インフルエンザよりリスクの少ない新コロとは共生して集団免疫をつくる方針を基本にしていい。
人間は誰でも必ず死ぬのであって、死亡率は100％である。
老衰を人は望むが、大学病院では死因に「老衰」とは書かない。
解剖すれば何らかの病気が見つかるからだ。
老衰死は10万人以上とされているが、
日本人の年間の死因と死亡者数を列挙してみると、
ガン等悪性新生物　34万人
心疾患　18万人
脳血管疾患　12万人
肺炎　11万人
誤嚥性肺炎　3万8000人
ガンで毎日1000人死んでいるのが凄い！
交通事故で、年間4500人死ぬし、
転倒・転落など不慮の死は年間9600人だ。
なんと餅《もち》による窒息で、毎年1300人も死んでいる！
だが誰も「餅を根絶せよ」と言う人はいないのだ。

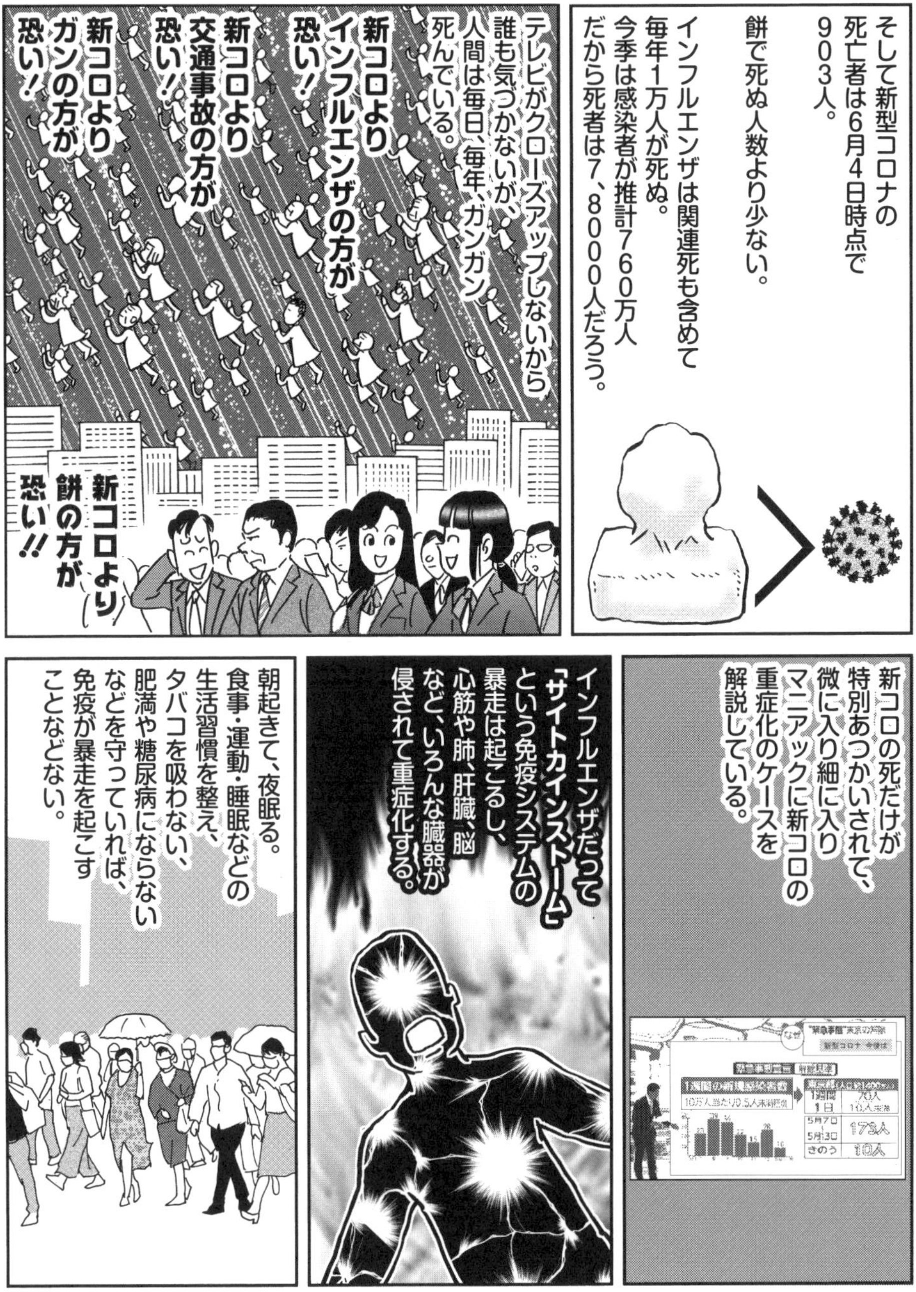
そして新型コロナの死亡者は6月4日時点で903人。
餅で死ぬ人数より少ない。
インフルエンザは関連死も含めて毎年1万人が死ぬ。今季は感染者が推計760万人だから死者は7、8000人だろう。
テレビがクローズアップしないから誰も気づかないが、人間は毎日、毎年、ガンガン死んでいる。
新コロよりインフルエンザの方が恐い！
新コロより交通事故の方が恐い！
新コロよりガンの方が恐い！
新コロより餅の方が恐い!!
新コロの死だけが特別あつかいされて、微に入り細に入りマニアックに新コロの重症化のケースを解説している。
なぜ
新型コロナ
173人
きのう
10人
インフルエンザだって「サイトカインストーム」という免疫システムの暴走は起こるし、心筋や肺、肝臓、脳など、いろんな臓器が侵されて重症化する。
朝起きて、夜眠る。食事・運動・睡眠などの生活習慣を整え、タバコを吸わない、肥満や糖尿病にならないなどを守っていれば、免疫が暴走を起こすことなどない。

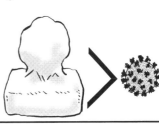

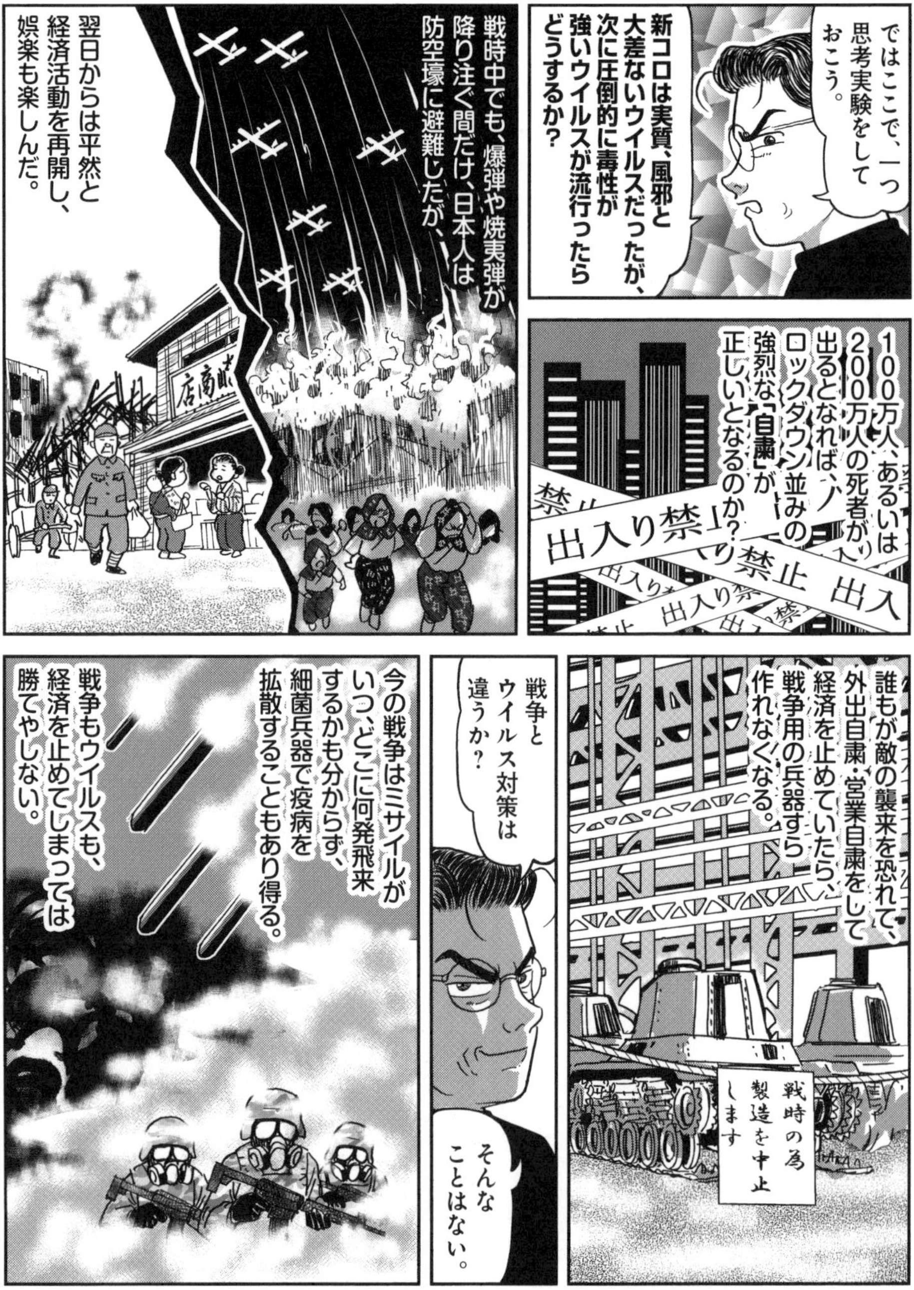

ではここで、一つ思考実験をしておこう。
新コロは実質、風邪と大差ないウイルスだったが、次に圧倒的に毒性が強いウイルスが流行ったらどうするか？
100万人、あるいは200万人の死者が出るとなれば、ロックダウン並みの強烈な「自粛」が正しいとなるのか？
出入り禁止
戦時中でも、爆弾や焼夷弾が降り注ぐ間だけ、日本人は防空壕に避難したが、
翌日からは平然と経済活動を再開し、娯楽も楽しんだ。
誰もが敵の襲来を恐れて、外出自粛・営業自粛をして経済を止めていたら、戦争用の兵器すら作れなくなる。
戦時の為製造を中止します
戦争とウイルス対策は違うか？
そんなことはない。
今の戦争はミサイルがいつ、どこに何発飛来するかも分からず、細菌兵器で疫病を拡散することもあり得る。
戦争もウイルスも、経済を止めてしまっては勝てやしない。

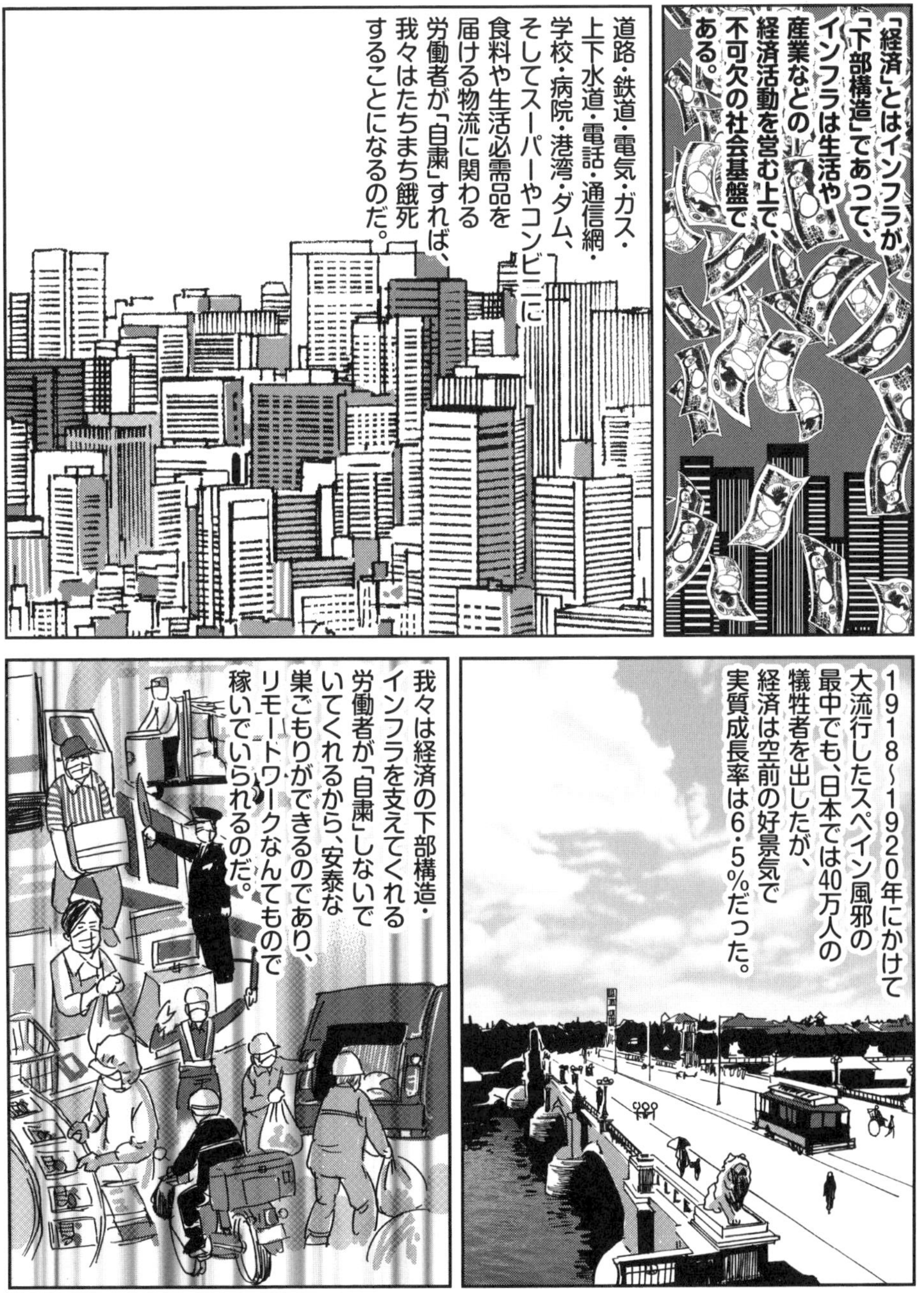
「経済」とはインフラが「下部構造」であって、インフラは生活や産業などの経済活動を営む上で、不可欠の社会基盤である。
道路・鉄道・電気・ガス・上下水道・電話・通信網・学校・病院・港湾・ダム、そしてスーパーやコンビニに食料や生活必需品を届ける物流に関わる労働者が「自粛」すれば、我々はたちまち餓死することになるのだ。
1918～1920年にかけて大流行したスペイン風邪の最中でも、日本では40万人の犠牲者を出したが、経済は空前の好景気で実質成長率は6・5％だった。
我々は経済の下部構造・インフラを支えてくれる労働者が「自粛」しないでいてくれるから、安泰な巣ごもりができるのであり、リモートワークなんてもので稼いでいられるのだ。

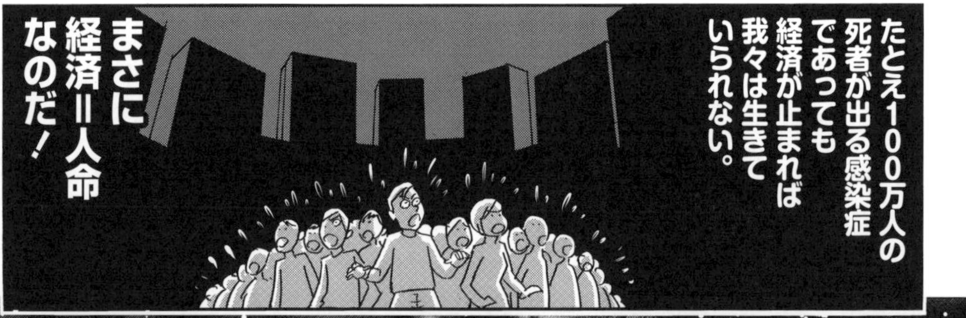
たとえ100万人の
死者が出る感染症
であっても
経済が止まれば
我々は生きて
いられない。
まさに
経済＝人命
なのだ！
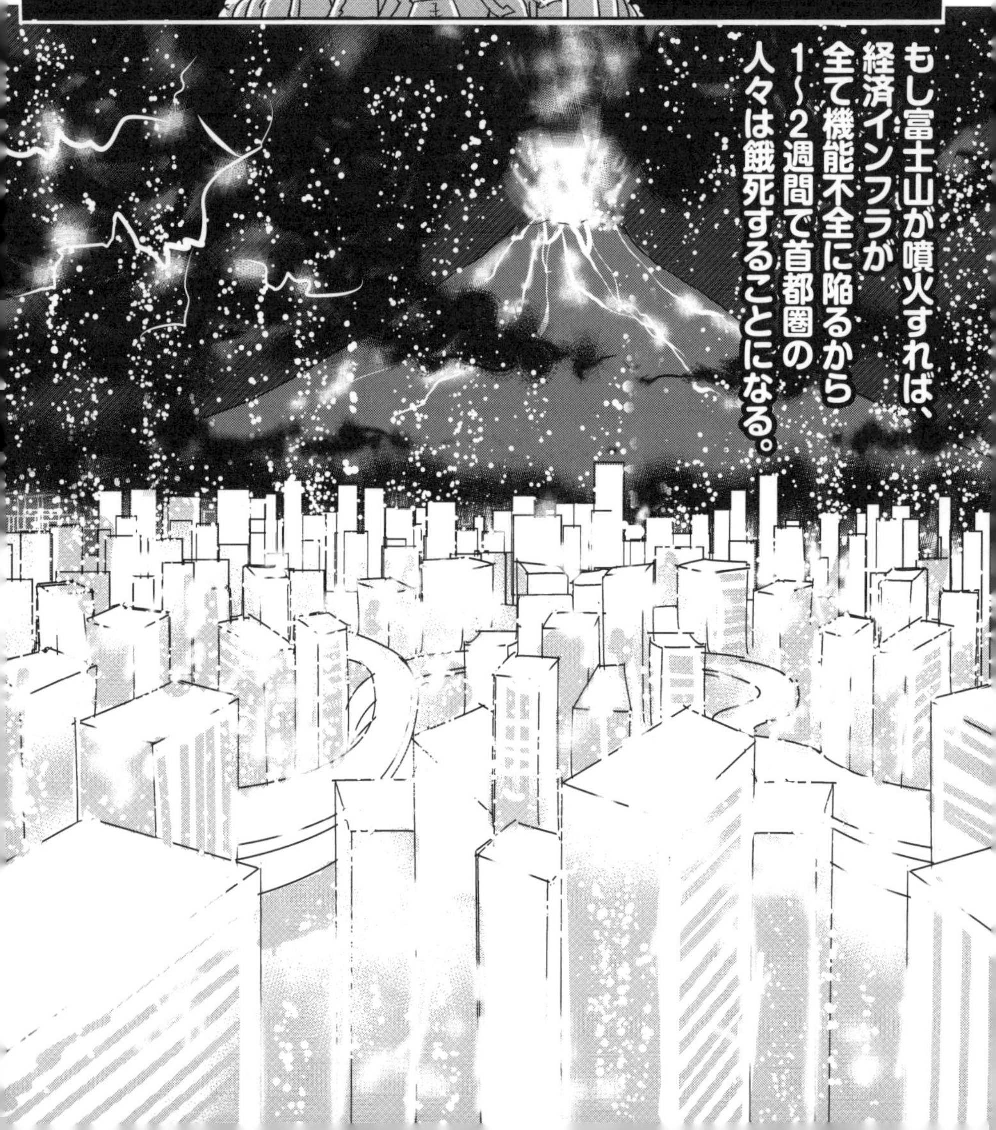
もし富士山が噴火すれば、
経済インフラが
全て機能不全に陥るから
1〜2週間で首都圏の
人々は餓死することになる。

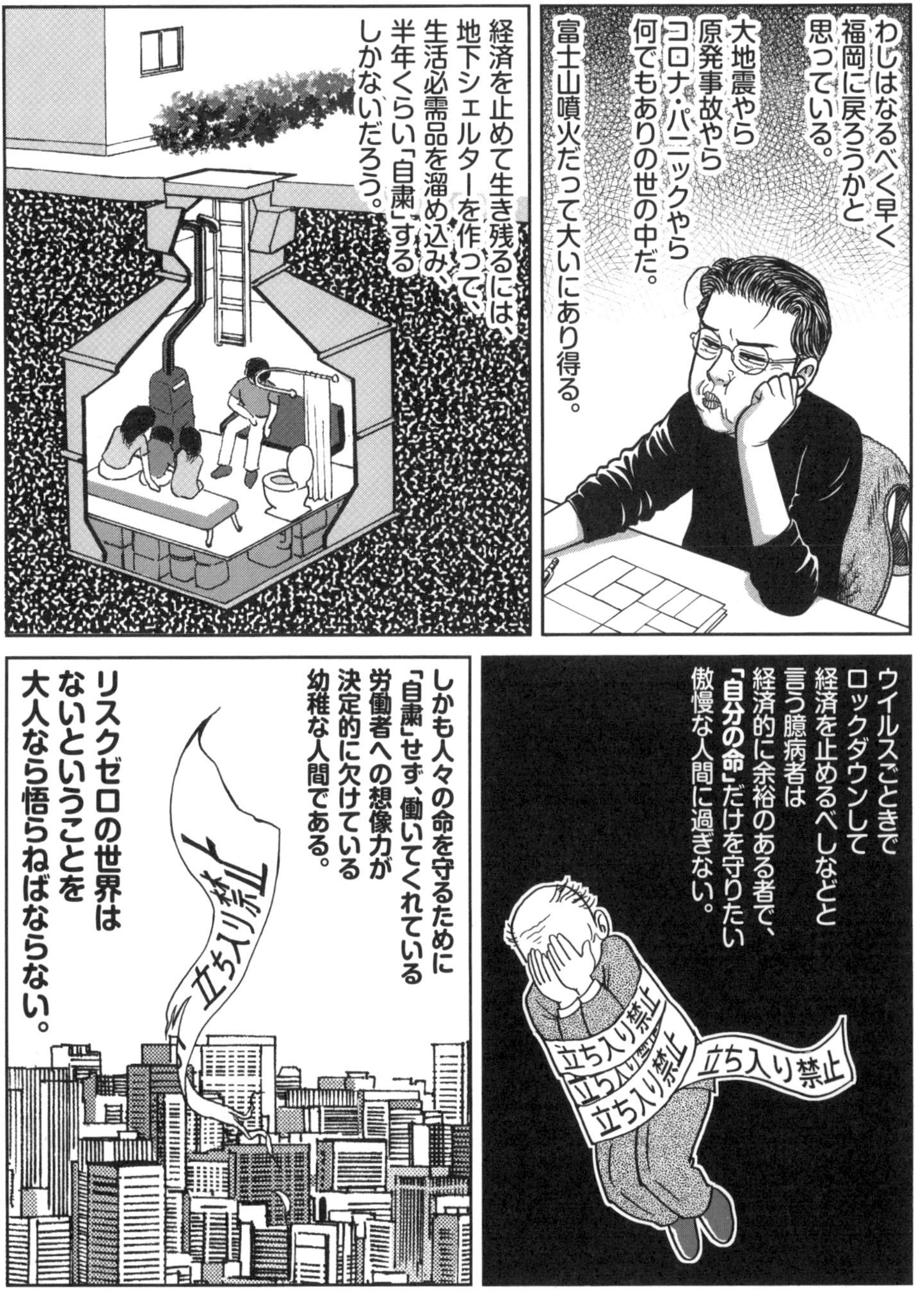
わしはなるべく早く
福岡に戻ろうかと
思っている。
大地震やら
原発事故やら
コロナ・パニックやら
何でもありの世の中だ。
富士山噴火だって大いにあり得る。
経済を止めて生き残るには、
地下シェルターを作って、
生活必需品を溜め込み、
半年くらい「自粛」する
しかないだろう。
ウイルスごときで
ロックダウンして
経済を止めるべしなどと
言う臆病者は
経済的に余裕のある者で、
「自分の命」だけを守りたい
傲慢な人間に過ぎない。
立ち入り禁止
立ち入り禁止
立ち入り禁止
立ち入り禁止
しかも人々の命を守るために
「自粛」せず、働いてくれている
労働者への想像力が
決定的に欠けている
幼稚な人間である。
リスクゼロの世界は
ないということを
大人なら悟らねばならない。
立ち入り禁止

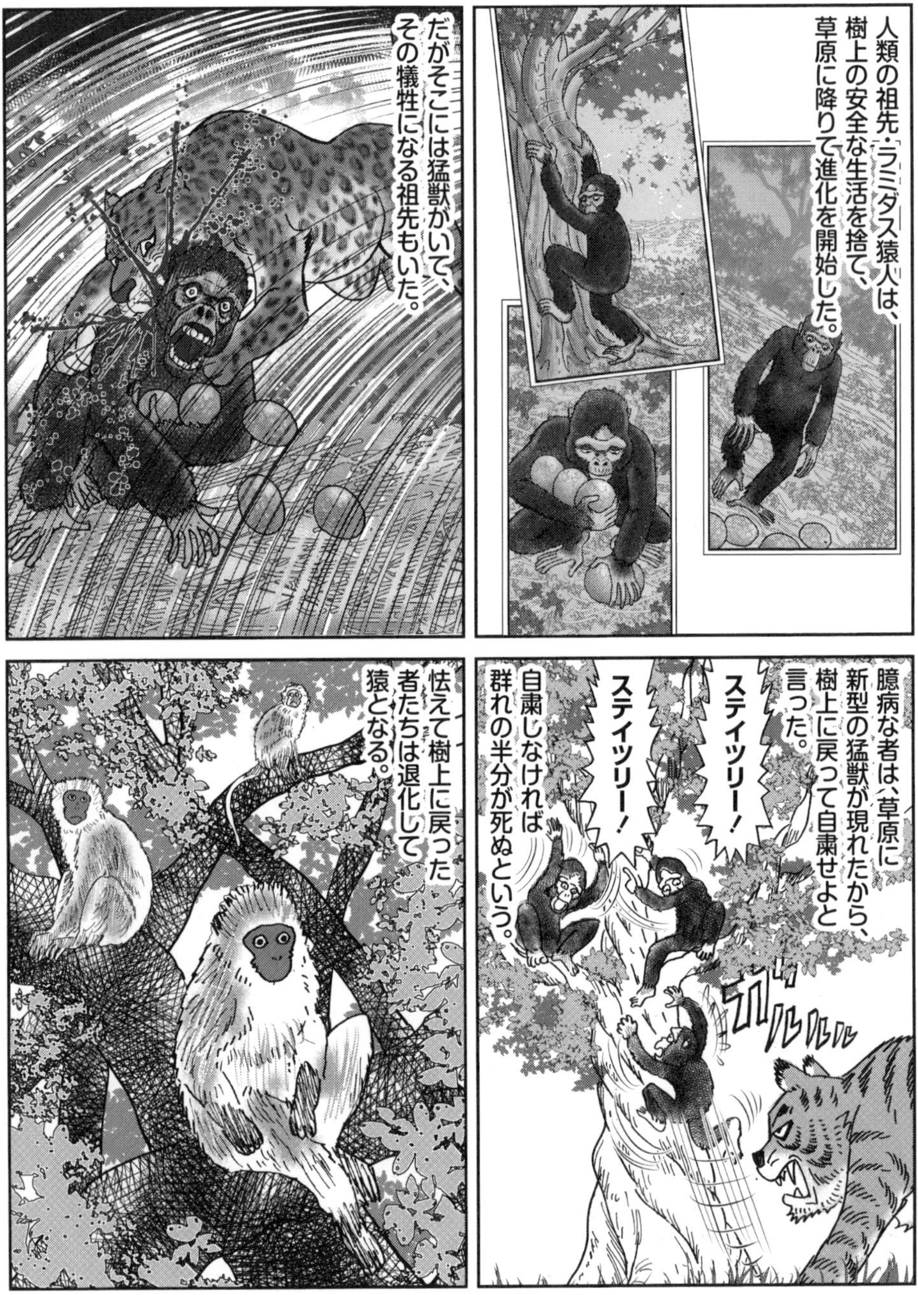
人類の祖先・「ラミダス猿人」は、樹上の安全な生活を捨て、草原に降りて進化を開始した。
だがそこには猛獣がいて、その犠牲になる祖先もいた。
臆病な者は、草原に新型の猛獣が現れたから、樹上に戻って自粛せよと言った。
ステイツリー！
ステイツリー！
自粛しなければ群れの半分が死ぬという。
ガルルルル
怯えて樹上に戻った者たちは退化して猿となる。

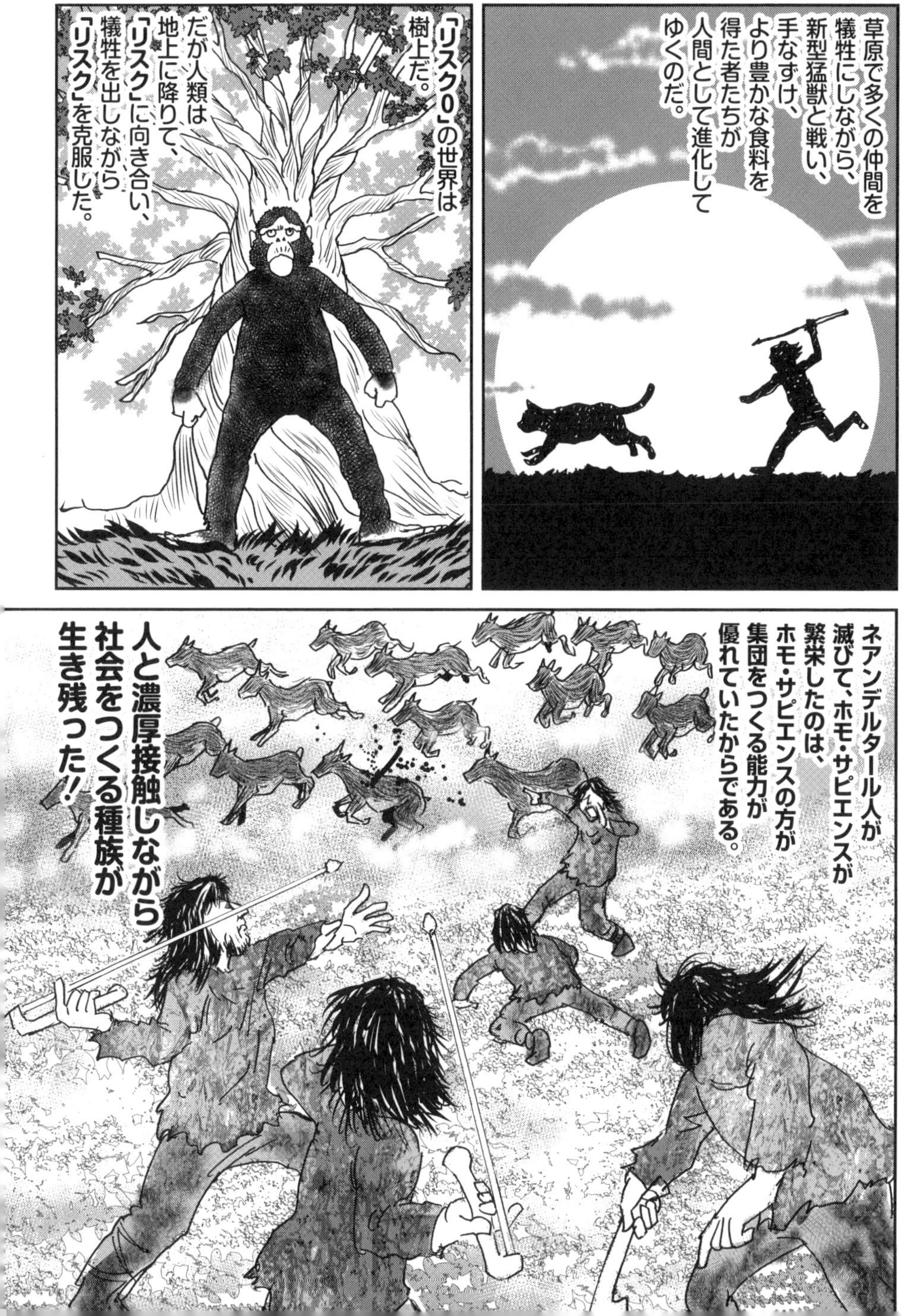

草原で多くの仲間を
犠牲にしながら、
新型猛獣と戦い、
手なずけ、
より豊かな食料を
得た者たちが
人間として進化して
ゆくのだ。
「リスク0」の世界は
樹上だ。
だが人類は
地上に降りて、
「リスク」に向き合い、
犠牲を出しながら
「リスク」を克服した。
ネアンデルタール人が
滅びて、ホモ・サピエンスが
繁栄したのは、
ホモ・サピエンスの方が
集団をつくる能力が
優れていたからである。
人と濃厚接触しながら
社会をつくる種族が
生き残った!

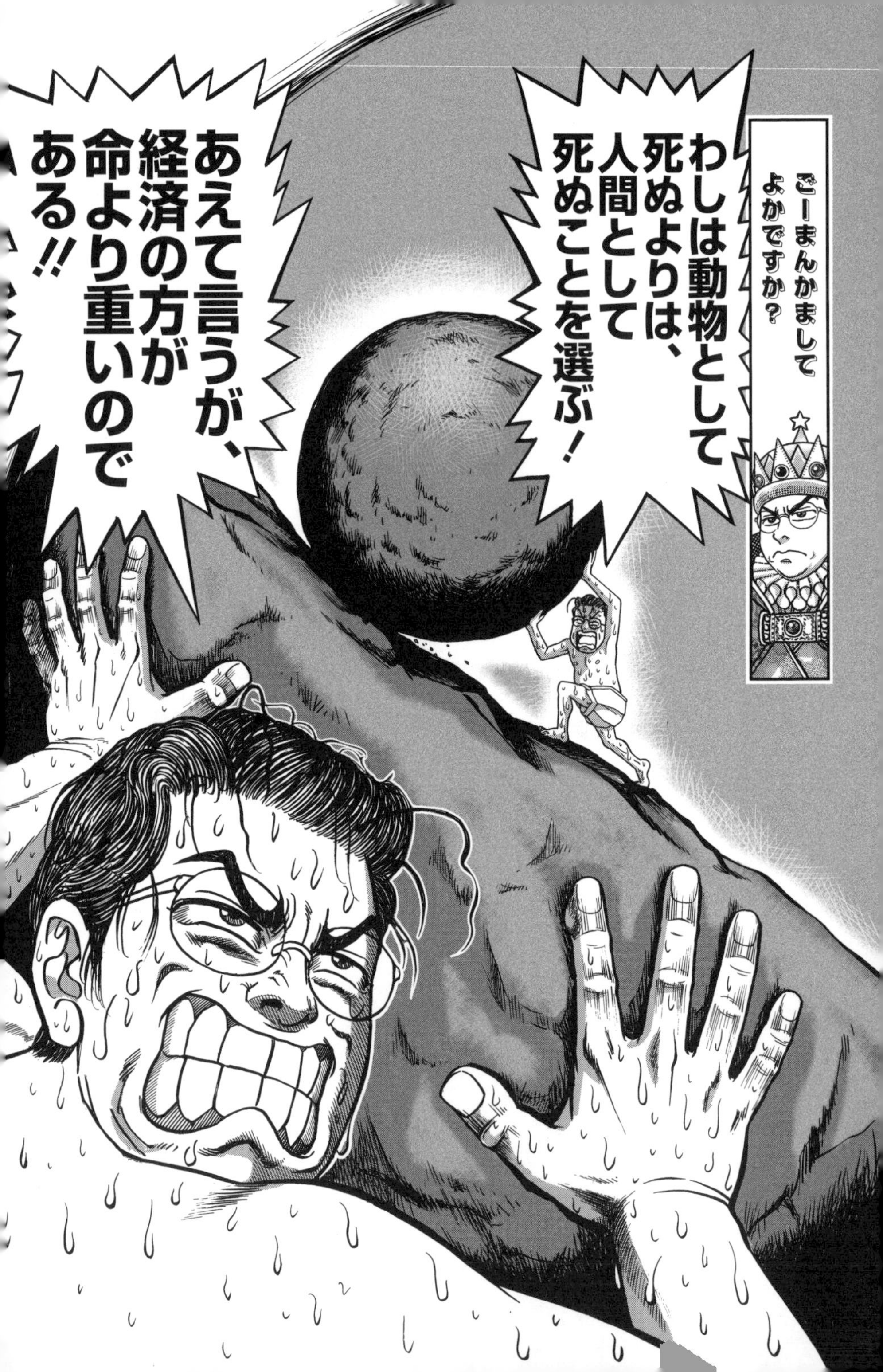
ごーまんかましてよかですか？
わしは動物として死ぬよりは、人間として死ぬことを選ぶ！
あえて言うが、経済の方が命より重いのである!!

「コロナ脳」との闘い

～小林よしのりブログ『あのな、教えたろか。』が辿った軌跡

新型コロナウイルスの“震源”となった中国・湖北省武漢から200人余りの日本人を乗せたチャーター機が成田に降り立った1月末、よしりんは独自の視点でコロナに関する情報を発信し始めている。2月の段階で、感染拡大に比例して増長されていく“コロナパニック”に懐疑的な見解を示し、「私権」を脅かすことに繋がりかねない政府の緊急事態宣言やメディアによるインフォデミックの危険性も繰り返し訴えるなど、時系列で振り返ると、その視点がいかに正鵠を射ていたかが見て取れるのだ――。ここで、小林よしのりブログ『あのな、教えたろか。』に掲載された2020年1月29日以降のエントリーを読み返してみる。

2020.01.29（水） 日本は中国人旅行客を入国禁止にすべきでは？

大阪に行ったら、ホテルのロビーに入ったとたん、中国語が飛び交っていて、マスクをつけた中国人の旅行客ばかりが目立つ。日本人は自分しかいないのではないかと思った。フロントに並ぶときも、エレベーターに乗っても、レストランに入っても、中国人の団体客に取り巻かれてしまうので、恐怖だった。

武漢からの団体旅行客を乗せた日本のバス運転手がコロナウイルスに感染したという。中国は団体旅行客の渡航を禁止しているようだが、奇妙なことに日本は受け入れ続けている。

なぜ、日本政府は中国からの旅行客を一時的に入国禁止にしないのだろう？　人権真理教のリベラル左翼が「ヘイト」と非難するのが恐くて、できないのか？

グローバリズムで、海外からの旅行客をガンガン受け入れ始めたときからパンデミックを心配していたが、日本人はパンデミックよりインバウンド消費の方が大事らしく、中国政府の方がコロナウイルスの輸出を警戒している。中国人は日本滞在中もみんなマスクをつけているが、日本人はつけていない。やっぱり日本人は平和ボケなんだろう。

銀座に出ていく用事があるが、銀座は中国人で溢れかえっているから恐い。

2020.02.02（日） 喘息患者は困っているコロナ

先週日曜、大阪から戻って以来、喘息の発作が出て、微熱が出てゴホゴホ咳をしていた。疲れがピークに達して、久しぶりに症状が出たのだが、仕事は通常通りに進められるし、食欲もある。昔は喘息が出たら40度くらい熱が出たが、今は薬のおかげでそこまで悪化しない。

ところが、ちょうどそのときにコロナウイルスのニュースばっかり流れている。外出すると、咳をした瞬間にコロナに間違われそうで、必死で咳を抑えなければならない。だが、咳をしてはならないと思うと、なおさら我慢できずに、つい咳込んでしまうし、周囲に恐怖が走るので、本当に困った。

熱は昨日からすっかり下がり、昨日まで時おり出ていた咳も、昨夜熟睡して、今朝から全然出なくなって、完全に回復した。しかし、喘息患者が外出して咳をするのも必死で遠慮しなきゃならないコロナ流行の状況って、本当に困る。

中国人の観光客さえ来なければ、こんな苦労をせずに済んだのにと思う。大阪のホテルはマスクした中国人だらけだったから、わしも感染したかと一瞬思ったが、あのホテルから感染者が出たというニュースは全然ないし、通常通りの喘息の経緯を辿って収束に向かったから良かった。

この時期、風邪なんか絶対ひいてはならないし、喘息患者は腕に腕章巻いて喘息と書いていた方がいいかもしれない。

2020.02.28(金) コロナパニックを止めろ

変だな。日本でのインフルエンザの年間の感染者数は1000万人、死者は1万人だという。1億の人口の1割が、毎年インフルエンザに感染していることになる。わしはインフルエンザの注射もしないし、感染したら、病院にも行かずに、家で40度くらい熱出しながら、ビタミンCとユンケル飲んで、3日くらい睡眠取りまくって治していた。学級閉鎖は国家が全国に注文すべきことなのだろうか?

この1・2週間がコロナの感染拡大、封じ込めの戦争だと言われれば同調圧力は高まるが、そこまで言うなら、最初の段階で中国人観光客を入国禁止にしておくべきだったのではないか?　わしはそう主張していた。コロナ対策費をケチって、他国に比べて負けてるのも、「英断」なのか?　さらに言えば、グローバリズムを推奨し、観光立国を推奨すれば、ウイルスも入ってくるのは当たり前だ。わしは反グローバリズムだから、今の事態は予想通りだ。だからわしは保護主義なのだ。今さら首相のトップダウンが「学級閉鎖」でようやく実現して、それが「英断」なんて言えるのか?

バカバカしい。

学級閉鎖は本来、学校ごとに決断すべきで、町に感染者が出た、市内に感染者が出た、県内に感染者が出たとなった時に、学校が独自に閉鎖するか否か決断すればいい。インフルエンザのように、自力で治すこともできるコロナウイルスで、パニックになって、権力の発動を期待してやまない者が、ネトウヨだけでなく、玉川徹みたいな左翼にもいる。

まるで、マスコミと権力が「共犯関係」に見える。マスコミがパニックを誘導し、権力の独裁を期待し、自粛の同調圧力を高めている。

コロナウイルスの実態が分かっていないし、特効薬もないから恐いんだという気持ちは少し分かる。だが、子供の感染率は極めて低いし、死亡してるのは高齢者ばかり、特効薬もないのに治っている感染者もいるのだろう。

となると、わしの場合は恐いと思わない。感染したら、自宅療養で治してやろうと思っている。国家が強権を発動すべき時はあると思うが、今回はもう後手後手で遅すぎる。なるべく国家権力の個人への介入は警戒するというのが、わしの考えだ。

しかし玉川徹らマスコミがパニックを誘導するから、すでにトイレットペーパーまで売り切れている。どうしようもないバカ騒ぎだ。

2020.03.03(火) 似非リベラルは国家総動員を支持する

日本でのコロナウイルス感染拡大の原因は、安倍政権が中国人観光客の入国禁止をやらなかったからである。中国の春節のインバウンド消費を歓迎して、ガンガン入国させていた時期から、わしは入国禁止を主張していたが、排外主義扱いされて無視された。

アメリカではようやく、安倍首相が習近平の訪日に配慮して、中国人の入国禁止をしなかったことが、日本での感染拡大の原因だと言い出したらしい。正しい見解だ。

さらに言えば、グローバリズム礼賛と、海外からの観光客歓迎の圧力が強く、日韓関係悪化による韓国人観光客の激減でも、日本が悪いという自虐史観を唱える玉川徹のような似非リベラル識者が幅を利かせていて、韓国人だろうが、中国人だろうが、無条件のおもてなしを善とする空気の支配ができ上がっていたのだ。

これに異を唱えると、排外主義・ヘイトと言われるから、コロナウイルスの危険が出た瞬間に「入国禁止」を主張するのは極めて難しい。政府は観光立国で経済浮揚を目指し、中国の顔色を見て、コロナ感染者を歓迎し、似非リベラルは排外主義を叩くという「共犯関係」によって、コロナウイルスは堂々と日本に入国していた。

今、玉川徹は安倍首相の「休校要請」を支持している。あれだけ海外からの観光客を無条件に歓迎していたのに、コロナ以降は手のひらを返して、首相の強権発動を支持しているのだから呆れる。似非リベラルは国家総動員を支持する側に容易に回るということが証明されただけでも、教訓になった。

2020.03.07(土) いい加減にしろコロナパニック

福岡に仕事の取材に行ったが、飛行機は減便、ホテルのロビーはガラガラで客より従業員の方が多く、レストランは一店だけ開いていて、バーやスパやラウンジは閉鎖、市内は閑散としていて、店は休業だらけ、居酒屋は倒産寸前、取材先の博物館美術館は休業、経済活動がほとんど停止している状態で呆れた。それにしちゃ隣の部屋に未だに中国人家族が泊まっていて、子供がうるさいのだが?

ここまで自粛して、経済をマヒさせるほどコロナが恐いかね?　感染者のほとんどが自分の免疫力で治ってるわけで、死ぬのは基礎疾患のある老人だけじゃないか。情報のグローバリズムがなけりゃ、自然死で誰も気にもとめなかったはず。グローバリズムがウイルスを呼び込んで、地球規模の情報感染がパニックを引き起こし、経済をマヒさせている。愚かな奴らばかりだ。

来年はインフルエンザの感染者を追跡して、関連死が何名出るかを可視化させて欲しい。自力で治す人がいる限り、わしは怖くない。風邪に備えて用心し、栄養と睡眠で免疫力を高めるのは、いつもの冬と同じだ。

2020.03.10(火) 非常事態宣言が出るかもの集団ヒステリー

昨日まで取材と道場で4泊ホテル暮らしが続き、とてつもなく疲れが溜まっていて、今日は7時間以上、熟睡してしまった。これで免疫力、高まった。

起床してテレビをつけたら、『羽鳥慎一モーニングショー』でコロナウイルスの危機を煽っている。多分、テレビは老人が見てるので、老人は今、すごく怯えているから、コロナをやれば視聴率がとれるのだろう。この番組の「必死感」が、パニックを起こしているのだが、そこには罪悪感を全然感じないらしいから呆れる。

コロナのピークは3か月後になるとか、東京で病院に1日4万人が押し寄せる事態になるとか予想が出るうちに、これに乗じて、政府が「緊急事態宣言」に踏み切る可能性も出てきた。

コロナ対策で「特措法」の改正案を政府は出すつもりのようだが、立憲民主党の枝野幸男がこれに賛成するらしい。「外出自粛要請」などの「私権制限」をされるかもしれず、憲法で保障された「集会の自由」も制限されるかもしれず、今後の「ゴー宣道場」の開催も危うい。

山尾志桜里氏が枝野幸男に、独裁に繋がる法的な欠陥を指摘して、警告をしているが、枝野は「個」が弱いから政府の独裁体制を支持してしまうだろう。

もはやコロナの集団ヒステリー状態になっているので、戒厳令を敷いても国民は従うかもしれない。それほどまでに日本人は個が弱い。

2020.03.12(木) ナショナリストとしての考え方

テレ朝の『羽鳥慎一モーニングショー』で、コロナは「何も対処をしなかったら」1000万人以上が感染すると言っているが、インフルエンザに毎年感染する人数と同じである。しかも、インフルエンザはワクチンがあるのに1000万人感染するが、コロナにはワクチンがない。ワクチンがないのに、コロナは1000万人しか感染しないのだろうか?　不思議だ。

アメリカの学者はコロナの感染力はインフルエンザの10倍だと言っている。数字の辻褄が合わない。専門家が一致した見解には至っていないから、わしは専門家を信用しない。

さらにモーニングショーでは1000万人の感染者のうち、20万人が重症化すると言っているが、あくまでも「何もしなかったら」の前提だ。「何もしなかったら」というのは、主体は何だろう?　「国家」が何もしなかったらという意味か?　「国民」が何もしなかったらという意味か?

イタリアは国家も国民も何もしない上に、高齢化が日本に次いで2位だから、爆発的に感染が拡大した。とても分かりやすい例だ。

わしは日本では他の国々と比較して、大して感染者は増えないと思う。国民性の違いをグローバリストは考慮しない。日本では、むしろ経済への打撃で、自殺者の方が増えると思う。年間2万人だった自殺者が、また3万人になるのではないか?　その方が恐いとわしは思う。

2020.03.13(金) 『羽鳥慎一モーニングショー』は煽ってないか?

玉川徹が新型コロナウイルス感染拡大で「『羽鳥慎一モーニングショー』は煽っている」という批判に「言っている人の多くは、ただのカウンターで、目立ちたいから言っている」と反論したらしい。

奇妙な話である。わしはデータから言っているのである。

インフルエンザはワクチンがあるのに、毎年1000万人も感染していて、インフルエンザの直接原因死は3000人くらいだが、関連死は1万人に上る。基礎疾患のある老人を中心にインフルエンザで1万人死んでいるようだ。

モーニングショーの岡田教授は「何も対処をしなければ」1000万人以上が感染すると言っているが、コロナにはワクチンがないのに1000万人しか感染しないのか?　そもそも今のコロナの感染者の増加ペースは1年経っても1000万人に届かないのではないか?

岡田教授は奇妙なことを言う。

「インフルエンザと同じなら首相はここまで制限をかけるでしょうか?　特措法を使うでしょうか?」

首相が特措法を使うから、インフルエンザと同じではないと言うのだ。元官僚だから権力にはとことん弱いようだ。岡田教授の学術論文は、1998年を最後に1本もないらしい。大谷医師も学術論文はない。二人とも権威ある専門家ではないのだ。玉川徹と共に、大衆向けに分かりやすく危機感を煽る話術が上手いから毎日出演しているだけだろう。首相の特措法を玉川徹も支持していたが、これは「緊急事態宣言」を発令できる危険な法律である。国会での歯止めがないザル法で、国民の私権が制限できる独裁法のようなものなのだ。これに枝野民主党を含む野党まで賛成して、今夜あたり成立するという。反対を貫いたのは山尾志桜里ただ一人だ。

日本は「人治主義」の国ではない。「法治主義」の国である。安倍首相は緊急事態宣言まで出さないだろうという安易な「人治主義」は民主主義を崩壊させる。今こそ「立憲主義」で権力を縛らなければならないのに、枝野民主党が権力を信頼して独裁法の成立に手を貸した。

コロナウイルスは、それほどまでに恐ろしいものか？　それならオリンピックも開催できないはずではないか!

2020.03.14（土）　緊急事態宣言を容認した野党の愚挙

誰か一人くらい自分の周囲にコロナに感染した者がいるか？　わしの周囲には一人もいない。コロナが流行ってるというのは、テレビ・新聞・ネットというマスコミの中の世界で、自分の実感としてはないのだ!

だが、とうとう「緊急事態宣言」が出されるかもしれない事態にまでなってしまった。立憲民主党を始めとする野党が「安倍首相、あなたにお任せします。どうぞ独裁して、国民の自由を制限してください」と特措法に賛成したからだ。「安倍首相、あなたが国民の外出を自粛させ、イベント・集会を禁止し、報道を制限してください」と野党が安倍首相に全幅の信頼を寄せ、お願いしたからだ。

「国会の事前承認も、事後承認も要りません。緊急事態をいつ始めて、いつまで続けるか、それは安倍首相個人の判断で構いません。安倍首相、お望みのままに」と立憲民主党が言ったから、安倍首相はいつでも強権を発動する権利を得た。

しかし、ここまで実感のない緊急事態ってのは異常だ。保守はあくまでもマスコミに洗脳された「大衆」に翻弄されてはならない。

「マス」は「ひと塊の大衆」のことだ。「大衆」は、生活実感に支えられた「庶民」ではない。保守は「庶民」の味方であり、「塊としての大衆」を警戒する立場だ。

マスコミに危機を煽られて、権力者に緊急事態宣言の発動を許し、経済をマヒさせ、倒産、失業、自殺に繋がる「庶民」の苦難を救うのが保守の役割である。わしは「権力の暴走」と「マス・ヒステリー」に対して警告を発し続ける!

2020.03.14（土）　首相会見を聞いて

緊急事態宣言をするのかと思って、安倍首相の会見を聞いたが、我が国は感染のスピードが抑えられている、緊急事態を宣言する事態ではないと言っていた。ここで緊急事態宣言をやったら、経済の底が抜けるし、東京オリンピックは絶対にやれない。だから一安心した。

さらに重要な発言は、新型コロナ感染者の80%が軽症、重症化するのは基礎疾患のある老人に集中、重症化した人の5割がすでに回復していると言っていた。しかも感染者の8割は他人にうつしていないそうだ。

ならばインフルエンザより安全じゃないか!　京都から長崎に新幹線で移動して陽性が発覚した人は、まったく症状が出ていないという。ようするに、新型コロナは感染していても陰性になったり、陽性になっても症状が出なかったりするし、80%は軽症で、ほとんど回復する。しかも8割は他人にうつさないという、なんだか拍子抜けするようなウイルスで、過剰な自粛やら、特措法やら必要ないレベルのものだったということになる。

やっぱりモーニングショーや他のマスコミが煽っていただけなのだ。特に日本では、濃厚接触しない「おじぎ」の文化があり、「マスク」は普段からしている人が多いし、「手洗い」を推奨すれば、過剰なほど徹底する。

日本ではコロナは拡大しないだろうと思っていたが、その通りだった。

2020.03.16（月）　パニック・ニッポン

アメリカでもコロナ・パニックが始まったようだ。

何の症状も出ていないトランプ大統領に「検査を受けたか?」と記者たちがヒステリックに詰め寄っているし、デマでスーパーマーケットは行列と品切れ状態になっている。日本では未だにトイレット・ペーパーが品薄状態らしい。一体どうなっているんだ?

昨夜は宮根の番組で、イタリアの医療崩壊を見せて、危機を煽っていたが、イタリアはEUの圧力で緊縮財政を強いられているから、病院施設が整っていない。日本の参考にはならない。
木村太郎は尋常でなくコロナを恐れているが、老人だから仕方がない。老人はみんな自宅に籠って恐怖に震えている。わしは老人じゃないのかもしれない。
世界中で感染者が増え、死者が増えても、日本はインフルエンザより感染者が少ない。今もインフルエンザの感染者の方が多いだろう。コロナの感染者数と、インフルエンザの感染者数を、同時に報道すればいいのだ。
わしはもうマスクもつけていない。マスクはバッグに入れていて、咳をしそうな時だけエチケットでつけることにしている。
しかし、マスクなんか輪ゴムとハンカチで簡単に作れるのに、みんなバカなんじゃないのか?

2020.03.21(土) インフルエンザと比較していいとも

新型コロナウイルスの感染者数は163の国・地域で、25万8930人、うち1万1129人が死んでいる。日本では感染者数950人、死亡者数33人である。
ところが、インフルエンザの日本の感染者数は、関連死も含めて(コロナも関連死だ)毎年1000万人以上。日本の人口の1割が感染しているのだから凄い。2019年1月は1685人が死亡していて、1日平均の死者が54人である。死亡者の8割は65歳以上の高齢者だ。常に「日本でのインフルエンザの感染者は1000万人」と思い出せば、コロナの感染者がまだ1000人に達していないことが恐怖を和らげるだろう。しかも、インフルエンザはワクチンも治療薬もあるのに、1000万人という数字だ。
コロナはワクチンがないのにまだ1000人。潜在的にもっといっぱい感染者がいると脅されても、インフルエンザの足下にも及ばない。専門家はインフルエンザと比較してはいけないと言うが、専門家というものは、未知の要素があれば、必ず警告を発しておくのが良心と思っている。
わしは医者でも専門家でもないが、一個人として、分析して考えてみた結果、日本は他の国と違うと思わざるを得ない。ナショナリストとしての誇りを十分満足させてくれる結果が出るような気がする。

2020.03.21(土) オーバーシュートはあるか?

「オーバーシュート」なんて言葉を専門家が出してきたが、東京がオーバーシュートとなって、感染者が8割に達するなんてことはないだろう。感染者の中から次々に回復する者が出てきて、彼らは「抗体」を持つ防御壁に変身する。しかも現在の感染者の80%が軽症で、すでに次々回復しているのだ。
東京で感染者が激増し始めても、「抗体」を持つ防御壁にコロナは阻まれて、いずれ感染者は減り始め、収束に向かっていく。医療は基本的に高齢者だけを守ればいいのだ。
もっとも、高齢者はあれだけ大好きだった病院にすら近寄らないで自宅に籠っているから、これでコロナに感染したら、ほとんど自然死のようなものだ。
言っておくが、わしも基礎疾患を持つ高齢者に分類されるが、楽観的だし、罹れば死ぬ覚悟はできている。わしが懸念するのは、こういう不安を煽る状況の中では、ショック・ドクトリンに似た権力者の「強権発動」を、個の弱い国民が支持しがちであることだ。権力者にとっては「オーバーシュート」を口実に「緊急事態宣言」を出すきっかけを見逃さないだろう。

2020.03.26(木) 集団ヒステリーは強権発動を大歓迎

今度は週末の外出を自粛せよと言い出した。今は強権発動を望む奴隷が多すぎるから、知事もこんなことを言わざるを得なくなる。
テレビのコメンテーターが「遅すぎる。もっと早く強権発動すべきだった」と言っていたのには驚いた。わしもエボラ出血熱だったら強権発動で都市封鎖することを望むが、たかがコロナで人の自由と社会の活力を奪うなんて、集団ヒステリーだろう。命がかかっていると言ったって、基礎疾患のある老人の命だけだ。そういう老人に治療を集中させればいいのだ。
そもそもコロナは風邪と同じだから、感染爆発を封じ込めるなんて無理に決まっている。倍々ゲームで増えていくだろう。「感染しても症状が出ない人がいる」となった時点で、それは健康な人だ。健康な人を感染者にして何の意味があるのだ?　コロナ対策は集団抗体を作ることしかない。医療崩壊を防ぐために、風邪(コロナ)をひいた若者は自宅で治し、いちいち病院にかからない。基礎疾患のある老人だけを病院は受け入れる。政治家の役割は社会の活力を奪わないことに尽きる。
どうせ治療薬の完成まで1年以上かかるのだろう。このままじゃ、減給、リストラ、倒産、失業、自殺の連鎖しかない。国全体を保育器にして、無菌の国民を育てるなんてバカバカしい。すでにインフルエンザとも共生しているのだから、コロナも家族に迎え入れてやればいいのだ。
　死生観なき戦後の生命至上主義のなれの果てがこのバカ騒ぎだ。国民全員にわしの『戦争論』を読ませるべきだった。

2020.03.27（金） インフォデミックの方が恐い

　朝起きて、コロナの状況を見ていたら、毎日わしは安心していくばかりなのだが、マスコミや大衆のパニックぶりの方が、むしろ不安に駆られてしまう。
　日本のコロナによる死者数は、たった46人！　46人だぞ！　海外に比べたら圧倒的に少ない。インフルエンザの関連死が、日本だけで毎年1万人出ているのに比べたら、46人じゃ少な過ぎて笑ってしまう。これで「外出自粛」とか「緊急事態宣言」なんて、強権発動したがるのは、外国のマネをしたいだけだろう。
　アメリカと開戦する状況になっていくときも、こんな感じだったのかな？　いくら警鐘を鳴らしても無駄なんだよな。

2020.03.30（月） コロナ死者数が増えない日本

　都知事が外出自粛を求めているのに、若者が外出していると、不良扱いして咎めているのを見ると、本当に腹が立つ。夜の酒場に飲みに行ってる奴がいるという非難も無茶苦茶だ。自宅に老人がいるなら外出を控えさせてもいいが、今どき3世代同居も少ないだろう。
　家に籠もることこそが正義、外出したら悪なんて、バカも休み休み言え。感染しても症状が出ない若者なら、健康そのものだし、軽い風邪とほとんど同じ症状ですぐに回復している者も多い。
　日本の1年のインフルエンザ感染者は1000万人強だから、1日3万人の感染者が出ていることになる。コロナの国内感染者数は現在1,693人だから、あまりに少ない。東京のコロナ感染者がここのところ1日40人が数日続き、ここ3日は60人を超したとか言ってるが、あまりに感染スピードが遅い。倍々で増えていっていいはずなのに、インフルエンザの感染力に全然およばない。なのに、マスコミは恐怖を煽っている。異常だろう。コロナの国内の死者数に至っては、まだ54人だというが、インフルエンザの1年の死者数は、直接死が3000人強、関連死を含めると1万人になる。コロナの死者数も関連死だから、54人じゃ1万人に達するまで、まだまだ遠い。ワクチンも治療薬もあるインフルエンザでも1年に1万人死んでいるのに、ワクチンも治療薬もないコロナの死者がまだ52人とはどういうことだ？　感染者数を気にしても不確実すぎて意味がない。死者数を気にした方がいいだろう。死者数は今まで全員合わせて54人なのだ。
　これで都市封鎖とか緊急事態宣言とかを望むのなら、来年はインフルエンザでも緊急事態宣言を出して、外出禁止にするべきだろう。このデータに基づく素朴な問いに、なぜ専門家やマスコミや政治家は答えないのだろう？　外国と日本は違う。外国のマネして強権発動を待望するのはあまりに幼稚だ。

2020.03.30（月） さすが志村けんの死に方

　さすが志村けん、死に方までタイムリーでカッコいい！　独身つらぬいて、個人で遊び惚けて、酒とタバコと女に自堕落で、去年も体調崩して緊急搬送されていたのに、それでもガールズバーで遊んでコロナに感染したのだろう。不健康で免疫力を低下させても自堕落を止めない笑いの神様・志村けん。大したものである。
　コロナの感染者としては100人分にカウントされるから、これで自粛ムードが若者にも浸透し、権力も「強権発動」がやりやすくなる。「緊急事態宣言」で外出自粛を要請すれば、禁止と同じくらいの効果を発揮して、倒産バタバタ、失業者続出、経済は崩壊してしまう。
　まったく無防備にグローバリズムを促進してきた国民が、ウイルスの流入で、空前のから騒ぎに踊りまくる狂騒曲に乗って、志村けんは天国に上っていく。合掌。

2020.03.31（火） 4月末にコロナの死亡者が300人に達するだろうか？

　昨日、りか坊と打ち合わせし、次の『よしりん辻説法』のテーマを考えていたのだが、発売が4月28日なので、ゴールデンウィーク前にコロナの状況がどうなっているかを予測しなければならなくなった。日本のインフルエンザの1か月の感染者数は90万人くらいだから、コロナも4月末には360万人くらいになっていなければおかしい。
　だがコロナ感染者は1月21日から3か月経過したが、まだ1953人だ。死亡者が56人。感染者も死亡者も倍々に増えると思っていたが、どうやらこの分じゃ4月末まで待っても、感染者はせいぜい5000人くらいだろうか？　死者は300人くらいと見ておくべきか？

インフルエンザは日本で1か月800人の死者が出ている。だがコロナ(の)死者はまだ56人。圧倒的に少ない。実は、2016年における肺炎の死亡者数は10万人以上(11万9300人)に達している。今年は例年の肺炎死者に、コロナ肺炎の死者を足して、20万人くらいになるのだろうか？　だが現在、コロナの死者は56人だ。

わしの勝手な予想では、4月末には、感染者は5000人、死者は300人、これで描いていいだろうか？　わしは1か月後発売の『よしりん辻説法』をどんな調子で描くべきなのか悩んでいる。

2020.03.31(火) モーニングショーは間違いだらけだ!

今朝の『羽鳥慎一モーニングショー』は間違いだらけの意見・情報で最初から最後まで口をあんぐり開けて見ているしかなかった。ドイツの医療が素晴らしいと言ってるが、PCR検査を徹底させて、人口8300万人のうち、感染者が6万2345人、死者数は541人、致死率が0.9%だという。

「えっ?死亡者が541人も!?」「日本は56人だから、ドイツより圧倒的に少ない!」

日本は人口1億2600万人、感染者数1953人、死亡者56人だから致死率2.9%。ただし、人口比で見ればドイツの致死率は0.00065%、日本の致死率は0.00004%。日本の方が全然低い!

日本でPCR検査を増やしたら、分母が大きくなって、致死率はドイツより減ってしまうのは当然!　これ、小学生でもわかる算数だよね？　岡田晴恵も玉川徹も、算数できないの？　要するに致死率じゃないんだよ。死亡者数で比較しなきゃならないんだよ。日本の死亡者数56人は、ドイツより圧倒的に少ないのだ!

昨日は志村けんが死んだからまるで100人分死んだかのように錯覚されているが、実は死者は2人しか増えていない。志村けんとあと1人なのだ。日本は死亡者の人数の増え方が実に遅い。日本の医療の方が優秀なんじゃないか?

しかし、わしは数学が苦手で欠点取っていたのに、一流大学卒の玉川徹や、専門家の岡田晴恵が、なんで小学生の算数レベルの計算ができないの？　分からん!　わざと誤魔化しているとしか思えん。

2020.03.31(火) 玉川徹の増長

今朝の『羽鳥慎一モーニングショー』は間違いだらけの意見・情報で最初から最後まで口をあんぐり開けて見ているしかなった。玉川徹は憲法に緊急事態条項を入れることは反対だが、今回のコロナ特措法の緊急事態宣言は大丈夫だと言う。完全に狂っている。

憲法に緊急事態条項を入れる場合は、当然、国会での承認を得なければならないという条文を書くはずで、今回の緊急事態宣言には国会の承認が要らない!　「明日からやるから」という報告だけでいいのだ。

期日を定めても、トランプ大統領のように延長すればいいし、危機を煽っていれば、国民の監視は効かない。現に玉川徹が危機を煽って、緊急事態宣言を待ち望む国民を作ってるじゃないか。玉川徹は危険な状態になれば「俺さまが黙っちゃいない」「俺さまが監視している」と傲然言い放っていたが、たかがサラリーマンが権力を舐めすぎている。

そもそもこの国は法治国家であって、人治主義の国家ではない。権力を縛るのは「法」だけであって、「人」ではない。「立憲主義」でしか権力を統制できないのだ。

玉川徹はたかがサラリーマンの分際で、どこまでも増長していくが、間違ったことばっかり言っているから、いつか破滅が来るだろう。

2020.04.02(木) 通夜のような午後7時

歯医者に行ってきたが、銀座がものすごい通夜状態だ。風が異様に強くて寒いから、ホテルのレストランで肉を食って帰ろうと思ったが、ファミリー向けの一店しか開いてない。あとは全部、7時までで閉まっていた。ホテルの中のレストランやバーが7時までというのは呆れる。軽食で済ませてタクシーで帰っていたら、8時過ぎなのに街路が暗いし、人が通っていない。

平日でここまで自粛してたら、もう経済活動が消滅したも同然!　コロナで数十万人が死んだって、経済が回っていれば国家は維持できるが、経済が崩壊したら国家が回復不可能な重病に罹るかもしれない。

2020.04.04(土) 絆が砂粒化する社会

歌番組を見たら、司会者2人の距離が画面の両端まで開いていて、ものすごく不自然だ。ニュース番組でも司会者やコメンテーターの距離が異様に離れている。ものすごく仲が悪いようにしか見えない。「おまえなんか俺のそばに寄るな。感染してるんじゃないか？　キモイんだよな。あっち行け!」と言ってるようだ。

テレビの連中は、打ち合わせの時も、あの距離感でやってるんだろうか？　もはや100人単位の集会だって危険で不謹慎と思われる様子だし、数人が居酒屋で酒飲んでメシ食うことは悪に見える状態になってきた。
「絆」なんて言ってたコロナ……じゃなくて頃もあったのに、「絆を離せ、絆の距離を保て、濃密な絆は許されない」時代になった。コロナよりも社会の砂粒化の方がはるかに恐い。

2020.04.04（土）　玉川徹はネトウヨと同じ心性

玉川徹が「平然と外出する人がいるが、真面目に自粛した人と同じ医療が受けられるのはおかしい」と言っていて、ゾッとした。この考え方のどこがリベラルなんだろう?
イラク人質事件の時、ネトウヨが「国民は真面目に海外渡航を控えてるのに、勝手にジャーナリストや民間人が中東に行って、人質になるなんて不謹慎だ。政府は助けなくていい。自己責任だ」と言っていた。
「権力の意向を忖度して、真面目に国内に引き籠もる者が正義で、勝手に中東にボランティアに行く奴なんか不良だ。多くの真面目な日本国民と平等な権利を与える必要はない」という自己責任の原理が、今は自称リベラルの側から主張されている。
「自粛せずに外出する不良は、コロナに感染しても、我々自粛派と同じ医療を受けさせる必要は本来ない」
そう玉川徹は言っているのだ。
外出派と自粛派が同じ医療を受けるのは不公平だと玉川徹は言った。玉川は独善性をこじらせて、ネトウヨと全く同じ心性に辿りついてしまった。ネトウヨは、在日を「国家のためにならぬ奴ら」と、勝手に判定し、偏見を植えつけ、ヘイトする。
玉川徹は、自粛せぬ者を「国民のためにならぬ奴ら」と勝手に判定し、偏見を植えつける。コロナの性質が判明し、実は自粛する意味など全くないと判断されたとき、玉川はどう責任を取るのだろう？　いったい小林よしのりと玉川徹、どっちがリベラルなんだろう？　「自粛派と外出派が、平等な医療を受けるのは不公平」と口走る者が、リベラルのはずは100%ない。
わしは今日も明日も外出する。不要不急かどうかなんて知ったこっちゃない。わしはこういう時だからこそ同調圧力に屈しない!

2020.04.06（月）　コロナのない管理社会を望む人々

誰もが緊急事態宣言を待ち望んでいる。右派から左派まで、自ら自由を捨てたがっている。誰もが拘束具をつけてほしいと訴えている。
「私を縛ってくれ!」「自由を奪ってくれ!」「私は国家に縛られ一歩も外に出たくない」「なのに他人は外に出ている」「許せない。他人の自由も奪ってくれ!」「管理だ!　国家による国民の管理が必要なんだ!」「韓国が羨ましい。アメリカが羨ましい。中国が羨ましい。縛ってくれるから!」「そこいらの店が潰れたって、風俗店が潰れて補償も受けられなくたって、それが何だと言うのだ?」「そんな弱者は知ったこっちゃない!」「ほとんどの者は貯金があるのだから、命が大事なのだ」「強権発動が遅すぎる」「人権制限が遅すぎる」「緊急事態制限を出してくれ――――――――!」
マゾばっかりだ。リスクのない自由なんてない。「コロナのない管理社会」と「コロナもある自由社会」なら、わしは「コロナもある自由社会」を選ぶ。だってコロナってインフルエンザより小物だから。
こういう意見は今の日本では異端すぎて無視される。

2020.04.06（月）　モーニングショーがやっと死者数の少なさに気づいた

今日の『羽鳥慎一モーニングショー』は、政府に対して、文句文句文句、文句のオンパレードで本当に五月蠅かった。よく年寄りは、あんな文句番組を見ていられるなあ。
わしが見るのはあの番組が最もコロナヒステリーが進行していて、大衆の不安を煽るアジテーターの役割りを果たしているからだ。ヒトラーが五月蠅いからといって、チェックせずに放っておいたら、ユダヤ人を収容所に送り込む集団殺人国家になっていたという歴史に学ばなければならない。コロナ陽性を検査で炙り出して隔離しろという考えも、ユダヤ人を炙り出して隔離しろという考えにそっくりだから驚く。
番組の最後でようやくコロナの「死者数」が他国に比べて抑えられているという事実に、山口真由が着目したが、それに玉川徹が奇妙な反論をしかけたところで番組が終わってしまった。実はこの番組、徹底的に「感染者」の増加のみをクローズアップして恐怖を煽り、視聴率を上げてきた。「死者数」に注目させたら、途端に破綻してしまうからだ。
玉川が言おうとしたのは陰謀論である。毎年、肺炎で10万人も死んでいるから、その中にコロナ感染者が含まれているはずだという根拠なき陰謀論である。他国に比べて日本のコロナ「死者数」の少なさは、驚異的だからだ。
だから、アメリカも玉川も「日本の検査数が少ないから」と言うのだが、それでは「死者数」の少なさを説明できない。検査はしてもしなくても、感染者は増え続けるのであって、感染経路は追えるはずがなく、結果としてインフルエンザの感染者数1000万人まで増えても何ら不思議ではない。
問題は「死者数」なのだ。イタリアもアメリカも、日本人(アジア人)をコロナで差別していたのはつい数週間前だ。コロナ感染は日本が先行している。日本が先行していて、アメリカが遅れて感染が始まり、あっという間に日本の「感染者数」も「死者数」も抜き去っていったのだ。
当然、アメリカの惨状は「国民皆保険」がなく、貧困層は医者にかからず、医療体制が遅れているというアメリカ特有の事情がある。肥満体が多く、不潔で、マスク着用の習慣もなく、キス・ハグ・ビズの濃厚接触は当たり前という国民性が、コロナウイルス増殖の最適の環境になっている。それがアメリカの惨状の原因だ。日本がアメリカのようになるという根拠はないのだ。
医療崩壊になるのは、感染者を強制的に入院させるからであって、ベッドが足りなくなるのは当たり前、医療のマンパワーが無駄に裂かれるからだ。医療は徹頭徹尾、重症者に注がれるべきであって、「死者数」を減らすことに全力を尽くした方がいい。軽症者は自宅療養、他人に感染させないように自分で自分を管理しておくしかない。そうやって軽症者・あるいは無症状の人は、いずれ回復し、「集団免疫」を獲得した戦士に変身して、感染を止める壁になるのである。

2020.04.07(火) 「王様は裸だ」には覚悟が要る

しかし、政治家・医者・マスコミ・言論人・芸能人から大衆まで、ほとんど全国民が「コロナ恐怖」と「自粛待望」「強権発動支持」に傾いても、わしはますます言い続けねばならない。この同調圧力に「わし個人としては」屈するわけにはいかない。
「王様は裸だ」と言い続ける覚悟をした時に、読者をすべて失ってもいいという覚悟はとうにしている。ボリス・ジョンソンのように、わし自身がコロナに罹って重症化して死んだとしても、「私」と「公」は別だから、「もう入国してしまったコロナはインフルエンザと同様に共生するしかなくなった」という「公的」なわしの考えが変わることはない。

2020.04.07(火) 玉川徹、国民は賢いか?

『羽鳥慎一モーニングショー』でようやく青木理が「緊急事態宣言が遅すぎると下からの突き上げで権力に決断させたことに危惧を覚える。マスコミはこれでいいのか?」と懸念を示した。これはとても良心的な意見である。
だが、玉川徹は「国民は賢い。むしろ下からの圧力で、権力に決断させたことが素晴らしい」と言って、青木の意見を封じた。戦前と全く同じ構図が出現している。戦前のマスコミは、軍の批判をすると、読者が減ったのである。国民が圧倒的に戦争を支持したから、マスコミは部数欲しさに戦意高揚記事を書きまくった。
「鬼畜米英」「欲しがりません勝つまでは」「ぜいたくは敵だ」「権利は捨てても義務は捨てるな」
視聴率欲しさにコロナ危険を煽りまくっている玉川徹と全く一緒である。
「鬼畜コロナ」「欲しがりません勝つまでは」「自由は敵だ」「私権は捨てても自粛は捨てるな」
戦前の反省に立てば、国民は非常に感情的で危うく、マスコミは権力を監視して、正しい情報を国民に与え、自分の頭で考えて、判断させねばならないということになるはずだ。モーニングショーはコロナ恐怖を煽りまくって、視聴率を上げているので、「他国に比しての日本の死亡者の少なさ」を報じない。「インフルエンザの感染者は毎年1000万人。関連死1万人の現実」を報じない。「PCR検査は命がけで、ひとり検査する度に防護服を脱いで、新しい防護服に着替えるので、一日10人が精一杯なのに、膨大な患者予備軍が殺到している」という現実を報じない。
視聴率のために、異論を許さない空気がマスコミには出来上がっているのだ。

2020.04.07(火) 緊急事態宣言の驚き

緊急事態宣言を出すのが「遅すぎる」と言うのが流行らしい。アホか!
安倍首相が緊急事態宣言の中で言っていたが、「このままのペースでいけば1か月後の感染者が8万人になる」そうだ。専門家の後ろ盾があっての発言だから、それが専門家の予想なのだろう。多分、『羽鳥慎一モーニングショー』では「1か月後に8万人!」と煽るのだろうが、わしはあまりの少なさに拍子抜けした。
インフルエンザの感染力なら1月〜5月初めまでなら、400万人に達するはずなのに、コロナは5月初めにま

だ8万人か!!(注・実際の1か月後・5月7日の感染者数は1万5382人だった)
いかにコロナの感染力が「日本では」弱いのかが分かった。「日本では」という言葉を強調しておく。アメリカでは現在、感染者数が36万人だが、どうせ日本は検査数が少ないからと言うだろうから、では死者数を比較しようか?
日本は死者69人だが、アメリカは7087人だ。日本より後にアメリカはコロナ騒ぎが始まったのに、あっという間に日本を抜き去っていった。「今のアメリカは日本の3週間後の姿」って何だ?　頭がオカシイのか?
イタリアのコロナ死者は1万4681人、スペインは1万0935人、フランスは6507人、中国は3326人。
日本とは桁が違うんだよ。たった69人の死者で、日本は緊急事態宣言を出す必要があったのか?　「遅すぎる」と言った奴の名を覚えておいた方がいい。

2020.04.09(木) 岡田晴恵の専門知は「専門バカ」である

『羽鳥慎一モーニングショー』の岡田晴恵が最近、「私たちはサイエンスだけ言っていればいい」と言い出した。一見、正しそうに見えるが間違っている。なぜなら「日本もニューヨークのようになる」という見解が間違っているからである。それは、岡田の専門知では捉えきれない政治や社会分析の分野になるので、感染症の専門知だけでは分析できない。専門家は往々にして、「専門バカ」となり、総合知に欠けるのがダメなのだ。
岡田晴恵という「専門バカ」に完全に寄り添った玉川徹は理系の人間にしては相当なバカで、未だに「感染者数」を絶対にしているが、日本の「死者数」の少なさを分析する知性を持たない。「死者数」の少なさを突かれたら、肺炎患者にカウントしてるからだというネトウヨ並みの陰謀論を持ち出してしまう。玉川は、むしろ「死者数の少なさ」を直視したら、危機感を煽れないというエゴイズムが働いて、客観性を完全に失っている。すなわち、理系の態度ではない。
岡田晴恵が二流なのは、サイエンスしか考えない上に、総合知に欠けている点なのだ。おそらく政府の専門家の方が、「専門バカ」に陥らず、総合知も働かせて考えているのではないかと推測する。ただし、勇気がないから、「コロナ・ウイルスは、最終的には、インフルエンザ・ウイルスと同じ道を辿るしかない」ということが、言い出せないのだろう。感染者数を抑えるなんてアホだ。日本でも、とっくに10万人以上に感染してるだろう。

2020.04.10(金) 医療関係者は英雄である

医療関係者への差別が拡がっている。「コロナ恐い、コロナ恐い」とテレビで宣伝するから、コロナ患者を触った医療関係者に接近したくないと思うバカが出てくるのだ。「PCR検査が足らない、もっと増やせ、もっと増やせ」と玉川徹や岡田晴恵がしつこく言うから、技師たちが不眠不休で検査をやらなければならなくなる。出産したばかりの女性まで駆り出されて、赤ちゃんの顔も見られずに検査ばっかりやらされている。この時点でもう医療崩壊している。
そんな医療への過剰な負担を望む世論の中で、新コロナの死亡者が85人というのは驚異的に少ない。
わしは喘息持ちだが、喘息の年間の死亡者は1500人にのぼる。インフルエンザの死亡者と比べても、喘息患者の死亡者と比べても、新コロナの死亡者は圧倒的に少ない。日本の医者や医療関係者は、やはり外国に比べてはるかに優秀なのだ。
「コロナ恐怖パニック」の中、現場で戦っている医療従事者たちは、英雄である!　心から感謝する。

2020.04.11(土) 自粛を止めて、経済を回すべし

たとえノーベル賞学者が「コロナが脅威」と言っていようが、もはや「デマ恐怖」だとわしは確信しているので、微動だにしない。
「自粛なんか止めろ!　これは巨大な悪である!」
国内のコロナ感染者数は5347人、死亡者数は88人。だが実際の感染者数はとっくに5万人を突破しているはずで、1000万人までは増えるのだ。そこまで増えなきゃコロナはインフルエンザより弱小のウイルスということになる。PCR検査なんか何の役にも立たない。医療崩壊を招くだけだ。
医療関係者は重症患者だけに全力を注いでくれればいい。死者数だけが重要であり、現在の日本の死者数88人、例え100人以上になっても、この増加ペースの遅さは、海外に比べて驚異的である!　死者数は誤魔化せないし、死者数の少なさが都合の悪い「デマ恐怖」の拡散派は、肺炎死の中にコロナ死がいるんじゃないかと陰謀論を唱えているが、厚労省がこれを否定している。肺炎死もPCR検査をやっているという。
コロナの死者数が世界一少ないとなれば、日本の快挙である。医療スタッフに表彰状をあげたい。どうせ感染者は増え続ける。自宅療養しておけばいい。緊急事態宣言やっても、自粛を要請しても無駄!　ならば

経済を回した方がいい！　補償なんか無駄！　自粛を止めて、経済を回す！　それしかない！　「集団免疫」で必ず感染も止まる！

2020.04.14（火）　致死率20倍？　日本の致死率は？

『羽鳥慎一モーニングショー』を見てたら、「コロナの致死率はインフルの20倍」と中国の研究者が言ってるらしい。またまた国民を震え上がらせるネタを見つけて、番組としては喜ばしいことですな。だとしたら、わしの脳裏に一瞬にして浮かぶのは、「何で日本だけ、致死率が異様なまでに低いのか？」ということだ。日本の場合、感染者が増えれば増えるほど、死亡者の少なさが目立っていって、致死率が低下する一方になる。そこをこの番組は絶対に隠蔽せざるを得ない。

　モーニングショーは、安心材料を報道したら、視聴率が取れないからだ。恐怖だけが番組の生命線で、番組のスタッフは恐怖材料だけを血まなこになって探している。そもそもコロナはグローバリズムを崩壊させたウイルスである。

「致死率20倍」が果たしてグローバル標準となるのか？　という問いを立てなければならない。ましてやアメリカ標準の思考はバカの極致である。

　日本が凄いとは絶対認めたくない連中が、左派だけじゃなく、右派にも出てきたのがコロナ騒動の面白いところだ。わしはナショナリストゆえに、今こそ日本の誇りを信じなければならない。5月から『週刊SPA!』で描き始める『ゴー宣』のコロナ論では、日本だけが凄いという合理的な理論を説明することになるだろう。

2020.04.15（水）　わしの予言通りに事態は進む

　結局、わしの予言通りに進んでいる。わしは「集団免疫」と「重症者のみに絞った医療で死亡者減らし」の2点に集中すべきと言ってきた。インフルエンザ並みの1000万人に感染するという想定でいけば、クラスター潰しは無効になるし、感染経路も追えなくなる。当たり前だ。新型コロナウイルスの撲滅は絶対無理だから、最後は「集団免疫」で妥協するしかなくなるのだ。

　そして医療崩壊は、病院にコロナ感染者を入れるからであって、重症者の入院ですら、特別な病院で治療するしかない。一般の病院は通常運転をして、コロナ以外の患者を治療できる体制を守ってもらいたい。

　軽症者は自宅療養、無症状者は経済活動をすべし。無症状者が他人にうつすのは「集団免疫」を作るためには必要。老人は恐がって家から一歩も出ないから、現在は老人の感染者が少ない。どっちみち、わしの言った通りの方法を選ばざるを得なくなる。

　経済崩壊で大恐慌以来の大不況が来る。経済を一刻も速く回すことが一番大事なことだ！

2020.04.15（水）　恐怖は常識を破壊する

「対策なければ死者41万人」ってアタマおかしいだろ。原爆2個落とさなきゃ殺せない人数だぞ。今のコロナ死者が119人だからな。これが41万人に跳ね上がるって、人前で、真顔でよく言うよ。

　世界でも現在の死者は11万人なのに、日本だけで41万人って、普通なら口にしたら病院に連れていかれるだろう。それが「常識」というものだ。それをまたマスコミが真に受けてニュースとして報道しちゃうんだから、もはや完全に「常識」が崩壊しているね。

　かつてオウム真理教の信者が異常なことばっかり言っていたものだが、当時はまだ「常識」のある者もいたから、信じなかったし、怒る者もいた。今は国民全部が「恐怖のサティアン」に拉致監禁されているようなものだから、自分の異常さに気付かないんだろう。コロナの恐怖に「集団感染」していて、「感染経路」が追えないくらいになってしまった。

「119人vs 41万人（原爆2個分）」

　恐怖感のハイパーインフレが起こっている！　明日はどんな恐怖情報が出てくるだろう？

「小林よしのりがコロナに感染しました」

　これがいっちゃん恐いね。

2020.04.16（木）　愉快犯

「何も対処しなければ42万人が死ぬ」という西浦博の発表について、さすがに岡田晴恵は全面肯定できないらしい。だが、危機を煽るには効果的だから擁護する論法を考えた。

「今後、新型インフルエンザが出たら、17万人から64万人が死ぬと厚労省は推計しているから、新型コロナで42万人という数字も真っ向から否定すべきものではない」という詭弁だ。「今後、新型インフルエンザが出たら」というのは、「今までなかった毒性の強いインフルエンザが出たら」という意味だろう。そりゃあ、そうだろう。未知の強毒性のウイルスが侵入する危険性は常にある。
　だが、新型コロナはすでに見えているデータがある。この時点で、今までのインフルエンザと大した違いはない。2009年に新型インフルが出た時は、国内の感染者が2000万人に達したが、コロナはそこまで行きそうにない。わしはあくまでも「日本では」という限定を付けるが、何も対処しなくても、新型コロナは42万人の死者など出ない。
　ただし、「医療崩壊」が起これば、かなりの死者も出よう。医療崩壊が起こる危険性が出てきたのは、マスコミが「恐怖」を煽ったからだ。岡田・玉川は「愉快犯」だとわしは思っている。

2020.04.17（金）　国民一律10万円より、医療関係者の給料を爆上げ

　小さなマスクを2枚ずつ配ったり、国民一律10万円給付したり、ナンセンスなことばっかりやってるが、そのカネを全部、医療機関に寄付したらどうだ？　医療用資材を徹底的に揃えて、コロナ対策をしている医療従事者には、最低200万円の給料を与えればいいじゃないか。自宅に戻らずホテルに泊まる医者は宿泊費を全額、国が補償すればいいし、最先端で戦う医者には月額1000万だろうと2000万だろうと補償してやればいい。
　医療崩壊が起こらないことが一番大事なんだから、基本的には病院内にコロナの軽症患者は入れてはならない。院内感染が拡がるとマズい。重症化した患者だけを特定の病院で診ればいい。あとの軽症者は自宅療養しかない。どっちみち隔離施設が追いつかなくなる。
　隔離施設に医者や看護師の手が取られるのは無駄だ。医療関係者は全員、通常通りの患者を診て欲しいし、特定病院でコロナの重症者を死亡させないように全力を尽くして欲しい。
　医療崩壊だけは避けなければならない。コロナ対策の現場に湯水のようにカネを注ぎ込んで欲しい。国民一律10万円なんか要らない。

2020.04.18（土）　軽症者にはPCR検査を推奨しない

　昨日、ようやく日本感染症学会と日本感染環境学会がPCR検査を否定する見解を発表した。軽症者には推奨しないそうで、医療崩壊を防ぐために重症者の治療に特化することを提言した。わしが言ってきたことと全く同じ結論になった。
　舘田理事長は「不安な気持ちは分かるが、治療法もなく、軽症でも入院が必要になるなど、医療資源を逼迫させてしまう可能性が学会では危惧されていた」と言っている。
『羽鳥慎一モーニングショー』ではPCR検査を全国民に徹底すべしと大合唱だったが、岡田晴恵や玉川徹の抗弁が月曜には見られるのだろうか？　貴重な医療資源を逼迫させたのは、大衆をパニックに追い込んだ岡田・玉川である。
　PCRの検査対象は「入院治療の必要な肺炎患者で、ウイルス性肺炎を強く疑う症例」と規定したから、やはりCTスキャンからPCRの流れだ。これが一番手っ取り早いと思っていたから、次号のライジングでは、泉美木蘭さんにCTについて書いてもらっている。
　感染症の2つの学会が不徹底なところは、未だにPCR検査の陽性者を隔離して、医療資源と人材を使うことを認めている点だ。軽症者にはPCR検査を推奨しないなら、隔離場所も必要なくなる。そのうち軽症者は電話で相談の上、自宅療養が普通になるだろう。スマホかパソコンで診断できるようになれば、便利なんだが。

2020.04.20（月）　赤江珠緒の家族感染について

『羽鳥慎一モーニングショー』が失速し始めた。赤江珠緒の家族感染の解決策を出せなかった。珠緒さんが熱を出せば、赤ちゃんの面倒はどっちみち見られなくなる。本当は若い親戚や知人がいれば、赤ちゃんはあずけた方がいいのだ。大量に飛沫を浴び続けた赤ちゃんが感染しないのかどうか分からない。だが、感染の恐怖を煽り続けたため、赤ちゃんをあずかる人も恐いだろうし、あずける側も迷惑をかけたくないと意地になる。
　コロナ感染は悪・恐怖というイメージを作り上げたコロナの女王・岡田晴恵と玉川徹の罪は重い。インフルエンザなら、赤ちゃんあずかって感染させられても、あずけた親を罪びとのように責めることはなかろう。
　データを見ればいい。コロナの感染力は日本ではインフル以下だ。未知のウイルスだから、これから威力を増すかもと言い続けるのは簡単だが、机上の空論では目の前の赤ちゃんは守れない。わしが赤江珠緒の知人なら、喜んであずかるがな。

2020.04.21（火） 『羽鳥慎一モーニングショー』が事実を隠蔽した

自警団モーニングショーがまたペテンをやった。カリフォルニアの米スタンフォード大の調査では、コロナの感染者数は公式発表の50倍から80倍である。これは納得できる。日本の感染者もインフルエンザの1000万人まで伸びても不思議ではないのだ。

問題は「致死率」である。スタンフォード大の調査では、致死率が0.2％未満だったことが判明している! これを羽鳥モーニングショーは隠蔽した!　まったくペテンである。感染者数50倍だけ報じて、致死率0.2％は脅威を煽れないから、隠したのだ!

人の生死にかかわる情報で、自分たちに都合の悪いデータを隠すのは最悪の所業である!　アメリカのような貧困層が劣悪な環境下にある社会で致死率0.2％ならば、国民皆保険のある日本の医療システムとの差を考慮すると、日本の致死率は0.1％くらいにしかならないはずだ。日本でコロナに1000万人感染して、致死率0.1％なら、死亡者は1万人になるが、これはインフルエンザの死者数と同数である。だが、コロナの今の感染者数は1万人超えたばかりで、指数関数的に伸びてないから、12月末までに1000万人に達するのは不可能である。

まさかとは思うが、100万人にも達しないかもしれない。だとしたら致死率0.1％なら、死亡者は1000人にしかならない。今日現在のコロナ死者数は231人だから、いくら何でもあと8か月で1000人は少なすぎる。わしは5000人になっても驚かない。

とにかくコロナはインフルエンザの死亡者1万人に完全に負ける。義務教育で習った算数の知識があれば、専門家の誤りくらい指摘することは出来るのである。すべては義務教育だ!　義務教育だけはしっかり習わせろ!

2020.04.24（金） 今日の『羽鳥慎一モーニングショー』の異常ぶり

『羽鳥慎一モーニングショー』のヒステリーもそろそろ行き詰まり感がある。看護師がPCR検査で陽性が出たら、軽症・無症状でも、絶対、患者を救ってはいけないとしたら、医療崩壊は必至である。目の前にいる患者を見捨てて、戦線離脱していいなら、医療崩壊は避けられない。

「われは心より医師を助け、わが手に託されたる人々の幸のために身を捧げん」

だから軽症者を入院させるな、医療従事者の給料を200万以上にしろと言ってるのだ。自宅で急死した人が出たからと言って、自宅療養を否定するのは異常である。病院か隔離部屋で管理すべきというのは、大人に対してやるべきことではない。スーパーの並び方を事細かく指示する神経も異常である。子供に指示するスパルタ教師みたいで気色悪い。

経済のために短期間一気に自粛しろと玉川徹は言うが、もうすでに経済や文化に度外れた打撃をあたえているし、「抑圧政策」をやるなら、1年中、自粛するしかない。短期間を「抑圧」してもコロナは根絶できない。玉川が呆れたのは、コロナは交通事故より致死率が高いと言ったことだ。交通事故は毎年3000人が死んでいる。コロナの死亡者は現在、287人である。

政府が「抗体検査」を急いでいるらしいが、それは出口戦略を探っているからだろう。外国では15％が抗体持っていたらしいが、集団免疫を作る60％にはまだまだにせよ、日本でもそのくらいなら、致死率がえらく低くなる。それを根拠に段階的解除に舵をきるか?　モーニングショーのヒステリーも出口戦略を考えないとなぁ。

2020.04.26（日） 殺人餅を根絶せよ

東京都の新たな感染者数が72人、激減した。休日とはいえPCR検査は増やしてたはずなのに、この激減幅は大きい。だが、市中感染はもっと拡がっているはずなのだが、この激減は残念だ。「集団免疫」に至る速度が遅れてしまう。だらだらと微増するのは、まどろっこしい。まさか紫外線でコロナの奴、死んでいるのか? 先ほど泉美さんから、1月は餅詰まらせて死ぬ人が1500人もいたと連絡があった。冗談ではない。喘息の死亡者は1年で1500人なのに、餅詰まりの死亡者はたったひと月で同数か!

許せん!　餅め〜〜〜〜〜〜〜〜〜っ!　コロナの死亡者だって、まだ334人なんだぞ。圧倒的に餅の方が恐い!　殺人餅だ!　餅と戦え!　餅を根絶しろ!　1月は緊急事態宣言を出せ――――――っ!

2020.04.27（月） 資本主義を守れ!

『羽鳥慎一モーニングショー』の岡田晴恵やニューヨークの病院で働いている医者や看護師が「ニューヨークの今の惨状は2週間後の東京だ。地獄になる」と言っていたが、今日がその2週間後だ。

日本全国の死亡者数はこの4か月間で累計348人となった。東京の死亡者数は累計100人である。圧倒的に少ない。米国の死亡者数は53511人。ニューヨークは未だに一日367人の死亡者が出ている。日本は4か月で死亡者348人なのに、ニューヨークは1日で367人なのである!
　それでも、ニューヨークのクオモ知事が段階的に経済活動を再開するそうだ。コロナに対してあれほど断固とした抑圧政策をとっていたクオモ知事でも、経済を崩壊させてはいけないという政治家としてのバランス感覚は持っている。
　ところが日本は一日14人とか、多くて30人の死者で、経済崩壊への道を選択しているのだ!　完全にバランス感覚が狂っている。今までの新自由主義的な医療費削減政策のせいで、病床数が足らないとか、技師が足らないとか、ICUが足らないという状態になっていて、それが医療崩壊の危機を招いているが、この危機はそれだけではない。マスコミがコロナの恐怖を煽り過ぎたために、保健所の電話が繋がらなくなり、危機的な状態のコロナ患者を死なせてしまったのが最近の50代の男性の例である。
　マスコミがコロナ恐怖を煽り過ぎたために、コロナ対策の最前線で戦う医師や看護師や技師の人数が不足してしまうという現実もある。医療現場のマスクが足らなくなるのも、恐怖を煽り過ぎたせいだし、医療従事者の家族が偏見や差別に晒されるのも、恐怖を煽り過ぎたからである。
　恐怖は必ず差別に繋がる。これは当たり前のことである。政治家はこれらマスコミが洗脳して作り上げた大衆の臆病さに影響されてはいけない。
　経済の死は、人間の死である。他国は数万人の死者が出ても、経済活動を再開する。日本は他国に先駆けて、経済再開しても、まったく構わないのである!　自粛延長は絶対に止めねばならない。資本主義を守れ!

2020.04.29(水) ワイドショーのデマに惑わされるな!

『羽鳥慎一モーニングショー』で玉川徹が謝罪した。土日のPCR検査は民間しかやってないというデマを流したからだ。一日の感染者数がたった30名超なんて少なすぎると、猛烈に腹が立ったから、「民間しかやってない」という誤情報を信じてしまったのだろう。
　もともとこの番組は都合のいいデータだけ使って、都合の悪いデータは隠蔽し、そのデータの解釈も間違っているので、話にならないのだが。その謝罪の言葉の中で、「国民全員が罹ってしまうことを心配して」と言ってたが、これも間違いで、「集団免疫」が感染拡大を止めるということを、無視している。知らないのかもしれないが。
　笑えるのは岡田晴恵が夏になったら感染拡大が止まる、あるいは緩やかになるということを認めてしまっていることだ。そして秋からまた第二波か第三波が来ると言っていた。どうやら自分の出番が間もなく終わることを自覚しているらしい。岡田はコロナが紫外線に弱いと思っているのだ。
　ということは、季節性インフルエンザと同じということになる。だが、面白いのは、季節性インフルエンザの年間1万人の死亡者数に、コロナの死亡者数は届かないという事実が間もなく明らかになるだろうことだ。そうなれば完全にわしの説が、証明されることになる。政府は冬になるまでに「医療崩壊」を防ぐインフラを全力で整えなければならない。
　冬にはまだワクチン・治療薬ができてないだろうから、医療従事者の給料を驚くほど高くして、人材を集め、医療資源を万全にすることだ。そこまで見えているのなら、GW明けに経済再開はやらねばならない。
　自殺相談の電話が鳴りっぱなしになっている。失業者だけでなく、自宅軟禁のせいでDVや虐待やうつ病も増えているから、今後の自殺者は1万2万の数字じゃないかもしれない。確実にコロナの死亡者数を上回る。人の命がかかっている!　経済を再開せよ!

2020.04.30(木) 全体主義の中で

　全国の知事が緊急事態宣言の延長を求めている。この分じゃ、また政府は下からの突き上げで、延長を決めてしまうだろう。今や権力はマスコミと生命至上主義の大衆が持っているのかもしれない。専門家にも本当はわしと同じようなことを言う人はいるらしいが、もはや完全にタブーだという。もしテレビなどで「コロナは大したことない」と発言すると、コロナ自警団によって抗議が殺到し、出演できなくなるようだ。公には言えないことをわしが言っている状態で、全体主義に屈しないのはわしくらいしかいないのかもしれない。
　憲法で保障された職業選択の自由も、営業の自由も、移動の自由も奪われていく中、「言論の自由」だけは守り通さなければ、中国になってしまう。果たして2週間の延長になるのか?　1か月の延長になるのか?

2020.04.30(木) コロナ全体主義に敗北してはならない

　パチンコ店に対して「30万円で休業してくれ」と言うのは完全におかしい。30万円じゃ家賃も給料などの固定費も払えないし、「休業=倒産」なのだから、自治体は「30万円で倒産してくれ」と命令しているのだ。法的には「要請」しかできないはずで、従わなくても罰則はない。
ところが、自治体は執拗に「休業=倒産」を迫るし、従わなければ「店名を公表する」と脅迫する。しかもコロナ自警団による脅迫・バッシングが、権力を応援して、「営業の自由」を実質、放棄せざるを得なくなる。これは明らかに憲法違反である。
戦時中の全体主義もこのようなものだったのだろう。全体に従わなければ、「非国民」扱いされて立憲主義も崩壊してしまう。しかし、現代人は戦前・戦中よりも進歩しているはずと思っていたが、見事に裏切られた。
コロナよりも現代人の方がよっぽど恐い。コロナ全体主義に日本人はほとんど敗北している。

2020.05.02(土) 政府は専門家の言うなりになるな!

緊急事態宣言の延長が決まると、テレビのワイドショーや報道番組がようやく経済は大丈夫か?という視点を入れるようになってきた。『羽鳥慎一モーニングショー』もその例に漏れない。今ごろ経済を気にするとは「遅すぎる」! テレビは、飲食店だったら廃業に追いやっても良心の呵責も感じなかったのだろうが、そろそろ自分たちのスポンサーである企業が広告費を出せなくなる段階になってきたので、ヤバいと思い始めたようだ。
だが、自粛と補償はセットと主張しても、単なる偽善に他ならない。飲食店から大企業まで、莫大な損失をスズメの涙ほどの補償金で補填できるはずがないからだ! 倒産する経営者や、失業者の苦しみが分からぬなら、テレビ局を倒産させるしかない。CMを出す企業が全部手をひけば、「自粛は善」のテレビの論調も変わるはずだ。
最初からずっと言ってきたが、自粛の必要はない! 医療に何億注ぎ込んでもいいから、死亡者を減らすことだけに集中すれば、経済は普通に回せる、日本の場合は! スウェーデンが集団免疫策をやっているが、日本ならもっと死亡者数を減らして、あれがやれるはずだった。
日本の致死率は2.8%、韓国は2.3%。あれだけPCR検査を徹底させ、ITで個人情報を管理した韓国と、日本の致死率には大差がない。それどころか、人口に対する死亡者数の比率を見れば、日本が勝っているのだ。
PCR検査なんか関係ない。政府はいいかげんに専門家という専門バカの言うなりになるのをやめなさい! これもわしが最初に指摘したことだ。「総合知」を発揮しなければ、そもそも政治家の存在意義などない!

2020.05.03(日) 馴染みの店が次々閉店

愕然とするが、わしの好きな和風パスタの店が閉店になっていた。わしが必ず上海焼きそばを頼む中華の店が休業になり、暑くなると食べに行く沖縄そばの店も休業になってしまった。一昨日、食べに行ったばかりなのに。飲食店がどんどん店を閉めているが、果たして再営業できるのかどうか心配だ。
本当に酷い。デタラメな事態だ。外出自粛と営業自粛で、自粛警察を放置して、面倒な手続きと雀の涙ほどの補償金額で飲食店を次々と倒産に追い込む国と都の政策を許している大衆ってナニモノなんだ? 人はコロナを殺人ウイルスと認識していて、ど外れた「恐怖」を感じている。その「恐怖」が大衆を冷酷な鬼畜に変える。「恐怖」で大衆の脳髄を痺れさせた者は誰か?

2020.05.04(月) 安倍首相の会見はまだ専門家に阿っている

安倍首相の会見を聞いたが、こんなんじゃダメだ。ようやくコロナ根絶は不可能とわかったらしくて、それでもクラスター班が活躍できる水準まで感染者数を下げたいというのが本音のようだ。14日に再び専門家会議に諮って、条件によっては期間を待たずに解除するかも……と言っていたが、解除する「基準」について、記者が誰も聞かないのが不思議議である。
野党が「延長」自体には賛成で、補償が足りないという論法しか持たないことも全然ダメだ! 野党もクソくらえだ! 本当に怒りがこみ上げる。
「新しい生活様式」とやらを守るのなら、経済をフルに再開できることにならないし、歌舞伎や大相撲や野球に客を入れられないし、ミュージシャンは大規模のライブなんか絶対やれない。
資本主義の日常が戻らない。すでに焼身自殺する人まで出たのだ。5月いっぱい自粛が続けば、倒産・失業・自殺者がガンガン増えて、コロナ地獄ではなく、不況地獄になる。一刻も早く経済をフル活動させるしかない。まだ「自粛延長」に賛成するような者が多いということが問題なのだ。
年金生活者や大企業サラリーマンのような既得権益を持つ者が「自粛延長」を望んでいるのだろう。自分の命の延長だけが望みだからだ。経済再開への声をもっと大きくしなければダメだ! 自粛反対の声をもっと拡大しよう!

2020.05.05（火） PCR真理教のモーニングショーの異常

『羽鳥慎一モーニングショー』、日本と海外のPCR検査数と、陽性率と、死亡者数を比較する図を出していたが、あれを見て、日本の圧倒的な死亡者数の少なさに言及しないPCR真理教の岡田晴恵やコメンテーターたちに、悪寒がした。もちろん陽性率も他国に比べて低いが、それを彼らは検査数が少ないからと言うのだろう。軽症・無症状の感染者を発見して、「隔離」したいという情熱は、まるでユダヤ人を収容所に送っていた奴らと似たような心性を感じる。
　死亡者数が圧倒的に少ないなら、それでいいはずだ!　インフルエンザのように例え1000万人に感染しても、死亡者数がインフルエンザの1万人に届かないなら、それでいいはずなのだ!
　だが彼らは容赦しない。コロナの感染者に限っては、1人も見逃してはならないと原理主義を貫いている。もうすでに政府の「コロナと共生するしかない」という方針転換にも同意しないようだ。コロナ根絶は無理だと、ようやく政府が悟った。そこで経済との両立を考えた政策が「新しい生活様式」なのだ。
　まあ、政府と専門家会議としては、このくらいの妥協がせいぜいなのかもしれない。恐怖に駆られた大衆の風圧が強すぎるからだ。その代表が『羽鳥慎一モーニングショー』である。
　だが、死亡者数が少ないというありがたい現実をまだ軽視して、経済を全開にするのをためらっている。これではまだまだ倒産・失業・自殺の連鎖は止まらない。
　わしの主張は最初から一貫している。経済全開こそが人の命を救う。コロナの死亡者より、もっと多くの人の命を救う。そして医療のパワーを重症者に集中すれば、必然的に高齢者の命も救うというのが、わしの一貫した主張だ。最後にはわしが正しいことが証明されるだろう。

2020.05.06（水） 岡田晴恵＝麻原彰晃、玉川徹＝上祐史浩

『羽鳥慎一モーニングショー』はオウム真理教の洗脳ビデオそっくりだな。
「コロナ恐いぞ、コロナ恐いぞ、東京も2週間後にはニューヨークになるぞ、地獄になるぞ、PCRしか救われる道はないぞ、陽性率が信用ならんぞ、でも大阪の陽性率は信用できるぞ、科学的根拠はなくて印象で評価するぞ、サイトカインとか細部にこだわっても恐怖を持続させるぞ、コロナ恐いぞ、コロナ恐いぞ、でも夏になればコロナは弱体化するっていつの間にか認めてるぞ、科学的根拠はアメリカの発表だけだぞ、データ見て信じたわけじゃなく、なんとなくそう思うんだぞ、インフルエンザと同じと内心思ってるからだぞ、コロナ恐いぞ、コロナ恐いぞ」
　最近は岡田晴恵が麻原彰晃に、玉川徹が上祐史浩に見える。データをしっかり見ると、現在の感染者数が2週間前の結果なら、もうコロナは終わっている。5月末までの自粛なんて、超ナンセンスでバカバカしい。国に逆らって自治体の長が勝手に判断するのなら、自治体の長に逆らって個人が勝手に判断してもいいはずだ。
　レストランと飲食店を真っ先に再開してくれ。次に映画館も再開してくれ。デパートも再開しないと、わしのシルクのパンツが買えない。自粛を破れ――――――!

2020.05.07（木） データ無視の感染症専門家を軽蔑する

『羽鳥慎一モーニングショー』の「データ無視」が甚だしい。そもそも専門家会議も「発症日ベースでの流行曲線」のデータを公表していながら、4月1日のピークアウトを無視している。岡田・玉川に至っては、このデータも無視してるし、なにより毎日発表される感染者数や死亡者数の減少を完全無視して、PCR検査に耳目を逸らして恐怖番組の延長を謀っている。
　今日はWHOの渋谷とかいうイギリスかぶれを出してきて、「国民全体のPCR検査」を主張させたが、そんなバカなことは100%不可能で、アホの提言である。しかも、日本の死亡者数の少なさを証明するデータが不満のようで、今度は「超過死亡」を調べるべきと言い出した。「超過死亡」なら先手を打ってもう調べている。
　2月に一時、超過死亡が増えたが、3月以降は例年より激減している。日本人の衛生観念が強化されて、肺炎死につながるあらゆる病気が抑制されてしまったのだ。とにかくいわゆる専門家連中はとことんデータを無視している。データを無視する科学者なんていていいのか?
　日本のクラスター対策班の西浦がマネしたイギリスのファーガソン教授は「何もしなければイギリスで50万人死ぬ」と言っていたが、この人は狂牛病でも鳥インフルでも新型インフルでも、常に予測を外した専門家で、しょせん専門家はこういうレベルなのだ。
「2週間後は東京もニューヨークの惨状になる。地獄になる!」と予言した岡田晴恵もそうだが、感染症の専門家は誰も彼もノストラダムスの大予言をするカルト専門家ばっかりだ。政府も国民もこれに騙されて怯えきって自粛してるのだから一億総カルト信者になってしまった。本物の専門家がやらないなら、わしがやるしか

ない。データの読み方を教えてやる!

2020.05.08(金) 今年の新コロはもう終わった

『羽鳥慎一モーニングショー』、今日もPCR真理教で、狂気の暴走中だった。ノーベル賞学者までのせられてるんだから滑稽だね。この番組は権威主義を破壊するから面白い。国民全部がPCR検査なんてどうやってやるんだよ? 全国で、全国民が、一斉に検査しなきゃ意味ないぞ。検査の翌日に感染したらどうするんだ? それを防ぐには、全国で、1週間ごとに一斉検査するしかなくなるぞ。そうやって陽性反応が出た者を隔離できるのか?

週刊現代にすでに760万人以上感染してるという情報が出てるらしいが、そりゃ不思議じゃないよ。新型インフルエンザのときは、2000万人感染したんだから。760万人を一斉に隔離するのか? その半分の350万人でも隔離できるか? 50万人でも隔離できるか? 寝言は寝て言え!

「外国はPCR検査が多いから先進国、日本は少ないから後進国」???

どこまで自虐史観なんだ? 死亡者が圧倒的に少ない日本こそが先進国だ! PCR検査なんかやらずに死亡者を奇跡的な少数に抑え込んだ医療関係者を侮辱するな! 彼ら彼女らの医療技術と、冷静な苦闘の勝利こそが、先進国の証しだろう! だから政府は、医療関係者に毎月200万円のリスク手当を出せ! 新コロ感染はすでに収束に向かっている。インフルエンザと同様にまた冬に流行るから、医療資源を充実させておけばいい。

経済は一刻も早く回せ! もう国や都の自粛要請は無視して店を開けろ! 外出しても行く所がないんじゃどうしようもない。高級レストランを再開しろ! 飲食店も再開じゃ! 映画館を早く開けろ! 今年の新コロはもう終わったぞ!

2020.05.13(水) 暑いならマスクをするな、ステイホームはもう言うな

今日の『羽鳥慎一モーニングショー』は、検査、検査、検査、隔離で終わってしまった。政府の専門家会議に加わった小林慶一郎という経済学者は、経済の専門家のくせにPCR検査の徹底と陽性者の隔離を唱える見当はずれの人物で、意味がない。政府もアホなら野党もアホで、マスコミもアホなら大衆もアホ。どうにもならんのよ。

しかしこの暑さでジョギングするのも気が知れないが、マスクして走ってるのだから真面目なのか気がふれてるのかよく分からんな。そんなに走りたいならマスクをはずせばいいじゃないか。これから暑くなるんだから、外出するときはマスクはずさなきゃ、熱中症で救急搬送されたら医療崩壊だぞ。

どんなに感染者数が低くなっても、「気の緩みはいかん」と都知事は言い続けるし、「うちの県に来るな」と県知事が言っている。「国民の移動の自由」をいつまで奪うつもりか? 「移動の自由」がなければ、ホテルも破綻するし、観光業も破綻するし、JRも航空会社も破綻して、失業者が溢れるだろう。バカなんじゃないか、こいつらは。感染者がゼロになったら、「さあ、気を緩ませてください」と言えるのか?

「気の緩みはいかん、気の緩みはいかん」。たかが珍コロナで、よくそこまで自粛警察をやれるものだ。

それを死んでも守ろうとするバカ大衆がいるのも問題だし、「ステイホーム」ばっかりYouTubeで言ってる芸能人もバカタレだらけだ。芸能人はどうやって食ってるんだ?

2020.05.18(月) コロナ脳はまだまだ解除できない

『羽鳥慎一モーニングショー』、抗体検査の陽性率0.6%は岡田も玉川も素直に受け入れるらしい。つまり東京で8万3000人がすでに感染し、抗体を持っていたということだ。わしはもっと多いと思っていたし、多い方が集団免疫に近づけるからいいと思っていた。

だがこの結果は少なすぎる。岡田・玉川にとっても少なすぎるという思いだろうが、わしとは真反対の感情だ。岡田・玉川は「新コロはもっと強力で恐いウイルスであってほしかった」ということだろう。そこで「まだ流行してなかった」という結論になる。二人は早くも次の「本気の流行」への期待を高めている。

わしは新コロなんてインフルエンザより弱いとずっと言ってきた。ところがわしの予想を超える弱さだったから、驚いているのだ。一体、こんな弱毒性のウイルスで緊急事態宣言を出し、自粛を強要して、倒産・廃業・失業を出して、経済に打撃を与えた意味があったのか?

番組では「集団免疫を獲得しないと収束しない」と言いながら、「PCR検査で無症状者まで隔離すべし」というさらに強硬な政策を唱える岡田・玉川だったが、これを野放しにしていいのか? そして、クラスター班の西浦の数理的計算とグラフでは、自粛を解除すれば、6月にも新コロはリバウンドして、また自粛を要請されることになる。それが嫌なら、これから1年か2年は「新しい生活様式」を受け入れて、我々は行動変容しなけれ

ばならない。
　資本主義は今後も萎縮していくことになるのだ。コロナ脳の洗脳はまだまだ解除できないようだ

2020.05.24(日) コロナ禍はまだまだ終わらない

　明日にも緊急事態宣言が解除されるそうだが、しっかり洗脳された人々の「コロナ脳」が解除される日は遠い。6月は自粛で「抑圧策」を採ったリバウンドがないかを恐る恐る探る日々が続くだろう。韓国で1人の無症状感染者から4次感染まで続いて、200人ものクラスターが発生した件があったように、日本でも散発的に似たようなことは起こるし、そのたびに羽鳥コロナショーで玉川が騒いで脅すだろう。街で99%の者はマスクをしていて、マスクをしない者は危険人物あつかいになる日々は変わらない。
　7月には休業していた店が通常営業をほとんど開始しているだろうが、「新しい生活様式」とやらが浸透してきて、フルパワーで商売が展開されるわけではない。映画館も満席を許されないし、「満席に出来ない商売」では、赤字経営にならざるを得ず、経済全般が縮小したままで、倒産が目立ってきて、失業者もどんどん増えていく。なにしろ外国人が来ないから、ホテルも部屋が埋まることはなく、赤字経営が続く。さらに危ないのは航空業界で、国際線は動かないから、国内だけで利益を出さねばならぬのに、満席にすることは出来ない。グローバリズムに依拠して、生産拠点も市場も海外に依存していた大企業も、赤字経営が続いてリストラするしかなくなる。7月もどっぷりコロナの非日常は続くのだ。
　8月になっても、大相撲も甲子園もないのだし、お盆に帰省しようにも、新幹線も満席には出来ないし、自家用車を使う人が増えるので、大渋滞になるだろう。そこまでして帰省しても高齢者に会うことは危険だし、やっぱりリモート帰省になってしまう家庭も多いだろう。子供は学習の遅れを取り戻すために、通学する地域が多いだろうし、帰省どころじゃなくなるかもしれない。そのようにして8月もコロナの非日常は続くのだ。
　9月になれば台風の被害で、避難場所が「密」になることを警戒せねばならず、万が一、大地震でも来たら、悲惨の極みになるだろう。ワクチンが開発されたというニュースばかりが飛び交うが、それが病院に出回ることはまだなく、秋冬のコロナ流行に備えることが大きな課題になり、そろそろ岡田晴恵が再登場し始める。
　10月になれば、コロナの第二波が巨大なものになるという風評が飛び交い、来年の東京オリンピックは4年後への延期が決定して、スポーツ界に失望が拡がる。安倍政権の支持率が10%まで落ち込み、退陣して、総裁選が行われることになる。
　11月はコロナより先にインフルエンザの流行が始まり、これをコロナと混同した報道が羽鳥コロナショーで展開され、一刻も早く緊急事態宣言を出すべきだという声が再び高まり、世論に屈した新政権がまた国民に自粛を強要することになる。今年はレコード業界も新曲を発売できず、ヒット曲もなかったので、レコード大賞も紅白歌合戦もない年末を迎えることになる。
　暗い暗い1年がこうして過ぎていくことになる。

2020.05.25(月) PCR検査を国民全員にという原理主義も崩れた

　今日の『羽鳥慎一モーニングショー』のコロナ特集は短かった。昨日の東京の感染者が14人と聞いても、岡田晴恵は「気にする必要はない」と言うし、緊急事態宣言の解除を受け入れて、政治的な判断に従うつもりのようだ。相変わらず、夏の間もPCR検査で陽性者を隔離という主張を繰り返していたが、武漢の1200万人を検査する「10日間戦争」の話題で、玉川徹が「全員検査」を主張しても、岡田はそれを「非現実的」だと悟ったような口ぶりだった。岡田・玉川ともに、刻々と主張が変わっていく。
　新コロパニック報道はいよいよ終わりに近づいた。ところが「新コロ恐怖」洗脳は、もうそう簡単には解けない。1%が100万人の威力で、自粛で家に閉じ込めた国民に、3か月間「恐怖」を植えつけてしまったから、この解除はとてつもなく困難だ。しかも「自粛の効果は無意味、壮大な無駄」などという論理は、国民がもはや受け入れられない「真実」になってしまった。「ブラジル勝ち組」と一緒である。
「国民はみなよく頑張った」と玉川がえらそうに褒めていたが、あれが「洗脳固め」の手法である。
　今回「第一権力」は確実にマスコミだった。政治もマスコミに引きずられた。普段は「マスゴミ」などと言って、マスコミを批難していた右派論客やネトウヨ連中も、「コロナ恐い」に洗脳されてしまった。右派も左派も危機のときには役に立たない。
　芸能人だろうと、漫画家だろうと、職業や肩書に関係なく、「個人」で立つ者なら、真実を見ぬけるはずである。

緊急事態宣言・全国の様子、読者の目

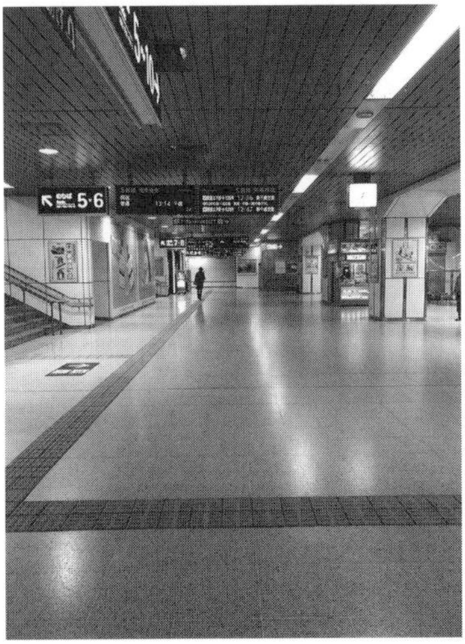

緊急事態宣言の発令によって、周囲の様子がどうなったかを報告してほしいと呼びかけたところ、全国の読者から写真が送られてきた。2020年、どれだけ異常なことが行われたのかという証拠として、ここに掲載しておきたい。

@JR札幌駅構内

札幌

@大通公園

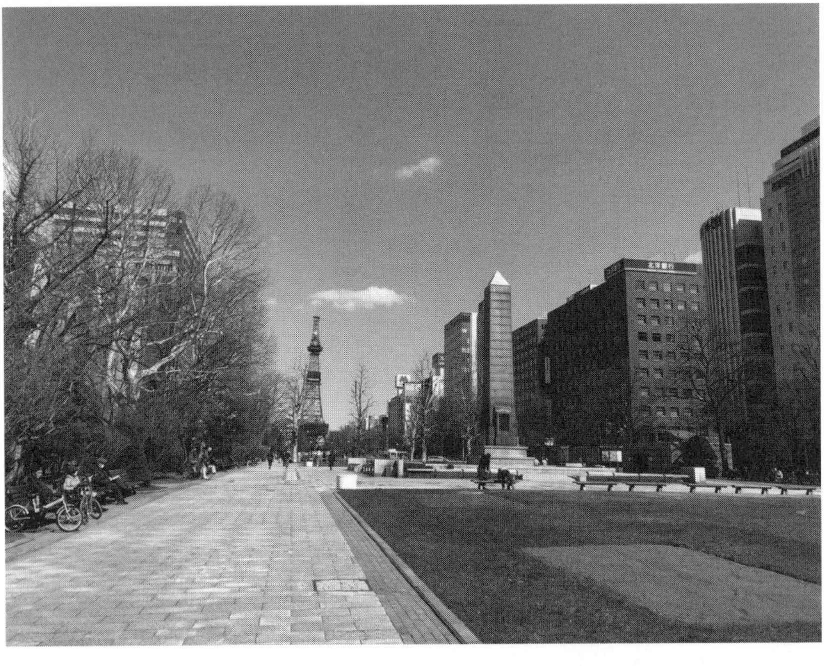

東京 4月5日（日）@新宿

「13時台にも関わらず始発前のような雰囲気でした」

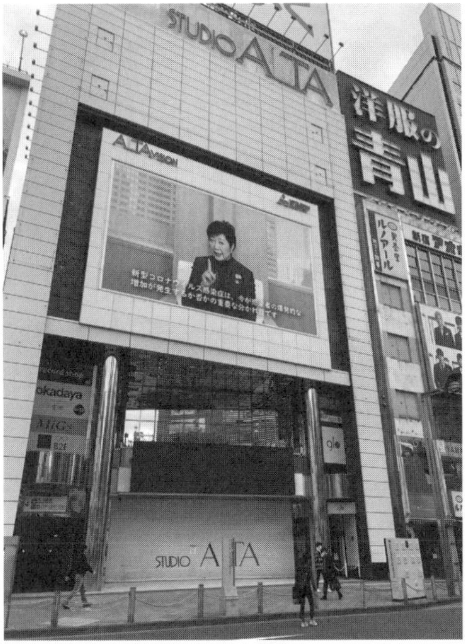

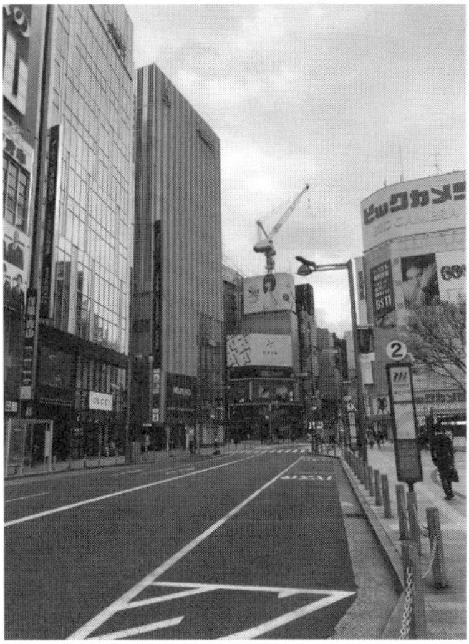

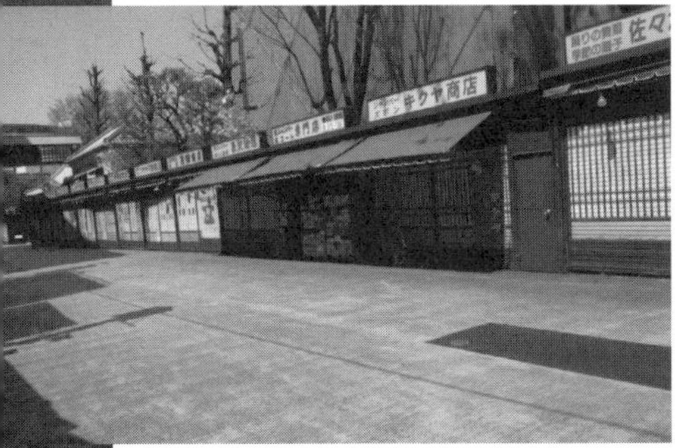

@浅草・伝法院通

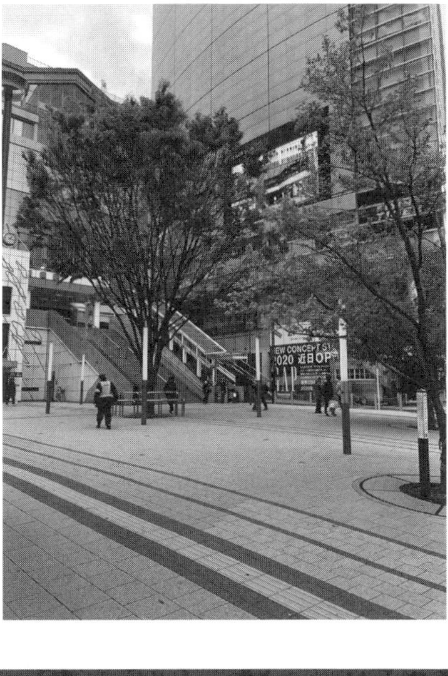

4月5日（日）@新宿

「総選挙の際に小林先生の応援演説で埋まった新宿駅南東口もほぼ無人の状態で、のんびり過ごすホームレスの人たちが印象的でした」

緊急事態宣言・全国の様子、読者の目

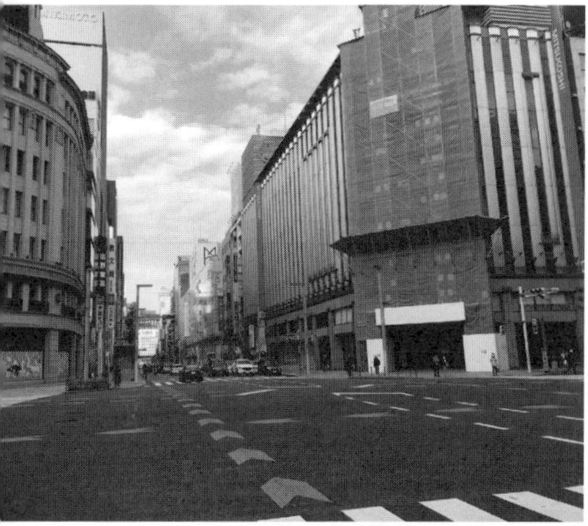

4月12日（日）15時9分 @銀座4丁目

4月10日（金）@秋葉原

「金曜の夕方でも人通りは少ないです。平日の午前中はもっとヒドい有り様で、空いてる店より閉まっている店の方が多いくらいです。自分が学生時代によく行ったエアタワというゲームセンターは消費増税とコロナの影響で先月倒産しました」

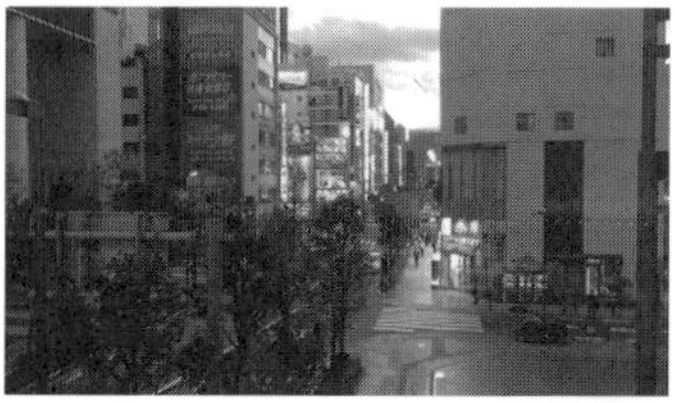

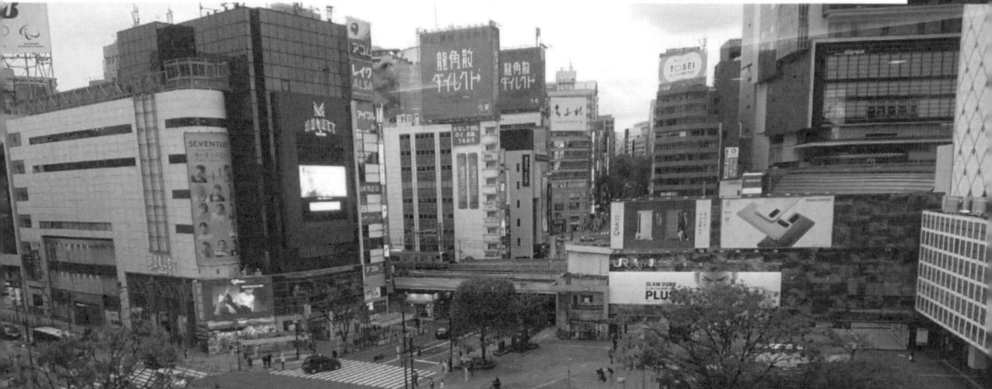

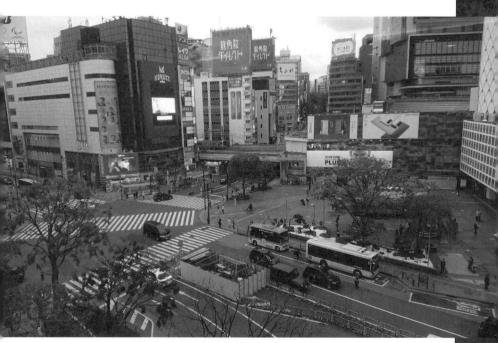

4月12日（日）17時 @渋谷スクランブル交差点

「全然人がいません。どこもかしこも街が死んでいるようです」

大阪

4月11日(土)
@道頓堀カニ道楽前・戎橋

「土曜日の昼間でこの人通りです」

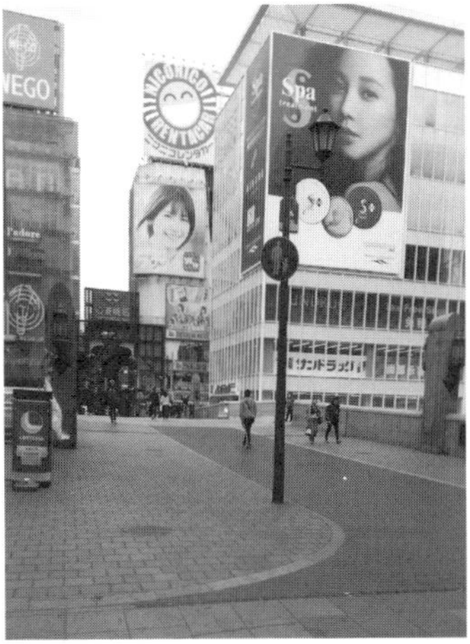

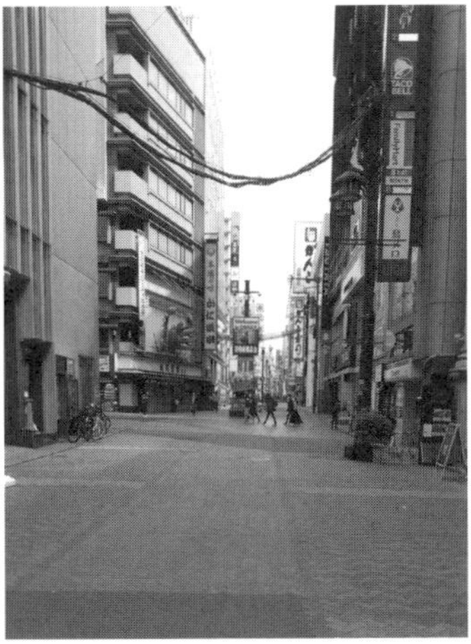

兵庫 @姫路城前

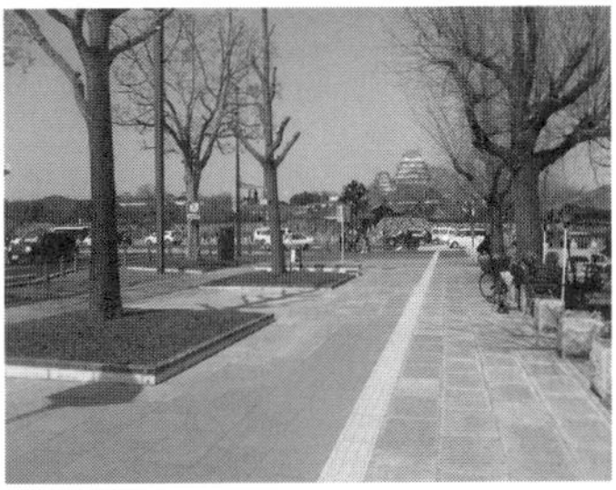

京都 4月11日(土) @錦市場

「営業時間が短縮、16時頃には終い始めているお店もありました。土日は人でいっぱいだったのですが、人がいません」

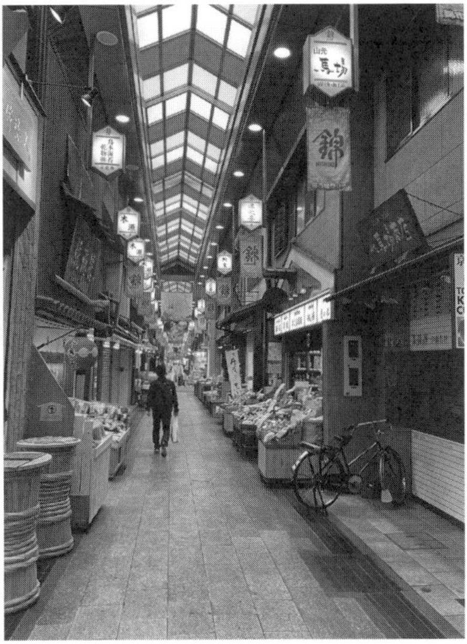

岡山 @倉敷

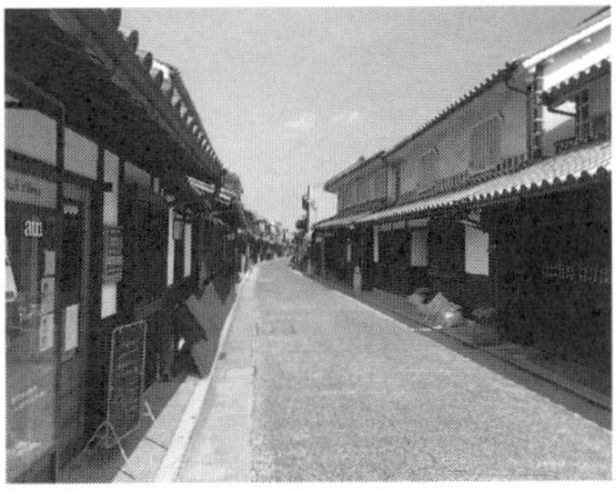

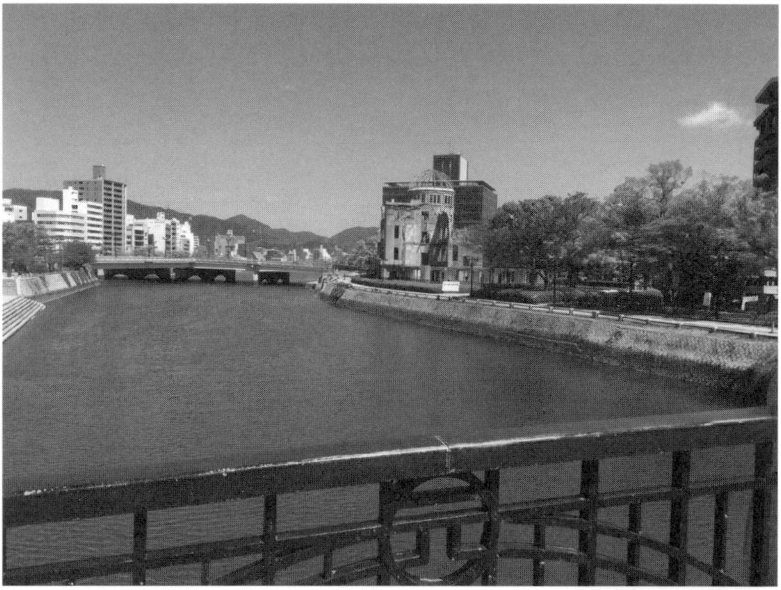

緊急事態宣言・全国の様子、読者の目

広島

4月14日（火）10時55分頃 @平和公園

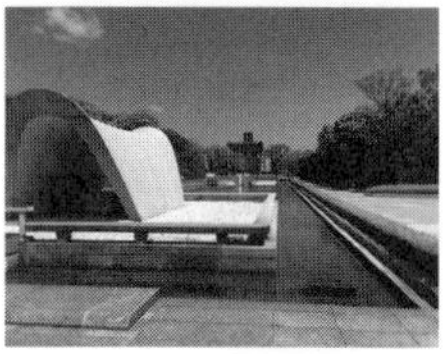

「普段は外人観光客だらけなのに、まるでカレンダーみたいな写真です。ま、本来はこーゆー場なんですけど」

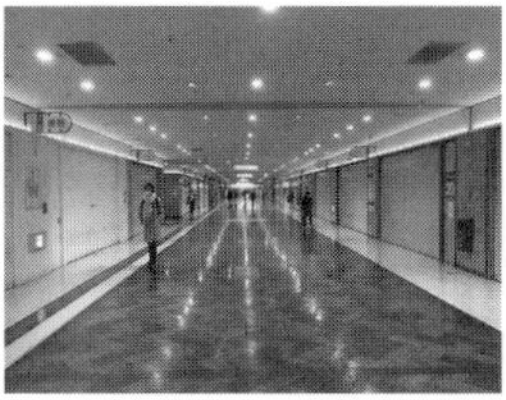

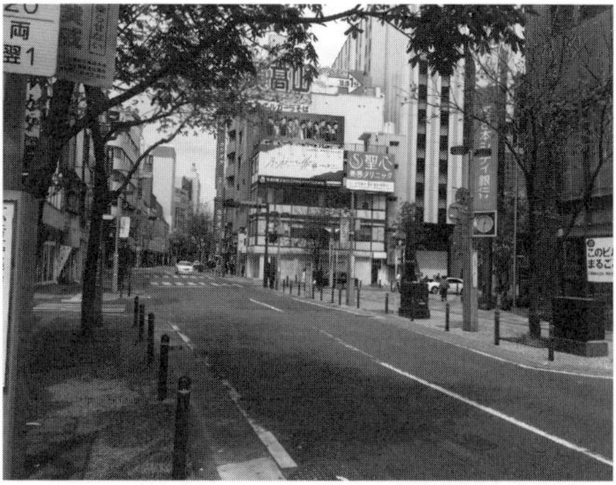

福岡

4月11日（土） @天神

「都市部に大きな影響が出ていることがよくわかりました。お店は閉まっているところが多く、こちらは良い天気なのですが、とても休日のお昼どきとは思えません」

テロルで民衆は強権を望む

日本におけるコロナ禍は凄まじいインフォデミックである。海外と日本では新型コロナの威力が圧倒的に違う。単純に死亡者数を比較すれば歴然としているのだが、マスコミは日本の新コロの少なすぎる死亡者数を隠し、「感染者数」を強調して大衆に恐怖を植え付ける。

インフォデミックとはインフォメーション(Information=情報)とエピデミック(Epidemic=感染拡大)の合成語である。

恐怖の誤情報で大衆がパニックになる様相は、フランス革命におけるテロル(Terror)の狂騒にも似ている。デマやヘイトが大衆を恐怖と不安に陥れ、反革命と診断された膨大な数の人々がギロチンにかけられた。

情報が間違っていたり、意図的な虚偽であったり、デマであったりした場合は、大衆は恐怖で集団ヒステリーを起こし、社会・経済を崩壊させる危険性がある。そして権力者は、恐怖で強権発動を望む大衆を操って、パフォーマンスする快感に酔っていく。その政治手法がテロルである。テロルは権力と民衆の共犯関係で肥大していく。ナチス・ドイツの権力と民衆もテロルの共犯関係だったと言える。

その結果として、新型コロナの第一波が去った現在の日本では、未だに国民の恐怖の洗脳が解けず、「緊急事態宣言の再発令が必要」と思う世論が84%にも達している。

国と都の財源を使い果たして、もはや補償もできない最悪の状況だというのに、国民の8割が移動の自由も、営業の自由も要らない、もっと経済を破壊して構わないから、もう一度ステイホームさせてくれと懇願しているのだから、狂っていると言うしかない。戦後日本の「生命至上主義」は、日本人を心臓だけ動く家畜に育ててしまった。

香港の若者たちが、中国の強権発動を嫌って、自由のために戦っている姿と比べれば、日本人の無残さが際立つばかりである。

「でも、コロナは恐いよね」の洗脳

世界の新型コロナ感染者が1000万人に達するというが、日本では毎年1000万人がインフルエンザに感染している。だがそれは医者にかかった患者数であって、わしのようにワクチンも接種せず、高熱を発しても病院に行かず、自宅で自分の免疫力だけで治す者も多い。微熱で活動している者や、無症状の感染者を含めれば2000万、3000万の日本人が感染していてもおかしくない。

積極的、集中的なインフルエンザのPCR検査をやれば、潜在的な感染者が膨大に可視化されるはずで、ワクチンも治療薬もあるのに、直接死3000人、間接死1万人の死亡者も毎年出ているのである。

新型コロナの死亡者は7月3日現在でまだ977人であり、この夏までにようやく1000人に達するだろうか？　インフルエンザに比べれば拍子抜けしそうなほど少ない。

マスコミは視聴者の恐怖心を減じるこれらの情報を絶対に報じない。視聴率のために真実を隠蔽し、恐怖情報だけを拡散するこの手法こそがテロルなのだ。

恐怖を脳髄に染み込ませた人々は、もはや安心材料やデータを警戒して、信じようとしない。

正確なデータで、いくら科学的に説明しても、返ってくる反応は、「でもコロナは恐いよね」である。テレビで恐いと言ってるから恐いのであり、微々たるコロナの感染者数をいちいち「速報」で発表するから恐いのである。

志村けんが死んだから恐いのであり、海外のパンデミックと、少数の患者の怪しげな症状をおどろおどろしく克明に報じるから恐いのだ。

インフルエンザだって、サイトカインストームも起こるし、重症肺炎や急性脳症など様々な関連症状を引き起こすから死者が多いのだが、人々の「でもコロナは恐いよね」という妄信は揺るぎそうにない。

「抗体検査」が〝結論〟のはず

あきれるのは、厚労省の抗体検査で、東京では陽性率0・1%、1万4000人しか感染してなかったという驚くべき結果が出ても、コロナ脳の人々はその意味も分かっていないということである。
さすがに恐怖を煽っていた感染症の専門家やコメンテーターですらも「まだ流行してなかった」と驚いていたが、間もなくテロルの第二波を盛り上げようとして、抗体検査すら否定しようとする者もいる。
抗体検査で抗体を持つ人が少なかったり、抗体が短期間で消滅しても、それは特に日本人の場合は、免疫系が強くて、新コロの細胞への侵入を阻んだのだろうし、もともと新コロウイルスは獲得免疫すら必要ないほど弱毒性だったということを意味していることになる。
だからこそ、日本では重症者も死亡者も少なくなり、「ファクターX」があるはずと研究されているのだ。
そもそもインフルエンザが流行すれば身近な人に感染者が出るはずだが、コロナの場合は身近にいないという人がほとんどのはずだ。なにしろ東京都の抗体保有率が1400万人中、1万4000人ならば、一個人が1000人と会って飛沫を飛ばして会話したら、その中の1人が過去感染した人という確率で、現在感染している人はそれよりはるかに少ないから、まず我々が感染者に出会う確率が低すぎる。
確率が低くても感染する人はどこかにいるから、それをテレビが報じれば、誰もが感染するリスクがあるように感じてしまうだけである。
新宿の「夜の街」がスケープゴートにされ、集中的に検査されているが、東京で一番感染者が多いのは世田谷区である。富裕層が多く暮らす地区を標的にしないのは、若者と酒場に対する偏見のせいだろう。
PCR検査の陽性者は増えるのが当たり前で、現在の東京都の陽性者の累計が6523人(7月3日時点)しかいない。抗体検査では1万4000人の感染者が過去にいたのだから、まだまだ膨大な潜伏した感染者が無症状のまま存在しているのは間違いない。それをPCR検査で可視化していちいち恐怖を募らせて何になるのか?
毎日、毎日、速報で「感染者数」を発表する意味など、恐怖洗脳の持続効果しかない。

緊急事態宣言は大失敗だった

海外では新型コロナの被害は甚大なのだが、「日本ではインフルエンザ以下!」、これは科学的事実なのだから認めなければ仕方がない。

こんなものに緊急事態宣言を発出して、リーマンショック級の経済被害を出す必要など全くなかった。ありもしない恐怖をこれでもかと煽り、戦後最悪の経済的損失を出したマスコミや専門家が、戦犯として裁かれる日は来るのだろうか？

確かな法の根拠もない外出・営業の自粛要請に、恐怖と同調圧力に負けて易々と従い、自由を放棄する日本人も問題なしとは言えない。

戦時中の全体主義的な「空気の支配」を批判していた日本人は、やっぱり戦時中と全く同じ「空気の支配」や「同調圧力」に自ら従い、個を貫く勇気を誰も持てなかったのだ。

唯一の希望

だが、わしはそれでも「コロナ恐い全体主義」の中で、唯一希望を感じたことがある。

それは日本には「言論の自由」があることだ。戦時中なら「日本は負ける」と公に言い続ければ憲兵に捕まっただろうし、中国には言論の自由などあるはずがなく、香港もこれからは失われていく。自由を失う香港を見ながら、「言論の自由」のある日本のありがたさを噛みしめる月日だった。

わしが「経済を回せ」と言い始めたときは、「命より経済が大事とは何事だ！」という浅薄なバッシングが押し寄せたが、現在連載中の雑誌『週刊ＳＰＡ！』（小社刊）でも、『ＦＬＡＳＨ』（光文社）でも、『週刊エコノミスト』（毎日新聞出版）でも、わしの主張を載せ続けてくれたし、ブログやネット生放送でも訴え続けることができた。

当初はこんなことを言うのは日本でわし一人かと思っていたが、徐々に同じ意見を表明している人物も現れたようで、力強く支持してくれる人も増え続けた。「空気の支配」と戦うのはストレスが大きい。だが、今回は泉美木蘭さんがその情報収集能力の高さで、わしを大いに助けてくれた。

日本人の集団性と個人性のバランスを意識させ、同調圧力に屈しない「個」と「覚悟」を育てるのは、昔からのわしの課題である。それが日本の未来の危機を突破していくことに繋がるかもしれないと信じて、まず本書を世に問うことにする。本書の制作に関わるすべての人々に感謝する。

令和２年７月５日　　小林よしのり

【初出一覧】

第1章　新型インフルエンザの顚末（『週刊SPA!』2020年5月19日号）
第2章　日本ではコロナは恐くない（『週刊SPA!』2020年5月26日号）
第3章　抑圧策から緩和策へ転じよ（『週刊SPA!』2020年6月2日号）
第4章　データを無視する専門家（『週刊SPA!』2020年6月9・16日号）
第5章　岡田晴恵・玉川徹は恐怖の伝道師（『週刊SPA!』2020年6月23日号号）
第6章　スウェーデンは成功している（『週刊SPA!』2020年6月30日号）
第7章　5密会談（『週刊SPA!』2020年7月7日号）
第8章　東京の抗体保有率0・1%（『週刊SPA!』2020年7月14日号）
第9章　スウェーデンの死生観（『週刊SPA!』2020年7月21日号）
第10章　お辞儀と清潔感の驚異（描き下ろし）
第11章　世界各国のコロナ対策事情（描き下ろし）
第12章　ウイルスとは進化の鍵だ（描き下ろし）
第13章　インカ帝国の滅亡（描き下ろし）
第14章　グローバリズムの失敗と権威主義（描き下ろし）
第15章　自由よりお上に従う日本人（描き下ろし）
第16章　経済の方が命より重い（描き下ろし）

特別対談
元厚生労働省医系技官・医師　木村盛世氏×小林よしのり
（2020年4月17日配信　niconico小林よしのりチャンネル「よしりん・もくれんのオドレら正気か？」）

『闘論席』（文・小林よしのり）
グローバリズムの終わりの始まり（『週刊エコノミスト』2020年4月14日号）
先の大戦に倣って粛々と経済を回すべき（『週刊エコノミスト』2020年5月19日号）
「パンデミック」と「インフォデミック」（『週刊エコノミスト』2020年6月16日号）

特別講義
弁護士（第二東京弁護士会）・フランス共和国弁護士（パリ弁護士会）　金塚彩乃氏（2020年6月14日開催　第89回「ゴー宣道場」）

指数関数的にトンデモ大爆発の「モーニングショー」　泉美木蘭氏
（2020年4月28日発行「小林よしのりライジング」Vol.354　泉美木蘭のトンデモ見聞録　第164回）

PCR真理教の妄言　時浦　兼氏（書き下ろし）

「コロナ脳」との闘い　～小林よしのりブログ『あのな、教えたろか。』が辿った軌跡（2020年1月29日～5月25日）

【PROFILE】

小林よしのり（こばやし・よしのり）

1953年、福岡県生まれ。漫画家。大学在学中に『週刊少年ジャンプ』（集英社）にて、ギャグ漫画『東大一直線』でデビュー。以降、『東大快進撃』（集英社）、『おぼっちゃまくん』（小学館）などの代表作を発表。1992年、『週刊SPA!』（扶桑社）誌上で世界初の思想漫画『ゴーマニズム宣言』を連載開始。『ゴーマニズム宣言』のスペシャル版として『差別論スペシャル』（解放出版社）、『戦争論』（幻冬舎）、『台湾論』『沖縄論』『天皇論』（いずれも小学館）などを発表し論争を巻き起こす。新しい試みとしてニコニコ動画にて、ブロマガ『小林よしのりライジング』を配信。身を修め、現場で戦う覚悟をつくる公論の場として「ゴー宣道場」も主催する。現在、『週刊SPA!』にて『ゴーマニズム宣言2nd Season』を連載するほか、『FLASH』（光文社）で『よしりん辻説法』を連載中

ゴーマニズム宣言 SPECIAL コロナ論

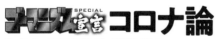

発行日　2020年8月24日　初版第1刷発行
　　　　2020年9月20日　　第3刷発行

著　者　小林よしのり
発行者　久保田榮一
発行所　株式会社 扶桑社
〒105-8070
東京都港区芝浦1-1-1　浜松町ビルディング
電話　03-6368-8875［編集］
　　　03-6368-8891［郵便室］
http://www.fusosha.co.jp/
印刷・製本　大日本印刷株式会社

Printed in Japan
ISBN978-4-594-08563-6